Kathryn J. Hannah · Marion J. Ball · Margaret J. A. Edwards (Hrsg.)
Ursula H. Hübner
Pflegeinformatik

Springer-Verlag Berlin Heidelberg GmbH

Kathryn J. Hannah · Marion J. Ball
Margaret J. A. Edwards (Hrsg.)

Ursula H. Hübner

Pflegeinformatik

Mit 65 Abbildungen

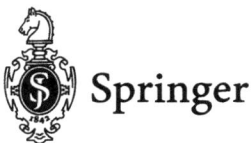
Springer

Kathryn J. Hannah, Ph.D., R.N.
Professor (Adjunct)
Department of Community Health Sciences
Faculty of Medicine
The University of Calgary
#11-2200 Varsity Estates Dr. N.W. Calgary,
Alberta T3B 4Z8, Canada

Marion J. Ball, Ed.D.
Vice President, Healthlink Clinical
Solutions Division,
Adjunct Professor, Johns Hopkins University
School of Nursing
Affiliate Professor, Information Systems,
University of Maryland Baltimore County
5706 Coley Court
Baltimore, Maryland 21210-USA

Margaret J.A. Edwards, Ph.D., R.N.
Margaret J.A. Edwards
and Associates, Inc.
52 Cordova Road SW
Calgary, Alberta T2W 2A6, Canada

Professor Dr. Ursula Hübner
Professorin für Krankenhausinformatik
und Quantitative Methoden
Faculty Associate Johns Hopkins
University School of Nursing
Fachhochschule Osnabrück
Fachbereich Wirtschaft
Postfach 1940
49009 Osnabrück
Deutschland

Übersetzung ins Deutsche von Dr. phil. Horst Merscheim, Osnabrück,
in Zusammenarbeit mit Prof. Dr. Ursula Hübner.
Translation from the American language edition:
Introduction to Nursing Informatics by Kathryn J. Hannah, Marion J. Ball,
Margaret J.A. Edwards.
Copyright © Springer-Verlag Berlin Heidelberg
Springer-Verlag is a company in the BertelsmannSpringer publishing group
All Rights Reserved

ISBN 978-3-540-41869-6

Die Deutsche Bibliothek – CIP-Einheitsaufnahme
Hannah, Kathryn J.:
Pflegeinformatik / Kathryn J. Hannah ; Marion J. Ball ; Margaret J. A. Edwards. – Berlin ; Heidelberg ; New York ;
Barcelona ; Hongkong ; London ; Mailand ; Paris ; Tokio : Springer, 2002
   ISBN 978-3-540-41869-6   ISBN 978-3-642-56275-4 (eBook)
   DOI 10.1007/978-3-642-56275-4

Dieses Werk ist urheberrechtlich geschützt. Die dadurch begründeten Rechte, insbesondere die der Übersetzung, des
Nachdrucks, des Vortrags, der Entnahme von Abbildungen und Tabellen, der Funksendung, der Mikroverfilmung
oder der Vervielfältigung auf anderen Wegen und der Speicherung in Datenverarbeitungsanlagen, bleiben, auch bei
nur auszugsweiser Verwertung, vorbehalten. Eine Vervielfältigung dieses Werkes oder von Teilen dieses Werkes ist
auch im Einzelfall nur in den Grenzen der gesetzlichen Bestimmungen des Urheberrechtsgesetzes der Bundesrepublik
Deutschland vom 9. September 1965 in der jeweils geltenden Fassung zulässig. Sie ist grundsätzlich vergütungspflichtig.
Zuwiderhandlungen unterliegen den Strafbestimmungen des Urheberrechtsgesetzes.

http://www.springer/medizin.de

© Springer-Verlag Berlin Heidelberg 2002
Ursprünglich erschienen bei Springer-Verlag Berlin Heidelberg New York in 2002

Die Wiedergabe von Gebrauchsnamen, Handelsnamen, Warenbezeichnungen usw. in diesem Werk berechtigt auch ohne
besondere Kennzeichnung nicht zu der Annahme, dass solche Namen im Sinne der Warenzeichen- und Markenschutz-
Gesetzgebung als frei zu betrachten wären und daher von jedermann benutzt werden dürften.

Produkthaftung: Für Angaben über Dosierungsanweisungen und Applikationsformen kann vom Verlag keine Gewährung
übernommen werden. Derartige Angaben müssen vom jeweiligen Anwender im Einzelfall anhand anderer Literaturstellen auf
ihre Richtigkeit überprüft werden.

Lektoratsplanung: Ulrike Hartmann
Herstellung: PRO EDIT GmbH, 69126 Heidelberg
Zeichnungen: Medical Art, Adrian Cornford, 64354 Reinheim
Umschlaggestaltung: de'blik Berlin
Satzherstellung: Hagedorn Kommunikation, 68519 Viernheim

Gedruckt auf säurefreiem Papier   SPIN 10774295   22/3130ML   5 4 3 2 1 0

Widmung an unsere Ehepartner
Richard Hannah, John Ball, Craig Edwards,
Horst Merscheim und an unsere Kinder
Richard Steven Hannah, Alexis Marion Concordia,
Michael John Concordia, Erica Adelaide Concordia,
Alexander John Ball, Ryan Jokl Ball,
Maryn Joy Edwards, John Kurt Edwards
und Edith Hübner.

Vorwort zur amerikanischen Buchreihe
Health Informatics

Diese Buchreihe richtet sich an Angehörige von Gesundheitsberufen, die den Wandel ihres Berufsfeldes mit Hilfe der Informationstechnik vorantreiben. Seit 1988 bietet die Reihe ein breites Spektrum an Titeln: einige richten sich an spezifische Tätigkeitsfelder wie Pflege, Medizin oder Gesundheitsmanagement; andere konzentrieren sich auf umschriebene Arbeitsbereiche wie Traumatologie oder Radiologie. Wieder andere Titel legen den Schwerpunkt auf interdisziplinäre Themen wie die computerbasierte Patientenakte, den elektronischen Gesundheitspass oder auf vernetzte Gesundheitssysteme.

1998 wurde die Reihe in *Health Informatics* umbenannt; dies spiegelt die schnelle Evolution des Faches wider. Auch in Zukunft werden weitere Buchtitel den Wandel des Berufsfeldes berücksichtigen. Innerhalb der Reihe veröffentlichen herausragende Experten als Autoren und als Herausgeber ihre Beiträge zu Innovationen in der Gesundheitsinformatik. Diese Beiträge vermitteln mehr als Kenntnisse in Hard- und Software: sie analysieren die Rolle der Informationstechnologie im weltweiten Wandel der Gesundheitssysteme. Die Buchreihe richtet ihr Augenmerk zunehmend auf den Faktor „peopleware" und organisatorische, psychologische und soziale Veränderungen, die die Verbreitung der Informationstechnologie im Gesundheitswesen begleiten.

Dieser Wandel wird die Gesundheitssysteme unseres Jahrtausends prägen. Indem wir diese Technik beherzt und kreativ nutzen, um Daten zu bewältigen und in Information zu überführen, wird die Gesundheitsinformatik die Entwicklung des Wissenszeitalters auch im Gesundheitswesen vorantreiben. Als Mitherausgeber fühlen wir uns verpflichtet, unseren Berufskollegen und Lesern Unterstützung zu geben, denn sie sind es ja, die an dem Fortschritt in dem jungen und interessanten Gebiet der Gesundheitsinformatik teilhaben.

Kathryn J. Hannah
Marion J. Ball

Vorwort zur amerikanischen Ausgabe

Der erste Titel der Buchreihe *Computers in Health Care* lautete *Nursing Informatics: Where Nursing and Technology meet* und wurde vor mehr als zehn Jahren veröffentlicht. Beide Ausgaben ließen erfahrene Pflegeinformatiker an den neuesten Konzepten innerhalb der Pflegeinformatik teilhaben. Seitdem wurden wir immer wieder gefragt: „Wie können wir uns mit Pflegeinformatik vertraut machen?" Dieses Buch lieferte mit seiner ersten Ausgabe die Antwort. Die neue Ausgabe greift die Ausgangsfrage wieder auf.

Unser Buch soll eine Starthilfe für all diejenigen sein, die mit dem Studium der Pflegeinformatik beginnen wollen und eine gründliche Einführung in Begriffe und Konzepte suchen. Natürlich haben wir die Rückmeldungen unserer Leser der ersten Ausgabe berücksichtigt. Das Buch wurde neu organisiert und strukturiert. Basistermini und Grundlagenwissen der Pflegeinformatik finden sich genauso wie eine Einführung in das Internet. Pflegesoftware wird im Überblick dargestellt. Außerdem untersucht das Buch die gängigsten Anwendungen der Pflegeinformatik in der klinischen Pflege – und zwar sowohl im Gemeinde- als auch im Krankenhaussektor. Pflegeausbildung, Pflegeverwaltung und Pflegeforschung ergänzen das Spektrum. Ein weiterer Themenkreis widmet sich den Infrastrukturelementen von Informationsumgebungen. Pflegeinformatik in der Ausbildung und die Zukunft von Pflegekräften in der Gesundheitsinformatik finden sich als Überblick am Ende dieses Buches.

Obwohl unsere Leser durchaus unterschiedlichen und ganz eigenen Nutzen aus dem Werk ziehen mögen, haben wir es doch unter drei Hauptprämissen konzipiert:
- *Studium der Pflegewissenschaft und Health Information Science an Hochschulen:* Studenten der Pflegewissenschaft und des Faches Health Information Science im Grundstudium sollen einen verständlichen Zugang zur Pflegeinformatik erhalten. Dieses Buch liefert das notwendige Basiswissen, um mit Computern und Informationsmanagement im Beruf umgehen zu können. Es unterstützt die angemessene Auswahl von Hard- und Software und den Einsatz dieser Werkzeuge. Schließlich hilft es beim Verstehen weiterführender Literatur, die im Springer-Verlag erschienen ist.

- *Pflegemanagement*: Das Buch erleichtert die Entscheidungsfindung, wenn Hard- und Software im institutionellen Bereich von Pflegeeinrichtungen eingesetzt werden soll. Es unterstützt den Pflegemanager bei der Systemauswahl, der Einführung und dem Gebrauch.
- *Nachschlagewerk*: Pflegedienstleiter und Belegschaft werden bei der Einführung von Computeranwendungen angeleitet und bei der Informationsverarbeitung an ihrem Arbeitsplatz unterstützt. Hilfreich können hier die anwendungsbezogenen Hinweise sein.

Wir glauben, dass dieses Buch und der Begleitband *Nursing Informatics: Where Nursing and Technology meet* einen umfassenden Einblick in die Pflegeinformatik geben. Wir wollen Neueinsteiger für die Pflegeinformatik begeistern und an unserem Enthusiasmus teilhaben lassen.

Kathryn J. Hannah
Marion J. Ball
Margaret J. A. Edwards

Vorwort zur deutschen Ausgabe

Das vorliegende Buch ist eine Übersetzung und Erweiterung des amerikanischen Standardwerks „Introduction to Nursing Informatics" von Hannah, Ball und Edwards. Erstmalig wird hier Pflegeinformatik aus internationaler und deutschsprachiger Perspektive betrachtet. Den Herausgeberinnen war insbesondere wichtig, dass mit diesem Buch der große Wissensfundus der englischsprachigen Welt einem breiten deutschsprachigen Publikum zugänglich gemacht wird. Gleichzeitig war es wichtig zu zeigen, dass im deutschsprachigen Raum mittlerweile eine Vielfalt von Aktivitäten in der Pflegeinformatik stattfindet, die an bisherige Erfahrungen anknüpft und diese um neue Erkenntnisse erweitert.

Das vorliegende Buch wendet sich an *alle* Pflegekräfte mit Interesse an der Pflegeinformatik. So werden alle in der Pflegepraxis Tätigen sowie die Pflegewissenschaftler und -wissenschaftlerinnen angesprochen. Da Pflegeinformatik ein Bestandteil der Informatik im Gesundheitswesen ist, richtet sich dieses Buch auch an Vertreter anderer Gesundheitsberufe, die ihr Wissen um die Einsatzmöglichkeiten von Informations- und Kommunikationstechnik in der Pflege erweitern wollen. Welche Zielgruppe welche Kapitel vorzugsweise lesen sollte, ist dem nachfolgenden Lesefahrplan zu entnehmen.

Kathryn J. Hannah
Marion J. Ball
Margaret J. A. Edwards
Ursula H. Hübner

Lesefahrplan

Kapitel 1 Kapitel 2 Kapitel 3 Kapitel 4	„Ich möchte wissen, wie ein Computer funktioniert."
Kapitel 5 Kapitel 6	„Ich will mich über Informations- und Kommunikationstechnologie im Krankenhaus und anderen Einrichtungen des Gesundheitswesens informieren."
Kapitel 7 Kapitel 8 Kapitel 9 Kapitel 10 Kapitel 11	„Ich will eine Übersicht über spezifische Themen der Pflegeinformatik bekommen."
Kapitel 12 Kapitel 13 Kapitel 14 Kapitel 15 Kapitel 16 Kapitel 17 Kapitel 18	„Ich brauche Hilfestellung bei der Einführung eines Systems für die Pflege."
Kapitel 19 Kapitel 20	„Ich bin an Standespolitik interessiert."
Kapitel 21 Kapitel 22 Kapitel 23 Kapitel 24 Kapitel 25	„Ich interessiere mich für Anwendungen im deutschsprachigen Raum."

Inhaltsverzeichnis

Vorwort zur amerikanischen Buchreihe *Health Informatics* VII

Vorwort zur amerikanischen Ausgabe IX

Vorwort zur deutschen Ausgabe XI

Lesefahrplan XIII

Mit Beiträgen von XIX

Teil I Grundlagen der Pflegeinformatik

1 Pflege und Informatik 3

2 Anatomie und Physiologie des Computers 11
   J. Craig Edwards

3 Die Geschichte der Computertechnik im Gesundheitswesen .. 27

4 Telekommunikation und Informatik 41

Teil II Informationssysteme im Pflegebereich

5 Informationssysteme in Einrichtungen des Gesundheitswesens . 55

6 Aspekte der Pflege in Gesundheitsinformationssystemen 85

Teil III Anwendung der Pflegeinformatik

7 Klinische Anwendungen: Der stationäre Bereich *107*

8 Klinische Anwendungen: der ambulante Bereich *121*

9 Anwendungen in der Administration *133*

10 Anwendungen in der Aus- und Weiterbildung *157*
   Richard S. Hannah

11 Anwendungen in der Forschung *171*
   Unter Mitwirkung von Ann Casebeer

Teil IV Umfeld von Informatikanwendungen

12 Anforderungsanalysen *185*
   Steven C. Ball

13 Die Auswahl von Software und Hardware *193*
   Unter Mitwirkung von Cheryl Plummer

14 Datenschutz und Datensicherheit *209*

15 Ergonomie *227*

16 Usability – Systemnutzen *237*
   Kathy Momtahan

17 Notfallplanung für und in der Informationstechnik *247*

18 Benutzerakzeptanz *259*
   Unter Mitwirkung von Cheryl Plummer

Teil V Pflegeinformatik als Beruf

19 Pflegeinformatik in der Ausbildung: damals, jetzt und morgen . *271*
   Unter Mitwirkung von Jo Ann Klein und Judith V. Douglas

20 Gesundheitsinformatik und die Zukunft der Pflegeberufe *283*

Teil VI Pflegeinformatik im deutschsprachigen Raum

21	Überblick über die Pflegeinformatik im deutschsprachigen Raum	*297*
22	Daten- und Prozesskonzepte	*303*
23	Gesetzliche Rahmenbedingungen	*321*
24	Anwendungen	*331*
25	Forschung und Lehre	*353*

Service-Teil

A	Die Ausschreibung	*373*
B	Adressen von Berufs- und Fachverbänden	*401*
C	Ausgewählte Quellen zu Themen der Pflege und des Gesundheitswesens	*405*
D	Datenbanken für Pflegekräfte	*411*
E	Ausbildungsmodell der Pflegeinformatik nach Riley und Saba	*425*
F	Empfohlenes Ausbildungsmodell der Pflegeinformatik an einer Hochschule	*427*
G	Übersicht der wissenschaftlichen Arbeiten im deutschsprachigen Raum	*431*
	Glossar	*437*
	Stichwortverzeichnis	*451*

Mit Beiträgen von

Steven C. Ball, MSc
Consultant, Edmonton, Alberta
Canada

Ann Casebeer, PhD
Assistant Professor,
Department of Community Health
Science, Faculty of Medicine,
University of Calgary,
Calgary, Alberta, Canada

Judith V. Douglas, MHS
Faculty Appointments
Johns Hopkins University
School of Nursing
Uniformed Services
University of the Health Sciences
Reisterstown, USA

Richard S. Hannah, PhD
Director, Canadian Medical Multimedia
Development Centre, and Professor,
Faculty of Medicine,
University of Calgary,
Calgary, Alberta, Canada

Jo Ann Klein, RN, MS
President, Mid-Atlantic Network
Associates, Inc.,
Reisterstown, MD, USA

Kathy Momtahan, RN, PhD
Staff Scientist,
Network Edge Technology Group,
Nortel, Ottawa, Canada

Cheryl Plummer, RN, MSc
Consultant, Sierra Systems Consultants,
Inc., Calgary, Vancouver,
British Columbia, Canada

Konzept: Maryann F. Fralic, RN, DrPH, FAAN,
The Johns Hopkins University School of Nursing.
Visualisierung: Barbara Frink, RN, PhD, FAAN, The Johns Hopkins Hospital.
Produktion: The Johns Hopkins University School of Medicine,
Department of Pathology.

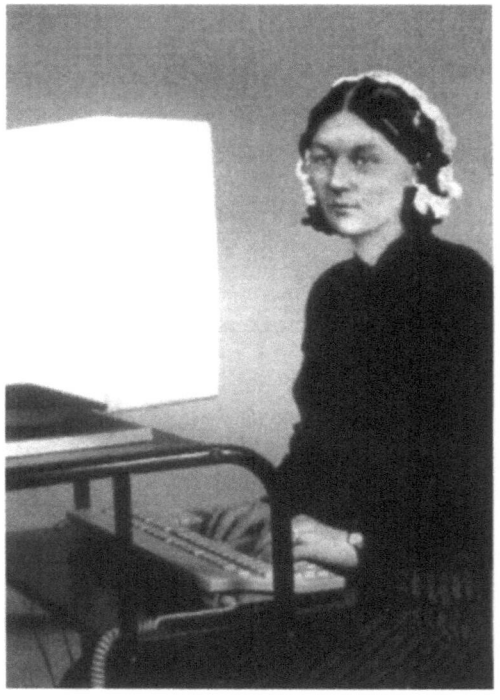

Um Unterstützung für ihre Arbeit während der Krimkriege zu erhalten, analysierte Florence Nightingale (1820–1910) Statistiken und illustrierte den Einfluss der Pflege auf die Mortalität von Soldaten anhand tabellarischer Auswertungen. Als eine der ersten Pflegeforscherinnen erzeugte sie quantitative Daten und präsentierte ihre Forschungsergebnisse auf zielgerichtete und überzeugend einfache Weise – und dies ohne moderne Informationstechnologie.

Was hätte sie mit Hilfe aktueller Informations- und Kommunikationstechnik alles erreichen können!

Heute besitzen wir informationstechnologische Werkzeuge. Es ist ein Teil unserer Verantwortung als Schwestern und Pfleger, diese Werkzeuge im Interesse unserer Patienten und unserer Profession wohlüberlegt zu nutzen. Darüber hinaus können wir uns am Vorbild und Erbe von Florence Nightingale orientieren. Unsere Aufgabe heute besteht darin, die modernen Werkzeuge und das historische Erbe sinnvoll zum Nutzen der Pflegepraxis zu verschmelzen, die Zukunft der Pflegeausbildung zu gestalten, Pflegeforschung, Pflegemanagement und die klinische angewandte Pflege zu befruchten.

Mit Hilfe der Pflegeinformatik und ihrer Werkzeuge können wir Pflegeergebnisse dingfest und messbar machen, werden wir in unseren Entscheidungen unterstützt und können wir eine evidenzbasierte Pflege praktizieren. Wir müssen die Pflegeinformatik in Berufsbild und Praxis integrieren. Schließlich gehen wir mit großen Schritten auf das Zeitalter von Telehealth zu, eine Ära, in der die Pflegeprofession zum Netzwerk werden wird, mit Computerhilfe angebunden an Menschen, Orte und Ressourcen.

Wenn wir es wollen, können wir viel erreichen!

Teil I

Grundlagen der Pflegeinformatik

1 Pflege und Informatik

Einführung

Wir befinden uns mitten im Informationszeitalter. Banken und Börsen steuern den globalen Geldfluss mit Hilfe von Informationssystemen. Fabriken und Warenhäuser nutzen Computertechnologien für den Einkauf, Verkauf und ihr Bestellwesen. In unseren Schulen werden Computer als Unterrichtswerkzeuge eingesetzt. Studenten lernen anhand von Lehr- und Lernsoftware, die für die verschiedenartigsten Fächer, wie Astronomie, Chinesisch und Chemie, entwickelt wurde. Die Luftfahrt nutzt Informationssysteme zur Platzreservierung, berechnet Ladekapazitäten, bestimmt den Treibstoffbedarf und kontrolliert mit Rechnerhilfe den Flugverkehr. Auch das Gesundheitswesen bleibt vom Informationszeitalter keineswegs unberührt. Dies bezieht sich nicht nur auf die gewöhnliche Datenerhebung und Datenverarbeitung für administrative Zwecke – schließlich benötigen alle Organisationen Kenntnisse über den Arbeitsplatzbedarf und das dafür erforderliche Finanzvolumen. Im Gesundheitswesen und speziell in der Pflege kommen weitere Aufgaben hinzu: EKG's werden informationstechnisch ausgewertet, Zeitpläne erstellt, Anordnungen und Bestellungen eingegeben, Befunde zurückgemeldet und Arzneimittelwechselwirkungen beachtet. Auch im öffentlichen Gesundheitswesen, speziell in der Prävention, werden Informationssysteme zunehmend eingesetzt. Man denke nur an den Gesundheitsschutz, wie Impfungen, an Gesundheitsförderung, wie z. B. Säuglingsberatungsstellen, an Krankheitsvermeidung, z. B. Programme für Raucher und Drogenabhängige oder auch an den Sektor der Gesundheitsüberwachung, wie regelmäßige Inspektion von Gaststätten und die Überwachung der Luftqualität. Immer sind es auch die Pflegekräfte, die an der Schnittstelle zwischen Patient und Gesundheitssystem ihre wichtige kommunikative Aufgabe wahrnehmen. Diese Aufgabe wird heute als Informationsmanagement bezeichnet und folgerichtig nutzen Schwestern und Pfleger zunehmend häufiger Informationssysteme, um ihre Funktionen in Klinik, Verwaltung, Forschung und Ausbildung angemessen erfüllen zu können. Bevor wir aber über die Rolle der Pflege in der Informatik sprechen, wollen wir definieren, was Pflege und was Pflegeinformatik bedeutet.

Was ist Pflege?

Pflege entwickelt sich zu einer professionellen, an der Praxis orientierten Disziplin. Auf der Basis theoretischer Konzepte sehen Pflegepraktiker ihre Ziele darin, die Anpassung ihrer Patienten beziehungsweise Klienten an Krankheit und Gesundheit zu fördern, wobei ein möglichst hoher individueller Gesundheitsstatus angestrebt wird (Rogers, 1979; Roy 1976). Diese frühen theoretischen Modelle lieferten die Grundlage für die heute gängigen Kategorien der Pflegepraxis (im Kapitel 6 findet sich eine detaillierte Diskussion von Pflegeklassifikationen und Nomenklatur).

Die Aufgaben und Verantwortlichkeiten des Pflegepraktikers sind vielgestaltig. Innerhalb seines Pflichtenkanons übernimmt er die Schnittstellenfunktion zwischen Klient und Gesundheitssystem, agiert als Patientenanwalt. Unter drei übergeordneten Kategorien können die Aufgaben in der Pflege betrachtet werden:
- Managementaufgaben: Hierunter fällt das Erstellen von Pflegeplänen, die Organisation der Patientenakten, das Ausfüllen von Anforderungsscheinen und das organisatorische Umsetzen nichtstationärer diagnostischer Untersuchungen und therapeutischer Anwendungen.
- Delegierte Aufgaben: Sie umfassen das Durchführen physikalischer Behandlungen sowie das Verabreichen der Medikation auf Basis ärztlicher Weisung.
- Eigenständige Aufgaben der Pflege: Zu nennen sind die interpersonelle Kommunikation mit dem Patienten, das Anwenden psychologischer Prinzipien in der Patientenbetreuung und natürlich das Durchführen der konkreten Pflege.

In der letztgenannten Kategorie der Pflegefunktionen liegt der eigentliche Schlüssel jeder Pflegepraxis. Wissen, Fähigkeiten, Urteilsvermögen und Erfahrung kulminieren in dieser dritten Kategorie des autonomen pflegerischen Handelns. Die hier beschriebene Eigenständigkeit und die daraus abgeleiteten pflegerischen Entscheidungen bestimmen ganz wesentlich den Nutzen der Pflegepraxis für den Patienten.

Was ist Medizinische Informatik bzw. Gesundheitsinformatik?

Bevor wir die Eigenart von Krankenhaus- und Pflegeinformationssystemen beschreiben, müssen wir uns auf Definitionen von Gesundheits-, Medizinischer und Pflegeinformatik verständigen. Der Franzose Francois Gremy soll den Begriff *informatique medical* geprägt haben. In der Folge wurde die Medizinische Informatik definiert als „alle informatorischen Technologien, die der Patientenversorgung und dem medizinischen Prozess der Entscheidungsfindung dienen" (Greenburg 1975). Eine andere frühe Definition findet sich in der ersten Ausgabe des *Journal of Medical Informatics*. Danach umschreibt die Medizinische Informatik „das computergestützte Verarbeiten komplexer Daten mit dem Ziel, neue Informationen zu erhalten" (Anderson 1976). Mit dem Voranschreiten des Faches definierten Greenes und Shortliffe (1990) Medizinische Informatik neu: „Medizinische

Informatik als Disziplin beschäftigt sich mit Informationsverarbeitung und Kommunikationsaufgaben in der medizinischen Anwendung, Ausbildung und Forschung. Medizinische Informatik liefert die Technologien, um diese Aufgaben erfüllen zu können [...], Medizinische Informatik ist interdisziplinär verankert [...], anwendungsbezogen [...], und berücksichtigt Fragen von Forschung, Entwicklung und Politik".

Eine immer wiederkehrende Frage im Zusammenhang mit der Definition von Medizinischer Informatik war die, ob der Begriffsteil „Medizin" alle Gesundheitsberufe berührt, oder den ärztlich Tätigen vorbehalten bleibt. In der ersten Ausgabe dieses Buches setzten wir die Prämisse, dass der „Medizinbestandteil" alle Gesundheitsberufe umfasse und führten als Zusatzdefinition ein, dass „Medizinische Informatik alle Informationstechniken umfasst, die dem Entscheidungsfindungsprozess in der Patientenbehandlung dienen und von Praktikern im Gesundheitsbereich angewendet werden." Nach unserer Überzeugung gehört die Pflege zur Medizinischen Informatik. Schließlich agieren Schwestern und Pfleger als Praktiker in der Patientenversorgung die ihre pflegerischen Entscheidungen auch mit Hilfe von Informationstechniken treffen. Mit fortschreitender Forschung und dem verstärkten Aufkommen von Medizinischer Informatik erkannten die Pflegekräfte zusehends deutlicher, dass es einen Fundus an Wissen gibt, der sich auf die Pflege und ihre Nutzung der Informatik bezieht. Zu Beginn der 90-er Jahre entdeckten auch andere Gesundheitsberufe den Nutzen der Informatik für ihre Disziplinen. Mandil (1989) prägte den Begriff health informatics, zu deutsch „Gesundheitsinformatik". Hierunter will er den Gebrauch der Informationstechnologie zusammen mit Methoden des Informationsmanagement verstanden wissen. Unter dem begrifflichen Dach der Gesundheitsinformatik finden sich heute unter anderem Medizin-, Zahnmedizin-, Pflege- und Pharmakoinformatik. Dabei orientiert sich die Gesundheitsinformatik an den Empfängern von Gesundheitsdienstleistungen und weniger an ihren Erbringern.

Die Rolle der Pflege in der Medizinischen Informatik

Die frühe Rolle der Pflegekräfte in der Medizinischen Informatik war die von Konsumenten. In der Literatur finden sich viele Hinweise zu den Leistungen der Medizinischen Informatik für die Pflegepraxis und die Patientenversorgung Die Anfänge der Medizinischen Informatik und ihres Nutzens für die Pflegepraxis wurden bereits ausführlich beschrieben (Hannah 1976; Kapitel 3). Zu Beginn waren die Leistungen der Medizinischen Informatik fragmentarisch und auf das Automatisieren vorhandener Funktionen und Aktivitäten begrenzt. Hierunter fällt die automatisierte Aufzeichnung und Darstellung von pflegerischen Daten, automatisierte Pflegepläne, automatisierte Patientenüberwachung, Personal- und Arbeitszeiterfassung und das Sammeln epidemiologischer und administrativer Daten. Mit der zunehmenden Integration klinischer Leistungen kamen Krankenhausinformationssysteme auf den Markt, die Pflegeanwendungen in Modulform beinhalteten. Mit zunehmender Vernetzung des breiten Spektrums an Versorgungsleistungen hin zu einem integrierten Gesundheitsdienstleistungssystem entwickelten sich umfassende Informationssysteme. Diese Systeme münden letztlich im elektronischen Gesundheitspass, der lebenslang alle Kontakte einer Person mit dem Gesundheitssystem dokumentiert. Diese Systeme unterstützen die evidenzbasierte Pflegepraxis, erleichtern die Arbeit der Pflegekräfte im Pflegeteam und dokumentieren die Rolle der Pflegekräfte hinsichtlich des Pflegeerfolges.

Die Entwicklung der Pflegeinformatik

Nach ihrer ursprünglichen Definition (Hannah 1985; S. 181) bezieht sich Pflegeinformatik auf den Gebrauch von Informationstechnologien, die innerhalb des pflegerischen Arbeitsspielraums die Aufgaben der Pflegekräfte unterstützen. Hierunter fallen alle Informationstechnologien, die der konkreten Pflege eines Patienten dienen, die das Verwalten von Gesundheitsdiensten erleichtern oder in der Pflegeausbildung zum Einsatz kommen können. Pflegeinformatik umfasst also – aber beschränkt sich nicht – die folgenden Einsatzgebiete:
- Pflegedokumentation und Entscheidungsfindungssysteme, die den Pflegeprozess unterstützen
- Computerbasierte Dienstplangestaltung im Krankenhaus und anderen Einrichtungen des Gesundheitswesens
- Patientenaufklärung und -erziehung mit Hilfe des Computers
- Computergestütztes Lernen in der Pflegeausbildung
- Gebrauch eines Krankenhausinformationssystems für die Pflege
- Erforschen der Indikatoren, die von Pflegekräften für ihre pflegerischen Entscheidungen herangezogen werden.

Mit der Entwicklung der Pflegeinformatik wurde natürlich auch deren Definition verfeinert. So haben Graves und Corcoran (1989) folgende Definition der Pflegeinformatik vorgeschlagen: „Pflegeinformatik ist eine Kombination aus Informatik als Grundlagenwissenschaft, Informatik als angewandte Wissenschaft und aus Pflegewissenschaft. Sie unterstützt das Managen und Verarbeiten von Pflegedaten, Informationen und Wissen, um die pflegerische Praxis effektiv gestalten zu können."

Der Einfluss der Informatik auf die Pflege

Wie bereits angesprochen, bedeutet Pflegeinformatik heutzutage mehr als das Benutzen eines Rechners. Eine zunehmend gewichtigere Rolle spielt der Einfluss von Informationen und Informationsmanagement auf die Pflege als wissenschaftliche Disziplin. Es sind die Pflegekräfte, die die größte Untergruppe in jedem Gesundheitssektor bilden. In diesen Sektoren werden typischerweise Gesundheitsinformationssysteme eingesetzt. Häufiger als jede andere Berufsgruppe im Gesundheitswesen nutzen deshalb Schwestern und Pfleger Informationssysteme in ihrer Arbeit. (Welche Vorteile die Pflegepraxis aus Informationssystemen ziehen kann, wird in den Kapiteln 7 und 8 beschrieben.)

Die Pflegeberufe erkennen immer besser, dass und wie die Informatik der Pflegepraxis und der Qualität der Patientenversorgung dienen kann. Hieraus formt sich ein neues Selbstverständnis der Pflegeberufe. So beschäftigen Krankenhäuser Pflegeberater, die das Design von Informationssystemen mitbestimmen und ihre Einführung begleiten. Informationssysteme begleiten bereits die Ausbildung von Schwestern und Pflegern. Mit ihrer Hilfe werden spezifische Ausbildungsmängel spezifischer Studenten erkannt; zum Lernprozess werden Daten gesammelt und für Forschungszwecke verarbeitet. Weiterbildung wird zum kontinuierlichen Prozess. Pflegeforscher, die seit vielen Jahren Computersoftware zur Datenverarbeitung nutzen, richten ihre Aufmerksamkeit auf das Identifizieren von Kenngrößen, um pflegerische Probleme zu diagnostizieren, Interventionen auszuwählen und Entscheidungen herauszuarbeiten, letztlich um den Pflegeprozess zu evaluieren. Die Abb. 1.1 und 1.2 illustrieren, dass das Informationszeitalter zweifelsohne Einzug in die Pflege gehalten hat. Wir müssen lernen, mit dem Einfluss der Pflegeinformatik auf die Pflege sinnvoll umzugehen.

Abb. 1.1.
Informationsverarbeitung in der Pflege am Bett des Patienten

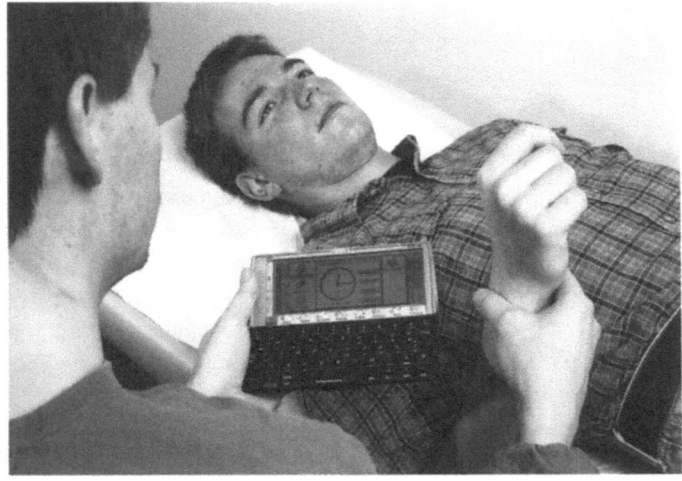

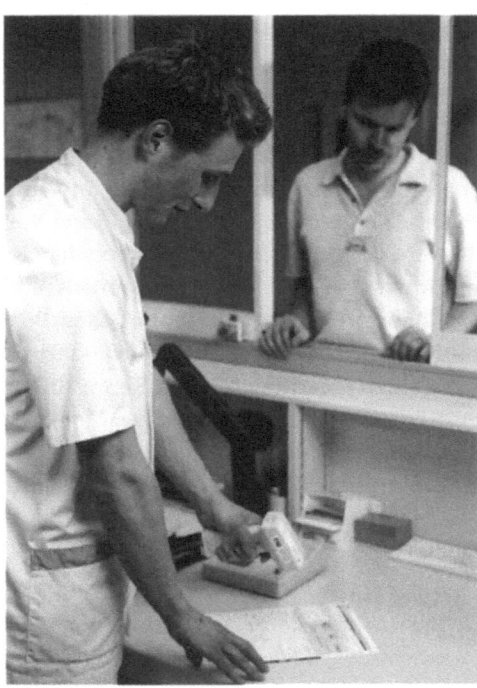

Abb. 1.2.
Praktische Anwendung von Informationstechnologie auf einer Station

Folgen für die Zukunft

Die Befreiung des Menschen von Schwerstarbeit und stumpfer Eintönigkeit ist eine der historisch gesicherten Folgen des technologischen Fortschritts. Er stattet die Menschen mit freier Zeit für zwischenmenschliche Beziehungen und kreative Tätigkeiten aus. Pflegekräfte, die von Routineaufgaben entlastet werden, können die gewonnene Zeit zum Nutzen des individuellen Patienten einsetzen. Es bedarf keiner Prophetie, um vorherzusagen, dass der Verwaltungsbereich innerhalb des pflegerischen Aufgabengebiets von Informationssystemen übernommen werden wird. Zusätzlich wird die Robotik im physikalischen Bereich die Pflegekräfte entlasten. Unter Robotik fällt das Heben und Wenden von Patienten, das Ausliefern der Mahlzeiten, das Erheben und Dokumentieren physiologischer Messdaten wie Puls und Temperatur. Schließlich werden Expertensysteme die Entscheidungsfindung für pflegerisches Handeln unterstützen. Auch in Zukunft wird Pflegefachpersonal benötigt, um die Patientenversorgung zu planen, durchzuführen und zu evaluieren. Doch mit dem Voranschreiten der Informationstechnologie wird der Pflegeprozess einen wissenschaftlicheren und komplexeren Charakter annehmen. Die Ausbildung von Schwestern und Pflegern wird diesen Wandel berücksichtigen müssen, wird einen eher forschend-investigativen Ansatz in der Patientenpflege vorantreiben. Evidenzbasierte Pflegepraxis wird zum Stan-

dard werden. In dem Ausmaß, in dem Informationssysteme Routineaufgaben übernehmen, wird das Zeitbudget der Pflegekräfte für die direkte Patientenversorgung zunehmen. Folgerichtig muss die Pflege ein Teil der zukünftigen Entwicklungen in der Pflegeinformatik sein, die die nachfolgenden Fragen beantworten muss:
1. Welche auf die Patientenversorgung bezogenen pflegerischen Aufgaben können von Computersystemen übernommen werden?
2. Welche Informationen für pflegerische Entscheidungen benötigt das Pflegepersonal?
3. Welche Informationen aus der Pflege benötigen Angehörige anderer Gesundheitsberufe?
4. In welchem Ausmaß kann die Pflegeinformatik die Pflege- und Betreuungsqualität verbessern?
5. Kann die Pflegeinformatik helfen, die finanziellen und emotionalen Kosten der Patientenversorgung zu mindern?

Im Umgang mit diesen Fragen entsteht für den Pflegeberuf die Notwendigkeit, seinen Stellenwert und seine Belohnungssysteme kontinuierlich zu überprüfen. Statusgewinn und finanzielle Anerkennung erhalten Schwestern und Pfleger gegenwärtig, indem sie den Wechsel von der Pflege in die Managerrolle vollziehen. Wenn aber letztgenannte Funktion zunehmend automatisiert wird, dann muss die Pflege ihr Wertsystem neu ordnen und die Qualität der konkreten Pflegepraxis mit Prestige und Geld belohnen. Dieser Wandel hat bereits begonnen: So finden sich die ersten klinischen Pflegeexperten mit Hochschulabschluss am Krankenbett. Dieser Systemwandel wird sich aber noch beschleunigen müssen.

Zusammenfassung

In dem Ausmaß, in dem Computertechnologie und Informationswissenschaft in die Gesundheitseinrichtungen vordringen, wird die Aufgabenstellung der Pflegekräfte vielgestaltiger werden. Neudefinition, Verfeinerung und Modifikation der Pflegepraxis werden den Pflegeberufen einen Bedeutungszuwachs bringen. Gleichzeitig wird das Berufsfeld der Pflegepraktiker durch die Auswirkungen der Pflegeinformatik erweitert werden.

Die Pflegeinformatik wiederum kann und wird die Entwicklung der Gesundheitsinformatik vorantreiben. Auch der Pflegeprozess selbst wird durch Informationstechnologie beeinflusst werden. Hieraus kann ein besseres Verständnis unseres pflegerischen Wissens resultieren, was wiederum die Pflegepraxis verbessern mag (Turley 1997). Pflege als Berufsstand wird sich dem Bedeutungszuwachs und der Weiterentwicklung der Pflegeinformatik stellen müssen. Wir müssen Verantwortung dafür übernehmen, dass die Pflegeinformatik sich entwickelt und sie die Qualität der Pflegeleistung zum Nutzen unserer Patienten steigert. Dies ist die Zukunftsperspektive der Pflegeinformatik unter dem Dach der Gesundheitsinformatik.

Literatur

Anderson J (1976) Editorial. Journal of Medical Informatics 1:1
Graves JR, Corcoran S (1989) The study of nursing informatics. Image 21:227–231
Greenburg AB (1975) Medical informatics: Science or science fiction. Unpublished
Greenes RA, Shortliffe EH (1990) Medical informatics: an emerging academic discipline and institutional priority. Journal of American Medical Association 263(8):1114–1120
Hannah KJ (1976) The computer and nursing practice. Nursing Outlook 24(9):555–558
Mandil S (1989) Health informatics: New solutions to old challenges. World Health 1989; Aug-Sept; 2:5
Rogers ME (1976) An Introduction to the Theoretical Base of Nursing Practice. F. A. Davis, Philadelphia
Roy, Sister Callista (1976) Introduction to Nursing: An Adaptation Model. Prentice-Hall, Englewood Cliffs, N. J.
Turley JP (1997) Developing informatics as a discipline. In: Gerdin U, Tallberg M, Wainwright P (eds) Nursing Informatics: The Impact of Nursing Knowledge on Health Care Informatics. IOS Press, Amsterdam, pp 69–74

2 Anatomie und Physiologie des Computers

J. Craig Edwards

Grundlagen des Computers

Für die meisten Menschen ist das Innere eines Fernsehapparats ein Buch mit sieben Siegeln; gleichwohl nutzen sie das Gerät. Ganz ähnlich verhält es sich mit der Computertechnik. Auch ohne Detailwissen lässt sich mit ihr arbeiten. In diesem Kapitel werden die Grundlagen des Computers erläutert, so dass der Leser den Umgang mit dieser Technik nicht zu scheuen braucht.

Im allgemeinen werden zwei Hauptbestandteile von Computersystemen unterschieden:
1. Hardware: Dieser Begriff beschreibt die physikalischen Teile des Rechners, die wiederum in fünf Kategorien unterteilt werden:
   - Input oder Eingabe: Erst nach einer Dateneingabe lässt sich ein Rechner sinnvoll nutzen.
   - Memory oder Gedächtnis: Jegliche temporäre Informationsspeicherung findet im Gedächtnis statt.
   - Central Processing Unit (CPU) oder Zentraleinheit: Sie stellt das „Gehirn" des Rechners dar. In ihm werden alle Arbeitsabläufe koordiniert. Die CPU führt die Informationsverarbeitung durch.
   - Storage oder Speicher: Hier werden Informationen und Programme für zukünftige Zwecke abgelegt.
   - Output oder Ausgabe: Verarbeitete Information ist nutzlos, solange sie nicht sichtbar gemacht wird.

   Hardware kann also als Anatomie des Rechners betrachtet werden, als sein physikalisch-mechanischer Teil.
2. Software: Der Begriff beschreibt die nicht-physikalischen Teile des Rechners. Man unterteilt Software in zwei Kategorien:
   - Operating System oder Betriebssystem: Das Betriebssystem übernimmt Standardaufgaben, die jederzeit verlässlich und konsistent zu erledigen sind. Die hierunter fallenden Prozesse bilden die Bausteine der Computerfunktionen.

– Application Program oder Anwendungsprogramm: Hier handelt es sich um Anweisungspakete, die logische und mathematische Prozesse verknüpfen und die Bausteine des Computers nutzen. Erst die Anwendungsprogramme bilden den Mehrwert des Computers.

Software darf als Physiologie des Computers betrachtet werden. Hier finden sich die Anweisungen, die die Anatomie des Computers korrekt funktionieren lassen. Im weiteren Verlauf des Kapitels werden diese Computerteile detailliert beschrieben. Für ein tiefgehendes Verständnis der Computertechnik ist es jedoch vorteilhaft, ein Bild des „Computers" im Gehirn abzulegen und sich mit oft benutzter Computerterminologie vertraut zu machen.

Computerterminologie

Als Chips werden kleine Siliziumstücke bezeichnet, in die elektronische Logikschaltkreise hineingeätzt wurden. Mehrere tausend solcher Schaltkreise finden auf einer quadratischen Fläche mit einer Seitenlänge von etwa 2,5 Zentimetern Platz (Abb. 2.1). Der Chip wird als physikalischer Basisbaustein im Computergedächtnis und in der Zentraleinheit genutzt.

– RAM und ROM sind die beiden Gedächtnisarten, die in Computern Verwendung finden. ROM bedeutet Read-Only-Memory. Diese Gedächtnisart beinhaltet Informationen, die vom Computerhersteller im Werk eingegeben wurden und keinesfalls geändert werden dürfen. RAM bedeutet Random-Access-Memory. Hier sind keine Informationen vorab gespeichert. Vielmehr werden im RAM die Computerprogramme und die erzeugten Informationen abgelegt.

– Die kleinste Einheit des Computergedächtnisses wird als Bit bezeichnet. Ein Bit speichert nur eine einzige Information, die zwei Werte annehmen kann, entweder eine Eins (1) oder eine Null (0). Dieses „Zwei-Wert-System" ist als Binärsystem bekannt.

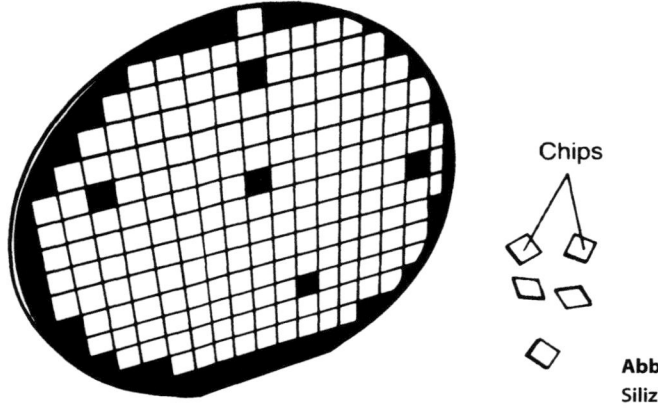

Abb. 2.1.
Silizium Wafer

- Ein Byte ist eine Reihung von Bits. Bytes sind die Bausteine des Computergedächtnisses. Indem Bits aneinandergereiht und entweder als Null oder als Eins geschaltet werden, lässt sich ein Kodierschema erstellen, welches Informationen repräsentieren kann. Das Byte ist das Basismaß, um die Gedächtnisleistung beziehungsweise Speicherkapazität eines Rechners zu beschreiben.
- Kilo, Mega und Giga stellen Vorsilben dar, die spezifische Multiplikatoren repräsentieren. In der wissenschaftlichen Notation bedeutet „Kilo" „1000" (10^3). Wenn man über Gedächtnis- beziehungsweise Speicherkapazitäten von Rechnern spricht, bedeutet „Kilo" jedoch „1024" (2^{10}). Da der Computer das Binärsystem benutzt, werden zu seiner mathematischen Leistungsbeschreibung die Potenzen von 2 herangezogen (4 ist eine Potenz von 2 und wird als 2^2 dargestellt). Ein Kilobyte Computergedächtnis repräsentiert also 1024 (1×1024) Bytes, zwei Kilobyte bedeuten 2048 (2×1024) Bytes. Ein Megabyte repräsentiert demzufolge 1.048.576 (1024×1024) Bytes und ein Gigabyte repräsentiert 1.073.741.824 Bytes ($1024\times1024\times1024$). Oft werden die gängigen 1.000-er Werte auch im Zusammenhang mit Computern beibehalten, obwohl dies natürlich nicht korrekt ist.
- Megahertz (MHz) beschreibt die Frequenz, mit der die interne Uhr in der Zentraleinheit die Zeitsteuerung erledigt.

Die letzten Jahrzehnte haben rasante Fortschritte in der Computertechnologie gebracht. Mussten die ersten Rechner in speziellen Räumlichkeiten untergebracht werden, so passen sie heute auf den Schreibtisch (desktop), auf den Schoß (laptop) oder in die Hand (palmtop). Der Trend zur Miniaturisierung wird sich fortsetzen. Was heute noch gängig ist, wird morgen schon überholt sein.

Input (Hardware)

- Die Tastatur ist das gängigste Werkzeug, mit dessen Hilfe Informationen und Befehle an den Computer übermittelt werden. Die Tastaturoberfläche besteht aus Tasten, die mit Zahlen, Buchstaben, Sonderzeichen oder Kontrollfunktionen belegt sind.
- Touchscreen ist ein berührungsempfindlicher Bildschirm. Man kann also auf Bildschirminhalte zeigen und sie „berühren". Mit Hilfe berührungsempfindlicher Sensoren, die in der Monitoroberfläche integriert sind, kann der Rechner das berührte Objekt bestimmen.
- Der Lichtgriffel ist ein weiteres sensorgesteuertes Eingabeinstrument. Wird der Lichtgriffel auf die Oberfläche von Spezialmonitoren gerichtet, lassen sich dort abgelegte Objekte ansteuern. Der Lichtgriffel ersetzt also den Finger als Zeigeinstrument.
- Auch die „Maus" fällt in die Kategorie der Zeigeinstrumente und ist das heute wohl gebräuchlichste Eingabehilfsmittel. Mit Hilfe von „Mausbewegungen" auf einer planen Unterlage wird ein Bildschirmzeiger, der so genannte Cursor, bewegt. Zeigt der Cursor auf ein bestimmtes Bildschirmobjekt und wird dieses

Abb. 2.2.
Eingabe über den Stift eines Digitalisierbretts

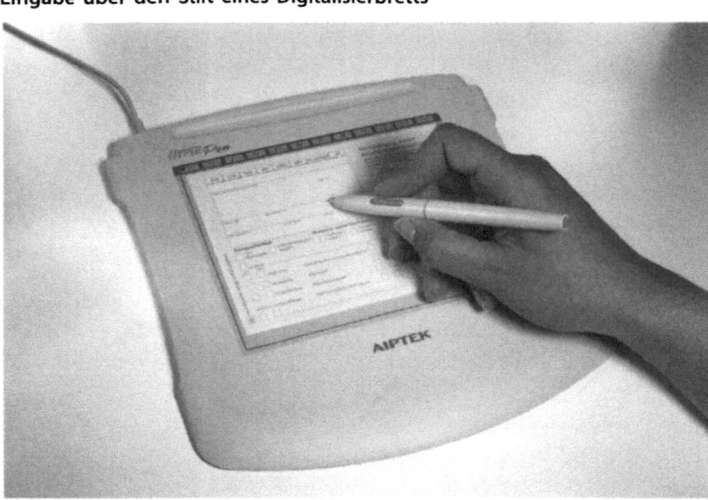

mit der „Maustaste" angeklickt, so registriert der Rechner diesen Klick als Eingabebefehl.
- Die Spracheingabe ist eine weitere Möglichkeit der Kommunikation mit dem Rechner. Mit Hilfe von Mikrophon und hinterlegtem Anwendungsprogramm kann der Computer natürliche Sprache erkennen.
- Stiftbasierte Eingabemedien machen unser Konzept von Papier und Bleistift auf den Computer übertragbar. Man schreibt mit einem speziellen Stift auf die Bildschirmoberfläche, die natürlich nicht im physikalischen Sinn beschrieben wird. Sensoren rekonstruieren die Bewegungen des Stiftes und setzen sie in Zahlen und Buchstaben um (Abb. 2.2).

Memory (Hardware)

Die Hauptkategorien des Computergedächtnisses, nämlich ROM und RAM, wurden bereits definiert. Normalerweise wird eine hinreichende ROM-Kapazität bereits vom Computerhersteller in den Rechner eingebaut. Der Hersteller liefert auch die im ROM gespeicherte Basislogik, die zum Betrieb des Rechners unabdingbar ist. RAM-Speicherbausteine können dagegen zugekauft und nachträglich eingebaut werden. Die meisten Computer werden allerdings mit einem vorinstallierten Basis-RAM ausgeliefert. Werden Anwendungsprogramme gestartet, so werden sie in das RAM geladen. Hier erledigen sie ihre Arbeit und speichern auch die erzeugten Informationen. Da die Anwendungssoftware in ihrem Leistungsumfang ständig zunimmt, steigt auch der RAM-Bedarf kontinuierlich.

Zentraleinheit (CPU) (Hardware)

Man unterscheidet viele Arten von CPU-Chips. In der PC-Welt dürfte die Intel Corporation der bekannteste Chiphersteller sein. Er begann mit der 80×86 Chipserie, den 80286, 80386 usw. Chips, gefolgt von den Pentium-Chips. In der Welt der Großrechner dominiert als Herstellername IBM (International Business Machines). 1992 begann DEC (Digital Equipment Corporation) mit der Produktion des Alpha-Chips, dem wohl mächtigsten Prozessorbaustein seiner Zeit. Heute werden im Halb-Jahres-Takt neue und vor allem schnellere Prozessorbausteine auf den Markt gebracht.

Alle CPUs besitzen drei Basisbausteine: das Steuerwerk, das Rechenwerk (im Englischen: arithmetic logic unit; ALU) und einen internen Speicher (Register). Das Rechenwerk erledigt alle mathematischen Operationen, während das Steuerwerk entscheidet, wann und wohin die Informationen geleitet werden müssen, die die ALU benötigt. In den Registern schließlich werden diejenigen Informationen bereitgehalten, die für die Operationen benötigt werden. Die CPU besitzt eine Systemuhr, die alle Abläufe synchronisiert. Die Geschwindigkeit der Uhr wird als Frequenz bezeichnet und in der Einheit Megahertz (MHz) gemessen. Jede Zentraleinheit besitzt eine solche Uhr, deren Taktfrequenz die Geschwindigkeit der Informationsverarbeitung spiegelt.

Speicher (Hardware)

Die Memory des Computers ist nicht der Ort, um Informationen und Programme über längere Zeit zu speichern. Das ROM kann nur gelesen und nicht beschrieben werden und fällt deshalb für Speicherzwecke aus. Das RAM speichert Informationen nur so lange, wie der Computer eingeschaltet bleibt. Als Langzeitspeicher nutzen unsere Rechner andere Medien, zumeist magnetische oder optische. Magnetspeicher bilden den Standard. Optische Speichermedien erfordern eine Zusatzausstattung.

– Floppy oder Floppy Disc bezeichnet unterschiedlich große Speichermedien, auf denen Informationen und Programme auf magnetischem Wege abgelegt werden. Das magnetische Material ist in eine Schutzhülle integriert. Floppy Discs werden in verschiedenen Größen produziert. Heute ist die 3,5-Zoll-Floppy die gebräuchlichste Größe. Die Floppylaufwerke sind zumeist in das Rechnergehäuse eingebaut. Die Speicherdichte der Disketten variiert. Auf der 3,5-Zoll-Diskette lassen sich zumeist 1,44 Megabytes speichern. Einige Hersteller bieten Disketten an, die 120 oder sogar 250 Megabytes aufnehmen können. Disketten sind mehrfach verwendbar. Nicht mehr benötigte Informationen werden gelöscht und durch neues Informationsmaterial ersetzt. Floppies beziehungsweise Disketten können aus dem Rechnerlaufwerk herausgenommen werden, was für den Datenaustausch nicht unerhebliche Bedeutung hat.

- Festplatte oder Hard Disk Drive beschreibt ein Gerät, das wie die Floppy Informationen auf magnetischem Weg speichert, jedoch deutlich mehr Informationen beherbergen kann. Zumeist sind aber Festplatten in den Rechner fest eingebaut. Die Speicherkapazitäten liegen heute durchwegs bei vielen Gigabytes. Wie Disketten können Festplatten mehrfach beschrieben und gelöscht werden.
- Wechselplatten sind hinsichtlich ihrer Speicherkapazität mit Festplatten vergleichbar. Dieses magnetische Speichermedium kann jedoch genau wie eine Diskette aus dem Rechner herausgenommen werden.
- Auch Bandlaufwerke stellen ein magnetisches Speichermedium dar. In vielerlei Hinsicht ähnelt ein Bandlaufwerk einem Kassettenrecorder. Computerbänder werden gemeinhin benutzt, um wichtige Informationen außerhalb des Rechners zu sichern, so dass die Daten bei einem internen Datenverlust wieder neu eingespielt werden können. Computerbänder werden in Form von Magnetbändern oder Kassetten produziert. Sie können mehrfach verwendet werden.
- Optische Speicher arbeiten im Gegensatz zu den Magnetspeichern auf optischer Basis. Ein Beispiel für ein solches Medium ist die CD-ROM, die Compact Disc mit einem nur lesbaren Speicher. Die Speicherkapazitäten der optischen Medien überschreiten heute deutlich die 500-MB-Marke. Auch wiederbeschreibbare optische Speicher sind auf dem Zubehörmarkt erhältlich.

Output (Hardware)

- Monitore sind das gängigste Ausgabemedium, mit dem Informationen und Instruktionen des Rechners sichtbar gemacht werden. Die auch in technischer Hinsicht einem Fernseher nicht unähnlichen Geräte werden in verschiedenen Größen produziert. Heute erlauben sie zumeist die Farbdarstellung. Laptop-Computer verfügen zumeist über eine Flüssigkristallanzeige (liquid crystal

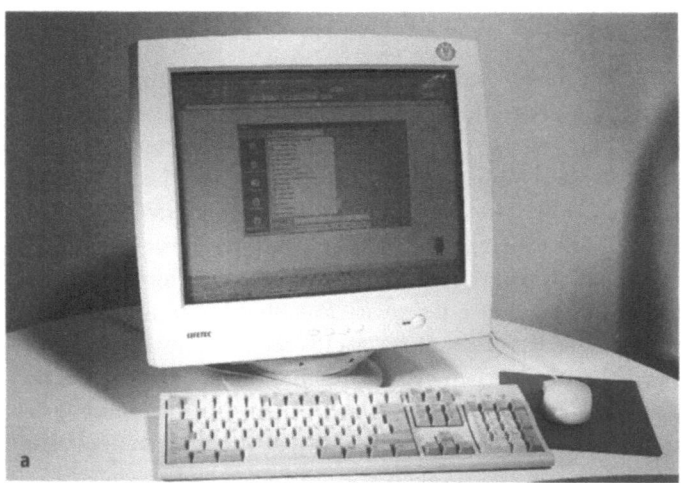

Abb. 2.3a.
Bildschirm,
Tastatur und Maus

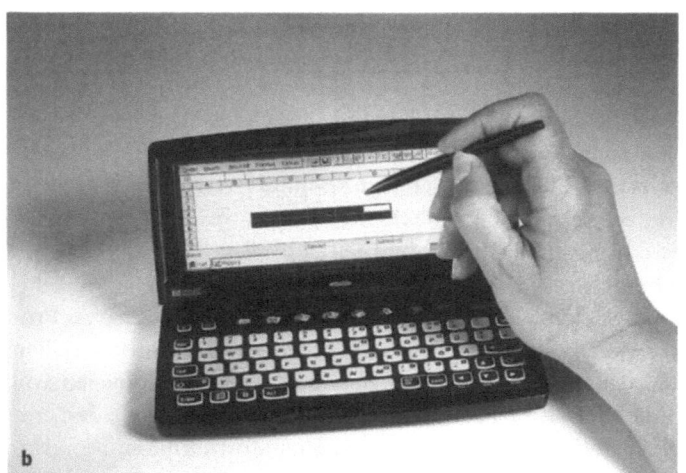

Abb. 2.3b.
Bildschirm und Tastatur auf einem Palmtop

display). Wie ein Monitor oder Bildschirm mit Tastatur und Maus aussehen kann ist in Abb. 2.3 dargestellt.
- Drucker und Plotter sind weitere Ausgabemedien, die die erzeugten Informationen im Druck auf Papier oder Folie sichtbar machen. Für die gängigen Arbeiten in der Bürokommunikation werden zumeist Laserdrucker eingesetzt.

Betriebssysteme (Software)

Das Betriebssystem übernimmt fundamentale Kontrollaufgaben. Es erledigt die logische Steuerung des Rechners, kontrolliert Monitor, Drucker und Diskettenlaufwerk. Da das Betriebssystem diese Aufgaben abarbeitet, können die Anwendungsprogramme von diesen Funktionen freigehalten werden. Beispiele für Betriebssysteme für die PC-Welt sind Windows™ von der Microsoft Corporation und LINUX.

Anwendungssoftware

Anwendungsprogramme stellen Instruktions- und Operationspakete dar, die Rohdaten aufnehmen und zu Informationen verarbeiten können. Beispiele für Anwendungssoftware sind Textverarbeitung, Tabellenkalkulation oder Desktop Publishing.

Graphische Benutzeroberfläche (Software)

Die graphische Benutzeroberfläche (engl. Graphical User Interface, GUI) als Schnittstelle zwischen Mensch und Computer stellt einen heute gängigen Softwaretypus dar. Sie kann Bestandteil des Betriebssystems oder als eigenständiges Anwendungsprogramm konzipiert sein. Es kann der Eindruck entstehen, dass graphische Benutzeroberflächen die Grenzlinie zwischen Betriebssystem und Anwendungssoftware verwischen. Benutzeroberflächen sind grundsätzlich als Schnittstelle zwischen Anwender und Computer konzipiert. Dabei verfolgen sie zwei Ziele: einerseits soll der Anwender mit möglichst wenig technischem Wissen den Rechner effektiv und korrekt nutzen können, andererseits sollen die verschiedensten Anwendungsprogramme einen weitgehend einheitlichen Eindruck vermitteln.

Das erstgenannte Ziel erreicht der Anwender, indem er mit dem Cursor Bildschirmsymbole, so genannte Icons anklickt und damit die dort hinterlegten Programmfunktionen aktiviert, die das Ausführen aller notwendigen technischen Aufgaben ermöglichen. Solche technischen Funktionen können im Kopieren von Dateien auf Platte bestehen oder im Sichern von Informationen. Die Icons der graphischen Benutzeroberfläche repräsentieren die tatsächlich ausführbaren Funktionen. Ein Beispiel: Man bewegt den Cursor auf ein Icon, welches eine Datei repräsentiert und zieht dieses Icon auf ein anderes Symbol, das einen Drucker darstellt. Lässt man das Icon auf dem Druckersymbol los, so wird die Datei gedruckt. Bemerkenswert an diesem Vorgang ist, dass der Anwender den schriftsprachlichen Betriebssystembefehl zum Drucken von Dateien nicht kennen muss.

Das zweite Ziel der graphischen Benutzeroberfläche wird erreicht, wenn die unterschiedlichen Anwenderprogramme effektiv in diese Schnittstelle eingebunden wurden. Software verschiedenster Funktionalität lässt sich dann nämlich weit-

Abb. 2.4.
Menüleiste auf einer graphischen Benutzeroberfläche – GUI. (Mit freundlicher Genehmigung der Fa. Siemens Medical Solutions Health Services)

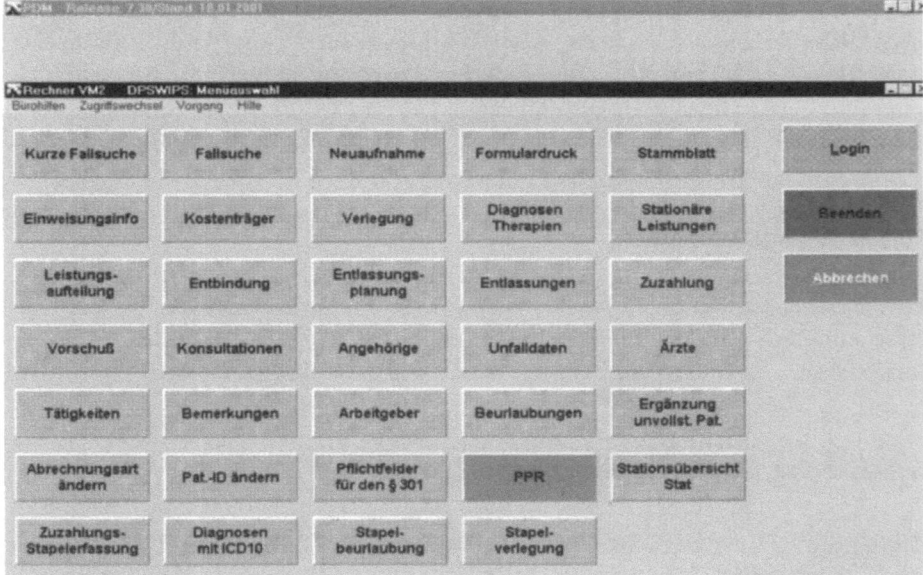

gehend einheitlich bedienen und wird auch leichter erlernt. Die graphische Benutzeroberfläche liefert also Standardfunktionen wie das Öffnen, Speichern und Drucken von Dateien und stellt Standardlösungen für diese Aufgaben bereit. Wenn die Anwendungsprogramme nach den genannten Gesichtspunkten entwickelt wurden, dann kann der Anwender die Basisfunktionen, zum Beispiel das Öffnen einer Datei oder seiner Softwarepakete mit Hilfe der graphischen Oberfläche einheitlich steuern, was seinen Lernaufwand ganz erheblich reduziert. Alle Programme, die die Oberflächenfunktionen nutzen, haben das gleiche „look and feel". Umgekehrt proportional zum Lernaufwand steigt die Bedienerfreundlichkeit des Gesamtsystems und damit die Produktivität des Anwenders. Die Abb. 2.4 zeigt das Hauptmenü einer Pflegesoftware mit graphischer Benutzeroberfläche.

Datenbanken und relationale Datenbanken (Software)

Unter einer Datenbank versteht man Dateien, deren Informationen so gespeichert und organisiert sind, dass sie leicht und effektiv durchsucht und aufgefunden werden können. Das ist wie bei einem gut geordneten Zettelkasten. Der Unterschied zwischen einer Datei und einer Datenbank ähnelt dem zwischen einem unaufgeräumten Zettelkasten und einem indexierten Aktenschrank, in dem die Akten und Berichte einer inneren Logik folgend abgelegt werden. In beiden Fällen wissen wir, dass die gesuchten Informationen im Zettelkasten beziehungsweise Aktenschrank vorhanden sind. Aber nur im zweiten Fall – in der gut organisierten Datenbank – werden wir die gesuchten Informationen schnell und sicher finden.

Ein Datenbank-Management-System (DBMS) ist nichts anderes als eine Verwaltungssoftware, mit deren Hilfe Informationen effektiv organisiert und effektiv abrufbar gemacht werden. Im Verlauf der Jahre wurden verschiedene Organisationsformen für das Datenbank-Management entwickelt. Hierzu zählen hierarchische und indexierte Verzeichnisse. Am gebräuchlichsten sind heute die relationalen Datenbanken. Ein relationales Datenbank-Management-System nutzt Tabellen, welche die Informationen in Reihen und Spalten geordnet verwalten. Mit dieser Organisationsmethode können auch umfangreiche Sucharbeiten schnell und sicher erledigt werden.

Terminals, Workstations, Standalone und Netzwerke

Terminals

Zu Beginn des Computerzeitalters benötigte ein Unternehmen zumeist nur einen Rechner mit großer Speicher- und Rechenkapazität. Diese Computer werden Mainframes oder Großrechner genannt. Oft totgesagt, verrichten sie mit ständig aktualisierter Software auch heute noch zuverlässig ihre Dienste. Naturgemäß sind Großrechner teuer in der Anschaffung und im Unterhalt, zum Beispiel beim Installieren eines größeren Arbeitsspeichers oder zusätzlicher Festplatten.

Abb. 2.5.
Mobiles Terminal. (Mit freundlicher Genehmigung der TU Dresden IMIBI)

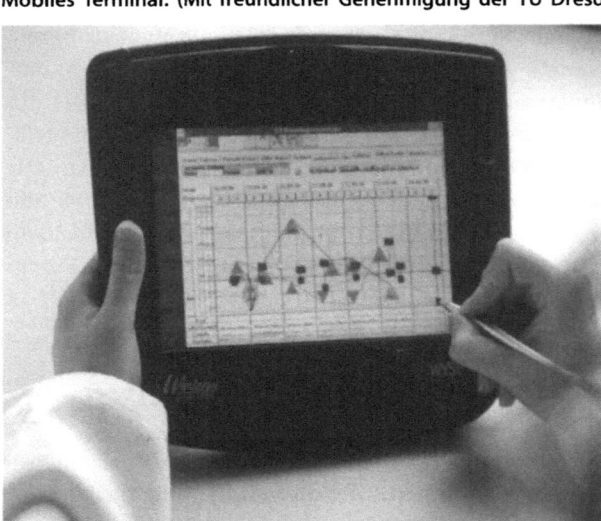

Für ihren Betrieb wird ausgebildetes Personal benötigt, welches Informationen und Befehle über ein Terminal in den Mainframe eingibt. Ein solches Terminal setzt sich im wesentlichen aus Tastatur und Monitor zusammen. Terminals besitzen nämlich keine eigene Prozessorleistung.

Workstations

Fortschritte in der Computertechnologie sowie die Einführung des Personal Computers durch IBM im Jahre 1981 änderten die Situation schlagartig. Erstmals war es möglich, einen leistungsstarken Computer direkt am Arbeitsplatz zu betreiben. Und das relativ kostengünstig. Und vielleicht der entscheidende Vorteil: Rechnerleistung und Kapazität wurden ausschließlich vom Anwender kontrolliert. Mit dem Siegeszug der individuellen Computernutzung stieg die Zahl der Hersteller, die Workstations oder Arbeitsplatzrechner auf den Markt brachten. Im Zuge der Miniaturisierung wurde der Bau mobiler Computer möglich, was dem Gedanken des „mobile computing" Vorschub leistete. Laptops lassen sich dorthin bringen, wo die Daten und die datenerzeugenden Arbeitsabläufe, beispielsweise in der Patientenversorgung sind (vgl. Abb. 2.5; in Kapitel 7 wird dieses Phänomen ausführlicher besprochen).

Standalone

Ein Standalone oder Einzelplatzrechner bezeichnet einen Computer, dessen Bestandteile zum Aufnehmen, Verarbeiten, Anzeigen, Speichern und Ausgeben von Informationen physikalisch miteinander verbunden sind. Als komplette Einheit kann ein solcher Rechner an den verschiedensten Standorten platziert werden.

Diese Konstellation beschreibt die meisten der Computer, die zuhause oder in Kleinbetrieben eingesetzt werden. Standalones sind recht preiswert und einfach zu bedienen. Sie bieten aber nicht die Funktionalität, die in ein Netzwerk eingebundene Rechner aufweisen.

Lokale Netzwerke – Local Area Networks (LAN)

Ein Netzwerk verbindet Computer und bringt verschiedene Vorteile mit sich. LANs oder Lokalnetze integrieren Computer, die physisch nicht zu weit voneinander entfernt sind. Die Rechner müssen nicht unbedingt im gleichen Raum stehen, sondern können sich in ein und demselben Gebäude oder in benachbarten Gebäuden befinden. Alle lokalen Netzwerke zeichnen sich durch drei Eigenschaften aus: sie benutzen eine physikalische Verbindungsleitung, arbeiten unter einem Netzwerkbetriebssystem und einem einheitlichen Kommunikationsprotokoll.

Es gibt mehrere Möglichkeiten, um Computer physikalisch miteinander zu verbinden. Meistens werden Koaxialkabel verwendet, die denen in der Fernsehtechnik ähneln. Doch auch dem Telefonkabel ähnliche Kabel („twisted pair") kommen zum Einsatz und in letzter Zeit vermehrt Glasfaserkabel, in denen die Informationen nicht auf elektrischem, sondern auf optischem Weg übertragen werden. Die Funknetzverbindung und die Infrarottechnik erlauben sogar die drahtlose Datenübermittlung. Der Einsatz einer dieser Methoden hängt von den jeweiligen örtlichen Gegebenheiten ab und ist Gegenstand der Netzwerkplanung.

Es existieren mehrere Netzwerkbetriebssysteme. Sie alle bieten die nötigen Funktionalitäten, die die Kommunikation von Rechnern untereinander erlauben und den Zugriff auf gemeinsam zu nutzende Informationen und Programme gestatten. Kommunikationsprotokolle sorgen dabei für Ordnung. Man unterscheidet drei Aufbauarten eines Netzwerks: stern-, ring- und busförmige Konfigurationen. Diese Aufbauarten werden als Netzwerktopologien bezeichnet und repräsentieren unterschiedliche physikalische Anordnungen der Rechner (vgl. Abb. 2.6).

Abb. 2.6.
Netzwerktopologien

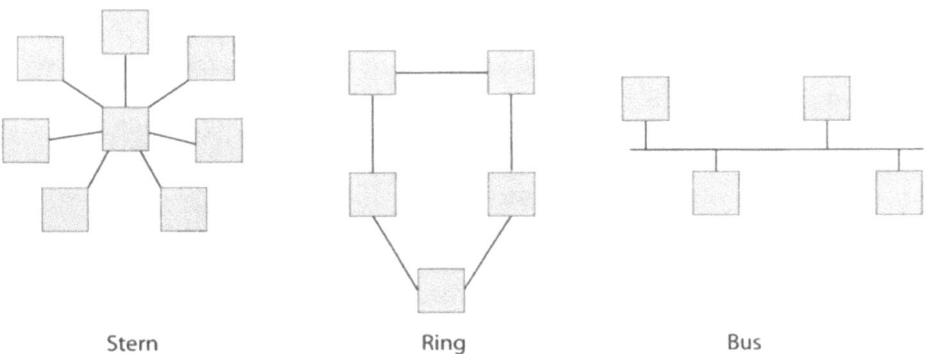

Stern Ring Bus

Genauso wie jedes Verbindungsmedium, zum Bespiel Koaxialkabel oder twisted-pair Kabel, besitzt auch jede Netzwerktopologie Stärken und Schwächen. Diese müssen bei der Netzwerkplanung gegeneinander abgewogen werden.

Vorteile eines Netzwerks
Der Nutzen eines Netzwerks liegt grundsätzlich darin, dass Informationen, Programme und Geräte vielen Anwendern zur Verfügung stehen. Technisch ist es für einen Netzwerkrechner kein Problem, Informationen, die auf einem anderen Netzwerkrechner gespeichert wurden, zu lesen und zu verarbeiten. Ob dieser Zugriff zulässig ist, ist eine Frage der erteilten Berechtigung, also letztlich ein administratives Problem. Dies bedeutet im Endeffekt, dass alle Netzwerkcomputer auf einen gemeinsamen, wenn auch möglicherweise verteilten Informationspool zugreifen können. Gleiches gilt für den Programmpool und in gleicher Weise für die Rechnerperipherie. So kann jeder in ein Netzwerk eingebundene Computer einen mit einem anderen Netzwerkrechner verbundenen Drucker nutzen. Abbildung 2.7 zeigt ein Beispiel für die gemeinsame Nutzung von Ressourcen im Netz. Netzwerke können aber nicht nur Gerätekosten reduzieren, sondern vereinfachen auch die Verwaltung und Pflege der vernetzten Rechner. Schließlich kann innerhalb eines solchen Systems die Softwarepflege und Problembeseitigung für alle Rechner von einem einzigen Computer aus gesteuert werden.

Abb. 2.7.
Beispiel für die gemeinsame Nutzung von Ressourcen im Netz

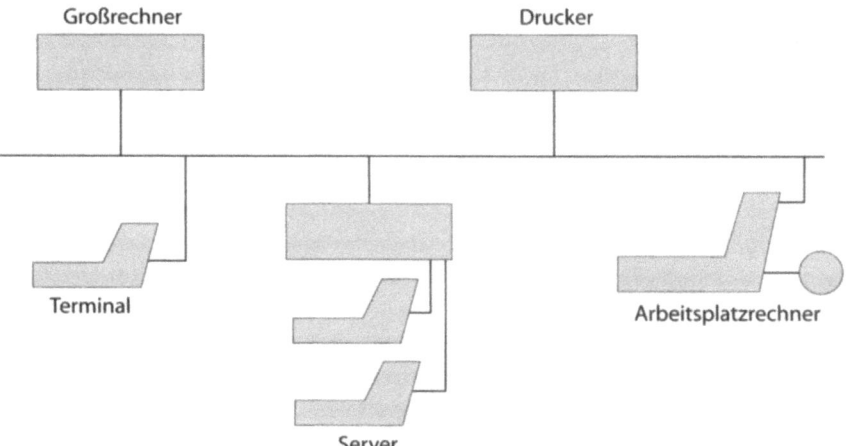

Weitverkehrsnetzwerke – Wide Area Networks (WAN)

WANs oder Weitverkehrsnetze sind Erweiterungen lokaler Netze. Man unterscheidet zwei Arten. Die Erste verbindet einen einzigen Rechner mit einem bereits eingerichteten lokalen Netzwerk es handelt sich also um einen nachgeschalteten Anschluss an ein LAN. Die zweite Art eines Wide Area Networks schließt zwei oder mehrere lokale Netzwerke zusammen. Beide Spielarten des Weitverkehrsnetzes gestatten es einem Computer beziehungsweise seinem Anwender, Informationen oder Geräteperipherie anderer Rechner unabhängig von ihrer lokalen Präsenz innerhalb eines Unternehmens zu nutzen. Während LANs in ihrer räumlichen Ausdehnung begrenzt sind, können WANs auch mit Hilfe von Satelliten und Erdstationen miteinander kommunizieren, unterliegen also faktisch keiner räumlichen Begrenzung. Ein Computeranwender in Europa mag also Informationen verarbeiten, die auf einem Rechner in den USA abgelegt sind. Der konkrete Speicherort ist dabei für ihn nicht von Interesse.

Open Systems

Hinter der Idee des „offenen Systems" verbergen sich zwei Ziele: so soll einerseits ein spezifisches Anwendungsprogramm auf jedem Rechner eines jeden Herstellers laufen; und andererseits soll jeder Rechner mit jedem anderen Rechner in ein gemeinsames Netzwerk eingebunden werden können. Die Verwirklichung dieser kombinierten Ziele ist allerdings nur sehr schwer zu erreichen.

Die meisten Computer wurden als „geschlossene" Systeme konzipiert. Das bedeutet: Ein Hersteller baut seinen Rechner, schreibt sein Betriebssystem, produziert seine Anwendungsprogramme. Diese Strategie wurde unter dem Gesichtspunkt des Verkaufsvorteils entwickelt und verfolgt. Es entstanden also Rechner mit ähnlicher Funktionalität aber verschiedenartiger Arbeitsweise. In der Konsequenz konnte ein und dasselbe Anwendungsprogramm nicht auf zwei Rechnern unterschiedlicher Bauart eingesetzt werden. Es entstanden Computerwelten und die Kommunikation zwischen ihnen war ein äußerst mühsames Geschäft.

Für alle Menschen, die die Computertechnologie einfach nutzen möchten, ist deshalb die „plug and play"-Philosophie faszinierend. Verkabeln und los geht's. „Plug and play" heißt: Der Computer des Herstellers X wird mit einem zweiten Computer des Herstellers Y verbunden; das Anwendungsprogramm kommt vom Lieferanten Z, der Drucker vom Produzenten A. Die Teile werden angeschlossen und mit der gleichen Leichtigkeit bedient, die wir von Stereokomponenten gewohnt sind. Dieses Ideal setzt Standards voraus. Schließlich nutzen alle Stereokomponenten eine Standardnetzspannung, produzieren ein Standardsignal und besitzen standardisierte Stecker und Kabel. Ähnlich verhält es sich mit Rechnern und Anwendungsprogrammen. So verlangt „plug and play" standardisierte Kommunikationsprotokolle, verlangt einen standardisierten Dateizugang. „Plug and play" wird auch im Computerbereich zunehmend Wirklichkeit. Hersteller und Lieferanten einigen sich immer öfter auf die notwendigen Standards.

Client/Server Computing

Wie wir gesehen haben, unterscheiden sich Computer in iher Größe und Rechenleistung. Einige Computer erledigen bestimmte Aufgaben besser als andere. So haben Personal Computer aufgrund ihrer Festplattengröße eine begrenzte Speicherkapazität. Leistungsfähige zentrale Rechner (Server) dagegen wurden entwickelt, um riesige Informationsmengen zu verarbeiten und besitzen deshalb im Vergleich zum PC deutlich größere Speicher. Es liegt auf der Hand, wo es sinnvoller ist, große Informationsmengen abzulegen.

Damit sind wir beim „client/server computing" angelangt. Das grundlegende Prinzip des „client/server computing" besteht darin, jedem Rechner die Aufgabe zuzuteilen, für die er besonders gut geeignet ist. Werkzeug und Aufgabe müssen eben zueinander passen. Personal Computer sind schnell und besitzen gute graphische Eigenschaften. Sie gestatten den meisten Menschen einen effektiven Zugang zur Computertechnik und zu anderen Computersystemen. Server dagegen verfügen über gewaltige Speicherkapazitäten, hohe Geschwindigkeit und große Rechenleistung. Es bietet sich also an, auf ihnen die riesigen Informationsmengen zu speichern und zu verarbeiten, die bei großen Unternehmen anfallen. Im Netzwerk kann das „client/server computing" seine tatsächlichen Stärken zeigen.

Vernetztes Arbeiten

Computer können in einem Netzwerk zusammengeschlossen werden. Zunehmende Mobilität von Menschen und ihren Arbeitsplätzen macht es jedoch wünschenswert, dass Rechner von jedem beliebigen Standort aus mit anderen Rechnern verbunden werden können (vgl. Abb. 2.8.). Möglich wird dies im einfachsten

Abb. 2.8.
Vernetztes Arbeiten auf Station

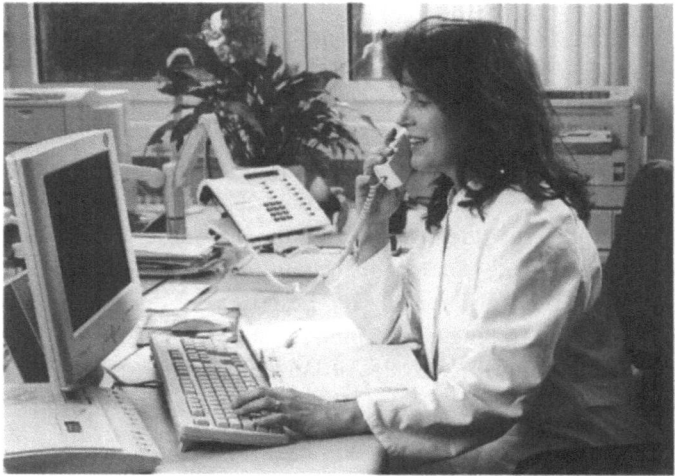

Fall mit Hilfe des Telefonsystems und der so genannten Modems, die als Kommunikationseinrichtungen die Computersignale übertragbar machen. Modem ist ein Kurzwort, das sich aus den Bestandteilen „Modulation" und „Demodulation" zusammensetzt. Der Computer, der eine Informationskette sendet, nutzt sein Modem, um seine elektronischen Signale in analoge Signale umzusetzen. Nur analoge Signale können in die herkömmlichen Telefonnetze eingespeist werden. Auf der Empfängerseite sorgt gleichfalls ein Modem für die Demodulation der Signale. Diese werden in digitale, also computerlesbare Informationen, zurückverwandelt. In Europa sind digitale Netze für Telefonieren, Faxen und Datenübertragung (ISDN) wei verbreitet. Sie machen das Zwischenschalten von Modems überflüssig und beschleunigen die Informationsübertragung spürbar.

Zusammenfassung

Wie angekündigt, sind wir nicht in die Details der Computertechnologie eingestiegen. Auch auf eine Bibliographie haben wir verzichtet, ändern sich doch die technologischen Rahmenbedingungen kontinuierlich. Der interessierte Leser wird aktuellen Lesestoff in seiner Bibliothek oder Buchhandlung finden.

3 Die Geschichte der Computertechnik im Gesundheitswesen

Einführung

Die Geschichte der Menschheit ist auch die Geschichte ihrer Werkzeuge. Wer die Evolution der Computerwerkzeuge zurückverfolgt, wird einen klareren Blick auf den Wandel in unserer Welt werfen können. Dieser Ansatz identifiziert die Informatik als ein Werkzeug, welches auch dem Ziel einer qualitativ hochwertigen Pflege dient. Unter historischem Blickwinkel bleibt es gleichwohl ein schwieriges Unterfangen, die tatsächlichen Anfänge der Computertechnik zu bestimmen. Zu diesem Zweck kann man in die Zeit islamischer Wissenschaftler oder in die Zeit der Mathematiker des 15. Jahrhunderts zurückgehen. Als Beispiel findet man hier den Wissenschaftler Al-Kashi, der mit seinen Zahlentafeln die genaue Stunde bestimmen konnte, zu der sich zwei Planeten auf derselben geographischen Länge befinden (de S. Price 1959; Goldstine 1972). Ein bekannteres Beispiel früher „Computertechnik" ist der chinesische Abacus, der auch heute noch ein schnelles und zuverlässiges Rechenwerkzeug zum Addieren und Subtrahieren darstellt.

Die historische Entwicklung des Computers

Die Zeit vor 1950

Im frühen 19. Jahrhundert finden wir eine ganze Reihe von Männern und Frauen, deren Ideen den zeitgebundenen Möglichkeiten zum Bau von Rechenmaschinen vorauseilten. Der englische Mathematiker und Logiker George Boole (1815–1864) lieferte die theoretischen Voraussetzungen automatisierten Rechnens. Er erweiterte das von Leibniz eingeführte binäre Zahlensystem, das von Babbage (1791–1871) zum Betrieb seiner im Jahr 1842 vorgestellten analytischen Rechenmaschine benutzt wurde.

Aber erst im 20. Jahrhundert hatte das technische Handwerkszeug die notwendige Reife erlangt, um diese Ideen in funktionstüchtige Maschinen umzusetzen. So wurden in den 30-er Jahren in Deutschland und Russland die ersten Differential-

Analysatoren gebaut. 1940 gab es weltweit sieben dieser analogen Computer. Der Harvard-Professor Howard H. Aiken und der IBM-Entwickler Claire D. Lake stellten im Jahr 1939 den ersten automatisch arbeitenden sequenz-kontrollierten Rechner vor. 1944 war dann die Geburtsstunde des Harvard Mark I. Der Mark I war eine digitale elektromechanische Maschine, die ihre Berechnungen mit Hilfe von Lochkarten durchführte und speicherte. Immerhin war der Mark I hundert mal schneller als jede bekannte, von Hand betriebene Rechenmaschine. Berechnungen, die bislang sechs Monate benötigten, konnten nun innerhalb von 24 Stunden erledigt werden.

Der nächste Entwicklungsschritt wurde von George R. Stibitz an den Bell Telephone Laboratories vollzogen. Er stellte einen elektromagnetischen Rechner vor, der mit Relaismaschinen arbeitete, wie sie in den Schaltstellen von Telephongesellschaften eingesetzt werden. Mit Hilfe solcher Rechenmaschinen wurden für den Zweiten Weltkrieg Bombardiertabellen erstellt. Da das hervorragend funktionierte, unterschrieb das amerikanische Verteidigungsministerium einen Entwicklungsvertrag mit der Moore School für Elektrotechnik an der Universität von Pennsylvania. Als Ergebnis dieses Vertrages wurde im Jahr 1946 der ENIAC-Rechner in Betrieb genommen. Der ENIAC nutzte Röhrentechnik und elektronische Schaltkreise. Als erster elektrischer Computer kam er ohne bewegliche Teile aus.

Das Konzept des in den Rechner eingespeisten Computerprogramms wird John von Neumann zugeschrieben. Sein Konzept sollte die Programmiertechniken revolutionieren. Als „Mutter der Programmierung" darf Augusta, Lady Lovelace, nicht unerwähnt bleiben. Die Tochter Lord Byrons prägte die mathematische Logik, die in Babbages analytischer Rechenmaschine zum Einsatz kam.

Die Zeit der frühen Computertechnik neigt sich mit der Erfindung des Allzweck- und Hochgeschwindigkeitsrechners und den Arbeiten John von Neumanns ihrem Ende zu. Die Rechner der ersten Generation brauchten viel Platz, waren teuer und längst nicht immer zuverlässig. Gleichwohl produzierten sie nutzbare Ergebnisse. Und der mit ihrer Hilfe gewonnene Erfahrungsschatz befruchtete die nachfolgenden Computergenerationen.

Die 50-er Jahre
Die Erfindung des Transistors durch Shockley im Jahre 1948 ließ die zweite Computergeneration entstehen. Die Rechner dieser Bauart waren kleiner, zuverlässiger, leichter zu bedienen und zu unterhalten. Rechner der zweiten Generation eroberten die Industrie- und Geschäftswelt, übernahmen die Lohn- und Gehaltsbuchhaltung. Auch das Gesundheitswesen begann, sich der Leistungen dieser Rechner zu bedienen. Sie erstellten Patientenrechnungen und erledigten Gehaltszahlungen für das Personal. Sie kontrollierten das Inventar und analysierten medizinische Statistiken.

In den 50-er Jahren sah Blumberg (1958) bereits die Vorteile, die das Automatisieren ausgewählter Pflegeleistungen mit sich bringen könnte. Doch umgesetzt wurde damals wenig. Die Computerprogramme waren nicht flexibel genug und die Hersteller von Hard- und Software zeigten noch kein Interesse am Gesundheitsmarkt. Selbst die Krankenhausverwaltung und das Pflegemanagement befanden sich noch im Dornröschenschlaf.

Die 60-er Jahre
Im Gefolge des Baby Booms nach dem Zweiten Weltkrieg platzten in den 60-er Jahren die Universitäten aus allen Nähten. Bildung für Alle war das Motto der Zeit. Professoren und Dozenten suchten nach Wegen, wie stärker individualisiertes und selbstbestimmtes Lernen ermöglicht werden könnte. Die Computertechnik schien eine Lösung anzubieten. An der Universität von Illinois verbesserte Dr. Donald Bitzer die graphische Darstellung des von ihm entwickelten Computersystems PLATO. Dieses Computersystem sollte automatisierbare Lehraufgaben übernehmen.

In den Jahren 1965 und 1966 wurde dann die dritte Computergeneration auf den Weg gebracht. Ihre typischen Kennzeichen waren die modulare Bauweise und ein deutlicher Geschwindigkeitszuwachs in der Rechenleistung. Außerdem konnten die Rechner der dritten Generation mehrere Anwender gleichzeitig unterstützen; sie besaßen preiswerte Massenspeicher, die einen unproblematischen und schnellen Informationszugriff erlaubten.

Die 70-er Jahre
Die Entwicklung des Siliziumchips bereitete Minicomputern und Personal Computern den Weg. Immer größere Datenmengen konnten auf immer geringerem Raum untergebracht werden. Die Außenmaße der Rechner schrumpften kontinuierlich.

Die 80-er Jahre
Die Technologie der Personal Computer ersetzte zunehmend die schwerfällige Hardware der 70-er Jahre. Computertechnologische Forschung und Entwicklung konzentrierte sich auf die so genannten „offenen Systeme". Diese Zielrichtung nutzte auch den Pflegeberufen, indem sie den Prozess der Dateneingabe, Speicherung und Ausgabe systematisierte und vereinfachte.

Die 90-er Jahre
In den 90-er Jahren erlangte die Informationstechnologie eine neue Qualität. Personal Computer und Workstations erhielten Anschluss an die Telekommunikationstechnologie. Auf der Basis von Fernnetzen und lokalen Netzen konnte die Client-Server-Architektur verwirklicht werden. Diese Architektur integrierte die Stärken von Hardware, Software und Telekommunikation. Erstmals wurde Informationsverarbeitung über Systemgrenzen hinweg möglich. Die zwischen unterschiedlichen Systemen errichteten Barrieren brachen zusammen. Offener Informationsfluss zwischen verschiedenen Systemen war die Folge (Details können in Kapitel 2 dieses Buches nachgelesen werden). Auch die Pflegeinformatik profitierte von dieser Entwicklung.

Die Einführung des Computers im Gesundheitswesen

Ob sich der Einsatz von Computertechnologie überhaupt lohnt, wurde zuerst von Regierungsbehörden und Industrieunternehmen untersucht. Hier fanden sich auch die ersten Pilotinstallationen von Hard- und Software. Die Einrichtungen des Gesundheitswesens bewegten sich im Schlepptau dieser Institutionen. Diese zeitliche Verzögerung erklärt sich daraus, dass die Rechner der ersten und zweiten Generation den Erfordernissen der Informationsverarbeitung im Krankenhaus nicht entsprachen. Außerdem besaßen damals nur die 250 größten Krankenhäuser in den USA eigene Computerhardware, die mit Lochkarten betrieben wurde. Auf diese Krankenhäuser richteten naturgemäß die Computerverkäufer als erstes ihr Augenmerk. Insgesamt erkannten die Hersteller von Hard- und Software noch nicht das Potenzial des Krankenhausmarktes.

In ihren Anfängen orientierte sich die Computertechnologie an Aufgaben der Buchhaltung. Und hier liegen immer noch die Wurzeln der meisten computergestützten Krankenhaussysteme. Während aber die Arbeitsschritte in der Buchhaltung zumeist kaum zeitkritisch sind, ist genau dies in der Pflege der Fall. Eingaben müssen kontinuierlich erfolgen können und die Datenausgaben sofort abrufbar sein. Beide Forderungen müssen erfüllt sein, um den sinnvollen Einsatz von Rechnern in der Pflege zu gewährleisten.

Die 50-er Jahre

In den späten 50-er Jahren installierten die ersten Krankenhäuser Computer und begannen mit der Entwicklung eigener Anwendungssoftware. Einige Hospitäler erhielten dabei Unterstützung von Hardwareherstellern, wie zum Beispiel IBM. In den Jahren 1958 und 1959 legte die Unternehmensberatung John Diebold und Partner eine Machbarkeitsstudie zum Computereinsatz im Krankenhaus vor. Diese Studie wurde am Medizinischen Zentrum der Baylor Universität durchgeführt. Der Schlussbericht nannte zwei Grundbedingungen, die von Krankenhaus-Computersystemen erfüllt werden müssen. In einem solchen System sollten (1) Geschäfts- und Finanzsoftware-Pakete enthalten sein und (2) krankenhausmedizinische Anwendungsprogramme, die mit Hilfe vernetzter Computer auf Stationen und Abteilungen zu betreiben wären. Der Funktionsumfang eines derartigen Systems könnte die nachfolgend genannten Aufgaben abdecken:

- Funktion als Kommunikations- und Nachrichtenbörse, in der die Anordnungen von Ärzten hinterlegt und Untersuchungsbefunde an ihren Bestimmungsort geleitet werden.
- Funktion als Datensammelstelle, welche alle Informationen für das Rechnungs- und Dokumentationswesen erfasst.
- Funktion als Stationsplaner, der zum Beispiel das Erstellen von Medikationslisten erlaubt.
- Funktion als Datenbankmanager für das Berichtswesen und mit Suchfunktionen ausgestattet.

In ihrer Gesamtheit werden die vorgenannten Funktionen gern unter dem Begriff „Krankenhausinformationssystem" (KIS) beziehungsweise „hospital information system" (HIS) geführt.

Die 60-er Jahre

Obwohl einige wenige Hardwarehersteller Geschäfts- und Finanzsoftwarepakete für den internen Krankenhausgebrauch in den frühen 60-er Jahren anboten, gewann dieser Markt erst in der Mitte der 60-er Jahre an Bedeutung. Vorrangiges Ziel der Hardwareproduzenten in den 60-ern – zu ihnen zählen insbesondere IBM, Burroughs, Honeywell, UNIVAC, NCR und CDC – war der Verkauf großer Allzweckrechner und ihr Einsatz in Krankenhausverwaltung, Kommunikation und Finanzwesen.

Die 200- bis 400-Betten-Häuser, die gegen Ende der 60-er Jahre in Computer für ihr Rechnungswesen investiert hatten, wurden schnell mit den stetig steigenden Anforderungen an Hard- und Software konfrontiert. Unterhalt und Pflege der existierenden Systeme wurden zur finanziellen Herausforderung. Im Wettbewerb mit externen Abrechnungsfirmen gründeten viele dieser Häuser eigene und gemeinsam unterhaltene Rechenzentren.

Im Jahr 1966 begann der Computerhersteller Honeywell mit dem Vertrieb eines Geschäfts- und Finanzsoftwarepaketes für von mehreren Krankenhäusern gemeinsam betriebene Rechenzentren. IBM folgte mit einer eigenen Rechenzentrumssoftware im nächsten Jahr. Die Existenz von Software dieser Art war die Voraussetzung dafür, dass in den folgenden fünf Jahren zahlreiche Profit- und Non-Profit-Rechenzentren gegründet wurden. Einige dieser gemeinsam genutzten und betriebenen Rechenzentren für den Krankenhaussektor existieren heute noch, zum Beispiel SMS und McAuto. Sie bedienen insbesondere kleinere Häuser, die der Betrieb eines eigenen Rechenzentrums und einer eigenen EDV-Abteilung finanziell und personell überfordert hätte. Im ökonomischen Einsatz der Mittel liegt auch der Grund für die Blüte der Rechenzentren gegen Ende der 60-er Jahre.

Das erste Computersystem, welches nicht zu Buchhaltungszwecken entwickelt wurde, sondern klinische Anwendungen beinhaltete, hatte keinen kommerziellen Erfolg. Ein- und Ausgabegeräte, Monitore und Lochkartensysteme waren unzuverlässig, schwerfällig und letztlich zu teuer. Gleiches traf auf die Software zu. Datenbanksysteme, die heute das Herzstück einer jeden guten Informationssoftware bilden, waren damals noch ein Fremdwort. Gleichwohl installierten in diesen Jahren einige Krankenhäuser Computer in ihren Büros, die spezifische und genau definierte Aufgaben erledigen konnten (Ball und Jacobs, 1980). Die erfolgreichsten dieser frühen klinischen Systeme fanden sich in den Laboratorien der Klinischen Pathologie (Ball, 1973). Es waren hauptsächlich Lehrkrankenhäuser mit staatlicher Förderung oder Zugang zu Forschungsmitteln, die derart spezifische klinische Programme installierten. Nur in Einzelfällen wurde versucht, Computer mit Buchhaltungsaufgaben und Arbeitsplatzsysteme mit klinischen Aufgaben zu integrieren.

Mitte der 60-er Jahre begannen die Firmen Lockheed und National Data Communications mit der Entwicklung eines Krankenhausinformationssystems, das ohne wesentliche Anpassungen von seiten der Krankenhäuser einsatzfähig sein sollte. Dies war der Vorläufer des Produktes, das heute unter dem Namen Elipsys in den USA vermarktet wird.

Gleichfalls Mitte der 60-er Jahre begann die Amerikanische Krankenhausgesellschaft (American Hospital Association – AHA) jährlich vier bis fünf Konferenzen abzuhalten, in denen Krankenhausmanagern die Möglichkeiten einer computergestützten Krankenhausverwaltung vorgestellt wurden. Außerdem wurde das Thema in der Zeitschrift der Gesellschaft mehrfach erörtert. Diese Aktivitäten bereiteten den Boden zur Einführung und Vermarktung von Krankenhausinformationssystemen.

Die 70-er Jahre

In den frühen 70-er Jahren brachten es Inflationstendenzen und Kostendruck mit sich, dass einige Großkrankenhäuser, die eigene Computersysteme mit nur mäßigem Erfolg installiert hatten, sich für gemeinsam zu nutzende Rechenzentren entschieden. Zu diesem Zeitpunkt hatten die Rechenzentren ihre Finanzsoftware bereits soweit verbessert, dass sie auch engmaschigere Kontrollfunktionen wahrnehmen konnten. Noch wichtiger aber war, dass inzwischen das Personal der Rechenzentren ein qualifiziertes Verständnis von den Arbeitsweisen im Krankenhaus gewonnen hatte. Der Gebrauch von Computersystemen ließ sich dadurch effektiver zum Nutzen ihrer Kunden einsetzen. Die Rechenzentren konnten damit ihre Arbeit um einen Dienstleistungsaspekt ergänzen, der von den großen Hardwarelieferanten weder verstanden noch angeboten wurde. In der Folge blühten die geschäftlichen Aktivitäten der Dienstleistungsunternehmen auf. Die Rechenzentren boten nicht mehr nur Finanz- und Verwaltungsdienste an, sondern erweiterten ihre Angebotspalette um klinisch-medizinische Software und Kommunikationsanwendungen.

Die Einführung der Minicomputer brachte einen Wandel in der Hardwarewelt mit sich. Diese Veränderung wurde durch die Personal Computer gegen Ende der 70-er Jahre noch verstärkt; eine Veränderung, die durch das Schlagwort von der kontinuierlichen Miniaturisierung in der Computertechnologie begleitet wird. Die Personal Computer der 70-er Jahre übertrafen bereits die Rechenleistung des ENIAC-Großrechners. Schulen, Büros und auch Krankenstationen künden vom Siegeszug des „persönlichen Rechners". Mit der Integration dieser Computer in Netzwerke konnten sie viele Funktionen übernehmen, die zuvor nur von Großrechnern befriedigend zu erledigen waren. Viele Hersteller von Großrechnern erkannten den Zug der Zeit und nahmen Personal Computer in ihr Produktionsprogramm auf. Parallel zu dieser Entwicklung begannen die Rechenzentren mit dem Aufbau lokaler Netze, um auch Dienstleistungen in der Datenkommunikation anbieten und klinisch-medizinische Aufgaben lösen zu können. Die Rechenzentren vergrößerten das Ausmaß ihrer Datenhaltung und konnten so klinische Anwendungen unterstützen, für die der Zugriff auf individuelle und komplette Krankengeschichten notwendig war.

Die 80-er Jahre

In den 80-er Jahren begann die Entwicklung anwendungsspezifischer Computersysteme auf der Basis von Personal Computern. Diese Systeme ersetzten nicht die Vielzahl der im Gesundheitswesen installierten Rechnerarten, sondern ergänzten sie. Mit zunehmender Systemvielfalt wurde es natürlich auch immer wichtiger, dass der Kenntnisstand der Verantwortlichen im Gesundheitssektor mit dieser Entwicklung Schritt hielt.

Die 90-er Jahre

Das Vordringen bezahlbarer und transportabler Personal Computer in den 90-er Jahren machte Werkzeuge des Informationsmanagements auch für den mobilen Bereich, zum Beispiel für die gemeindenahe bzw. ambulante Versorgung, verfügbar. Gleichzeitig verbreiteten sich Netzwerk- und Datenbanktechnologien, so dass an unterschiedlichen Orten abgelegte Gesundheitsdaten zusammengeführt werden konnten. Außerdem wuchs der Bedarf an Informationsmanagement und Informationsaustausch zwischen den verschiedenen Institutionen des Gesundheitswesens. Die Bedeutung patientenzentrierter Datenspeicherung gegenüber isolierter abteilungsgebundener Datenhaltung nahm zu. Die genannten Verschiebungen und Verknüpfungen ließen längsschnittorientierte, lebensbegleitende Gesundheitsdokumente möglich werden, die jeden Kontakt des Individuums mit einer Einrichtung des Gesundheitswesens registrieren.

Die Geschichte des Computers in der Pflege

Pflegeausbildung

Den Grundstein zum Einsatz des Computers in der Pflegeausbildung legte Maryann Drost Bitzer. Maryann Bitzer schrieb in den frühen 60-er Jahren ein Simulationsprogramm, das den Unterricht in der geburtshilflichen Pflege begleiten sollte. Ihre Software war das erste Simulationsprogramm in der Pflegeausbildung und das erste im gesamten Bereich des Pflegewesens. In ihrer 1963 vorgelegten Magisterarbeit konnte Bitzer zeigen, dass mit Hilfe der Computersimulation erworbenes Wissen im Vergleich mit herkömmlichen Unterrichtsmethoden nicht nur gleich gut behalten, sondern in nur einem Drittel der sonst benötigten Zeit erarbeitet wurde. Ihre Magisterarbeit wurde zum Klassiker und Vorbild für viele nachfolgende Studien. Auch zwei der Autorinnen dieses Buches (K. J. H. und M. J. E.) profitierten von Bitzers Pionierleistung, deren Ergebnisse immer wieder bestätigt wurden. Maryann Bitzer übernahm später die Leitung zweier öffentlich geförderter Forschungsprojekte, die die Wirksamkeit des Computereinsatzes in der Pflegeausbildung dokumentierten. Bis 1976 kooperierte Bitzer mit dem Forschungszentrum für computergestützte Ausbildung an der Universität von Illinois in Urbana. In ihrer dortigen Tätigkeit entwickelte sie weiteres Lehr- und Lernmaterial für den Einsatz in der Pflegeausbildung.

Viele Stätten der Pflegeausbildung entwickelten und prüften in den 70-er Jahren die Tauglichkeit von computergestützter Lernsoftware. Doch die so entstandenen Softwarepakete kamen zumeist nur an den Orten ihrer Entwicklung zum Einsatz.

Die Frage, ob der Einsatz von Computern der Ausbildung von Schwestern und Pflegern nutzt, wurde zu einem Schwerpunkt der Pflegeinformatik. Mindestens genauso wichtig ist aber die Aufgabe, das Pflegepersonal mit dem Benutzen von Computern in der Pflegepraxis vertraut zu machen. Um diese Aufgabe machte sich 1975 Judith Ronald an der Nursing School der State University von New York in Buffalo verdient. Sie entwickelte eine Unterrichtseinheit mit Vorbildcharakter. Ihrem Engagement und ihrer Bereitschaft, die von ihr erarbeiteten Materialien weiterzugeben, verdanken wir letztlich die Verbreitung solcher Unterrichtseinheiten über ganz Nordamerika. Noch erwähnt sei Christine Henney, die an der schottischen Universität Dundee vergleichbare Aktivitäten unternahm, um Schwestern und Pfleger an den Umgang mit Computern heranzuführen.

Pflegeadministration

Pflegemanager auf beiden Seiten des Atlantik wissen heute um den Nutzen, den der Rechnereinsatz für ihre Verwaltungsarbeit mit sich bringt. Marilyn Plomann vom Hospital Research and Education Trust, einer Stiftung für Krankenhausforschung und einer Tochter der Amerikanischen Krankenhausgesellschaft, arbeitete viele Jahre am Entwurf eines Plan-, Budget- und Kontrollsystems für Krankenhausmanager. Im schottischen Glasgow trieb Catherine Cunningham die Entwicklung eines Systems zum Einsatz von Pflegekräften entscheidend voran. Ähnliches leisteten Elly Pluyter-Wenting in Holland (von 1976 bis 1983 in Leiden tätig), Christine Henney in Schottland (von 1974 bis 1983 in Dundee tätig), Phyllis Giovanetti in Kanada (von 1978 bis heute in Edmonton tätig) und Elizabeth Butler in England (von 1973 bis 1983 in London tätig).

Im öffentlichen Gesundheitswesen der Vereinigten Staaten war es Virginia Saba, die Informationsmanagementsysteme für ihren Sektor nutzbar machte. Das gemeinsame Ziel aller dieser Projekte bestand darin, mit geeigneten Computersystemen den Prozess der Entscheidungsfindung für das Pflegemanagement zu erleichtern.

Patientenversorgung

Die Entwicklung von Computeranwendungen zum Einsatz in der Patientenversorgung war einer der Forschungsschwerpunkte in den 60-er Jahren. Ziel der Projekte war es, die Anfangskosten der Automatisierung zu rechtfertigen und nachzuweisen, dass Computer in der Pflege die Qualität der Patientenversorgung erhöhen. Krankenhausverwaltungen erkannten zunehmend die Möglichkeiten rechnergestützter Pflegeaktivitäten neben der sich bereits etablierenden Bürokommunikation. Parallel dazu machte die Hardwaretechnik gewaltige Fortschritte. Auf dieser Basis begannen Mitarbeiter von Gesundheitsberufen Anwendungen für die Patientenversorgung zu realisieren und auch die Hardwarelieferanten erkannten das Verkaufspotenzial im Gesundheitsmarkt.

Pioniere der Pflegeprofession in den Industrieländern begannen den Nutzen von Computersystemen für die Patientenversorgung praktisch umzusetzen. In Großbritannien war beispielsweise die Pflegedienstleiterin Maureen Scholes aktiv. Sie arbeitete am London Hospital (Whitechapel), wo sie 1967 als Vertreterin der Pflege dem Lenkungsausschuss vorstand, der das „London Hospital Echtzeit Computerprojekt" vorantrieb. In diesem Projekt wurde ein Krankenhauskommunikationssystem realisiert, das Dienstleistungen für die Patientenverwaltung, für das Labor und die Röntgenabteilung erbrachte. Insgesamt 105 Monitore auf allen Stationen und in allen Abteilungen wurden vernetzt.

Elizabeth Butler arbeitete am Kings College Hospital von 1970 bis 1973. Als Stationsschwester entwickelte Butler zusammen mit anderen Beteiligten ein computergestütztes Pflegeplansystem für die gesamte Klinik. Dieses System zur Patientenversorgung wurde auf allen Stationen und Fachabteilungen des 500 Betten zählenden Allgemeinkrankenhauses eingeführt. Im schottischen Dundee war es Christine Henney, die zusammen mit James Crooks ein Echtzeit-Pflegesystem am Ninewells Hospital realisierte.

In den Vereinigten Staaten machten sich Carol Ostrowski und Donna Gane McNeill um ein problemorientiertes medizinisches Informationssystem namens PROMIS am Zentralkrankenhaus von Vermont unter der Leitung von Lawrence Weed verdient. Von 1969 bis 1979 begleitete Donna Gane McNeill als Pflegefachkraft das PROMIS-Projekt. In dieser Funktion leitete McNeill die erste mit Computern ausgestattete Station, kümmerte sich um die Inhalte, Funktionen und Aufgaben von PROMIS. Unter ihrer Anleitung wurden computerisierte mit nicht-computerisierten Stationen verglichen. Carol Ostrowski arbeitete von Juni 1976 bis Dezember 1977 als Audit-Leiterin im PROMIS-Projekt. Sie zeichnete verantwortlich für die Implementation der Systemkomponenten zur Auditierung der ärztlichen und pflegerischen Tätigkeiten und für den organisatorischen Rahmen, innerhalb dessen eine Evaluation der Patientenversorgung stattfand.

Margo Cook kam im Jahr 1970 erstmals in Kontakt mit dem Thema Pflege und Informatik. Sie arbeitete als Krankenschwester am kalifornischen El Camino Hospital in Mountain View. Cook war als Vertreterin der Pflege ein Mitglied des Teams, das ein auch heute noch vermarktetes Medizininformationssystem entwickelte und einführte. Als verantwortliche Koordinatorin für die Systemeinführung, musste Cook die Wünsche und Bedürfnisse aller Stationen identifizieren und den Systementwicklern vermitteln. Im Verlauf der Zeit wurde sie dann gesamtverantwortlich für Pflege und Entwicklung des Informationssystems. Im Jahr 1983 verließ Cook das El Camino Hospital und wurde Senior Consultant einer spezialisierten Unternehmensberatung (Hospital Productivity Management Services). Zu den Pionieren der Pflegeinformatik darf auch Dickey Johnson gezählt werden. Sie wurde im Jahr 1976 zur Computerkoordinatorin des Latter Day Saints Hospital in Salt Lake City, Utah, berufen. Johnson war verantwortlich für alle Belange, die sich aus der Einführung eines Computersystems auf das Pflegepersonal ergaben. Sie koordinierte Entwurf, Entwicklung, Einführung und Wartung aller für die Pflege maßgeblichen Anwendungsprogramme. 1983 besetzte Johnson dann die Stelle der Pflegevertreterin im Computerausschuss des Krankenhauses, das die Einführung einer informationstechnischen Gesamtlösung plante. Johnson betreute die folgenden Einzelprojekte: Bestellwesen, Pflege- und Dienstpläne, Feststellen der Pflegebedürftigkeit.

Von 1978 bis 1983 fungierten Joy Brown und Marjorie Wright als Systemkoordinatoren am York-Zentralkrankenhaus von Richmond Hill im kanadischen Ontario. Hier waren sie an Entwurf, Programmierung und Implementierung eines Patientenpflegesystems beteiligt und führten viele Pflegekräfte an die Benutzung des Systems heran. Eine ähnliche Aufgabe übernahm ab 1982 Wendy Harper am Allgemeinkrankenhaus in Calgary im kanadischen Alberta. Als stellvertretende Leiterin des Pflegesystems betreute sie alle Aspekte der Pflegeanwendungen, die auf dem Krankenhausinformationssystem installiert waren.

Schwestern und Pfleger erkannten also das Potenzial der Pflegeinformatik, erkannten den Nutzen für die Pflegepraxis und Qualität der Patientenversorgung. Die Pflegeinformatik erlaubt das Erstellen von Kurven, erleichtert Pflegeplanung und Patientenüberwachung, ermöglicht abteilungsübergreifende Terminkoordination und gestattet die Kommunikation mit den anderen Rechnern eines Krankenhauses. Daraus ergaben sich neue Arbeitsgebiete für Pflegekräfte. Konsequenterweise riefen Schwestern und Pfleger Arbeits- und Interessengruppen ins Leben, in denen Fragen der Informationstechnologie berufsbezogen diskutiert werden (vgl. Anhang B).

Pflegeforschung

In den 60-er Jahren begannen Pflegeforscher die Computertechnik zu nutzen, um ihre Daten zu speichern und möglichst fehlerfrei zu komplexen Datensätzen zu verdichten.

Protagonisten und Foren der Pflegeinformatik

Kathryn Hannah von der Universität Calgary war die erste Krankenschwester, die in das Leitungsgremium der kanadischen Organisation für den Einsatz von Computern im Gesundheitswesen (Canadian Organization for the Advancement of Computers in Health – COACH) gewählt wurde. In dieser Funktion gründete Hannah zusammen mit David Shires von der Dalhousie Universität, der zu dieser Zeit Vorsitzender der Programmkommission der International Medical Informatics Association (IMIA) war, die erste eigenständige Pflegesektion anlässlich einer Konferenz der IMIA in Tokyo (Medinfo´80, Tokyo). Zuvor wurden Präsentationen aus dem Pflegebereich auf dieser internationalen Konferenz anderen Sektionen zugeordnet. Der Erfolg dieses Workshops in Tokyo, bei dem Hannah den Vorsitz hatte, veranlasste 1982 eine Anzahl britischer Pflegekräfte unter der Leitung von Maureen Scholes ein internationales offenes Forum und eine Arbeitskonferenz zum „Einfluss des Computers auf die Pflege" ins Leben zu rufen, die im Herbst

1982 in London stattfand. Gefolgt wurde sie von einem Workshop, der über die IMIA finanziert wurde. Als ein Ergebnis der Londoner Arbeitskonferenz wurde ein Buch veröffentlicht, welches die durch den Computereinsatz in der Pflege bedingten Veränderungen von den Anfängen bis 1982 dokumentierte. Als zweites Ergebnis bildete sich die einstimmige Überzeugung heraus, dass Schwestern und Pfleger innerhalb einer internationalen Organisation einen festen Rahmen benötigen, um einen zukünftigen und regelmäßigen Ideenaustausch zum Einsatz und Nutzen von Computertechnologie in Pflege und Gesundheitswesen institutionalisieren zu können. Folgerichtig stimmte im Frühjahr 1983 die Vollversammlung der IMIA dem Vorschlag zu, eine feste Pflegearbeitsgruppe einzurichten (Group 8). Im August 1983 fand dann das Gründungstreffen der zum Thema Pflegeinformatik berufenen Arbeitsgruppe (Group 8) in Amsterdam statt.

Die Statuten der Arbeitsgruppe wurden 1992 geändert. Die Arbeitsgruppe wandelte sich zur Gesellschaft für Pflegeinformatik innerhalb der IMIA. Diese Gesellschaft organisiert auch weiterhin alle drei Jahre Symposien zum Ideenaustausch unter ihren Mitgliedern, verbreitet mit Hilfe ihrer Publikationen die neuesten Entwicklungen in der Pflegeinformatik, sorgt für die Förderung von internationalen Spitzenleistungen in diesem Gebiet und für die Verbreitung des Wissens insbesondere über Aus- und Weiterbildungsmaßnahmen.

In den Vereinigten Staaten war es Virginia Saba, die im Jahr 1981 auf einem Kongress über Computeranwendungen in der Medizinischen Versorgung (Symposium on Computer Applications in Medical Care – SCAMC) ihrer Berufsgruppe ein erstes Standbein in diesem Bereich verschaffte. Auch wenn dieses jährlich stattfindende Symposium keine berufsständische Veranstaltung darstellt, bietet es doch die Möglichkeit zum Gedankenaustausch für amerikanische Schwestern und Pfleger. Im Jahr 1982 wurde dann die American Association for Medical Systems and Informatics (AAMSI) aktiv. Sie richtete eine eigene Fachgruppe für Pflegeberufe ein. Diese von Carol Ostrowski geleitete Gruppe machte sich den Vorteil einer nationalen Berufsorgansiation zu Nutze, die als räumlich begrenztes Gebilde effektives Diskussionsforum und Ideenbörse zur Kompetenzvermittlung sein kann. Später verschmolz AAMSI mit SCAMC zur American Medical Informatics Association (AMIA). Diese Organisation besitzt immer noch eine sehr aktive Pflegefachgruppe.

Zusammenfassung

Heute findet man Computer in fast jedem Haushalt. Historisch betrachtet aber sind diese Maschinen sehr jung. Eine der Ersten war der Mark I, der im Rahmen des IBM-Harvard-Projektes 1944 realisiert wurde. 1946 folgte ihm der ENIAC I, gebaut an der Universität von Pennsylvania. Der ENIAC war der erste Elektronenrechner ohne sich bewegende Teile. Insbesondere die Entwicklung des Siliziumchips im Jahr 1976 machte es möglich, dass die Computertechnik zum Massengeschäft werden konnte. Bereits in den 50-er Jahren des letzten Jahrhunderts drangen Computer in den Bereich der Pflegeberufe vor. Vorrangig erzeugten sie Patientenrechnungen, kalkulierten Gehaltszahlungen, erstellten Inventarlisten und analysierten medizinische Statistiken. Nur wenige weitsichtige Zeitgenossen erkannten aber die Möglichkeiten des Computers, ausgewählte Pflegeaktivitäten durch Automatisierung zu unterstützen. Noch waren die Geräte langsam und schwerfällig. Von seiten der Pflege war Computerbegeisterung die Ausnahme und auch die Anbieter von Hard- und Software zeigten kein Interesse am Gesundheitsmarkt. Da auch die Computerkenntnisse von Krankenhausverwaltung und Pflegemanagement zu wünschen übrig ließen, dämmerte der Computereinsatz in Pflege und Gesundheitswesen vor sich hin.

In den 60-er Jahren lernten die Krankenhausverwaltungen die Einsatzmöglichkeiten von Computern für spezifische Aktivitäten der Patientenversorgung allmählich kennen und schätzen. Neben einer verbesserten Geschäftssoftware waren es neue und bessere Gerätegenerationen, die diesen Prozess befruchteten. Auch die Computerindustrie erkannte zunehmend die Verkaufspotenziale im Gesundheitsmarkt. In diesem Jahrzehnt setzte man computergestützte Anwendungen in der Patientenversorgung vornehmlich zu Forschungszwecken ein. Parallel dazu etablierte sich das computergestützte Rechnungswesen im Gesundheitssektor. Es entstanden Forschungsprojekte, die Rechtfertigungen für die Einstiegskosten in die Automatisierung lieferten und die möglichen Verbesserungen in der Patientenversorgung herausarbeiteten. Auch das Pflegepersonal erkannte die Chancen der Computertechnik für die Pflegepraxis, erkannte deren Nutzen für das Erstellen von Patientenkurven, Pflegeplänen, für die Patientenüberwachung, die abteilungsübergreifende Terminkoordination und Kommunikation und schließlich für die Dienstplanerstellung. Solcherart anwendungsspezifische Softwareprogramme wurden später als Module in die verschiedenen Krankenhausinformationssysteme integriert. Heute sind diese Informationssysteme weit verbreitet und werden kommerziell vermarktet.

Ebenfalls in den 60-er Jahren machte der Einsatz von Computern für Lehr- und Ausbildungszwecke spürbare Fortschritte. Zunächst wurde nachgewiesen, dass Computer durchaus effiziente Unterrichtsmittel sein können. In den 70-ern verglich man dann computergestütztes Lernen mit herkömmlichen Lehr- und Lernmethoden. In der Mitte der 70-er Jahre kamen die Mikrocomputer beziehungsweise Personal Computer auf den Markt und verbreiteten sich vehement in allen Bereichen der Gesellschaft. Die 80-er Jahre waren geprägt von dem Bemühen der Pflegeausbilder, Software für die neue Rechnergeneration zu erstellen. Auch für die Pflege gilt, dass die Entwicklung der Hardwaretechnologie dem Entwurf entsprechender Lehr- und Lernsoftware vorauseilt.

Wir haben die Bedeutung der Pflegekräfte für den Einsatz von Computern in ihrem Berufsfeld diskutiert. An dieser Stelle geht unsere Entschuldigung an alle Schwestern und Pfleger, deren Aktivitäten uns nicht bekannt wurden. Wer weitere Pflegekräfte kennt, die sich um die Pflegeinformatik verdient gemacht haben, möge sich bitte an die Autoren wenden. Bei einer Neuauflage können wir dann dieses Kapitel ergänzen.

Zukünftig jedenfalls muss Computertechnologie und Pflegeinformatik integraler Bestandteil von klinischer Praxis, Ausbildung und Pflegeforschung sein. Das maßgebliche Ziel bleibt aber die bestmögliche Patientenversorgung.

Literatur

Ball MJ (1973) How to select a Computerized Hospital Information System. S. Karger, New York
Ball MJ, Jacobs SE (1980) Information systems: The status of level 1. Information Systems 179–186
Bitzer MD (1963) Self-Directed Inquiry in Clinical Nursing Instruction by Means of PLATO Simulated Laboratory. Report R-184, Co-ordinated Science Laboratory. Urbana: University of Illinois
Blumberg MS (1958) Automation offers savings opportunities. Modern Hospital 91:59
de S. Price DJ (1959) An ancient Greek computer. Scientific American 200(6):60–67
Goldstine HH (1972) The Computer from Pascal to von Neumann. Princeton University Press, Princeton, S 5, 69

4 Telekommunikation und Informatik

Der Zusammenfluss von Telekommunikation und Informatik bietet neuartige Kommunikationsdienstleistungen und Gesundheitsinformationen sowohl für Endverbraucher als auch für Beschäftigte des Gesundheitswesens. In diesem Kapitel werden die Grundlagen von Internet, Intra- und Extranet erläutert.

Was ist das Internet?

Auf der niedrigsten Funktionsebene steht der Begriff Internet für eine Gruppe weltweit vernetzter computerbasierter Informationsquellen. Oft wird es auch als ein Netzwerk von Netzwerken bezeichnet. Nach Informationen der „Internet Society" interagieren bereits mehr als sechs Millionen Computer weltweit und es wird geschätzt, dass täglich mehr als 5.000 Rechner hinzukommen.

Eine der großen Herausforderungen für den Benutzer des Internet besteht darin, dass es keine eindeutige Netzwerkkarte gibt, die detailliert über den Zusammenschluss der einzelnen Netze informiert. Auch darüber, welche Information oder welche Quelle wo verfügbar ist, gibt es keine zentrale Auskunft! Weil kein allgemeingültiger Strukturplan existiert, wechselt das Internet kontinuierlich Form und Gestalt und passt sich so den Bedürfnissen der Nutzer an. Wenn man so will, lässt sich das Internet mit einer Wolke vergleichen: sie ist vielgestaltig, kennt keine Grenzen und wechselt beständig Form und Ort.

Der Gedanke an die Vielzahl der vernetzten Computer mag Erstaunen zu wecken, doch die wirkliche Kraft des Internet resultiert aus den Menschen, die es betreiben und aus der Vielfalt der Informationen, die die vernetzten Computer bereitstellen. Das Internet ist eine am Menschen orientierte Gemeinschaft. Sie erlaubt es Millionen von Nutzern, weltweit miteinander zu kommunizieren. Computer und Programme bewegen die nachgefragte Information. Es ist die Information an sich und die hinter der Information stehenden Menschen, die den tatsächlichen Nutzen des Internet ausmachen.

Der Anschluss an das Internet

Um die Verbindung von zu Hause zum Internet aufnehmen zu können, muss der Zugang zu einer Telephonleitung, gegebenenfalls zu einem Modem und einem Rechner möglich sein. Es gibt vier grundlegende Arten des Internetanschlusses:

direkte Anbindung über spezifische Leitungen; Anschluss des PCs an ein Universitäts- oder Krankenhauscomputersystem mit Internetzugang; Zeit- und Verbindungskauf von einem kommerziellen Internetanbieter; Zugang über einen indirekten Dienstanbieter.

Der direkte Weg ins Netz
Ein direkter oder dedizierter Zugang koppelt einen PC mit Hilfe eines spezifischen Kommunikationszugangs, eines so genannten Routers oder Gateways, an das Netz. Der Gateway- oder Knotenrechner identifiziert den PC als „offiziellen" Internet-Rechner, der jederzeit online sein muss. Unterhalt und Betrieb von direkten Verbindungen sind jedoch sehr teuer. Aus diesem Grund finden sich direkte Internetanschlüsse hauptsächlich in großen Institutionen und Firmen.

Der indirekte Weg ins Netz
Eine andere Möglichkeit des Internetzugangs besteht darin, das Gateway einer fremden Firma oder Institution zu nutzen. In diesem Fall erlaubt es die Fremdfirma, Institution oder Krankenhaus dem Anwender, das eigene Gateway zu benutzen. Die Verbindung von zu Hause erfolgt per ISDN oder Modem. Internetzugänge dieser Art werden oft von universitären Rechenzentren angeboten. Aber auch Krankenhäuser und andere Gesundheitsdienstleister gestatten es zunehmend häufiger ihrem Personal, den hauseigenen Internetzugang zu benutzen. Für einen solchen Zugang benötigt der Anwender immer eine Zugangskennung und ein Passwort. Der indirekte Weg ins Netz ist für den individuellen Anwender wohl der beste. Die Institution unterhält die Hard- und Software für den Zugang und trägt die Verbindungskosten.

Netzzugang durch einen kommerziellen Dienst
Der Anschluss ans Internet mit Hilfe eines kommerziellen Providers ähnelt dem mit Hilfe einer fremden Institution. Der Dienstleister errichtet und unterhält den Zugang und verkauft die Verbindung an Einzelpersonen und kleinere Unternehmen. Normalerweise wird eine Grundgebühr für die Zugangsberechtigung verlangt und ein zeitabhängiges Nutzungsentgelt. Auch die Anzahl und Größe versendeter E-Mails kann bei der Kostenrechnung eine Rolle spielen.

Nur am Rande sei erwähnt, dass viele Städte und Kommunen so genannte „FreeNets" unterhalten, die von der technischen Seite her wie ein Fremdzugang funktionieren, jedoch kostenlos zu nutzen sind. Sehr oft bieten diese freien Netze aber keinen vollständigen Internetzugang, sondern beschränken sich auf elektronische Post und Dienste für Nachrichtengruppen. Die Einwahl in nachgeschaltete Rechner und das Recherchieren in Datenbanken ist somit nicht möglich.

Netzzugang mit Hilfe eines indirekten Providers
Onlinedienste wie America Online (AOL), Compuserve, Sympatico Delphi, Prodigy und t-online in Deutschland bieten seit geraumer Zeit ein Umfeld für neue

Software, Diskussionsgruppen und Datenübertragung. Sie alle bieten in unterschiedlichem Ausmaß einen Internetzugang. Ihr Vorteil besteht darin, dass sich der Anwender über die technische Seite des Internetzugangs keine Gedanken zu machen braucht und der Verbindungsaufbau einfach ist. Aber nicht alle Online-Provider gestatten den Zugriff auf alle Internetdienste und außerdem wird neben einer Grundgebühr sehr oft ein zeit- und nutzungsabhängiges Entgelt verlangt. Gelegentlich wird sogar die Anzahl der Zeichen, die als Dateien übertragen werden, in die Kostenrechnung einbezogen.

Wie man einen Internet-Provider wählt
Auf die folgenden Punkte sollte man achten, wenn man den Internetzugang mit Hilfe eines Providers vornehmen möchte.
1. Welche Bauart besitzt der Rechner, mit dem man die Verbindung herstellen will? Mit PC-kompatiblen Rechnern gibt es von Providerseite zumeist keine Schwierigkeiten. Rechenleistung und Speicherkapazität des verwendeten Computers spielen auch eine Rolle. Einige Internetangebote fordern nämlich der Hardware Höchstleistungen ab.
2. Welchen technischen Kenntnisstand besitzt man und welchen Komfort wünscht man beim Einrichten des Internetanschlusses? Schließlich existieren durchaus erklärungsbedürftige technische Anschlussdetails. Einige Provider unterstützen deshalb den Anwender bei der Installation seiner Verbindungssoftware – und lassen sich diese Leistung bezahlen.
3. Bevorzugen Sie einen lokalen Anbieter. Ohne Ortsrufnummer entstehen fast zwangsläufig Fernsprechkosten an eine Telephongesellschaft.
4. Welche Palette an Internetdienstleistungen und Werkzeugen bietet der Provider? Hier lohnt es sich, das Kleingedruckte zu lesen und zu prüfen, ob zusätzliche Kosten entstehen wie beispielsweise für das Versenden von E-Mails.
5. Was kostet der Anschluss? Achten Sie darauf, dass alle Beschränkungen und Bedingungen im Vertrag explizit genannt werden. Prüfen sollte man außerdem, ob der Provider technische Unterstützung bietet. Auch die Angebotspolitik des Providers muss klar sein: operiert er rund um die Uhr oder beschränkt er sich auf die üblichen Geschäftszeiten usw.

Die Adresse im Internet

Wer Informationen oder Menschen im Internet sucht, sollte die Adressiergewohnheiten in diesem Medium kennen. So wird jeder Person und jedem Computer im Netz eine eindeutige Adresse zugewiesen. Alle Internetadressen besitzen ein identisches Format: an die Benutzerkennung des Anwenders schließt sich das @-Zeichen an, gefolgt vom Namen des Rechners. Eine Universitätsinternetadresse des Autors lautet beispielsweise **marge@cs.athabascau.ca**. Die Benutzerkennung in diesem Beispiel lautet **marge** und der individuelle Computername ist **cs.athabascau.ca**. Der Computername wird auch als Domäne bezeichnet.

Der Autor verfügt auch über einen Internetzugang bei einem kommerziellen Anbieter. Diese Adresse sieht dann so aus: **edwards@cal.cybersurf.net**. Grundsätzlich gilt: Jede Internetadresse besteht aus zwei Teilen, der Benutzerkennung oder userid und der Domäne oder domain, verbunden durch das @-Symbol: **userid@domain**. Diese Kombination muss im gesamten Netz einzigartig sein, so dass die richtige Person die richtige Nachricht erhalten kann.

Internet-Anwendungen

Electronic Mail

Die E-Mail war die erste Internet-Anwendung und ist auch heute noch die meistgenutzte Funktion. Sie erlaubt es, Nachrichten zwischen Menschen oder Rechnern über Computernetze zu versenden. Dabei ist das Verschicken elektronischer Post nicht auf das Internet begrenzt. Über Gateways lassen sich die digitalen Briefe in andere Netze und Systeme einspeisen. Einige Krankenhäuser und Gesundheitsdienstleister besitzen hauseigene E-Mail-Systeme, so dass die Angestellten Nachrichten anderer Organisationen empfangen und selber Informationen versenden können.

Der E-Mail-Dienst des Internet kann durchaus mit dem regulären Postwesen verglichen werden, ist aber um einiges schneller. Die elektronische Post verbindet die Funktionen einer Textverarbeitung mit denen eines Postamts. Das typische E-Mail-Szenario sieht so aus: Wird ein Mail-Programm aufgerufen, legt ein spezielles Kommando eine neue Briefschablone an. Zusammen mit der Empfänger- und Absenderadresse wird nun die Nachricht eingegeben. Schließlich wird der Brief in den elektronischen Briefkasten gelegt und gesendet. Das E-Mail-Postamt schaltet sich ein und übernimmt den Transport. Datenpakete mit der Botschaft erreichen schließlich den Briefkasten des Empfängers. Um zur Empfängeradresse zu gelangen, wird die Nachricht sehr oft über zwischengeschaltete Netzwerke geleitet. Weil Netzwerke mit unterschiedlichen E-Mail-Formaten arbeiten können, übersetzt jeder Netzwerkrechner das Format seiner E-Mail in das Format des nachgeschalteten Netzes. Jeder Knotenrechner liest die Zieladresse und leitet den Brief in Richtung des Empfängerbriefkastens weiter. Dabei berücksichtigt der Routenplan die Größe der Nachricht und die Verkehrsdichte in den verschiedenen Netzen. Aufgrund der Routenplanung kann es passieren, dass Briefe mit ein und derselben Zieladresse unterschiedliche Laufzeiten benötigen. Die Transportzeit kann durchaus von wenigen Minuten bis zu einigen Stunden variieren.

Die Anatomie einer E-Mail

Unabhängig von dem erzeugenden Programm besitzen alle E-Mail-Briefe mehrere gemeinsame Eigenschaften. So besitzt die typische elektronische Nachricht immer eine „Von"-Zeile mit der Adresse des Absenders, eine Datums- und Zeitangabe, eine „An"-Zeile mit der Empfängeradresse, eine Objekt- oder Betreff-Zeile und schließlich den Nachrichtenkörper. Tipp- oder Interpunktionsfehler in der Empfängeradresse veranlassen das elektronische Postamt, die Nachricht zurückzusenden. In der Betreff-Zeile formuliert man eine möglichst eindeutige und einzeilige Kurzbeschreibung der Nachricht. Diese Beschreibung wird beim E-Mail-Eingang eingeblendet, so dass der Empfänger entscheiden kann, ob er die Nachricht sofort oder später lesen will.

Wurde die Nachricht auch an andere Adressen verschickt, so erscheinen diese in der „Kopie an"-Zeile. Das Kopieren und Verteilen von Nachrichten an mehrere Empfänger ist mit den meisten E-Mail-Programmen kein Problem. Nicht nur deshalb sollte man sich den Inhalt seiner Briefe genau überlegen. Denn wenn eine E-Mail einmal abgeschickt wurde, ist der weitere Gang der Dinge der Kontrolle des Autors entzogen.

Rechtliche Fragen

Vertraulichkeit, Urheberrecht und Verunglimpfung berühren Rechtsfragen, die den E-Mail-Anwender durchaus betreffen können. Denken Sie immer daran, dass elektronische Post keine Vertraulichkeit garantiert. Es gibt keine gesetzlichen Bestimmungen, die es Institutionen und Unternehmen verbieten, ein- und ausgehende E-Mails zu lesen. Besonders wichtig ist das für Anwender, die das E-Mail-System ihres Arbeitgebers nutzen. Wurde eine Nachricht einmal abgeschickt, hat der Verfasser außerdem keine Kontrolle mehr darüber, was der Empfänger mit dem Brief macht. So mag der Empfänger ohne Wissen des Urhebers die Nachricht weiterleiten. Auch ein einmal empfangener Brief muss keineswegs in die Kategorie „privat" fallen. Der Absender mag ihn auf eine Verteilerliste gesetzt haben, ohne die Funktion „Kopien an" zu benutzen. Eine abschließende Anmerkung zur Vertraulichkeit: selbst wenn eine Nachricht aus der Mailbox gelöscht wurde, muss sie nicht vollständig gelöscht sein. Die Versicherungen von Institutionen und Unternehmen verlangen regelmäßige Datensicherungen, die natürlich auch ein- und ausgehende Nachrichten enthalten können. Und denken Sie schließlich daran, dass E-Mail-Aufzeichnungen in einigen Ländern als Beweismittel vor Gericht zulässig sind.

Ein zweiter juristischer Tatbestand ist der der Beleidigung oder Verunglimpfung. Er kann durchaus auf E-Mail-Nachrichten und Nachrichtengruppen angewendet werden. Also Vorsicht bei allen Kommentaren! Sie können gegen einen selbst verwendet werden. Weiterhin ist zu bedenken, dass das Urheberrecht auf übertragene Dateien und Informationen Anwendung findet. Unter dem Schutz des Urheberrechts stehende Informationen dürfen auch nicht auf elektronischem Wege weitergegeben werden. Es ist keineswegs ungewöhnlich, dass Anwender Informationsmaterial für den persönlichen Gebrauch in ihr System einscannen und dann über E-Mail verbreiten. Ohne Erlaubnis des Urhebers, ist ein solches Vorgehen ungesetzlich.

Verteilerlisten
Brieflisten stellen eine Erweiterung der E-Mail-Funktionen dar. Wenn eine E-Mail verschickt wird, so wird die Adresse angezeigt. Will nun eine Person oder Organisation kontinuierlich an dieselben Empfänger Nachrichten versenden, so lässt sich ein spezifischer Empfänger unter der Bezeichnung *alias* einrichten. Beispielsweise könnte ein Krankenhaus ein Alias mit dem Namen „Pflege" erstellen, welches die E-Mail-Adressen aller Pflegedienstleiter umfasst. Sollen nun alle Pflegedienstleiter benachrichtigt werden, so wird in der „An"-Zeile das Alias Pflege spezifiziert. Alle gelisteten Personen erhalten dann ein und dieselbe E-Mail. Mit Hilfe dieser Methode können die Pflegedienstleiter ein elektronisches Diskussionsforum einrichten. Will die Pflegedirektion eines Hauses ein bestimmtes Thema diskutieren, so benachrichtigt sie mit Hilfe der Alias-Liste die anderen Direktoren. Reaktionen auf die verschickte E-Mail werden wiederum mit Hilfe des Alias an alle Teilnehmer des Diskussionsforums verteilt.

Eine Briefliste ist also ein Alias, welches hunderte oder tausende Internetnutzer umfassen kann. Jede Nachricht, die über die Aliasliste versendet wird, erreicht also jedes Mitglied dieser Liste. Brieflisten erleichtern das Einrichten und Betreiben elektronischer Diskussionsforen. Jede Briefliste beziehungsweise jeder Verteiler residiert in einem spezifischen Computer und wird von einem Administrator gepflegt. Dieser „Gastgeber-Rechner" oder „Host Computer" verteilt die eingehenden Nachrichten und sein Administrator ist für die Programm- und Listenpflege zuständig. Einige Adressenlisten werden sogar moderiert. Hier prüft ein Moderator oder Vermittler die Angemessenheit jeder Nachricht und entscheidet über die Weitergabe der Information. Gelegentlich erstellt der Moderator auch Zusammenfassungen und arbeitet somit ähnlich wie ein Redakteur eines Nachrichtenmagazins. Solche Auszüge fassen Informationen in einem Paket zusammen und erleichtern dem Anwender das Informationsmanagement.

Gepflegt werden solche Brieflisten entweder manuell oder mit Hilfe eines Programms. Manuelle Pflege bedeutet, dass der Listenverwalter neue Adressen von Hand einfügt beziehungsweise löscht. Diese Arbeit kann auch automatisiert werden, indem die Nachricht an einen Server geschickt wird, der die Aufgabe der Adressverwaltung übernimmt. Ein Beispiel für ein solches Verwaltungsprogramm ist *Listserv*. Dabei bezeichnet „List" die Verwaltungsfunktion der Adressen und „serv" den Listenrechner.

Newsgroups
Diskussionen im Internet finden sowohl auf der Basis von Verteilerlisten als auch in Nachrichtengruppen statt. Zwischen den Methoden besteht jedoch ein deutlicher Unterschied. Während beim Informationsaustausch mit Hilfe einer Verteilerliste die Nachricht direkt im individuellen Briefkasten eines jeden Mitglieds abgelegt wird, wird bei Diskussionsforen in Form von Nachrichtengruppen die jeweilige Botschaft nur an den Verwalter der Gruppe gesendet. Der Verwalter oder Administrator verschickt die Nachricht dann zu Rechnern, auf denen Internet

Newsgroupsysteme laufen (nicht zu individuellen Abonnenten der Newsgroup). Der Interessent liest also die weitergeleiteten Informationen wie auf einer Litfaßsäule, zu der er sich hinbegeben muss. Das Schwarze Brett diente den Nachrichtengruppen als Vorbild.

Was ist das Usenet?

Usenet ist das Netzwerk der Nutzer. Es setzt sich aus allen Rechnern zusammen, die die Kommunikation zwischen Nachrichtengruppen ermöglichen. Demzufolge werden die Rechner einer Nachrichtengruppe als Usenet-Server bezeichnet. Jedes Computersystem, welches eine Nachrichtengruppe zu einer spezifischen Webseite leitet, stellt einen Usenet-Rechner dar.

Im Usenet werden die als Artikel bezeichneten Botschaften nicht an individuelle Abonnenten verschickt, sondern an andere Usenet-Rechner. Diese leiten die Informationen solange weiter, bis alle am Usenet beteiligten Maschinen ihre Kopie des Artikels besitzen. Der individuelle Anwender kann dann mit Hilfe eines als „Newsreader" bezeichneten Programms die ihn interessierende Nachrichtengruppe besuchen. Ein typischer Usenet-Server empfängt mehr als 20.000 Artikel am Tag. Um eine gewisse inhaltliche Struktur zu gewährleisten, werden diese Artikel den spezifischen Nachrichtengruppen zugeordnet. Außerdem sind Nachrichtengruppen hierarchisch geordnet, ganz ähnlich wie die Domänen, die im Zusammenhang mit E-Mail-Adressen beschrieben wurden.

Jeder Usenet-Server ist einer spezifischen Nachrichtengruppe zugeordnet. Aber nicht jede Nachrichtengruppe kann von jedem Usenet-Server abgerufen werden. Manche Nachrichtengruppen werden sogar moderiert. Dies bedeutet, dass Artikel nicht direkt der Nachrichtengruppe zugeschickt werden können, sondern automatisch an den Moderator weitergeleitet werden. Er entscheidet, ob eine Nachricht in das Informationsangebot aufgenommen wird. Der Moderator darf die Artikel kürzen oder mit anderen verwandten Artikeln kombinieren. Wesentliche Aufgabe des Moderators ist die Qualitätskontrolle. Artikeltypen von der Art „Ich auch" oder „Ich stimme zu" fallen durch das Auswahlraster.

Wie man Beiträge liest

Um die an eine Nachrichtengruppe versendeten Beiträge zu lesen, benötigt man ein als „Newsreader" bezeichnetes Programm. Es stellt die Schnittstelle zum Usenet dar, mit der man die interessierenden Nachrichtengruppen auswählt und die dort gespeicherten Informationen abruft. Mit Hilfe des Programms können Artikel in einer Datei gespeichert, ausgedruckt oder weitergeleitet werden. Der Kontakt zur Nachrichtengruppe oder zum Verfasser eines Artikels wird gleichfalls durch den „Newsreader" geschaffen. Programme dieser Art tragen Bezeichnungen wie **rn, trn, nn** oder **tin**.

Nachrichtengruppen und Brieflisten demonstrieren die Mächtigkeit des Netzes. Der individuelle Nutzer kann weltweit auf das Wissen und die Kreativität aller Netzteilnehmer zugreifen und kann im Gegenzug seine Erfahrungen zur Verfügung stellen. Die Welt wird zum Dorf. Dies ist der Geist des Internet.

Telnet und FTP

Mit Hilfe des Internet kann ein am anderen Ende der Welt stationierter Computer genauso leicht bedient werden, wie der eigene PC. Mit dem Programm *Telnet* ist es möglich, sich in fremde Rechner, so genannte Hosts oder Gastgeberrechner, einzuklinken. Die Nutzung dieses Rechners ist dann ebenso leicht, als ob man dies von einem Bildschirm im Nachbarzimmer erledigt. Normalerweise wird dazu eine Zugangsberechtigung und ein Passwort benötigt. Telnet agiert als Bindeglied zwischen dem Ausgangsrechner und dem Gastgeberrechner. Alles, was auf der eigenen Tastatur eingegeben wird, wird von *Telnet* weitergeleitet. Und alles, was auf dem Bildschirm des Gastgeberrechners erscheint, wird auf dem eigenen Monitor angezeigt. Bildschirm und Tastatur des Gastgeberrechners scheinen direkt mit dem eigenen Computer verbunden.

Um sich in einen Gastgeberrechner einwählen zu können, benötigt man seine *Telnet*-Adresse, die oft aber nicht immer mit der E-Mail-Adresse identisch ist. Grundsätzlich gilt, dass die Adresse eines Rechners mit *Telnet*-Option aus Sicherheitsgründen nicht frei verfügbar ist. Einige Hosts bieten aber öffentliche Dienste an. Wählt man sich in einen dieser Gastgeberrechner ein, so ist häufig eine Benutzerkennung oder ein Passwort gar nicht nötig: das Gastgeberprogramm wird mit der Einwahl selbsttätig aktiviert. Benutzerkennung und Passwort müssen aber eingerichtet sein und bestätigt werden, wenn der Anwender alle Optionen des Gastgeberrechners nutzen will. Die Suche in den Datenbanken des Host ähnelt der Suche zum Beispiel von CINAHL auf CD-ROM: So kann beispielsweise über die Telnet Anwendung CINAHLdirect die direkte Suche auf der Datenbank von zu Hause aus oder von anderen Orten erfolgen. Die Suchergebnisse können zu Hause, im Krankenhaus oder in der Universität ausgedruckt werden.

FTP bedeutet File Transfer Protocol oder Protokoll zur Dateiübertragung. Technisch gesehen handelt es sich um Spezifikationen, die den Datentransport im Internet ermöglichen. In der Praxis bezeichnet der Begriff FTP einen Dienst, mit dessen Hilfe eine Datei von einem Host auf den eigenen Rechner geladen wird. Aus diesem Grund ist FTP eine weitere Internetanwendung im Kontakt zu Gastgeberrechnern. Während das *Telnet* die direkte Einwahl in den Gastgeberrechner gestattet und den eigenen Computer zum Endgerät des Gastgeberrechners macht, gestattet FTP nur den Zugriff auf ausgewählte Dateien des Rechners. Diese können dann kopiert und in den eigenen Rechner eingelesen werden. FTP ist ein viel genutzter Dienst im Internet. FTP ist das Werkzeug der Wahl, um Software aus dem Internet herunterzuladen. Im Internet gibt es alles, was das Herz begehrt: Statistikprogramme, Computerspiele, Text-, Audio- und Videodateien.

Diese Möglichkeiten setzen aber eine gültige Benutzerkennung und ein Passwort voraus. Um die Informationsvergabe im Internet zu erleichtern, sind viele Computer als „Anonyme FTP-Rechner" eingerichtet. Der Systemadministrator eines solchen Gastgeberrechners entwirft spezielle Inhaltsverzeichnisse, die der Allgemeinheit zur Verfügung stehen und schafft einen Zugang mit der Bezeichnung *anonymous* oder *Gast* bzw. *guest*. Wer will, kann sich unter der Benutzerkennung *anonymous* und seiner E-Mail-Adresse als Passwort in einen solchen Rechner einklinken. Die dort gelisteten öffentlich zugänglichen Dateien dürfen kopiert und in den eigenen Computer geladen werden. Andere als die öffentlichen Dateien kann der „anonyme" Anwender allerdings nicht einsehen. Versperrt bleibt der Zugang meistens zu persönlichen Informationen, schutzwürdigen Forschungsergebnissen und lizenzpflichtiger Software.

Das World Wide Web

Der jüngste Dienst, der entwickelt wurde, um die Internetressourcen nutzbar zu machen, ist das *World Wide Web*, gelegentlich auch als WWW, W3 oder nur Web bezeichnet. Ziel der WWW-Entwickler war es, eine einfache, verlässliche und intuitive Schnittstelle zu konstruieren, um die riesigen Datenschätze des Internet zu heben. Das WWW sollte mit den intuitiven Verknüpfungen arbeiten, die wir alle bei der Informationssuche verwenden, ist also eine deutliche Abkehr von versteckten Untermenüs oder nur spekulativ zu erahnenden Dateibezeichnungen. Wer die Historie des WWW kennt, wird die Funktionalität des Dienstes leicht verstehen.

Die Geschichte des WWW

Im Jahr 1989 wurde das WWW am CERN, dem Europäischen Forschungslabor für Kernphysik in Genf, aus der Taufe gehoben. Die dort arbeitenden Forscher wollten den Informationsfluss zwischen geographisch verteilten Teams verbessern und mussten dazu Probleme überwinden, die jedem Nutzer von Informationssystemen aus der Vor-WWW-Zeit bekannt sind. Da die Wissenschaftler des CERN an unterschiedlich lokalisierten Arbeitsplätzen tätig sind, konnten gemeinsame Aktivitäten nur umständlich aufeinander abgestimmt werden. Das gemeinsame Lesen eines Dokuments oder einer Graphik erforderte die Abfolge mehrerer Schritte: die Forscher mussten den Rechner suchen, in dem die Information gespeichert war, mussten sich in diesen Rechner einwählen und schließlich das gewünschte Dokument auf ihren Computer herunterladen. Für jeden dieser Schritte waren Anwendungsprogramme zu starten: FTP, Telnet, Archie oder eine Bildbetrachtungssoftware. Ziel der CERN-Mitarbeiter war es nun, jeden Informationstyp mit Hilfe nur einer Schnittstelle und Benutzeroberfläche zugänglich zu machen. Zwischen 1990 und 1993 konnte diese Schnittstelle und die notwendigen Werkzeuge realisiert werden. Heute stellt das World Wide Web wohl den bekanntesten und beliebtesten Internetzugang dar.

Hypertext

Wer im World Wide Web navigieren will, sollte gewisse Kenntnisse von Hypertext besitzen. Hypertext bezeichnet eine Textsorte, die Verknüpfungen zu anderen Daten besitzt. Ein Beispiel: die Literatursuche in der CD-ROM-Version der CINAHL-Datenbank wird mit einem Suchbegriff gestartet. Hat man die gelisteten Einträge gelesen, ergeben sich zumeist Hinweise für den nächsten Suchbegriff. Der Anwender markiert die erste Seite, damit er später dorthin zurückfindet und wendet sich dem neuen Suchbegriff zu. Am Ende der unter dem zweiten Suchbegriff gelisteten Einträge findet sich zumeist ein Verweis auf weitere Suchworte. Bei Hypertextdokumenten muss man nicht bis zum Ende der gelisteten Einträge warten, um weitere Suchverweise einzusehen. Verknüpfungen können sich an jeder Stelle im Dokument finden. Solche Verknüpfungen sind mit Farbbalken oder Unterstreichungen kenntlich gemacht, gelegentlich auch in eckige Klammern gesetzt. Jeder als Hypertext markierte Begriff ruft nach seiner Aktivierung ein anderes, thematisch verwandtes Dokument auf den Monitor. Zum ersten Dokument gelangt man zurück, indem man die vom Programm markierte Ausgangsseite anklickt.

Hypertext als Konzept ist die Basis des WWW, welches alle möglichen Internetquellen erschließt: Textdateien lassen sich lesen, spezielle Suchdienste können eingeschaltet werden, Telnet-Sitzungen sind genauso möglich wie die Teilnahme an Usenet-Diskussionsforen. Mit Hypertext lässt sich ein und dieselbe Information an hunderte von Dokumenten koppeln, wobei die Verbindungen traditionelle Grenzen überschreiten können. So mag ein Hypertextdokument einer spezifischen Berufsgruppe Informationsverknüpfungen hin zu vielen anderen Fachdisziplinen aufweisen. So ist zum Beispiel der Text „Programm" in Abb. 4.1 unterstrichen.

Abb. 4.1.
Homepage von Multimedia in der Pflege. (Mit freundlicher Genehmigung)

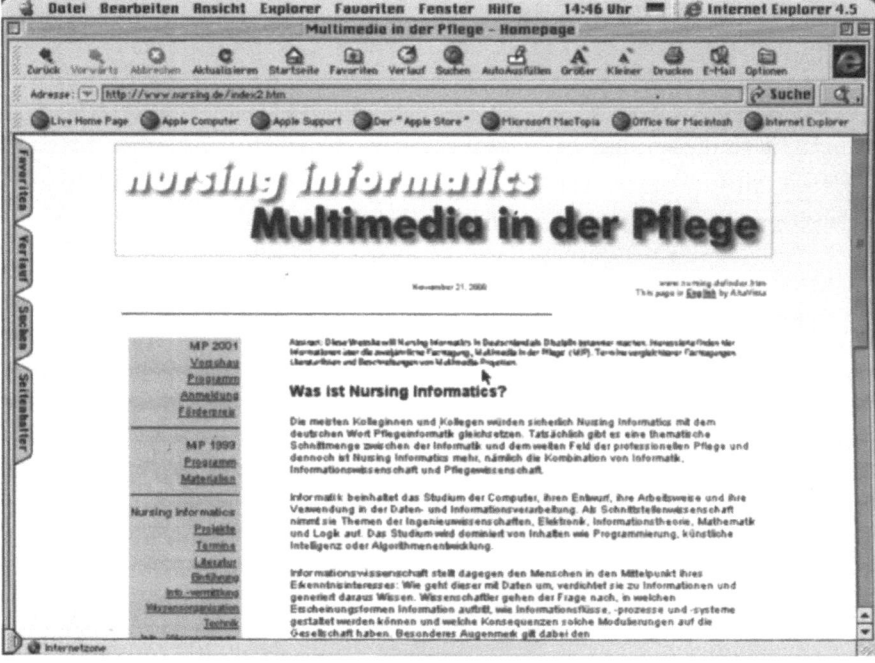

Wenn nun dieser Text angeklickt wird, öffnet sich die nächste Webseite mit Informationen über das Tagungsprogramm. Wenn dagegen der Text „Links" ausgewählt wird, erscheint ein online-Dokument, das aus einer Aufzählung weiterer interessanter Adressen besteht.

Web Browser

Ohne Web-Browser-Programm kein Zugang zum Netz. Die Software kann im Netz gefundene Hypertextdokumente interpretieren und anzeigen. Die am Markt erhältlichen Browsertypen besitzen zumeist eine graphische Benutzeroberfläche oder arbeiten mit Fenstern. Bekannte Browsernamen sind *Netscape*™, Microsofts *Internet Explorer*™ und *Mosaic*™. Die Hypertextverknüpfungen werden von den Browsern hervorgehoben und müssen vom Anwender nur angeklickt werden. Am Markt befinden sich auch textbasierte Browsertypen wie Lynx. Sie markieren die Verknüpfungen mit nachgestellten Zahlen in eckigen Klammern. Um eine Verknüpfung zu aktivieren, wird die Zahl über die Tastatur eingegeben.

Jede Website besitzt eine Homepage, eine Heimatseite, die beim ersten Aufruf erscheint. Die Homepage listet normalerweise die verfügbaren Quellen auf und weist auf Verknüpfungen hin.

Im Rahmen des WWW-Projektes entwickelten die Wissenschaftler einen Standard zur Spezifikation von Webeinträgen wie Graphikdateien, Textdokumenten oder Verknüpfungen. Dieser Standard wird als *Uniform Resource Locator* (URL) bezeichnet und liefert eine einheitliche Quellenbeschreibung. Die URL kennzeichnet einen Eintrag vollständig und beinhaltet auch seine Lokalisation. Eine typische URL mag folgendermaßen aussehen: **http://www.nursing.de**. Der mit dem Doppelpunkt endende Teil der URL bezeichnet das Protokoll, mit dessen Hilfe der Eintrag aufgerufen werden kann. In unserem Beispiel wird das HTTP-Protokoll verwendet – das hypertext transfer protocol für das WWW. Andere Protokolltypen sind selbsterklärend, wie zum Beispiel *gopher* für Gopher-Sites, *FTP* für FTP-Sites und so weiter. Der nächste Teil der Beispiel-URL bezeichnet den Domänennamen des Rechners, der angewählt werden soll – www.nursing.de. Die Domäne weist den Anwender darauf hin, dass sich die von ihm gewünschte Information auf einem www-Rechner namens „nursing" in Deutschland (de = Deutschland) befindet.

Suchmaschinen

Suchmaschinen wie Lycos oder Alta Vista senden Softwareagenten in das Netz. Wie Spinnen erforschen sie alle Ecken und Winkel des WWW und erstellen Verzeichnisse, die sich in Sekunden durchblättern lassen. So unterschiedlich wie die Suchmaschinen, so verschieden können die Suchergebnisse und deren Präsentationsform sein. Man sollte deshalb überlegen, ob der Einsatz mehrerer Suchwerkzeuge sinnvoll sein mag. Allerdings kann die Informationsmenge zum Problem werden. Alta Vista, eine der schnellsten Suchmaschinen, benötigt sechs Tage, um das gesamte Netz einmal zu durchkämmen. Ergänzt werden diese Datenbank-orientierten Suchmaschinen durch Instrumente wie Yahoo! und Magellan.

Software dieses Typs stellt Inhaltsverzeichnisse bereit, die durchsucht werden können. In diesen Verzeichnissen finden sich Themengebiete von übergeordneter Bedeutung wie Sport, Ernährung oder Gesundheit. Ein differenzierter Zugriff wird durch Subkategorien erleichtert. Schließlich wären noch Metasuchmaschinen wie Metacrawler zu nennen. Sie verteilen Anfragen auf viele Suchmaschinen und steuern deren simultane Suche.

Intranet und Extranet
Wie erwähnt, besteht die Faszination des Internet in der Vielzahl seiner Anwender und in der Menge der vernetzten Informationen. Viele Organisationen und Institutionen haben Werkzeuge und Konzepte des Internet übernommen und in ihre eigenen Strukturen eingebunden. Im Endeffekt erzeugten diese Organisationen eine private Form des Internet, so genannte Intranets. Mit ihrer Hilfe wird der interne Informationsfluss geschmeidiger, die interne Kommunikation effizienter. Im Gegensatz zum öffentlich zugänglichen Internet ist die Datensicherheit im Intranet höher. Zum Extranet wird das Intranet ausgebaut, wenn eine Organisation ihr Hausnetz für externe Nutzer öffnet. Ein solches Extranet kann beispielsweise die Kommunikationsbelange von Unternehmen mit gleicher oder ähnlicher Aufgabenstellung befriedigen.

Zusammenfassung

Die Integration von Telekommunikation und Informatik im Gesundheitswesen hat diesen Sektor der öffentlichen Versorgung nachhaltig beeinflusst. Die Zukunft wird zeigen, in welche Richtung der Zusammenfluss von Gesundheitsinformatik und Telekommunikation führt. Spezifische Anwendungen des Internet im Gesundheitsbereich, wie beispielsweise Telemedizin, werden im Kapitel 8 dieses Buches aufgegriffen.

Weiterführende Literatur

Edwards M (1997) The Internet for Nurses and Allied Health Professionals. Springer-Verlag, New York

Teil II

Informationssysteme im Pflegebereich

5 Informationssysteme in Einrichtungen des Gesundheitswesens

Dieses Kapitel stammt zu Teilen aus dem schon veröffentlichten Artikel „The Evolution of Clinical Information Systems" von Hannah, KJ und Hammond WE, erschienen in: Ball MJ, Douglas J (eds) Clinical Information Systems That Support Evolving Delivery Systems. Redmond, Spacelabs, 1997.

Einleitung

Einrichtungen des Gesundheitswesens produzieren Informationen, die gesammelt, übertragen, aufgezeichnet, wiedergefunden und zusammengefasst werden müssen. Die Verwaltung all dieser Tätigkeiten wurde zum Problem. Um dieser Belastung zu begegnen, wurden computergestützte Krankenhausinformationssysteme (KIS) entworfen, getestet und in Krankenhäusern aller Größen eingeführt. Das ursprüngliche Ziel eines KIS war das Bereitstellen einer computergestützten Kommunikationsstruktur innerhalb des Krankenhauses. Ein KIS besteht daher im wesentlichen aus einem Computernetz, an das dezentrale klinische und nichtklinische Arbeitsplätze und zentrale Rechnerressourcen zur Koordination von grundlegenden Transaktionen der Patientenversorgung angeschlossen sind. So betrachtet stellt das KIS ein Kommunikationssystem zwischen Abteilungen wie zum Beispiel Küche/Diätetik, Stationen, Apotheke und Labor dar. Es beinhaltet neben den Abteilungssystemen einen zentralen Rechner für den Dateninput, die Übertragung, Speicherung und das Auffinden der Informationen und ein leistungsfähiges Rechnersystem zur geeigneten Verarbeitung und Aufbereitung der Daten.

Der Umgang mit Informationen in einem Krankenhaus und seinem Einzugsgebiet ist ein kritischer Faktor im Versorgungsprozess des Gesundheitswesens. Dieser Umgang mit Informationen ist durch die exponentiell anwachsende und zu verwaltende Datenmenge, die Anzahl der Beteiligten im Gesamtprozess und die Forderung, Daten in Echtzeit zur Verfügung gestellt zu bekommen problematisch geworden. In den USA werden 12 bis 15 Prozent der Kosten im Gesundheitswesen Ausgaben zugeordnet, die im Zusammenhang mit Informationsverarbeitung im weitesten Sinn stehen (Office of Technology Assessment 1995). Diese hohen Kosten, die aus dem Umgang mit Informationen im Krankenhaus resultieren, führten zum Einsatz von Computern. Dabei verfolgt man das Ziel, mehr Daten zu geringeren Kosten bereitzustellen. Einer anderen Angabe zufolge belaufen sich die geschätzten Kosten des Umgangs mit Informationen auf 25 bis 39 Prozent der Gesamtkosten des Gesundheitswesens (Jackson 1969). Die meisten Experten des

Fachs Informatik im Gesundheitswesen sind sich darüber einig, dass für eine vernünftige Kalkulation der Kosten für elektronische Informationsverarbeitung 3 bis 5 Prozent des Gesamtbudgets einer Einrichtung zugrunde gelegt werden müssen. Derzeitige Informationssysteme im Gesundheitswesen können grob in drei Kategorien eingeteilt werden:
- Der erste Typ umfasst alle Systeme mit einer eingeschränkten Zielsetzung. Sie existieren meist als Standalone-Systeme, d. h. sie sind nicht integriert und dienen einer einzigen Anwendung. Beispiele hierfür sind Systeme wie GRASP und Medicus zum Bestimmen des Pflegebedarfs, die derzeit in vielen nordamerikanischen Krankenhäusern eingesetzt werden. Im stationären Bereich fallen klinische Laborsysteme, spezielle Abrechnungssysteme und Anwendungssysteme in der Radiologie, EKG und Lungenfunktionssysteme, Apotheken- und Diätsysteme in diese erste Kategorie. Im Umfeld von Public Health ist ein nichtintegriertes Impfsystem ein gutes Beispiel der ersten Kategorie.
- Der zweite Informationssystemtypus besteht aus Krankenhausinformationssystemen, die zumeist ein Kommunikationsnetz, ein klinisches System und ein Verwaltungssystem einschließlich Abrechnungssystem besitzen. Ein Kommunikationssystem fasst die drei Bestandteile zu einem Gesamtsystem zusammen. Krankenhausinformationssysteme dieser Kategorie verfügen über Arbeitsplätze auf den Stationen und in nichtklinischen Dienstleistungsbereichen des Krankenhauses. Die Arbeitsplätze stehen mit einem oder mehreren zentralen Rechnern in Verbindung, die sich im Krankenhaus selbst oder außerhalb befinden können.
- Als dritter Informationssystemtypus im Gesundheitswesen finden sich schließlich institutionsübergreifende Systeme, die in Nordamerika Enterprise Health Information Systems (EHISs) genannt werden und auch dort erst entstehen. Solche Systeme erfassen und speichern die vollständigen Informationen zu einem Patienten, die während seiner gesamten Lebenszeit durch Inanspruchnahme des Gesundheitswesens anfallen. Es werden multimediale Informationen einschließlich Audiodaten, Bildern, Graphiken und Texten erfasst und gespeichert. Die Patientenakten können entweder in ihrer Gesamtheit oder in einer Zusammenfassung zentral gespeichert werden. Technisch gesehen verfolgt man hierbei den Data-Warehousing-Ansatz, eine Methode, bei der Daten systemübergreifend zusammengeführt, integriert und für Analysezwecke aufbereitet werden. Alternativ können die Akten auch physisch am Ort der Erfassung abgelegt sein und logisch je nach Bedarf zu einer virtuellen Gesamtakte zusammengestellt werden.

Krankenhausinformationssysteme (KIS)

Erste Anwendungen von Rechnern im Krankenhaus dienten administrativen und abrechnungstechnischen Zwecken. Spätere Anwendungen orientierten sich an funktionellen Aufgaben und umfassten zum Beispiel das Patientenmanagement

(Aufnahme/Entlassung/Verlegung), Anordnungs- und Bestellwesen, die Befundung und Befundmeldung. Mit der Verfügbarkeit von kleineren Rechnersystemen entstanden verschiedene Abteilungssysteme im Dienstleistungsbereich des Krankenhauses wie Labor-, Radiologie- und Apothekensysteme. Nur wenige dieser Systeme waren, wenn überhaupt, mit anderen Anwendungen vernetzt. Die nachfolgende Generation von Krankenhausinformationssystemen (KIS) wurde durch drei Faktoren stark beeinflusst: die Technologie (Hard- und Software), den Menschen (Entwickler und Benutzer) und die Ökonomie.

Hinter den Entwicklungen von Krankenhausinformationssystemen steht die Annahme, dass durch die Verfügbarkeit von vollständigen, genauen und zeitgerechten Daten am Ort der Patientenversorgung und genau für diejenigen Personen, die dort ihren Dienst leisten, eine hohe Qualität eben dieser Versorgung erzeugt werden kann. Gleichzeitig soll diese Leistung zu angemessenen Kosten erbracht werden. Einfache Beobachtungen liefern Argumente für diese Annahme sowie dafür, dass solche Systeme unnötige Doppeluntersuchungen und ungerechtfertigte Mehrfachdiagnosen verhindern, dass sie Medikamentenallergien und andere mögliche Fehlreaktionen bewusster machen, dass sie jederzeit an die Medikation eines Patienten erinnern und dass sie schließlich die Kommunikation zwischen all denen, die an der Versorgung eines Patienten beteiligt sind, verbessern. Vier Hauptfunktionen sind charakteristisch für solche Krankenhausinformationssysteme:

- Erkennen der sendenden und empfangenden Station, Formatieren der Nachrichten, Verwaltung der Nachrichtenwege und die Schaltung von Nachrichten (engl. „message switching")
- Validieren, Überprüfen und gegebenenfalls Ändern jeder Nachricht mit dem Ziel, ihre Richtigkeit sicherzustellen
- Überwachen und Steuern der gesamten Hard- und Software, die für die Umsetzung der beiden oben genannten Funktionen nötig ist
- Aufzeichnen aller Transaktionsdaten und deren Übermittlung zum Verwaltungssystem

Das erste Krankenhausinformationssystem wurde in den späten 60-er Jahren entwickelt. Es war darauf zugeschnitten, das Rechnungswesen im Stapellaufverfahren (engl. „batch processing") durchzuführen. Dies war nötig, um den Abrechnungswünschen der Krankenkassen, den Anforderungen der Kostenstatistik und des Finanzwesens gerecht zu werden. Man versuchte zwar die Technologie dieses Zeitalters auf klinische Systeme zu übertragen – jedoch ohne Erfolg. Bildschirmröhren, die notwendige Bestandteile von Datensichtgeräten (engl. Terminals) sind, waren damals teuer und unzuverlässig. Hard- und Software waren nur beschränkt verfügbar, kostenträchtig und unflexibel strukturiert und Datenbanksysteme waren noch nicht entwickelt. Zu dieser Zeit implementierten einige Krankenhäuser isolierte klinische Abteilungssysteme und Geschäftssoftware mit sehr spezifischem Leistungsumfang. Das Laborsystem ist ein an dieser Stelle viel zitiertes Beispiel. Die meisten Krankenhäuser, die sich auf isolierte klinische Systeme eingelassen hatten, waren große Universitätskliniken und akademische Lehrkrankenhäuser mit Zugang zu öffentlichen Fördermitteln oder Forschungsgeldern.

Meistens unternahm man erst gar keinen Versuch, die isolierten Abteilungssysteme mit dem Verwaltungsrechner zu koppeln – das kam erst später.

Krankenhäuser mit 200 bis 400 Betten, die in den späten 60-er Jahren Rechner für Verwaltungszwecke anschafften, hatten damit unterschiedlichen Erfolg. Zu dieser Zeit wurden die Anforderungen an Systeme für das Rechnungswesen im Vergleich zu früher komplexer. Dieser Trend hält auch heute noch an. Das Resultat ist ein ständiger Kampf, die vorhandenen Systeme zu pflegen oder auf den neusten Stand zu bringen, um mit den Vorgaben der Gesundheitsbehörden Schritt halten zu können. Viele Krankenhäuser dieser Größe wanderten deshalb zu Rechenzentren oder anderen Anbietern von Rechendienstleistungen ab, in den USA zum Beispiel zur Firma Shared Medical Systems (SMS). Solche Firmen prosperierten nicht nur wegen ihrer Produkte und Dienstleistungen, sondern insbesondere, weil die kleinen Krankenhäuser es finanziell nicht rechtfertigen konnten, technische Mitarbeiter und Mitarbeiter mit spezifischem Managementwissen einzustellen oder zu behalten. Diese aber waren für die Unterstützung einer so komplexen, sich teils widersprechenden und sich wandelnden Umgebung nötig. In den frühen 70-er Jahren, in denen die Inflation wütete und die Finanzierung der Krankenhäuser weiter beschnitten wurde, wechselten auch einige große Häuser, die ursprünglich ihre eigenen Computersysteme mit nur mäßigem Erfolg installiert hatten, zu Rechenzentren. In dieser Zeit boten die Rechenzentren auch bessere Anwendungen für das Rechnungswesen und die Buchprüfung. Noch viel wichtiger aber war, dass diese Anbieter Servicemitarbeiter ausbildeten, die das Alltagsgeschäft eines Krankenhauses verstanden und die in der Lage waren, die Nutzung eines Computers in verwertbare Ergebnisse für den Krankenhauskunden umzumünzen. Diese zusätzliche Dienstleistungsdimension, die im übrigen nicht von den klassischen Hardwareherstellern angeboten oder verstanden wurde, ließ die Geschäftschancen dieser Anbieter steigen. Im Gegenzug bauten sie ihr Dienstleistungsangebot aus, von Verwaltungsanwendungen bis hin zu klinischen Lösungen und Kommunikationsanwendungen.

In den 60-er Jahren hatten sich die Hardwarehersteller (z. B. IBM, Burroughs, Honeywell, NCR) auf Großrechnersysteme festgelegt, die praktisch für alle Anwendungen geeignet waren und die nun die drei Bereiche Klinik, Kommunikation und Verwaltung abdecken sollten. In den 70-er Jahren dagegen war die so genannte mittlere Datentechnik weitgehend anerkannt und man begriff, dass sie eine Alternative zu den Großrechnern darstellte. Und in der Tat bewegten sich die wichtigsten Hardwarehersteller in genau diese Richtung. In derselben Zeitspanne entwickelten auch die Rechenzentren Lösungen für Rechner der mittleren Datentechnik, die in den Krankenhäusern selbst aufgestellt werden konnten. Die Lösungen umfassten Datenkommunikation und spezialisierte Anwendungen jenseits des Verwaltungsbereichs. Die Rechenzentren weiteten ihre Zielrichtung auf die Datenhaltung aus, so dass klinische Anwendungen, die auf Altakten und klinische Datenbestände zurückgreifen mussten, unterstützt werden konnten. Mit anderen Worten: Die Hersteller von Krankenhausinformationssystemen und die Rechenzentren näherten sich einem sehr ähnlichen Konzept.

Die Krankenhausinformationssysteme von heute entstanden aus den Entwicklungsarbeiten der 70-er Jahre. Funktionelle Spezifikationen, der Systementwurf und die Wahl der entsprechenden Technologie waren aber durch die damals aktuellen Probleme definiert. Krankenhausinformationssysteme wurden nämlich gebaut, um Transaktionsdaten (Meldungen, Buchungen, Anfragen) innerhalb einer Institution zu bewegen. Die Geschäftsfunktionen, auf die die Anwendungssoftware ausgerichtet war, bestanden im Patientenmanagement (Aufnahme/Entlassung/Verlegung), Anordnungs- und Bestellwesen/Befundmeldung und im Erfassen von Gebühren und Rechnungen. In den meisten Fällen waren es Mitarbeiter der Verwaltung, insbesondere der Finanzabteilung, die Verantwortung für das System im Rechnungswesen hatten und über dieses auch die Verfügungsgewalt besaßen. Für den Aufbau von großen Netzen sah man damals immer noch Großrechner als die geeignete Plattform an.

Schrittweise entwickelten sich die Krankenhausinformationssysteme zu Krankenhauskommunikationssystemen, in denen die Dateneingabe- und Datenausgabegeräte in zentralen Bereichen der Patientenversorgung und in Dienstleistungsabteilungen mit einem Zentralrechner verbunden waren, der grundlegende Funktionen der Patientenversorgung koordinierte. Der Unterschied zwischen verschiedenen Krankenhauskommunikationssystemen lag nicht so sehr in ihrer Kommunikationsleistung, sondern vielmehr in der Komplexität und Integration der Anwendungen selbst. Einige Systeme besaßen ausgeprägtere Möglichkeiten als andere, Daten zu validieren, zu überprüfen, zu verändern, zu formatieren und Dokumentationen zu erzeugen. Manche boten schnellere Antwortzeiten und eine größere Vielfalt von Datenanzeigeoptionen. Diese Unterschiede beziehen sich also auf die Leistungsfähigkeit allgemein und die Präsentationsaspekte des Systems. Wieder andere Systeme boten eine tiefergehende Integration der Anwendungen und der Datenhaltung. Ein Beispiel hierfür ist die vollkommene Integration der Informationen aus Labor, Radiologie, Apotheke und Aktenarchiv mit Informationen von den Stationen. Durch diese Integration wurde erst Kommunikation im Sinne eines Anordnungs- und Bestellwesens und der Befundrückmeldung möglich. Ein anderer Unterschied zwischen einzelnen Krankenhausinformationssystemen besteht in dem Inhalt der Daten, an denen sie sich im wesentlichen orientieren: Einige Systeme zentrieren sich um finanzielle und administrative Daten, andere um Daten aus der Patientenversorgung. Im letzteren Fall werden die administrativen und abrechnungstechnischen Daten und Funktionen aus den Informationen der Patientenversorgung abgeleitet. Diese Systeme enthalten auch viel mehr patientenbezogene Informationen, wie die Krankengeschichte, Befunddaten und Verlaufsangaben, weil sie großen Wert auf die Integration der Informationen legen, die direkt aus der klinischen Umgebung stammen.

Bestandteile eines KIS

Modul für die allgemeine Verwaltung und das Finanzwesen

Debitoren- und Kreditorenbuchhaltung, Hauptbuch, Materialwirtschaft, Gehaltsliste und Personalwesen sind die Mindestanforderungen an Systeme für Verwaltung und Finanzwesen innerhalb eines Krankenhausinformationssystems. Die Debitorenbuchhaltung umfasst in ihrer Minimalversion die ausstehenden Zahlungen und leitet sie an ein anderes System weiter. Weitere Funktionen der Debitorenbuchhaltung sind: Rechnungstellung für Zuliefererdienste und externe Dienstleistungen, anteilige Berechnung des Umsatzes, Berichtigungen und überfällige Zahlungen, Ausgleichszahlungen und Zahlungen allgemein, Fälligkeitsangaben dargestellt anhand der Zahlungsart, der Art des Patienten und der Art des Arztes, anhand des Datums des Patientenkontakts, anhand der Einteilung in ambulante und stationäre Patienten und anhand des Zahlungsdatums. Darüber hinaus beinhaltet die Debitorenbuchhaltung Einzugs- und Eintreibungsverfahren, einschließlich eines entsprechenden Berichtswesens, verschiedener Formen des Schriftverkehrs und Berichte für ein Inkassobüro.

Verschiedene andere Softwareanwendungen sind nötig, um weitere Managementaufgaben wie Abfall- und Energiewirtschaft und Marketing und PR zu unterstützen. In Nordamerika kommen noch Anwendungen wie fund raising zur Verwaltung von Spenden, Schenkungen und Drittmitteln hinzu. Sie machen dort einen wesentlichen Anteil der Finanzierung aus.

Nachfolgend werden die für die einzelne Abteilung wichtigsten Managementfunktionen genannt: Inventur von Medikalprodukten, Arzneimitteln und verderblicher Ware, Blutproben-, Akten- und Filmverfolgungssysteme, Statistiken zum Umsatz und zum Auslastungsgrad, Textverarbeitung, E-Mail, Budget- und monatliche Finanzberichte zur Analyse von Planabweichungen, Analyse des Personalbedarfs und der Personalauslastung, Diensteinsatzplanung, Personalwesen und Lohn- und Gehaltsabrechnung.

Modul für das Patientenmanagement

Das Patientenmanagement mit seinen Funktionen zur Aufnahme, Entlassung und Verlegung (engl. „admission discharge transfer"/ADT) bildet das Herzstück eines jeden Krankenhausinformationssystems. In seiner Minimalversion muss ein solches Modul den Stammdatensatz eines Patienten anlegen, eine eindeutige Fallnummer zuweisen und Angaben zur behandelnden Fachabteilung berücksichtigen. Andere Funktionen umfassen die Bettendisposition, Anruflisten, die Terminplanung, eine Zusammenstellung von Altersangaben und anderen demographischen Daten, Zuweisungsdaten und den Aufnahmegrund, Vorabbescheinigungen, Angaben zur Kostenübernahmeregelung, vorstationäre Anordnungen und vorstationäre OP-Vorbereitung (siehe Abb. 5.1).

Der Aufnahmeprozess beinhaltet: Aufnahme- und Einbestellungsdaten für die Ambulanz auf den neusten Stand bringen; eine Identifikationsnummer für Abrechnungszwecke anlegen; die Einweisungsdiagnose aufnehmen; gleichzeitige

Abb. 5.1.
Elektronischer Patientenaufnahmebogen. (Mit freundlicher Genehmigung der Fa. Siemens Medical Solutions Health Services)

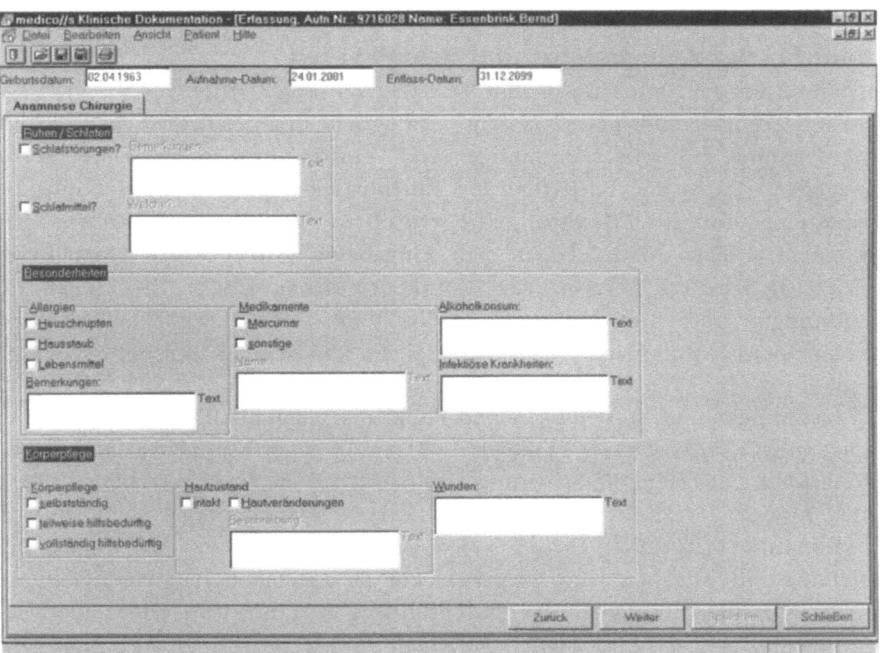

Untersuchungen in die Wege leiten; die Diätküche, Hauswirtschaft und andere Patientendienste benachrichtigen; Anordnungen aufnehmen und in die Wege leiten; Anordnungen und Bestellungen bestätigen; ein Bett zuweisen; die Ankunft des Patienten allen relevanten Stellen mitteilen; Angaben für die Statistik ermitteln und darstellen nach Patientenname, Identifikationsnummer, Fallnummer, Station, Ärztegruppe (einschließlich des Hausarztes oder des einweisenden Arztes, des nachversorgenden Arztes und der betroffenen Fachärzte); Arbeitsabläufe für die Überprüfung der Daten, für die zu vervollständigenden und die zu unterzeichnenden Berichte organisieren; Bettenkontrolle durchführen; Zimmerbelegung überprüfen einschließlich unterschiedlicher Leistungen pro Zimmer und mehrerer Patienten pro Tag; gleichzeitige Überwachung der Auslastung, der Qualitätssicherung und des Risikomanagements vornehmen; Verlegung eines Patienten durchführen einschließlich der Berücksichtigung des Bettes und der Stornierung von Anordnungen; die Entlassung in die Wege leiten einschließlich des Vermerks für eine erneute Aufnahme; die Medikation für die Entlassung vorbereiten und den ambulanten Pflegedienst verständigen; die Entlassung durchführen, die Entlassungsdiagnose dokumentieren und die Behandlung festlegen; Entlassungsbrief und Mitteilungen an den Patienten und ein Merkblatt zum nächsten Besuch bereitstellen; Kurzbeschreibungen des Falls erstellen, Codierung der Diagnosen und der Behandlungen; Statistiken anfertigen für die DRGs und andere retrospektive Betrachtungen.

Modul für das Anordnungs- und Bestellwesen

Das Modul für ein Anordnungs- und Bestellwesen (engl. „order entry") innerhalb eines Krankenhausinformationssystems ermöglicht dem ärztlichen und pflegerischen Personal, klinische Anordnungen und Verordnungen in ein Rechnersystem einzugeben, das in den Bereichen der Patientenversorgung steht. Die Eingaben werden zur sofortigen Erledigung elektronisch an den Empfänger weitergeleitet. Mit einem solchen Modul lassen sich Eingabefehler theoretisch ausschließen. Gleichzeitig wird die Effizienz der Datenübermittlung erhöht. Die Eingabe der Anordnungen oder Bestellungen kann direkt am Ort der Patientenversorgung oder an einem zentral platzierten Gerät erfolgen. Klinische Mitarbeiter bevorzugen Systeme, die eine Eingabe am Ort der Versorgung gestatten.

Anordnungen und Bestellungen sind Funktionen, die alle Dienstleistungsabteilungen eines Krankenhauses ausführen müssen. In einer Minimalvariante werden die Eingaben zur offline-Verarbeitung, das heisst zur späteren Verarbeitung (engl. „batch mode") im Sinne einer reinen Auftragserfassung vorgehalten. Die volle Funktionalität beinhaltet: Das Erfassen der ursprünglichen Anordnung oder Bestellung mit Angaben zum Vorgehen, zur Dringlichkeit, zur Häufigkeit und zum gewünschten Zeitpunkt der Durchführung (Datum, Zeit und Dauer) und zum gewünschten durchführenden Personal, zum anordnenden Arzt und Kommentare. Die Endausbaustufe des Moduls enthält auch die Verifikation der Anordnung oder Bestellung; die Aktivierung von Vorbestellungen, die zu einem früheren Zeitpunkt getätigt wurden, die Überprüfung von Anordnungen und Bestellungen hinsichtlich ihrer Berechtigung anhand der auf den Patienten bezogenen Häufigkeit, die Übereinstimmung mit der Diagnose, Ausschluss bei gegebener Medikation und der Überprüfung von Zeugnissen und Bescheinigungen, die Verfolgung eines Auftrages einschließlich einer Sortierung nach Auftragsnummer bei einem gegebenen Patienten, die Auflistung der überfälligen Aufträge und der Aufträge, die erneut aufgegriffen wurden; Arbeitsvorbereitung einschließlich des Eintrags in eine Liste der zu erledigenden Aufgaben gegliedert nach Funktionsabteilung oder anderer Dienstleistungsabteilung und Station, Ausdruck der Bestellung, Warteschlange und Druck von Etiketten und schließlich Eintrag der Kosten, falls der Auftrag kostenpflichtig ist (vgl. auch Abb. 5.2).

Die wesentlichste Funktion eines Anordnungs- und Bestellsystems besteht in der Rückmeldung, die es an die ärztlichen und pflegerischen Mitarbeiter zum Zeitpunkt der Eingabe liefert. Wenn ein Arzt ein falsches Medikament verschreibt, so warnt ihn das System. Ein solches Feature ist beispielsweise an der Universitätsklinik in Tokio implementiert. Das dortige System kann den Arzt auch warnen, wenn er oder sie zu viele Untersuchungen ohne ausreichende Rechtfertigung angeordnet hat. Da es sich bei diesem Krankenhaus um ein akademisches Lehrkrankenhaus handelt, gibt es viele Medizinstudenten im Praktischen Jahr und junge

Abb. 5.2.
Bestellsystem. (Mit freundlicher Genehmigung der Fa. Siemens Medical Solutions Health Services)

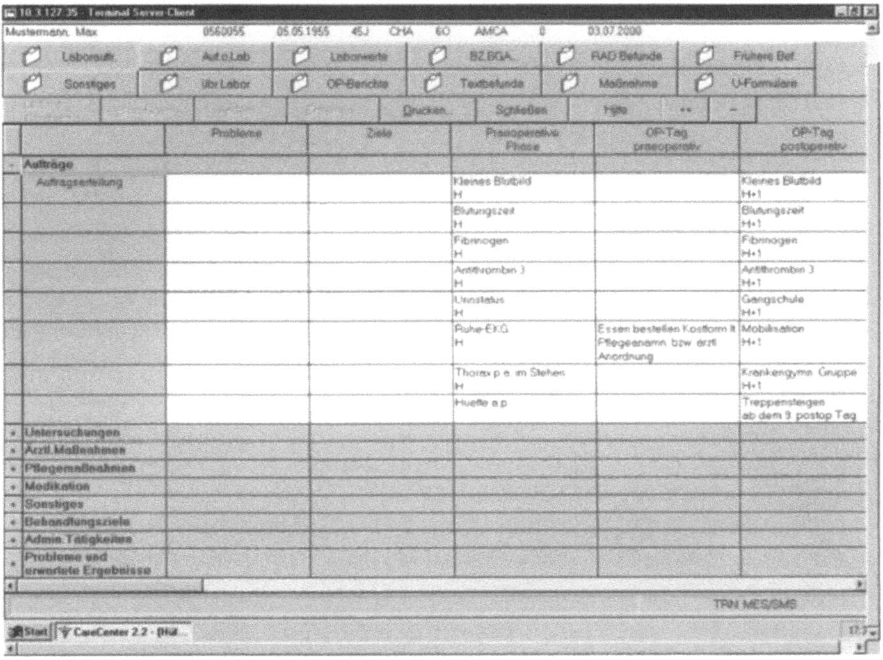

Ärzte im Praktikum. Und gerade die Aus- und Weiterbildung dieser Personen ist eine wichtige Aufgabe vor Ort. Den jungen Medizinern fehlt oft das berufliche Selbstvertrauen; sie sind in ihrem klinischen Urteilsvermögen noch unsicher oder einfach übertrieben wissbegierig. So kommt es, dass sie mehr Zusatzuntersuchungen anordnen als dies erfahrenere Ärzte für nötig halten. Dies wurde zu einem ökonomischen Problem, zumal die Krankenversicherungen für die zahlreichen Zusatzuntersuchungen nicht aufkommen wollten. Die Warnfunktion innerhalb des Anordnungs- und Bestellmoduls hatte den bemerkenswerten Effekt, dass die Zahl der Zusatzuntersuchungen um 30 Prozent abnahm. Dies wurde auf die Einführung des Systems zurückgeführt. Zur Evaluation des Warnsystems interviewte man die Anwender. Übereinstimmend meinten Sie, dass dieses System ihnen die Gelegenheit gäbe, die Notwendigkeit einer Zusatzuntersuchung zu überdenken. Die Warnfunktion besitzt also erzieherischen Wert.

Modul zur Befundung und Befundrückmeldung

Die Anforderungen an ein System zur Befundrückmeldung unterscheiden sich deutlich zwischen den einzelnen Abteilungen. In seiner Minimalversion liefert das Modul die Nachricht, dass eine Untersuchung abgeschlossen ist. Weitergehende Funktionen sind: Stornierung einer Untersuchung; Eingabe des Befundes einschließlich des Hinweises, dass die Untersuchung abgeschlossen wurde und

Abb. 5.3.
Dokumentation der „Kurve". (Mit freundlicher Genehmigung der Fa. Siemens Medical Solutions Health Services)

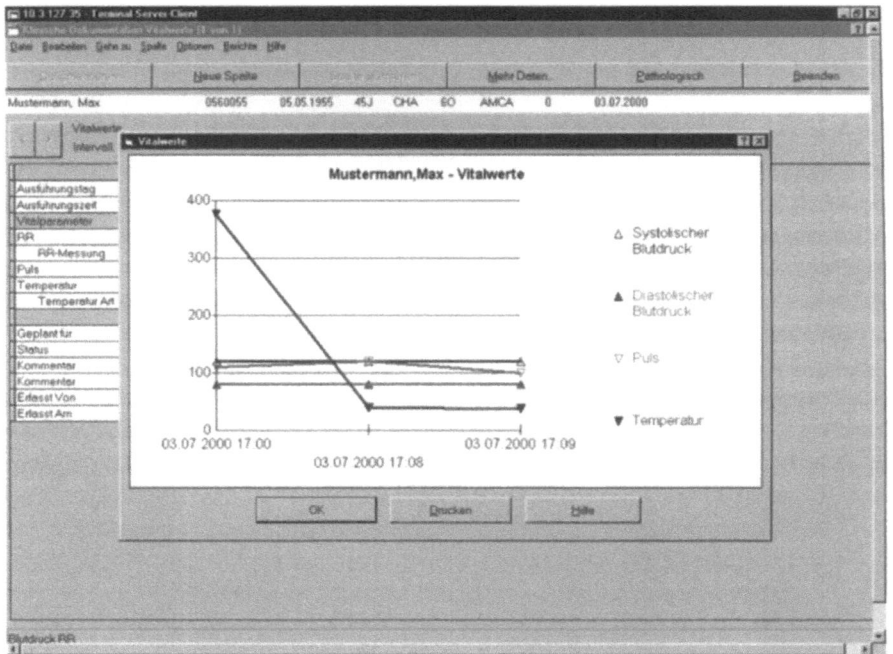

Abb. 5.4.
Rückmeldung Laborbefunde. (Mit freundlicher Genehmigung der Fa. Laufenberg)

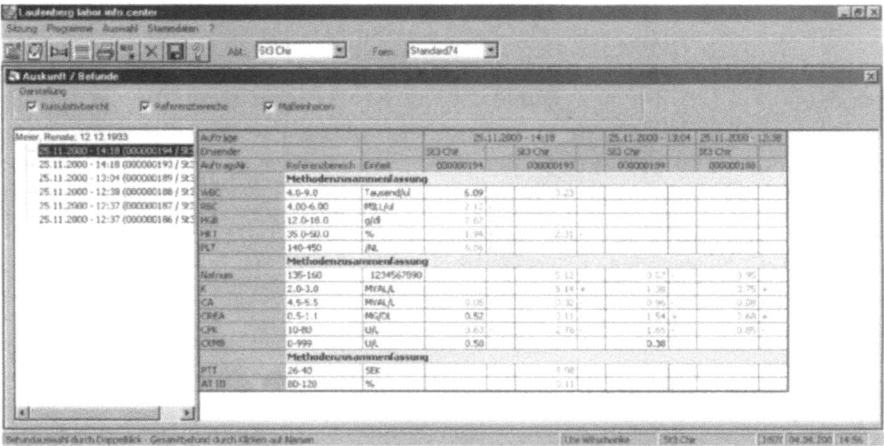

abgerechnet werden kann; Eingabe des Normalbereichs entweder als numerischer Wert, als Code oder als Text; Datenüberprüfung hinsichtlich der Genauigkeit in Form von Eingabemasken und hinsichtlich der internen Konsistenz in Form von Vergleichen mit vorherigen Werten; Dokumentation des Befundes als Sofortbericht, als Kurve oder graphische Darstellung, als errechnetes Ergebnis und als Bericht mit Textbausteinen (Abb. 5.3 und 5.4).

Terminplanung
Gut geplante Aufnahmen, OPs, Termine in der Ambulanz und Zusatzuntersuchungen sorgen für einen reibungslosen Arbeitsablauf in den Einrichtungen des Gesundheitswesens. Eine effektive Zeitplanung erlaubt es, Untersuchungen vor der stationären Aufnahme anzuordnen und präoperative diagnostische Befundungen vorzunehmen, sowie die Durchführung und die Befundung von Untersuchungen zum Zeitpunkt der Aufnahme zu koordinieren. Durch ein gutes Zeitplansystem wird ein effektives Management der Patienten und ihrer Zeit erheblich erleichtert. Eine frühzeitige Benachrichtigung der Patienten über Wartezeiten reduziert die Rate derjenigen, die einen Termin erst gar nicht wahrnehmen.

Computerunterstützung bei klinischen Funktionen
Besondere Anwendungsprogramme unterstützen die Leistungen auf Abteilungsebene. Es folgen einige Beispiele:
- Aufgaben in einem klinischen Labor umfassen die Vergabe einer Eingangsnummer, Aufstellung einer Sammelliste, Verfolgung und Buchführung von Proben, automatische Messwerterfassung und Qualitätskontrolle: Kontrollmessungen durchführen, Mittelwerte und Standardabweichungen einer Testserie berechnen, Trends aus den Patientendaten ableiten, Abgleich mit Expertenmeinungen, Medikamenten- und Testinteraktionen prüfen und Protokolle mitschreiben (Abb. 5.5).
- Aufgaben in der Radiologie umfassen Befundmeldung (Kurz-, End- und Zusatzbefunde), Datei mit Referenzen auf die verschiedenen Bildertypen und die Bilder selbst.
- Aufgaben in der Apotheke beinhalten die Verifikation der Medikamentenbestellung durch einen Apotheker, doppelte Medikamentenbuchführung durch die Apotheke (ausgegebene Menge) und durch die Pflegekraft (verabreichte Menge), Verfolgung der unit dose hinsichtlich der Nachfüllungen und Rückgaben, Zusätze und Beimischungen zur intravenösen Medikation, Chemotherapieprotokolle.
- Pflegesysteme müssen folgende Funktionen bereitstellen: Pflegeanamnese und -begutachtung, Pflegediagnosen, Pflegeinterventionen und Pflegepläne einschließlich der Dokumentation der verabreichten Medikation, Bestimmung des Pflegebedarfs und pflegerischer Kommentar zum Ergebnis (engl. „outcome") der Behandlung und Versorgung.
- Aus Sicht der elektronischen Patientenakten muss ein System die Liste aller Diagnosen bereitstellen, eine Zusammenfassung der Krankengeschichte anhand

der stationären Aufenthalte und Ambulanzbesuche und anhand der Zeitachse (Ereignisflussdiagramme) erstellen, die Nutzung verfolgen und Langzeitstudien ermöglichen (Abb. 5.6).
- Aufgaben in der Diätküche beinhalten die Menüplanung, die Menüauswahl, Verteilung der Mahlzeiten, Inventur der Lebensmittel, Bestellwesen, Ernährungskunde und Hinweise zur Interaktion zwischen Medikamenten und Lebensmitteln.
- Programme für Nachschlagewerke sollten vorhanden sein. Sie umfassen die Literatursuche, Berechnungen und Simulationen, entscheidungsunterstützende

Abb. 5.5.
Laborsystem

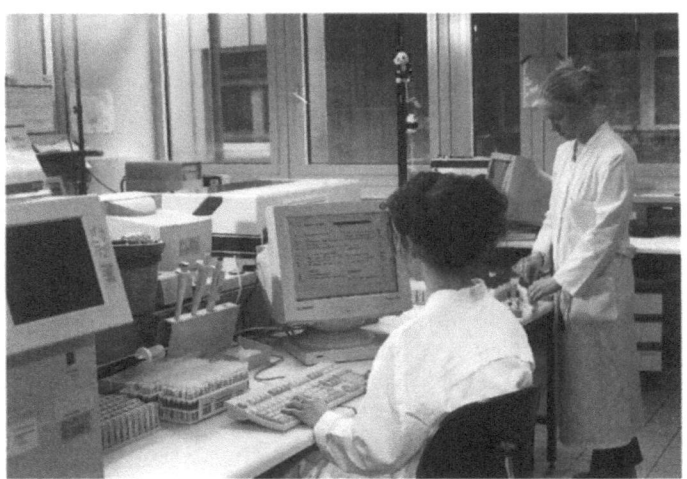

Abb. 5.6.
Visitendokumentation

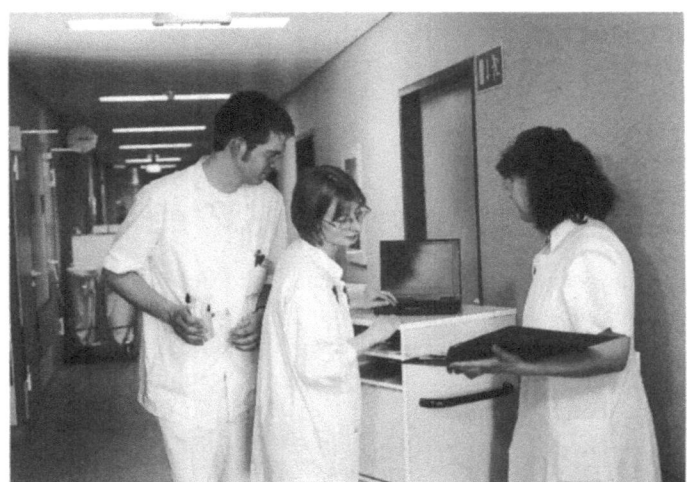

Systeme, Protokolle und Datenbanken zum Gesundheitswesen wie Nachschlagewerke für Notfallmaßnahmen und die Liste der Giftstoffe.
- Auf der Intensivstation gibt es besondere Anforderungen hinsichtlich der elektronischen Datenerfassung zur Überwachung der Patienten und zur Aufzeichnung der Vitalwerte.
- Systeme zur Unterstützung der Patienten umfassen eine sichere und vertrauliche Behandlung der personenbezogenen Daten, Merkblätter und Broschüren für den Patienten zur Information über Erkrankungen und über allgemeine Gesundheitsthemen, Erinnerungshinweise an Einbestellungen, Aufnahmen, Untersuchungen und an Vorsorgetermine.

Aspekte eines Krankenhausinformationssystems

Zu Beginn der Implementation von Krankenhausinformationssystemen sah man sich mit zahlreichen Problemen konfrontiert. Von den einführenden Institutionen verlangte man große Disziplin, damit überhaupt ein KIS implementiert werden konnte. Erschwerend kam hinzu, dass sich die Abteilungen hinsichtlich ihrer Prioritätensetzung unterschieden und dass sie ihre Autonomierechte einforderten. Wenn man nun Funktionen zur Unterstützung der Patientenversorgung die höchste Priorität einräumte, so ergaben sich häufig Konflikte mit dem Verwaltungssystem oder zumindest Kommunikationsprobleme mit Altsystemen. Der Computereinsatz im Krankenhaus konzentrierte sich traditionell auf Buchhaltung und Rechnungswesen und in diesen Bereichen haben immer noch viele Anwendungen ihren Ursprung. Der Zyklus der Patientenversorgung beinhaltet sowohl kontinuierliche wie fallbezogene Momente. Der Ansatz im Rechnungswesen folgt dagegen einer stoßweisen Bearbeitung und arbeitet rückblickend. Um eine erfolgreiche Nutzung eines Informationssystems im Gesundheitswesen zu erzielen, müssen diese beiden sich widersprechenden Bedürfnisse berücksichtigt und bedient werden.

Wie erwähnt, wurden noch bis Ende der 80-er und Anfang der 90-er Jahre kommerziell verfügbare Krankenhausinformationssysteme kompatibel zu Technologien und zu Entwurfsphilosophien aus den 70-er Jahren gebaut und bezogen sich auf ein Versorgungsmodell, das dieser Ära entsprach. Mit dem Aufkommen neuer Konzepte und Technologien wurden die klassischen Systeme modifiziert, um den Änderungen gerecht zu werden. Dies geschah jedoch meist auf einer sehr oberflächlichen Ebene. Die meisten Systeme wurden entworfen, ohne einen Gedanken an die elektronische Patientenakte zu verschwenden oder sicherlich ohne Konzept für eine patientenzentrierte Akte, die Langzeitdaten aus verschiedenen Fachrichtungen und multidisziplinären Teams berücksichtigt. In der Tat speichern die meisten Systeme auch heute noch nur Daten eines einzigen Aufenthalts und dann auch nur für ein paar Monate nach Entlassung. Der Schwerpunkt dieser Systeme blieb das Rechnungswesen. Sie fokussierten ein Problem und waren aufgabenorientiert. Diese Systeme nutzten Großrechner, zentrale Datenbanken und ASCII-Terminals. Nur Wenige unterstützten eine einheitliche Liste der Probleme eines Patienten, berücksichtigten vollständige integrierte Studien und Therapiedatensätze. Auch heute automatisieren viele Systeme in erster Linie nur die manuelle Dokumentation der Versorgung im Krankenhaus. Die zugrundeliegende Entwurfsphilosophie bildet den Dokumentenfluss als die hauptsächliche Form der Kommunikation ab. Die traditionelle papiergebundene „Kurve" lebt selbst in den am stärksten mit Computertechnologie ausgestatteten Häusern fort. Es gibt derzeit kein weitverbreitetes System, in dem alle Daten und auch das Datenmanagement voll computergestützt geführt werden.

Während der 80-er Jahre lagen die wesentlichen Aspekte eines Informationssystems in der Gesundheitsversorgung brach. Die meisten Hersteller beschäftigten sich mit integrierten verteilten Anwendungen auf der Basis von Rechnernetzen und konfigurierten sie als gemeinsam genutzte Applikation. Die ursprünglichen Erwartungen bezüglich der Entwicklung von Krankenhausinformationssystemen, die man an Allzweckrechnersysteme knüpfte, konnten nicht in dem Zeitrahmen erfüllt werden, den frühe Studien vorhersagten. Einige Gründe hierfür sind:

- Die Komplexität der Informations- und Kommunikationsstruktur, die für eine Versorgung von Patienten im Krankenhaus nötig ist, wurde zu großen Teilen unterschätzt.
- Die Hard- und Software der 60-er, 70-er und 80-er Jahre war weitgehend ungeeignet, starr, unzuverlässig und zu teuer.
- Auch die Anforderungen an die Mitarbeiter in Systemadministration und Anwendungsbetreuung, die solche Systeme verwalten, ihre Struktur definieren und anderen vermitteln und schließlich sie auch implementieren konnten, wurden unterschätzt.

Es bedurfte jedoch noch eines weiteren technologischen Schritts: Die Entwicklung und der Einsatz von relationalen Datenbankmanagementsystemen für die Patientenversorgung ist zwingend notwendig, damit die Pflege auch wirklich Informationssysteme nutzen kann. McHugh und Shultz (1982) formulierten es so:

Pflegerische Einheiten im Krankenhaus befanden sich lange Zeit in einer Sackgasse, was den Umgang mit ihrem Datenfundus anbelangt. Informationen, die in vorgefertigten modulären und schlüsselfertigen Systemen vorgehalten werden, können nicht einfach mit Informationen aus anderen Systemen zusammengeführt werden.

Erfahrene Anwender aus dem Geschäfts- und Industriumfeld haben schon lange den traditionellen hierarchischen Ansatz der Datenorganisation in Dateien zu den Akten gelegt. Vereinzelt trifft man aber noch auf solche Ansätze, die von den Herstellern an die Gesundheitsbranche verkauft werden sollen.

Datenbankmanagementsysteme sind schon lange technologisch verfügbar und übernehmen eine Fülle von Aufgaben:
1. Redundante Daten minimieren
2. Technische Qualität der Daten garantieren
3. Datenintegrität pflegen
4. Datensicherheit gewährleisten
5. Schnittstellen zu weiterentwickelten Systemen relativ einfach erstellen lassen

6. Den Zugang zu einer einzigen integrierten Sammlung von Daten erleichtern. Dies gilt sowohl für viele Anwendungen als auch für verschiedene Benutzergruppen.

Institutionsübergreifende Informationssysteme im Gesundheitswesen

Die Entwicklung von Strukturen integrierter Versorgung

In jüngster Zeit gerieten Institutionen und Dienstleister im Gesundheitswesen international unter hohen Druck (Abb. 5.7). Aus abnehmenden Umsätzen müssen die Dienstleistungen im Gesundheitswesen finanziert werden. Die explosionsartige Entwicklung von neuen Behandlungsformen, neuen Programmen und neuen Technologien wird von wachsenden Forderungen und Erwartungen der Bürger an ihr

Abb. 5.7.
Einflussgrößen auf das Gesundheitssystem. (In Anlehnung an Hannah 1995)

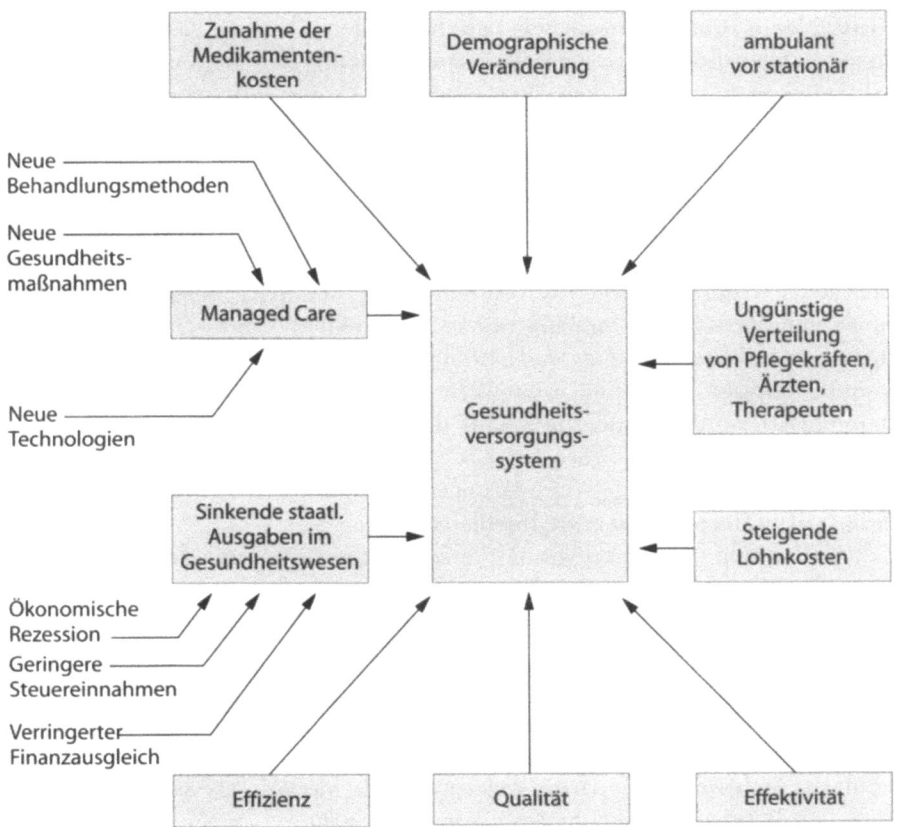

Gesundheitswesen begleitet und spiegelt sich in solchen Trends wie Managed Care, steigenden Medikamentenkosten, sowie einer demographischen Entwicklung hin zu einem höheren Durchschnittsalter der Bevölkerung wider. Auch das Paradigma „ambulant vor stationär" und schließlich die Erwartungen der Arbeitnehmer nach entsprechender Vergütung und Entlastung, die zu höheren Arbeitskosten führen, reflektieren diese Entwicklung. Zugleich erwartet man, dass sich Effizienz und Effektivität des Versorgungssystems bei gleichbleibender oder sogar gesteigerter Qualität der Versorgung verbessern. Aus all diesen Gründen stehen die Gesundheitssysteme weltweit unter Veränderungszwang. Auf der anderen Seite dürfen aber solche Entscheidungen, die eine Einrichtung des Gesundheitswesens oder das gesamte Versorgungskonzept betreffen, nicht auf der Meinung eines Einzelnen, auf Gefühlen, Traditionen oder politischer Berechnung beruhen. Vielmehr sind es die nüchternen Daten und Informationen, die grundlegend für eine vernunftgeleitete Entscheidungsfindung und ein gutes Management im Versorgungswesen sind. Die Umstrukturierung des Gesundheitswesens muss anhand von Daten und Informationen vollzogen werden und das gilt für alle Länder der Erde.

Dienstleistungen im Gesundheitswesen, das Gesundheitsversorgungssystem und die betroffenen Einrichtungen unterwerfen sich weltweit dem Prozess der Umorganisation und des Reengineerings, einer radikalen Umstrukturierung der Arbeitsabläufe. Um entsprechende Entscheidungen nüchtern fällen zu können, müssen Informationen bereitgestellt werden. Traditionell folgt der Bereich der Medizinischen Informatik dem Paradigma der Akutversorgung eines Patienten. Viel weniger Aufmerksamkeit wurde der Gesundheitsversorgung der Gesamtbevölkerung geschenkt. In zunehmendem Maß beginnt man nun den Schwerpunkt auf Informatik im Gesundheitswesen (engl. „health informatics") zu legen, die einen weiter gefassten und stärker multidisziplinären Blickwinkel auf die Gesundheitsversorgung einnimmt. Sie beinhaltet zusätzlich zur Behandlung von Krankheiten solche Aspekte wie die Bewertung der Bedürfnisse aus Sicht der ambulanten Versorgung, Indikatoren des Gesundheitszustands in der Bevölkerung, Gesundheitsförderung und Krankheitsprävention. Die Informatik im Gesundheitswesen kann eine wesentliche Rolle im Reengineering und bei der Umorganisation übernehmen und sollte dies auch tun. Allerdings genügen viele derzeit verfügbare Daten dieser Aufgabe nicht. Daher müssen vorhandene Daten transformiert und künftige Anforderungen an Informationen vorweggenommen werden. Grundlegende Konzepte hierbei sind:

- Überarbeitung von Konzepten des Versorgungssystems innerhalb der Hoheitsgewalt einer integrierten Versorgungsstruktur
- Nutzung von ingenieurmäßigen und formalen Techniken des Umgangs mit Informationen
- Entwicklung einer umfassenden Strategie des Informationsmanagements
- Anwendung von Prinzipien des Informationsmanagements
- Konsequenzen eines Informationsmanagements für die Organisation
- Ein am Mehrwert orientiertes konzeptionelles Modell, das als Nebenprodukt aus den Daten der Gesundheitsversorgung entsteht.

Institutionsübergreifende Informationssysteme im Gesundheitswesen kann man sich als Werkzeug für die Gesetzgeber, Politiker, Manager und die ausführenden Experten im Gesundheitswesen vorstellen, damit sie ihre Aufgaben bezüglich der Gesundheitsversorgung der Bevölkerung wahrnehmen können. Neue Versorgungsmodelle sind entstanden, beispielsweise Einrichtungen mit dem Charakter regionaler Dienstleistungsunternehmen, wie sie in Großbritannien, Südafrika und einigen kanadischen Provinzen existieren. Ein anderes Beispiel für solche Modelle ist Managed Care, was sich gerade in den Vereinigten Staaten entwickelt. Diese Modelle haben die Mauern des Krankenhauses durchbrochen und verlangen, dass Gesundheitszentren geschaffen werden, die das Krankenhaus, weiterführende Einrichtungen der Versorgung, ambulante Anbieter, Public Health und ein multidisziplinäres Team von Experten (z. B. Heilpraktiker, Ärzte, Pflegekräfte, Physiotherapeuten, Ökotrophologen, Zahnärzte, Sozialarbeiter, Erzieher, Musiktherapeuten, Psychologen und Logopäden) einbeziehen. Diese neue Sicht stützt sich auf das Konzept der elektronischen Gesundheitsakte oder der computergestützten Patientenakte, die wirklich patientenzentriert ist und alle Daten einbezieht, die im Zusammenhang mit der Gesundheit oder dem Wohlbefinden einer Person sowie im Zusammenhang mit einer Krankheitsbehandlung stehen. Derzeit vollzieht sich ein Wandel von einem Gesundheitssystem, das Menschen nur behandelt, wenn sie krank sind, hin zu integrierten Gesundheitsorganisationen, die zusätzlich zur Krankheitsbehandlung die Menschen in den Aktivitäten unterstützen, die ihre Gesundheit schützen und fördern. All diese Veränderungen verlangen nach einem neuen Ansatz im Informationsmanagement.

Zukünftige Informationssysteme im Gesundheitswesen müssen das fundamentale Prinzip berücksichtigen, dass der Daseinsgrund eines jeden Versorgungssystems innerhalb eines Gebiets darin besteht, seinen Bürgern Gesundheitsdienste anzubieten. Vor diesem Hintergrund sind Verwaltungs- und Managementinformationen, die für eine solche integrierte Organisation nötig sind, ein Abfallprodukt des Versorgungsprozesses selbst. Man kann sich ein künftiges Versorgungssystem vorstellen, in dem aktuelle Informationen über Einrichtungen und Versorgungsansätze im Gesundheitswesen, die zur Planung, für politische Entscheidungen, sowie für die Ressourcenzuteilung und -nutzung benötigt werden, in einem viel größeren Rahmen als bislang gerade auch den Berufsgruppen, die an der direkten Versorgung der Patienten beteiligt sind, zugänglich gemacht werden.

Der Betrieb eines Gesundheitsversorgungssystems innerhalb eines Gebietes ist an folgende Verantwortlichkeiten gekoppelt:
- den Gesundheitszustand der Bevölkerung aufnehmen
- Ziele vorgeben
- die strategische Ausrichtung definieren
- Programme und Dienstleistungen anbieten
- mit der Gesamtheit der Betroffenen kommunizieren
- die Ressourcen verwalten
- das Gesundheitsversorgungssystem evaluieren

Typischerweise sind dies die Aufgaben einer integrierten Versorgungsstruktur, die innerhalb eines hoheitlichen Gebietes (Gemeinde, Bundesland, Provinz oder Nation) agiert.

Ein solches Unternehmen benötigt ein komplexes Gesundheitsinformationssystem. Es umfasst die Daten und alle möglichen Geräte zum Erfassen der Daten, einschließlich sehr rudimentärer Medien wie Papier und Bleistift, sowie alle möglichen Formen der Speicherung, Verarbeitung, Zusammenführung und Darstellung von Informationen. Ein solches regionales Informationssystem integriert aber auch die Menschen, die ein solches System am Leben erhalten, insbesondere solche, die

- Daten liefern (Das sind in erster Linie die Patienten und Klienten und die Angehörigen verschiedener Gesundheitsberufe.)
- die Daten in ihren verschiedenen Formen nutzen (Das sind die Angehörigen verschiedener Gesundheitsberufe, Manager im Gesundheitswesen, Politiker und Gesetzgeber.)
- die Daten und Geräte warten, mit denen die Daten erfasst, gespeichert, verarbeitet, zusammengeführt und dargestellt werden (Das sind Personen, die Daten erheben, und solche, die Daten eingeben, also Archivangestellte, Systemadministratoren und Netzwerkmanager.)

Die Entscheidungen, denen sich nunmehr Manager eines solchen integrierten Unternehmens stellen müssen, sind viel komplexer als früher. Beispiele hierfür sind:

- Entscheidungen haben den Patienten im Blick; nicht so sehr die Fachrichtung. Das Konzept des multidisziplinären Teams wird in zunehmendem Maß in modernen Versorgungssystemen gelebt. Das führt zu Daten, in denen der Patient oder Klient im Zentrum steht und nicht die Angehörigen der Gesundheitsberufe.
- Noch vor kurzer Zeit wurden Entscheidungen jeweils nur für einen Versorgungsbereich getroffen, wie zum Beispiel akute Versorgung, Public Health (insbesondere in Nordamerika), Psychiatrie und Heime. Demgegenüber stehen Entscheidungen für ein Gebiet (Gemeinde, Bundesland, Provinz, Nation), die einen Überblick über alle Sektoren erfordern.
- Entscheidungen für eine integrierte Versorgungsstruktur benötigen Informationen genau über dieses Unternehmen.
- Selbst Entscheidungen, die zunächst nur einen Teil des Gesamtunternehmens betreffen, bedürfen der Informationen aus den anderen Sektoren, da es eine starke Abhängigkeit zwischen ihnen gibt. So beeinflussen zum Beispiel Programme zur Frühentlassung in Akutkrankenhäusern den Bereich der ambulanten oder häuslichen Versorgung.
- Will man Entscheidungen über die Reduktion von Ausgaben bei gleichzeitigem Beibehalten der Qualität und bei Maximierung des Nutzens für den Bürger treffen, benötigt man Angaben über das Resultat oder den Outcome der jeweiligen Dienstleistung. Man muss wissen, ob das, was man für oder mit einem Klienten gemacht oder unterlassen hat, den Gesundheitszustand dieses Klienten verändert hat.

Welche Rolle ein Angehöriger eines Gesundheitsberufs (z. B. Arzt, Schwester/ Pfleger, Zahnarzt, Physiotherapeut) im Informationsmanagement der Einrichtung einnimmt, hängt notgedrungen mit seiner oder ihrer Aufgabe in der Organisation selbst zusammen. In den meisten Institutionen muss der Patient versorgt und gleichzeitig das Versorgungsumfeld organisiert werden. Typischerweise sind es die Angehörigen der Gesundheitsberufe, die den Patienten versorgen, und sind es die Verwaltungsmitarbeiter, die das Umfeld organisieren. Man hat daher schon seit einiger Zeit den Angehörigen der Gesundheitsberufe die Rolle des Erfassers und Nutzers von Daten zugewiesen, die im Zusammenhang mit der direkten Patientenversorgung stehen. Zusätzlich hat man aber auch von ihnen erwartet, dass sie die Zulieferer von Informationen sind, die man für das Management einer Organisation braucht. Insbesondere sind dies Daten über die Zuteilung und Nutzung von Ressourcen, über das Personalwesen, die Planung und Strategieentwicklung und schließlich die Entscheidungsfindung. Diese zweifache Verantwortlichkeit wurde zunehmend für die Personen zur Last, die direkt in der Patientenversorgung arbeiten, zumal die von ihnen erwarteten Daten redundant und doppelt erhoben wurden.

Patientenversorgung ist ein informationsintensiver Prozess. Die Mitarbeiter gehen mit zahlreichen Informationen um, die im Zuge der Versorgung entstehen und anderweitig benötigt werden. In der Tat verarbeiten diese Mitarbeiter ständig Informationen entweder in Gedanken, manuell oder elektronisch. Jeder Versorgungsaspekt verlangt ständiges aktives Engagement beim Lösen von Problemen entweder in Form eines klinischen Urteils oder einer allgemeinen Entscheidung. Dies heisst im Einzelnen das Bewerten eines Patientenzustands, das Identifizieren des Problems oder der Diagnose, das Bestimmen der angemessenen Handlung oder Intervention, die Evaluation und erneute Bewertung des Patientenzustandes und die Weitergabe von Informationen. Klinische Mitarbeiter führen Informationen aus vielen unterschiedlichen Quellen zusammen, die über die gesamte Organisation verstreut sein können. Sie tun dies zum Zweck der Patientenversorgung und zum Zweck der Koordinierung der Kontakte des Patienten mit der Einrichtung. Der Sinn ihres Umgangs mit Patienteninformationen liegt in der direkten Betreuung des Patienten.

Umfassende Gesundheitsinformationssysteme

In den meisten Staaten läuft das Versorgungsmodell auf ein integriertes System hinaus (vgl. Abb. 5.8). Dieser Prozess kann durch die Entwicklung einer patientenbezogenen Gesundheitsakte beschleunigt werden, die dem Patienten dient, aber eben auch dem Hausarzt, dem Facharzt, der Schwester und dem Pfleger und anderen Berufen, die an der direkten Versorgung beteiligt sind. Darüber hinaus hilft die Gesundheitsakte auch Krankenhäusern und anderen Einrichtungen der Intensivversorgung. Sie dient weiterhin Apotheken, Pflegeheimen, der ambulanten Pflege, der häuslichen Versorgung, den Krankenkassen und Gesundheitsbehörden auf

Abb. 5.8.
Gesundheitsdienstleister unter einem Dach

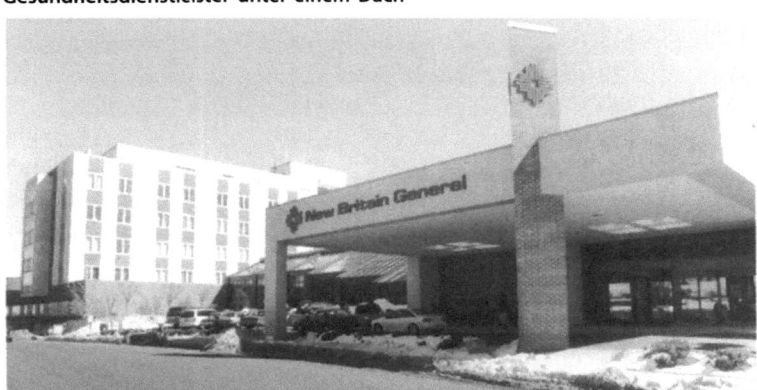

unterschiedlichen Ebenen (bundesweit, landesweit oder in einer Gemeinde), aber auch den zertifizierenden Stellen und anderen Einrichtungen der Qualitätskontrolle. (Die Einbeziehung von zertifizierenden oder akkreditierenden Stellen wird für die Bundesrepublik Deutschland zunehmend wichtiger). All diese Betroffenen müssen in einem einzigen verteilten System integriert sein, damit sich eine Investition in ein Informationsmanagementsystem überhaupt lohnt. Zu den Voraussetzungen gehört das Bereitstellen eines physischen Netzes, über das diese Integration umgesetzt werden kann, eine entsprechende Infrastruktur zur Verwaltung und Regulation dieser Netzstruktur, Standards für den Austausch von Daten, ein einheitliches Datenmodell zur Definition der Objekte, die ausgetauscht werden sollen und eine einheitliche Terminologie.

Zukünftige Systeme müssen diesen wesentlichen Wandel im Versorgungsparadigma widerspiegeln. Die zugrunde liegende Philosophie muss patientenzentriert sein: Was sind nun die Anforderungen an ein solches System, dessen Hauptzweck die effizienteste Betreuung eines Patienten oder Klienten zu optimalen ökonomischen Bedingungen ist? Die neuen Computersysteme sollen nicht das papierbasierte Verfahren verbessern; sie müssen weiterreichenden Anforderungen genügen: Wenn man von der Mächtigkeit moderner Geräte mit Massenspeichern und ständig verfügbaren Netzanschlüssen, mit graphischen Benutzerschnittstellen, Bilddarstellungsmöglichkeiten, einer Kapazität zur umgehenden Analyse von großen Datenmengen, und einer persönlichen Ausgestaltung der Arbeitsoberfläche ausgeht, welche Informationen soll und kann dann das Gesundheitsinformationssystem von morgen liefern? Viele Funktionen heutiger Systeme werden auch morgen noch benötigt werden. Die Übertragung und Verarbeitung von Anordnungen und Bestellungen und die Befundung und Befundrückmeldung werden erhalten bleiben. Funktionale Anforderungen wie Aufnahme, Entlassung, Verlegung, Terminplanung, Abteilungssysteme, Versorgung mit Arzneimitteln und Medikalprodukten, Inventur, Materialwirtschaft und die Dokumentation werden gleichfalls auch weiterhin benötigt. Schließlich sollte die Qualitätssicherung in Echtzeit erfolgen und es sollte nicht im Nachhinein mitgeteilt werden, dass etwas übersehen oder dass einfach ein Fehler gemacht wurde.

Anlässlich eines IMIA- (International Medical Informatics Association) Workshops zum Thema Krankenhausinformationssysteme im Jahr 1988 formulierte Collen schon damals das Ziel solcher Systeme wie folgt: „Mit Hilfe von Rechnern und Kommunikationsinfrastruktur sollen Informationen zur Patientenversorgung und Administration gesammelt, gespeichert, verarbeitet, abgerufen und kommuniziert werden. Dies soll für alle Aktivitäten und Funktionen innerhalb eines Krankenhauses, seiner Ambulanzen, seiner klinischen Funktionsabteilungen (Labor, Radiologie, Apotheke, Intensivstation u. v. m.) und seiner assoziierten Einrichtungen [des Gesundheitswesens] gelten. Ein solches integriertes [Gesundheits-]Informationssystem auf der Basis vieler Einrichtungen soll in der Lage sein, alle Patientendaten während der Gesamtzeit, in der der Patient Dienste des Gesundheitswesen in Anspruch nimmt, weiterzuleiten und aus allen Informationssubsystemen und allen medizinischen Einrichtungen zusammenzuführen. Darüber hinaus soll es im klinischen und administrativen Bereich die Entscheidungsfindung unterstützen." Diese Aussage ist insofern wichtig, als sie erkennen lässt, dass klinische Informationen nicht das Eigentum einer einzelnen Einrichtung, sondern Teil eines Gesamtsystems sind, dessen Hauptaugenmerk auf der patientenzentrierten Akte liegt.

Krankenhausinformationssysteme und die ihnen zugrunde liegenden Konzepte sind in ihrer Reichweite beschränkt, da ihr Fokus hauptsächlich auf betriebliche Informationen und nicht auf eine umfassende Patientenakte zielt. Die elektronische Gesundheitsakte (engl. „electronic health record"/EHR) oder die computergestützte Patientenakte (engl. „computer-based patient record"/CPR) gehört zu einem umfassenden Gesundheitsinformationssystem, das nicht nur Funktionen für ein Krankenhaus beinhaltet, sondern Anwendungen für eine integrierte Versorgung. Aus einer elektronischen Gesundheitsakte kann man Daten extrahieren und in zusammengefasster Form für Managementzwecke einsetzen, wie z. B. den Gesundheitsstatus der Bevölkerung bewerten, Ziele im Gesundheitswesen setzen, Strategien definieren, Programme planen und ausführen und schließlich Ressourcen zuweisen.

Als umfassende Dienstleistungsorganisationen sind Strukturen der integrierten Versorgung in der Lage, den technologischen Fortschritt zu nutzen, da entsprechende Netzwerke verfügbar gemacht wurden. Nun ist das System das Netzwerk und das Netzwerk das System. Netzwerke fungieren auch als Katalysatoren und ermöglichen es den Gesundheitszentren als virtuelle Einrichtung zu existieren. Bis vor kurzem waren geographische Distanz und Zeitdifferenzen gewichtige Kommunikationshindernisse. Sie machten physikalisch konkrete Organisationsformen unabdingbar und gaben Strukturen für ein isoliertes Management vor, durch das eine einzelne Einrichtung in einer Region unabhängig von anderen betrieben werden konnte. Heutzutage ist auch für umfassende Gesundheitsorganisationen ein virtuelles Management möglich, da die verschiedenen Einrichtungen, die Bestandteil dieser Gesamtstruktur sind, technologisch über Kommunikationsnetze miteinander verbunden sind. Geographische Entfernung, Zeit und Ort verlieren an Bedeutung.

Eine patientenzentrierte Akte setzt voraus, dass alle Daten, die sich auf einen Patienten und sein Wohlergehen beziehen, allzeit und von allen relevanten Orten zugänglich sind. Daten aus allen Quellen müssen in eine einzige Akte integriert werden, die unter anderem auch demographische Angaben, Angaben zu Umständen, die den Gesundheitszustand beeinflussen können und Risikofaktoren beinhaltet. Darüber hinaus enthält die Akte naturgemäß auch diagnostische und therapeutische Daten, die von allen Kontakten des Patienten oder Klienten mit Gesundheitsdiensten wie den niedergelassenen Ärzten und Therapeuten, allen Mitgliedern von multidisziplinären Teams, ambulanten Pflegediensten, öffentlichen oder privaten Einrichtungen der Akutversorgung, Pflegeheimen oder psychiatrischen Einrichtungen stammen. Diese Akte wird wahrscheinlich die Form einer virtuellen Akte annehmen und kann gut an verschiedenen Orten gespeichert sein. Erste Anstrengungen zur Exploration eines solchen Konzepts werden schon in einigen Umgebungen gemacht, auch wenn Erfahrungen mit umfassenden Gesundheitsinformationssystemen über große geographische Gebiete und in zahlreichen Orten über mehrere Hoheitsgebiete hinweg begrenzt sind. Es wird über erste Prototypen und Pilotprojekte in Deutschland und anderen europäischen Ländern, in Taiwan, den USA und Kanada berichtet. Darüber hinaus untersucht in Nordamerika das Canadian Network for the Advancement of Research, Industry and Education (CANARIE) Wege zur Implementation von Gesundheitsprojekten, die sich neuester Telekommunikationstechnologie bedienen.

Eine gemeinsame Liste der Gesundheitsprobleme, ein vollständiges Profil der verordneten Medikamente und die Allergien eines Patienten sollten zentral gespeichert, gepflegt und zugänglich sein. Gesundheitsanbieter müssen sich darauf verständigen, die Daten miteinander zu teilen. Die Patientenakte muss den Charakter eines lebenslang geführten Protokolls besitzen, muss vor der Geburt beginnen und nach dem Tod enden. Sie wird Textdaten, Bilder, Kurven, Zeichnungen, digitale Photos, Videodaten, Sprach- und Tonaufzeichnungen enthalten. Die Netzwerke, die die einzelnen Systeme miteinander verbinden, müssen eine große Bandbreite aufweisen, um dem Datenvolumen gerecht zu werden, das in Echtzeit zwischen den Einrichtungen ausgetauscht wird. E-Mail-Nachrichten können eine einfache Verbindung zwischen den Anbietern für Konsile und Diskussionen über die Versorgung des Patienten herstellen. Allerdings muss eine an medizinischen Audrücken und Begriffen reiche klinische Terminologie vorhanden sein und von allen Betroffenen genutzt werden. Aspekte des vertraulichen Umgangs mit Patientendaten müssen angemessen unterstützt werden und müssen auf der Voraussetzung beruhen, dass der Patient sein Einverständnis für den Datenzugriff durch Dritte gegeben hat. Die neuen Systeme müssen die Datenerfassung am Ort des Entstehens ermöglichen. Dies gilt insbesondere für den ambulanten Sektor, zum Beispiel für Hebammen, Schwestern und Pfleger, Ärzte, Zahnärzte, Heilpraktiker, Psychologen, Sozialarbeiter. Idealerweise sollten auch Systeme zur Entscheidungsfindung direkt am Ort der Versorgung oder in seiner Nähe nutzbar sein (vgl. auch Kapitel 6). Denn es gilt, dass die meisten Algorithmen nur sinnhafte Ergebnisse liefern, wenn die Person, die die klinische Entscheidung treffen muss, auch mit dem entsprechenden System zum Zeitpunkt der Entscheidung interagiert. Computerarbeitsplätze mit Oberflächen, die genau auf die Bedürfnisse der Ärzte, Schwestern und Pfleger und der anderen klinischen Mitarbeiter zugeschnitten sind, gehören zwingend zu den Systemen von morgen. Der Wandel in Richtung Managed Care verstärkt die Notwendigkeit für vorgefertigte Anordnungen und Bestellungen, die von einem Programm gesteuert werden. Im Hintergrund ablaufende Entscheidungsfindungssysteme werden dabei helfen, Geld zu sparen und die Patientenversorgung zu verbessern. Zum Beispiel kann ein typischer Arztbesuch, bei dem Untersuchungen angeordnet und Behandlungen verschrieben werden, im System mehrere tausend Entscheidungsregeln aktivieren. Diese Entscheidungsregeln bedürfen der Standardisierung und der gemeinsamen Nutzung durch die internationale Fachwelt.

Voraussetzungen für ein übergreifendes Gesundheitsinformationssystem

Ein Prototyp eines übergreifenden Gesundheitsinformationssystems, das multimediale, lebenslange Patienteninformationen aus verschiedenen Zentren in Form einer Akte beinhaltet, wurde am Klinikum Großhadern in München entworfen und entwickelt. Im folgenden werden seine wesentlichen Bestandteile dargestellt.

Datenmodell
Das Datenmodell beschreibt die medizinischen Konzepte, wie beispielsweise Blutdruckparameter, die in einer Patientendatei aufgezeichnet und von dem Patientenaktensystem verwaltet werden. Das Konzept beruht auf technischen Objekten, zum Beispiel Abbildungen, Text und Videos, deren Eigenschaften und Beziehungen zueinander in einem Objektwörterbuch (engl. „object dictionary") ausdrücklich definiert sind.

Präsentationstypen
Medizinische Einträge müssen modifiziert, angezeigt und weitergeleitet werden können. Basismethoden ermöglichen die Manipulation, Darstellung und Kommunikation von medizinischen Einträgen, die von vielen Parametern gesteuert werden. Die Darstellung muss jeweils den besonderen Bedürfnissen einer einzelnen Umgebung in einer Patientenversorgungseinheit angepasst werden. Beispiele für Darstellungstypen umfassen Eingabeformulare, Bilder, Texte und Audiosequenzen. Sie sind jedoch nicht darauf begrenzt.

Kommunikation
Die elektronische Patientenakte innerhalb eines umfassenden Gesundheitsinformationssystems benötigt standardisierte Protokolle wie HL7, EDI, EDIFACT, DICOM, um den Austausch zwischen unterschiedlichen Systemen zu gewährleisten. XML wird als Austauschformat in Zukunft größere Bedeutung erlangen.

Übersetzer
Ein Übersetzer (engl. „interpreter") ermöglicht die Analyse, Darstellung und Weiterleitung von Patientendaten innerhalb der elektronischen Patientenakte. Obwohl es Techniken der globalen Kommunikation grundsätzlich erlauben, Akten für die Telemedizin zu schaffen, gibt es doch immer noch wesentliche Hürden, insbesondere das Fehlen von Daten- und Kommunikationsstandards und den Mangel an öffentlicher Akzeptanz (vgl. Kapitel 8).

In Kanada wurden Erfahrungen mit einer virtuellen Klinik in Calgary gesammelt, die durch die Kooperation der verschiedensten Partner zustande kam. Beteiligt waren: Der Alberta Research Council, die Universität von Calgary, die Calgary Regional Health Authority (die regionale Gesundheitsbehörde), die Fa. Clinicare Corporation und die Lupus Society of Alberta. Die Gesamtstrategie bestand darin, sich auf die Versorgung von Personen mit einer chronischen Erkrankung zu konzentrieren, deren Zustand zwischen Rückfall und Besserung schwankte. Diese Personen sind nicht nur diejenigen, die in unserer Gesellschaft am stärksten gefährdet sind; ihr Wohlbefinden hängt auch von entsprechenden Informationen ab. Außerdem kann ein Versorgungssystem bis zu 30 Prozent mehr Ressourcen für diese Personen aufwenden als für Personen ohne chronisches Leiden. Schätzungen zu Folge können bis zu 30 Prozent der Aufwendungen gespart werden, wenn Informationssysteme angemessen eingesetzt werden. Dadurch kommt es nämlich zu einer effektiveren Nutzung des Krankenhausaufenthaltes; Medikamente werden nicht mehrfach verschrieben und diagnostische Tests nicht redundant durchgeführt. Das Projekt beruhte auf der Annahme, dass über das Internet bereitgestellte Informationen und Werkzeuge des Selbstmanagements für Patienten ein Schlüssel zum Erfolg sind. Sie erlauben eine effektivere Versorgung effizienter durchzuführen.

Das Ziel diese Projektes lag darin, eine sichere und vertrauliche Umgebung für Patienten und die Behandelnden im Internet herzustellen. Diese Umgebung bot eine einzigartige Chance für das Bereitstellen und den Austausch von Gesundheitsinformationen. Während der Initialphase des Projektes (Januar 1996 bis 1998) wurden Module entwickelt und getestet, die der standardisierten Darstellung der Symptome von Patienten, der Bewertung der Laborbefunde, der Fortbildung des Patienten und der Kommunikation zwischen unterschiedlichen Dienstleistern im Gesundheitswesen dienten. Standardmodule für verschiedene Gesundheitsberufe sind in der Entwicklung, einschließlich solcher für den Hausarzt, den Facharzt, die Pflegekräfte und die Physiotherapeuten. Die virtuelle Klinik kann Softwarewerkzeuge wie beispielsweise Richtlinien der klinischen Praxis für einen gegebenen Fall unterstützen, geographische Informationen über nützliche Einrichtungen und Mittel für das Selbstmangement geben, die Kommunikation zwischen den Behandelnden und Versorgenden ermöglichen und einen sicheren Ort zum Speichern von medizinischen Informationen wie Symptomen und klinischen Zeichen, Medikationen und Laborergebnissen bereitstellen. Patienten und Ärzte nutzen die virtuelle Klinik über einen Internet- bzw. Intranetzugang. Im Mittelpunkt steht die Zweierbeziehung Patient – Behandler. Beide Gruppen wurden auch in die Planung und die Tests des Systems miteinbezogen.

Wie im vorangegangenen Beispiel dargestellt, muss ein umfassendes integriertes Gesundheitsinformationssystem einen breiten multidisziplinären Charakter bei der Durchführung der Patientenversorgung besitzen und dabei folgende Aspekte zusätzlich zur Behandlung von Krankheiten berücksichtigen: Die Bewertung der Bedürfnisse einer Gemeinde, Indikatoren des Gesundheitszustands der Bevölkerung, Gesundheitsförderung und Krankheitsvermeidung. Gesundheitsinformationssysteme können und sollen bei den derzeit in vielen Einrichtungen des Gesundheitswesens und der Versorgungssysteme stattfindenden Änderungen der Aufbau- und Ablauforganisation unterstützend eingreifen.

Die Schaffung von Informationen mit Mehrwert

Wie erwähnt werden Verwaltungs- und Managementinformationen in einem umfassenden Gesundheitsinformationssystem ein Abfallprodukt des Versorgungsprozesses sein. Sie werden darüber hinaus auch zunehmend den Angehörigen der Gesundheitsberufe zur Verfügung stehen.

Mit fortschreitender Umstrukturierung und Veränderung der Arbeitsabläufe entstehen Informationsprodukte, die für die Entscheider im Gesundheitswesen von Interesse sind. Dazu zählen:
- Einwohner einer Gemeinde: Informationen über die Gesundheitsbedürfnisse und den Gesundheitsstatus der Bevölkerung, ihrer Familien und der Gemeinde.
- Empfänger von Gesundheitsdienstleistungen: Informationen über Einwohner, die Dienste des umfassenden Gesundheitsunternehmens in Anspruch nehmen.
- Dienstleister im Gesundheitswesen: Informationen über Personen und Organisationen mit freien Kapazitäten und Erfahrung und Wissen in Gesundheitsberufen (workforce im Gesundheitswesen).
- Dienstleistungen: Informationen über die gesamte Bandbreite der angebotenen Interventionen und Aktivitäten, die eine Auswirkung auf die Gesundheit haben können.
- Programme: Informationen über die Zielsetzung und die Zielgruppe(n), die Zuweisung von Ressourcen und die Bündelung von speziellen Dienstleistungspaketen.
- Ressourcen: Verteilung der finanziellen, physischen (Gebäude und Geräte), menschlichen (Mitarbeiter im umfassenden Gesundheitsunternehmen) und informationsmäßigen Ressourcen.

- Nutzung: Nutzung der Ressourcen durch die Dienstleister (diejenigen, die Dienste anbieten), durch die Dienstleistungsempfänger (diejenigen, die in den Genuss einer Dienstleistung kommen), durch ein Gesundheitsprogramm oder durch die Art der Dienstleistung.

Folgen eines umfassenden Gesundheitsinformationssystems

Die Folgen eines umfassenden Informationssystems, das Gesundheitsinformationen über weite Bereiche sicher zur Verfügung stellt, sind tiefgreifend. Die so verfügbaren Daten könnten mittels Data Mining durchforstet werden, um möglicherweise folgende Resultate zu erhalten:
- Die vorhandene Information wird genutzt, um Querverbindungen zwischen Krankheiten und bislang unbekannten Risikofaktoren herzustellen, die in der Krankengeschichte aufgezeichnet wurden.
- Hypothesen zu möglichen Risikofaktoren überprüfen oder die statistische Verteilung von Krankheiten unter Zuhilfenahme von demographischen Daten analysieren.
- Den Arzt in die Lage versetzen, eine vergleichende Analyse der Symptome eines bestimmten Patienten mit denjenigen von anderen Patienten durchzuführen, die unter der gleichen oder einer ähnlichen Krankheit leiden.
- Konsultationen per Video mit intelligenteren Funktionen. Während einer solchen Konsultation könnten Spezialisten, die sich an unterschiedlichen Orten befinden, per Video die Krankenakte gleichzeitig einsehen und Bemerkungen eintragen.
- Eine verbesserte Outcome-Analyse.
- Unterstützende Informationen zur Entscheidungsfindung.
- Effizientere Fortbildung der Patienten, damit sie mit ihrer eigenen Gesundheit besser umgehen können.

Die zentralen Probleme, die Krankenhäuser mit ihren Krankenhausinformationssystemen erlebt haben, lassen sich überwinden, wenn die neu entstehenden umfassenden Gesundheitsunternehmen aus den Erfahrungen der anderen lernen. Sie müssen sich folgenden Aspekten in realistischer Weise stellen:
- Die komplexe Informations- und Kommunikationsstruktur in der Patientenversorgung lässt sich verbessern, wenn die Funktionen und Prozesse von Institutionen umgeformt und systematisch umstrukturiert werden. So kann wirklicher Nutzen aus den effizienten Arbeitsweisen gezogen werden, welche die Techniken und Geräte eines modernen Informationsmanagements erlauben.
- Die Angehörigen der Gesundheitsberufe, einschließlich der Pflege, müssen in die Entwurfs- und Implementationsphase einbezogen werden.
- Jede integrierte Versorgungsstruktur sollte einen strategischen Geschäftsplan entwickeln, der den Grundstein für seinen strategischen Informationsmanagementplan bildet. Dieser wird in Form eines taktischen und eines operativen Plans umgesetzt.

- Die Entwicklungen im Bereich Client-Server-Architekturen und graphischer Benutzerschnittstellen, unterlegt mit leistungsfähiger Datenbanksoftware und erprobten und flexiblen Anwendungen, können nun vernünftig eingesetzt werden.
- Mitarbeiterangelegenheiten werden weiterhin ein großes Problem bleiben. Unsere akademischen Einrichtungen müssen auf den Bedarf an Kursen zur Informatik im Gesundheitswesen auf allen Ebenen angemessen reagieren: in der Erstausbildung, im Grund- und Hauptstudium und in der Fort- und Weiterbildung.
- Mit zuverlässiger Software und stärker graphisch orientierten Benutzerschnittstellen besteht die realistische Hoffnung, dass der Gebrauch von Informationstechnologie auch dem Patienten nützt.

Wenn wir nun umfassende Gesundheitsinformationssysteme aus der Perspektive der Informatik im Gesundheitswesen betrachten und uns fragen, was wir gelernt haben und wohin wir uns in diesem Jahrhundert bewegen, dann besteht kein Zweifel daran, dass die folgenden Beobachtungen zutreffen:

- Die Pflege wird eine wesentliche Rolle in der Entwicklung von umfassenden Gesundheitsinformationssystemen spielen.
- Angewandtes Informationsmanagement ist eine anerkannte Realität in vielen Gesundheitsdisziplinen und wird in nächster Zukunft zunehmen.
- Datenverarbeitung im Rechnungswesen war lange Zeit der Einsatzschwerpunkt von Computern in Krankenhäusern. Dieses Einsatzgebiet wird aber rasant überlagert von klinischen, administrativen, management- und ausbildungsorientierten Anwendungen. In Zukunft werden die Patientendaten das Herzstück eines umfassenden Gesundheitsinformationssystems sein und alle anderen Anwendungen werden lediglich im Sinne einer Mehrwertsteigerung erneut auf diese Daten zugreifen.
- Die Einführung von Client-Server-Architekturen und von Netzwerken in die Arena des Gesundheitswesens hat die alten Großrechnerkonzepte revolutioniert.
- Die Echtzeitdatenverteilung in Verbindung mit zentraler Datenhaltung, mit Data Warehousing oder info-mart-Technologie wird sich als schnell wachsender Trend bestätigen.
- Die Hardwarekosten sind gesunken. Damit wurden neue Optionen für den Anwender möglich. In der Tat sind es die technologischen Veränderungen, die einen Einfluss auf den gesamten medizinischen Berufsstand und die anderen Gesundheitsberufe ausüben.
- Technologische Fortschritte werden den Gebrauch von unterschiedlichen Medien zum Erfassen, Abspeichern und Abrufen von Daten und Informationen forcieren.
- Staatliche Maßnahmen werden zu einem weiteren Wachstum und zu einer Unterstützung der Informatik im Gesundheitswesen führen. Dies hat weitreichende Folgen für das Informationsmanagement gerade in der medizinischen Versorgung von ländlichen Gebieten.

- Eine letzte Vorhersage betrifft die Tatsache, dass in diesem Jahrhundert Angehörige der Gesundheitsberufe, einschließlich der Pflege, einen eigenen Computerarbeitsplatz besitzen werden, von dem aus sie Zugang zu entfernten Datenbanken haben und von dem aus sie in diesen Datenbanken frei navigieren können.

Folgende Vorteile für die Pflege ergeben sich aus der Nutzung eines umfassenden Gesundheitsinformationssystems:
- Zeitersparnis durch Reduktion der einfachen Bürotätigkeiten, der Telefonanrufe zwischen Abteilungen und der Weiterleitung von handschriftlichen Informationen.
- Höhere Genauigkeit und Schnelligkeit bei der Informationsübermittlung.
- Kontinuität in der Versorgung durch die Verfügbarkeit der aktuellen Dokumentation auf dem System auch für die Pflegekräfte.
- Der Wegfall von Doppelarbeit und der effektivere Einsatz von Mitarbeitern führt zu finanziellen Einsparungen für den Patienten und zu einer Zeitersparnis für Pflegekräfte.
- Eine Krankenakte, die vollständiger geführt wird und dadurch mehr Daten zur Patientenversorgung, Qualitätssicherung und Forschung liefert.

Diese Vorteile stehen in der gleichen Weise mit der Pflegepraxis in Verbindung wie die oben erwähnten Vorteile einer Automatisation. Zeit, die aus dem Zeitbudget der manuellen Verarbeitung von Informationen gewonnen wird, kommt den pflegerischen Tätigkeiten zugute. Eine komplettere Krankenakte größere Genauigkeit und eine erhöhte Geschwindigkeit bei der Weiterleitung von Informationen erleichtern die pflegerische Bewertung. Der effektivere Einsatz von Mitarbeitern und die Gewährleistung von Kontinuität in der Pflege führen zu einer besseren Versorgung des Patienten.

Schlussfolgerungen

Länder in allen Erdteilen suchen Wege, um die Gesundheitsversorgung zu verbessern und dabei gleichzeitig die Kosten, die mit dieser Versorgung einhergehen, zu reduzieren. Das Endziel besteht im Erhalt oder Verbessern des Gesundheitszustands der Bevölkerung in einem Bundesland, in einer Nation oder in der internationalen Gemeinschaft. Selbst ein oberflächlicher Vergleich zwischen den Bemühungen der einzelnen Länder zeigt ein interessantes Phänomen. So arbeiten unterschiedliche Staaten mit unterschiedlichen Strategien, die scheinbar das jeweilige Gesundheitssystem in gegensätzliche Richtungen treiben. Die Gesundheitsreformen in Großbritannien bezüglich des National Health Service, in Kanada bezüglich des regionalen Gesundheitswesens und in den USA sind dafür Beispiele. Und dennoch beanspruchen diese Initiativen und viele andere für sich, dass sie das Gesundheitswesen und den Gesundheitsstatus der jeweiligen Bevölkerung verbessern. Das gemeinsame Ziel lautet „Gesundheit für alle". Wenn Gesundheitssysteme sich allerdings in unterschiedliche Richtungen bewegen und dies jedoch aus ein und demselben Grund tun, dann fragt man sich, ob diese Strategien zur Veränderung effektiv sind. Wie will man den Outcome eines Gesundheitswesens und den Erfolg von Gesundheitsdienstleistungen evaluieren? Althergekommene Konzepte, die im Mittelpunkt von Krankenhausinformationssystemen standen, müssen sich wandeln – und zwar im Einklang mit den Veränderungen im Gesundheitsversorgungsprozess und mit den Umstrukturierungen des nationalen und regionalen Gesundheitsystems, das heisst den Veränderungen auf Bundes- und Länderebene. Die derzeit verfügbare Funktionalität liefert lediglich die Basis für den Beginn der Entwicklung zukünftiger umfassender Gesundheitsinformationssysteme. Informationen besetzen dabei die Schlüsselposition und Informationssysteme bilden die Basis für das Durchführen der Versorgung und das effektive Funktionieren eines nationalen Gesundheitswesens.

Literatur

Jackson GG (1969) Information handling costs in hospitals. Datamation 15:56
McHugh M, Schultz S (1982) Computer technology in hospital nursing departments: Future applications and implications. In: Blum BI (ed) Proceedings, Sixth Annual Symposium on Computer Applications in Medical Care.IEEE, pp 557–561
Office of Technology Assessment, Congress of the United States (1995) Health Care Online: The Role of Information Technologies. Washington DC: US Government Printing Office OTA-ITC-624, Sept. 1995

Weiterführende Literatur
Adelhard K, Eckel R, Holzel D, Tretter W (1996) Design Elements of a telemedical record. In: Cimino JJ (ed) Proceedings, AMIA Fall Symposium, pp 473–477
Alvarez RC, Curry J, Hodge T, Chatwin BJ, Hannah KJ (1992) A provincial health information processing strategy: A case study. In: Lunn KC, Degoulet P, Piemme TE, Rienhoff O. (eds) Medinfo '92 Proceedings. North-Holland, Amsterdam
Ballardini L, Mazzoleni MC, Tramarin R, Caprotti M (1996) Remote management of a cardiac magnetic resonance imaging session by a low cost teleconsulting system. In: Cimino JJ (ed) Proceedings, AMIA Fall Symposium, p 825
CANARIE Inc. (1996) Towards a Canadian Health Iway: Vision, Opportunities and Future Steps. Ottawa
Chang IF, Suarez HH, Ho LC, Cheung PS, Ke JS (1996) Nationwide implementation of telemedicine and CPR systems in Taiwan. In: Cimino JJ (ed) Proceedings, AMIA Fall Symposium, p 878
Donsez D, Tiers G, Modjeddi B, Beuscart R (1996) Improving the continuity of care: the ISAR – Telematics European Project. In: Cimino JJ (ed) Proceedings, AMIA Fall Symposium, p 890
Forslund DW, Phillips RL, Kilman DG, Cook JL (1996) Experiences with a distributed virtual patient record system. . In: Cimino JJ (ed) Proceedings, AMIA Fall Symposium, pp 483–487
Hannah KJ (1995) Transforming information: Data management support of health care reorganization. Journal of the American Medical Informatics Association 2(3):147–155

6 Aspekte der Pflege in Gesundheitsinformationssystemen

Pflegeinformationssysteme

Die Motive zum Entwickeln und Einführen computergestützter Krankenhausinformationssysteme waren finanzieller und administrativer Natur. Verursachte Kosten sollten zuverlässig erfasst und Pflegeleistungen schon aus gesetzlichen Gründen vollständig dokumentiert werden. Die meisten der heute am Markt erhältlichen Systeme genügen diesen beiden Bedingungen. Historisch betrachtet bleibt festzuhalten, dass solche Systeme eine größere Hardwareinvestition erforderlich machten. Der Großrechnerbetrieb verbesserte zwar die Krankenhauskommunikation signifikant und reduzierte gleichzeitig die Papierflut, konnte aber eine professionelle Pflegepraxis nicht hinreichend unterstützen. In der Folge wurden die Systeme von den Pflegekräften nicht in dem Ausmaß akzeptiert, das man eigentlich erwartet hatte. Erst in letzter Zeit berücksichtigen Entwickler und Systemanbieter die Bedürfnisse moderner Pflegepraxis und die damit verbundenen informatorischen Erfordernisse (vgl. Abb. 6.1).

Campbell (1978) untersuchte die mit der Pflege einhergehenden Aktivitäten und ermittelte drei wesentliche Kategorien. Die erste Kategorie umfasst verwaltende und koordinierende Tätigkeiten. Beispielhaft genannt seien hier das Bestellwesen, die Befunddokumentation und das Arrangieren diagnostischer Untersuchungen. Neuere Krankenhausinformationssysteme unterstützen das Pflegepersonal bei diesen Aufgaben. Die zweite Kategorie bezieht sich auf ärztlich delegierte Tätigkeiten. Aktuelle Systeme können diese Anweisungen aus den Behandlungsplänen der Ärzte herausfiltern und integrieren sie in den Pflegeplan des Patienten. Die dritte Kategorie umschreibt autonome Pflegefunktionen, die für eine professionelle Pflegepraxis charakteristisch sind. Auch in diesem Bereich werden Pflegekräfte heute zunehmend besser von den gängigen Systemen unterstützt. Nur im Zusammenspiel aller drei Kategorien – Management- und Koordinationsfunktion, ärztlich delegierte und autonome Aufgabenstellung – wird ein Krankenhausinformationssystem zu einem wirklich effizienten Arbeitswerkzeug. Die heute gängigen Systeme entlasten zwar durchaus das Pflegepersonal, müssen aber hin-

Abb. 6.1.
Entwicklung der Pflegeinformationssysteme

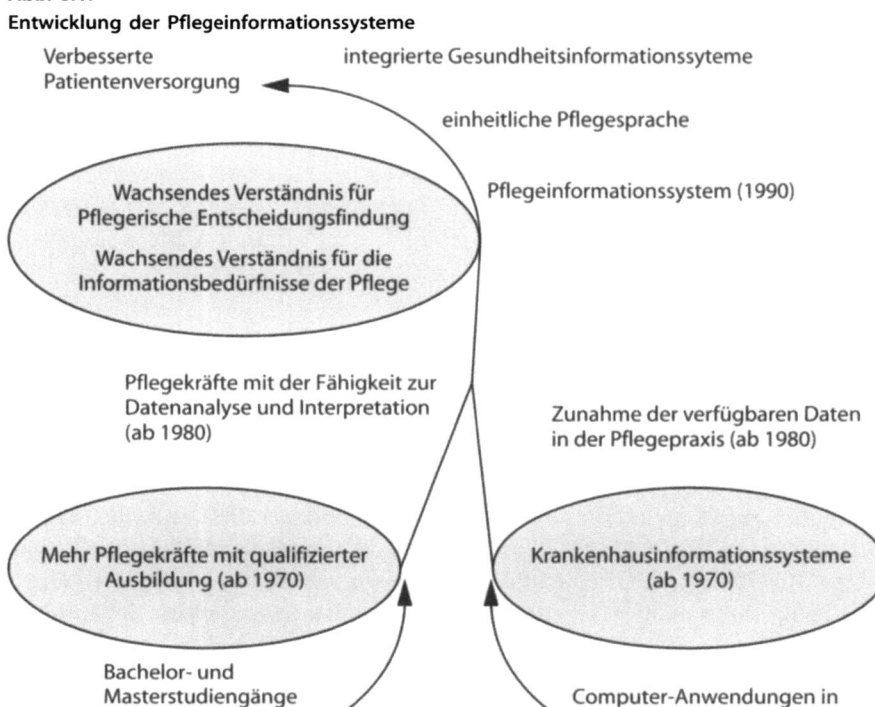

sichtlich der Erfordernisse professioneller Pflegepraxis noch verbessert werden. Zukünftig sollten die Systeme pflegerische Entscheidungen unterstützen und Informationen aus dem Pflegeplan herausfiltern, die das Personal für seine Verwaltungsaufgaben benötigt. Hierzu gehört auch das Abschätzen des Pflegeaufwandes.

Auch das amerikanische Gesundheitswesen wird durch sinkende Einnahmen bei gleichzeitig steigenden Kosten belastet. Die Kostenschere macht es nötig, Produktivitätsbetrachtungen auch im Gesundheitssektor anzustellen. Ohne ein umfassendes Pflege- und Managementinformationssystem wird dies kaum gelingen. Die Hauptaufgabe eines solchen Systems muss darin bestehen, alle Informationen zu integrieren, die einen wirksamen und kosteneffizienten Einsatz von Pflegekräften und Pflegeleistungen möglich machen. Informationssysteme dieser Art müssen also diejenigen klinischen Patientendaten erfassen, die als Kostenfaktoren der Pflege zu Buche schlagen. In der Vergangenheit konnten die Pflegekosten deshalb nicht zuverlässig beziffert werden, weil der aufgrund der Erkrankungsschwere unterschiedliche Pflegeaufwand nicht differenziert erfasst wurde. Die Pflegekosten für den individuellen Patienten wird ein System erst dann ermitteln können, wenn es alle klinischen Patientendaten unter Kostengesichtspunkten betrachten kann. Eine solche Kostenrechnung hat viele Faktoren zu berücksichtigen: Qualität der

Pflege und Bedarf an Mitarbeitern; Lohnkosten und allgemeine Betriebskosten; Personalauslastung und vertragliche Verpflichtungen und Kosten. Mit Hilfe eines solchen Pflegeverwaltungssystems lassen sich Produktivitätsstandards formulieren und Pflegeergebnisse miteinander vergleichen. Abweichungen von einem vorgegebenen Pflegebudget werden erklärbar. Wenn die mit einem Patiententypus einhergehenden Pflegekosten sorgfältig und zuverlässig quantifiziert werden, kann ein Pflegeverwaltungssystem auch Vorhersagen und langfristige Planungen unterstützen. Es macht die mit der Pflegegruppenzugehörigkeit verbundenen Kosten im Gesundheitswesen kalkulierbar. Pflege- und Managementinformationssysteme sollten auf betriebswirtschaftlicher Ebene Personalfunktionen aufweisen. Hierzu gehören Mitarbeiterprofile, Informationen über den Ausbildungsstand und Dienstplanlisten. Funktionen dieser Art erleichtern den effizienten Einsatz von Pflegeleistungen.

Ein umfassendes, integriertes Pflegeinformationssystem muss das oberste Ziel aller Bemühungen sein. Es sollte mit der Mehrzahl der existenten Krankenhausinformationssysteme interagieren können, zu ihnen kompatibel sein und gleichzeitig eine eigenständige Charakteristik besitzen. Seine Haupteigenschaften werden sich auf das Konzept verteilter Systeme stützen. Es muss die typische Kommunikationskapazität von Netzwerken besitzen und auf der Basis einer Client-Server-Architektur klinische Computerarbeitsplätze bereitstellen, welche Prozesse der Entscheidungsfindung unterstützen. Um dieses Ziel zu erreichen, muss die vorhandene Technologie innovativ eingesetzt werden.

Aufgabe der Pflegeinformatik wird es sein, Hilfestellung bei der Bereitstellung und Zusammenfassung von Informationen zu leisten, die Entscheidungen in der Patientenpflege erleichtern. Die moderne Pflegepraxis beschränkt sich nämlich nicht mehr auf das Abschätzen und Planen des Pflegeprozesses. Stattdessen konzentriert sie sich auf die Entscheidungsfindung und das klinische Beurteilen der notwendigen pflegerischen Maßnahmen. Schließlich ist die Patientenversorgung zunehmend komplexer geworden, was mit der zunehmenden Erkrankungsschwere der Patienten korreliert. Konsequenterweise wurde damit das Repertoire pflegerischer Maßnahmen ausgeweitet. Dieser Maßnahmenkatalog spiegelt autonome Aspekte der Pflegepraxis und basiert auf pflegerischem Wissen und professionellem Urteilsvermögen. Eigenständige pflegerische Maßnahmen ergänzen dabei die ärztliche Behandlung, ohne mit ihr zu konkurrieren.

Wie kann nun Computertechnologie die Patientenversorgung unterstützen? Das ideale Pflegesystem muss Rohdaten verarbeiten können und eine Pflegedatenbank bereitstellen, die mit beträchtlichem Aufwand von seiten des Personals mit Informationen gefüllt wird. Bis vor kurzem lohnte es überhaupt nicht, über ein solches System nachzudenken, da die Technologie hierfür nicht existierte. Nun, da die Technik existiert, liegt es in der Verantwortung der Pflegekräfte, sie zu nutzen. Aus Sicht der Pflege müssen die Informationssysteme zukünftig drei Hauptaufgabengebiete abdecken, um zu einem sinnvollen Werkzeug der Patientenversorgung zu werden: Rohdatenerfassung, Pflegestandards und Entscheidungsfindungshilfen.

Rohdatenerfassung

In dem von uns diskutierten Zusammenhang bedeutet Rohdatenerfassung das Sammeln patientenorientierter Informationen am Ort ihres Entstehens, also im direkten Patientenkontakt. Das Konzept des „Terminals am Krankenbett" wurde in der Mitte der 80-er Jahre eingeführt. Die meisten Experten betrachten es als sinnvoll, den Computerzugang möglichst dicht am Patienten zu realisieren, den Rechner an den „Ort der Pflege" zu bringen. Und die meisten Kliniker versprechen sich davon eine Reduktion ihrer Schreibtischarbeit und einen verbesserten Zugang zu klinischen Daten.

Patientennahe Systeme sind noch in der Minderheit, doch ihr Potenzial kann nicht hoch genug eingeschätzt werden. Die Industrie wird die Bedeutung von Systemen zur Rohdatenerfassung und von patientennaher Computertechnik mit dem Zunehmen der Einrichtungen und Organisationen erkennen, die dieses Konzept in ihren Häusern umsetzen. Patientennahe Systeme werden zukünftig den Standard in der Pflege bilden. Dieser Schluss basiert auf der Beobachtung, dass in Kanada, den Vereinigten Staaten und weltweit erhebliche Forschungsmittel in das Entwickeln patientennaher Computersysteme fließen.

Kriterien für die Rohdatenerfassung

Die Rohdatenerfassung muss bestimmten Kriterien genügen. Im wesentlichen muss das Pflegepersonal am Patientenbett in der Lage sein, mit der zentralen Patientendatenbank und dem zentralen Pflegesystem oder Krankenhausinformationssystem zu kommunizieren. Mit bereits eingerichteten Krankenhausinformationssystemen muss interagiert werden können, damit die an diesen Systemen bereits geleistete Arbeit nicht hinfällig wird. Die zum Einsatz kommende Technik muss kompakt sein und darf den Einsatz anderer wichtiger Geräte für die Patientenversorgung nicht behindern. Außerdem muss sie haltbar und hart im Nehmen sein und sollte problemlos desinfiziert werden können. Weitere Forderungen sind: unkomplizierte Bedienung, hochauflösende Bildschirme mit Graphikfähigkeit und Lesbarkeit im Dunkeln. Die Dateneingabe sollte mit Hilfe vieler Techniken möglich sein: Barcodeleser, Digitalkamera, Spracheingabe, Tastatur und physiologische konstante Merkmale wie zum Beispiel der Fingerabdruck. Sinnvoll ist auch ein Lautstärkeregler, mit dem akustische Meldungen von Tastatur und Rechner gedämpft werden können. Wie die Erfahrung zeigt, halten sich Patienten nicht immer in ihrem Bett auf. Die Technik muss dieser Tatsache Rechnung tragen und dem Pflegepersonal die größtmögliche Mobilität bei der Dateneingabe erlauben. Bidirektionale Funknetzverbindungen sollten die Sicherheit und Vertraulichkeit der erhobenen Patienteninformationen hinreichend gewährleisten. Verschlüsselungsalgorithmen und zeitversetzte Kurzwellenübertragung schützen zusätzlich die erhobenen Daten. Bis alle Forderungen zum sicheren und komfortablen Erfassen von Rohdaten erfüllt sind, bleibt noch viel zu tun.

Typen patientennaher Systeme

Zur Zeit existieren drei Systeme, die den Kriterien einer Dateneingabe am „Ort der Pflege" genügen. Als erstes System sei das stationäre Terminal genannt. Hierbei handelt es sich um Standardtastatur und Kathodenstrahlmonitor, die fest am Ort der Datenerfassung, also am Patientenbett, installiert werden.

Der zweite Terminaltypus wurde speziell für Zwecke der Rohdateneingabe entwickelt. Eine Spielart eines solchen speziellen Terminals wird am Fußende des Bettes montiert und besitzt pflegespezifisch belegte Funktionstasten. Ein weiteres Terminal aus der zweiten Kategorie der patientennahen Systeme ist eine Hybridlösung, die an einer Wand im Patientenzimmer befestigt und nur zur Dateneingabe abgenommen wird.

In die dritte Kategorie fallen alle tragbaren Terminals, die örtlich ungebunden zu benutzen sind. Ob nun ein am Krankenbett fixiertes Terminal oder ein portables Gerät den Bedürfnissen der Pflege und den Erfordernissen der Dateneingabe besser entspricht, kann noch nicht eindeutig beantwortet werden. Wir besitzen einfach noch nicht genug Erfahrungen mit patientennahen Systemen. Gleichwohl könnten die portablen Geräte das Rennen machen. Schließlich gestatten sie den Pflegekräften einen besseren Zugang, lassen sich vor unberechtigten Patientenzugriffen besser schützen und geben sich im Unterhalt moderat.

Der Nutzen der Rohdatenerfassung im Gesundheitswesen

Die Möglichkeiten der Rohdatenerfassung wären wesentlich besser zu nutzen, wenn es Bewertungs- und Interviewrichtlinien gäbe, die am Ort der Pflege in das Eingabegerät eingespielt werden könnten. Eine interaktive Dateneingabe am Krankenbett wäre ein echter Fortschritt und brächte eine verbesserte Pflegedokumentation mit sich. Schließlich ließen sich auf dieser Basis Entscheidungsfindungssysteme entwickeln, deren Resultate direkt am Patientenbett umgesetzt werden könnten. Es liegt auf der Hand, dass intensivmedizinische Stationen die ersten Nutznießer solcher Systeme wären. In der Folge würden dann weitere Bereiche der Patientenversorgung profitieren: Normalstationen, Langzeitpflege, arbeitsmedizinische Versorgung, Tageskliniken, gemeindenahe Versorung und häusliche Krankenpflege. Diese Bereiche wurden vom Gesundheitssegment der Computerindustrie bislang sträflich vernachlässigt, da die existente Technologie den mobilen Einsatz von Soft- und Hardware kaum unterstützte. Für den außerstationären Bereich eröffnen sich aber mit dem Vorhandensein mobiler Systeme ungeahnte Möglichkeiten. So kann man sich durchaus vorstellen, dass niedergelassene Ärzte solche Systeme nutzen, um für ihre Patienten Krankenhausbehandlungen zu arrangieren und gleichzeitig klinisch relevante Informationen zu übertragen.

Standards zu pflegerischen Daten

Auch in der Pflege müssen Informationen systematisch organisiert werden, um die Informationsflut beherrschen zu können. Dies ist ein geistiger Prozess, der gemeinsame Eigenschaften von Daten zu ihrer Typisierung nutzt. Systematisierungen dieser Art sind nun in der Pflege nicht ganz unproblematisch, da unser gemeinsamer professioneller Sprachfundus nicht hinreichend präzise ausgebildet ist. Die Situation wurde von Lang zutreffend beschrieben: „Was wir nicht benennen können, können wir nicht kontrollieren, finanzieren, weitergeben oder in die öffentliche Diskussion bringen" (Clark u. Lang 1992, S. 109). Weil die Pflegewissenschaft keine universell akzeptierten Methoden zum Definieren und Sammeln von Pflegedaten besaß, konnten diese nicht erhoben werden. So enthalten die Entlassungspapiere von Patienten in den USA, die von den Dokumentationsabteilungen der Krankenhäuser erstellt werden, keine pflegespezifischen Informationen. Die Leistungen der Pflege spiegeln sich in diesen Papieren also nicht. Solche Dokumente werden aber von vielen Institutionen genutzt, um Statistiken zu erstellen und Geldmittel zuzuweisen. Deshalb müssen die Entlassungspapiere Pflegedaten enthalten, müssen die pflegerischen Komponenten der Patientenversorgung spezifizieren, die Art der Pflegeleistungen benennen und den Einfluss der Pflege in das Gesamtresultat der Behandlung einbeziehen. Noch gehen viele wertvolle Informationen verloren. Nur mit Hilfe solcher Informationen kann aber die Pflege evidenzbasierte Handlungsmuster entwickeln. Evidenzbasierte Pflegedaten werden nicht nur für die klinische Praxis benötigt, sondern auch von den Pflegedienstleitern, die hierauf ihre Entscheidungen stützen. Mit der zunehmenden Verbreitung von Gesundheitsdatenbanken sollte also darauf geachtet werden, dass auch Elemente der Pflege Berücksichtigung finden.

Wenn Daten aus der Pflegepraxis zu erheben sind, greifen mehrere Konzepte ineinander. Abbildung 6.2 illustriert den Herleitungsprozess. Pflegepraxis, Nomenklatur, Sprache und Klassifikationen führen zur Basisdokumentation („minimal data set"), die wiederum an die Pflegepraxis als Ausgangspunkt rückgekoppelt ist.

> **»** Die Pflegekraft findet und benutzt Wort(etiketten) für die Elemente ihrer Arbeit. Wenn diese Worte und Begriffe unter Schwestern und Pflegern standardisiert, also einheitlich gebraucht werden, so bilden sie eine Pflegenomenklatur. Werden jetzt diese Wortetiketten innerhalb einer definierten Struktur und eines systematisierten Managements kombiniert, so ergibt sich ein Sprachsystem für die Pflege. Daten, die gemäß der Pflegenomenklatur beschrieben sind, in eine Pflegesprache eingeordnet und aufgrund gemeinsamer Eigenschaften klassifiziert wurden, eignen sich zum Erzeugen eines minimalen Pflegedatensatzes, welcher wiederum auf die Pflegepraxis Rückwirkungen zeigen

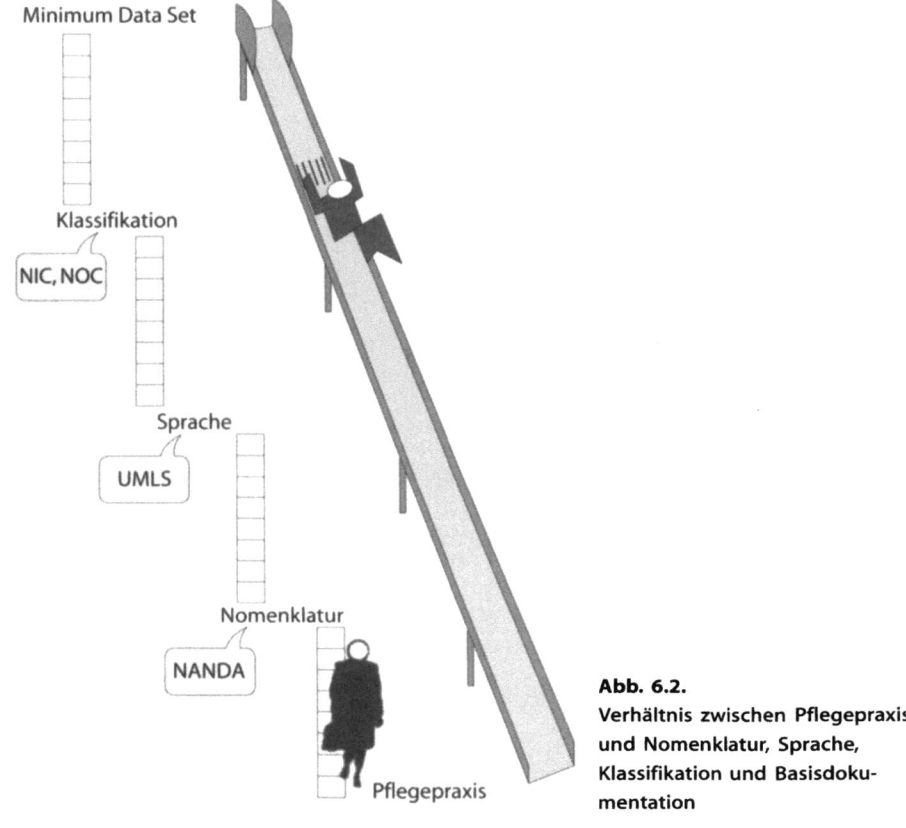

Abb. 6.2.
Verhältnis zwischen Pflegepraxis und Nomenklatur, Sprache, Klassifikation und Basisdokumentation

mag. In Reaktion auf externe Veränderungen beginnt ein kontinuierlicher Prozess von Entwicklung, Verfeinerung und Modifikation. (Clark u. Lang 1992, S. 11). «

Der nachfolgende Abschnitt beschreibt das Wechselspiel dieser Konzepte und erläutert die Bemühungen verschiedener Länder um Standards für Pflegedaten.

Historische Entwicklungen

Vereinigte Staaten von Amerika

Auf einer Arbeitskonferenz des Jahres 1969 wurden in den USA die Richtlinien entwickelt, mit deren Hilfe eine Basisdokumentation aus allen Krankenhausakten herausgefiltert werden sollte, die bei der Entlassung eines Patienten anfallen. Die Konferenzteilnehmer erkannten die Notwendigkeit, Informationen über die Arbeit von Gesundheitseinrichtungen zu gewinnen. Mit Hilfe dieser Informationen sollten sich die steigenden Gesundheitskosten kontrollieren lassen, die verfügbaren Mittel gerecht verteilt und angemessen verwendet werden. Softwaretechnisch schien diese Aufgabe lösbar, da Ende der 60-er Jahre Datenmanagementprogramme bereits realisiert werden konnten (Murnaghan u. White 1979).

Nach der Präsentation eigens erstellter Arbeitspapiere wuchs unter den Teilnehmern dieser Konferenz der Wunsch, einen einheitlichen Datensatz für jeden entlassenen Krankenhauspatienten zu erzeugen (Uniform Hospital Discharge Data Set/UHDDS). Nachdem die Versammlungsteilnehmer die erforderlichen Mindestangaben bestimmt hatten, wurde geprüft, ob die zu sammelnden Daten den Kriterien von Verfügbarkeit, Zuverlässigkeit und Nutzen genügen und ob die mit der Datensammlung verbundenen Kosten in einem vernünftigen Verhältnis zum Aussagewert stehen (Murnaghan u. White 1970). In den frühen 70-er Jahren wurde der einheitliche Entlassungsdatensatz (UHDDS) getestet, evaluiert und revidiert.

Das amerikanische Gesundheitsministerium übernahm im Jahr 1974 den UHDDS und übertrug das Durchführen der Datensammlung dem nationalen Amt für Gesundheitsstatistik (National Committee on Vital and Health Statistics) (Abdellah 1988; Pearce 1988). In den nachfolgenden Jahren wurden die Kriterien für diesen Datensatz mehrfach geändert (Abdellah 1988; Pearce 1988). Um eine möglichst präzise und einheitliche Datensammlung zu ermöglichen, berücksichtigten die Neufassungen definitorische Änderungen der Behandlungs- und Diagnosekategorien (National Center for Health Statistics 1972, 1980).

Die im UHDDS genannten Versorgungskategorien schließen die medizinische Diagnose und Behandlung ein und sind ausschließlich arztzentriert. In den Datensatz wurden *keine* eigenen klinischen Pflegekriterien integriert. Die Patientenversorgung ist aber kein rein ärztliches Geschäft; arztzentrierte Datensätze liefern nur eine Teilmenge der Informationen, die die Arbeitsweise eines Krankenhauses beschreiben. Als Antwort auf die Informationslücke im UHDDS entwickelten Werley und Mitarbeiter 1985 einen minimalen Pflegedatensatz (Nursing Minimum Data Set/NMDS), der auf 1977 geleisteten Vorarbeiten aufbaute. Werley (1988) definierte den minimalen Pflegedatensatz wie folgt: „Der NMDS erfasst Informationen mit einheitlichen Definitionen und beschreibt mit seinen Kategorien spezifische Dimensionen professioneller Pflege, um die Informationsbedürfnisse unterschiedlichster Datennutzer im Gesundheitswesen zu befriedigen" (S. 7). Der minimale Pflegedatensatz verfolgte fünf Ziele: Pflegedaten aus unterschiedlichen Praxisumgebungen und von verschiedenen Orten sollten miteinander vergleichbar sein; die Beschreibungskategorien sollten die Pflege von Patienten und ihren Familien in verschiedenartigen Umgebungen reflektieren, sollten Pflegetrends und den Ressourceneinsatz in Abhängigkeit von den Gesundheitsproblemen abbilden. Außerdem sollten die erhobenen Pflegedaten als Datenbank der Pflegeforschung zur Verfügung stehen und Politiker bei ihren gesundheitspolitischen Entscheidungen unterstützen.

Der minimale Pflegedatensatz (NMDS) wurde auf einer Konsensuskonferenz der Universität Wisconsin-Milwaukee School of Nursing aus der Taufe gehoben. Er beinhaltete Elemente von Pflege, Patientendemographie und Dienstleistung. Die Pflegeelemente umfassten die Pflegediagnosen, Pflegemaßnahmen, Intensität der Betreuung und das Pflegeergebnis. Demographische Angaben und Dienstleistungskennziffern -außer der persönlichen Versichertennummer und der Kennziffer des Pflegedienstes – konnten dem auf Basis der Entlassungspapiere generierten Datensatz (Uniform Hospital Discharge Data Set/UHDDS) entnommen werden.

Die North American Nursing Diagnosis Association (NANDA) lieferte die formale Struktur, um Pflegediagnosen zu entwickeln und zu testen. NANDA definiert die Pflegediagnose als „... *ein klinisches Urteil über individuelle, familiäre oder umgebungsbezogene Reaktionen auf tatsächliche und potenzielle Gesundheitsprobleme und Lebensprozesse. Auf der Basis von Pflegediagnosen werden Pflegemaßnahmen ausgewählt und umgesetzt, für deren Ergebnis die Pflegekraft verantwortlich zeichnet*" (Carpenito 1989).

NANDA arbeitet mit wenigstens fünf Abstraktionsebenen, wobei die fünfte die konkreteste und aus klinischer Sicht die nützlichste ist. Die menschlichen Verhaltensmuster bilden die abstrakte erste Ebene und stellen den organisatorischen Rahmen für das System bereit. Es gibt neun Reaktionsmuster, die nachfolgend genannt seien: Wählen, Kommunizieren, sich Austauschen, Fühlen, Wissen, sich Bewegen, Wahrnehmen, sich in Beziehung setzen und Bewerten (Saba 1993). Auf der zweiten Abstraktionsebene wird mit 29 Kategorien gearbeitet. Insgesamt verfügt NANDA über 104 diagnostische Etiketten.

Als patientenzentriertes Managementinformationssystem stützt sich das Omaha Classification System auf den Pflegeprozess. Es spiegelt die Wechselwirkungen in der Pflege-Patienten-Beziehung und liefert einen Rahmen, in den klinische Daten zusammen mit anderen wesentlichen individuellen und ökonomischen Angaben eingegeben werden. Das patientenbezogene Systemsegment wird als Problem-Klassifikations-Schema (Problem Classification Scheme/PCS) bezeichnet. Es umfasst 44 patientenorientierte Problemfelder, die Aufgabenstellungen in der gemeindenahen Versorgung abdecken und dokumentiert die erbrachten Dienstleistungen. Ein Problemfeld wird dabei definiert als *ein klinisch fundiertes Urteil über umgebungsabhängige, psychosoziale, physiologische und gesundheitsbezogene Verhaltensbeobachtungen* (Martin u. Scheet 1992).

Das Omaha Klassifikationssystem wurde von 1975 bis 1993 im Verlauf von vier Forschungsvorhaben entwickelt. An den Projekten beteiligten sich die häusliche Krankenpflegevereinigung von Omaha (Visiting Nurses Association/VNA), die Pflegeabteilung des öffentlichen Gesundheitsdienstes (Division of Nursing, Public Health Service) und das U.S.-Gesundheitsministerium (U. S. Department of Health and Human Services). Im Rahmen dieser Forschungsprojekte entstand das Problem-Klassifikations-Schema, ein Maßnahmenkatalog und eine Beurteilungsskala für Pflegeergebnisse.

Ein Klassifikationsschema speziell für Home Health Pflegedienstleistungen an Medicare Patienten (Home Health Care Classification/HHCC) wurde von 1988 bis 1991 an der Pflegeabteilung der Georgetown Universität entwickelt. Mit dem Schema sollte der Bedarf an häuslicher Krankenpflege ermittelt, die Ergebnisse dokumentiert und der Ressourceneinsatz erfasst werden (Saba 1992, S. 50). Die von der nordamerikanischen Gesellschaft für Pflegediagnosen (NANDA) vorgegebenen Definitionen wurden für das HHCC-Schema übernommen. Zwanzig Komponenten häuslicher Krankenpflege bilden den Klassifikations- und Kodierungsrahmen, in den Pflegediagnosen und Pflegeleistungen eingeordnet wurden. Die aus der Erfahrung abgeleiteten Komponenten und Kategorien sollten das erhobene Datenmaterial statistisch analysierbar machen. Der Patientenstatus im HHCC-Klassifikationsschema wird als Pflegediagnose bezeichnet und beschreibt sechs Stufen des Pflegeprozesses. Die Pflegediagnosen im HHCC sind nach Maßgabe der zehnten Fassung der internationalen Klassifikation der Erkrankungen (International Classification of Diseases/ICD-10) kodiert. Auf Basis des von der Weltgesundheitsorganisation entworfenen ICD-Schlüssels werden DRGs bestimmt, welche die Krankenhäuser zur Kostenerstattung durch die Kassen heranziehen.

Pflegemaßnahmen bezeichnen im HHCC-Klassifikationsschema alle Dienstleistungen, wichtige Behandlungen und Interventionen oder jegliche Aktivitäten, die nach ärztlicher oder pflegerischer Anweisung durchgeführt werden (Saba 1992) und stellen ein Maß für den tatsächlichen Ressourcengebrauch dar. McCloskey und Bulechek von der Iowa-Universität entwickelten anlässlich eines Forschungsprojekts eine Klassifikation der Pflegemaßnahmen (Nursing Interventions Classification/NIC). Das Forscherteam definierte die Pflegemaßnahme als „jede Behandlung, die auf klinischem Urteilsvermögen und Wissen beruht und vom Pflegepersonal im Interesse des Patienten bzw. Klienten vollzogen wird. Pflegemaßnahmen schließen Aspekte direkter und indirekter Pflege ein; sie können von Ärzten, von Pflegekräften oder anderen Dienstleistern initiiert werden" (McCloskey u. Bulechek 1996, S. XVII). Auf der Basis von Fachliteratur, Expertenmeinungen und Gruppeninterviews erarbeiteten die Wissenschaftler sechs Bereichskategorien, 26 Maßnahmenklassen und 336 spezifische Pflegeinterventionen (Bulechek et al. 1994). Jede Maßnahme wird etikettiert und definiert. Eine Aktivitätenliste und Pflegebeispiele beschreiben die Intervention genauer.

Der NIC-Katalog wurde so entwickelt, dass er konsistent ist mit der Current Procedural Terminology, der American Medical Association (AMA) und dem Health Care Financing Administrations's Common Procedure Coding System, einem amerikanischen System zum Kodieren von Versorgungsmaßnahmen, welches die Finanzverwaltung des dortigen Gesundheitswesens benutzt. Das Klassifikationsschema wurde von der US amerikanischen Zentralbibliothek für Medizin (National Library of Medicine) in den zentralen Schlagwortkatalog der *Unified Medical Language*, einer einheitlichen medizinischen Sprache übernommen. Außerdem will die amerikanische Pflegevereinigung (American Nurses Association) den Katalog in ihr eigenes System einer einheitlichen Pflegesprache integrieren (McCloskey u. Bulechek 1996; McCormick et al. 1994). Der Maßnahmenkatalog bedient sich einer standardisierten Sprache, die sowohl unterschiedliche Pflegeumgebungen als auch verschiedene Fachdisziplinen abdeckt (McCloskey u. Bulechek 1996). Er beinhaltet Maßnahmen einfacher wie auch komplexer Natur und erfasst Einzelleistungen genauso wie Teamleistungen.

Im Zusammenhang mit dem Katalog pflegerischer Maßnahmen entwickelte das Iowa Intervention Project auch ein Klassifikationssystem, welches die Pflegeergebnisse beschreibt (Nursing Outcomes Classification System/NOC/Johnson et al.

1997). Die Ergebnisklassifikation sollte im Auge behalten werden, knüpft sie doch an das Pflegeinterventionsschema (NIC) und damit auch an NANDA und das Omaha-Projekt an. NANDA, Omaha, NIC und das System zur Klassifikation von Home Health Care (HHCC) wurden zu Bestandteilen des einheitlichen medizinischen Sprachsystems (Unified Medical Language System/UMLS). Bei UMLS handelt es sich um ein Langzeitprojekt der National Library of Medicine, welches medizinisches Vokabular aus unterschiedlichen Quellen aufeinander abstimmen will, um Daten aus diesen Quellen durchgängig nutzen zu können.

Kanada

In Kanada entwickelte sich eine Managementinformationssystem-Gruppe (MIS) durch den Zusammenschluss der gleichnamigen Projektgruppe im Jahr 1989 mit Mitarbeitern des nationalen Programms zur Verbesserung der Krankenhausproduktivität. Die MIS-Gruppe formulierte Richtlinien für das Sammeln statistischer und ökonomischer Daten. Patientenbezogene klinische Angaben wurden nur in geringem Maß berücksichtigt und beschränkten sich auf Daten zum Ressourcenverbrauch und auf Angaben, die für Kurzfassungen der Patientenakte benötigt werden. Außerdem basierten die patientenbezogenen Daten ausschließlich auf ärztlichen Aktivitäten. Daten zur klinischen Pflege fanden sich in den MIS-Richtlinien dagegen nicht.

Im Jahr 1963 gründeten die Regierung von Ontario und die Krankenhausgesellschaft dieser Provinz ein Institut zur Normung von Krankenakten (Hospital Medical Records Institute/HMRI). 1977 wurde das HMRI unabhängig und von den Bundesbehörden beauftragt, das Management von Pflegedaten zu analysieren. In der Folge sammelte das Institut aus den Krankenakten herausgefilterte Patientendaten und verarbeitete diese mit dem Zweck, Pflegedienstleister, Manager und Planungseinrichtungen beim Gestalten von Gesundheitsdiensten zu unterstützen (Youngblut 1991). Da nicht alle Gesundheitsministerien in den kanadischen Provinzen das Weiterreichen von Daten aus Krankenakten an das HMRI erlauben, besitzt die vom Institut erstellte Datenbank keinen nationalen Chrarakter. Die aufgelisteten Versorgungskriterien sind ausschließlich arztbezogen und berücksichtigen Haupt- und Nebendiagnosen und die eingeleiteten Maßnahmen. Festzuhalten bleibt, dass klinische Pflegedaten nicht erhoben wurden.

Die Vereinigung vollexaminierter Pflegekräfte in der kanadischen Provinz Alberta (Alberta Association of Registered Nurses/AARN) erkannte das Entwickeln eines minimalen Pflegedatensatzes (Nursing Minimum Data Set/NMDS) als wichtige Aufgabe. Von dieser Vereinigung wurde die Definition eines Pflegedatensatzes 1991/92 als vorrangige Aufgabe formuliert. Außerdem forderte die Vereinigung im Juni 1990 den kanadischen Dachverband aller Pflegekräfte (Canadian Nurses Association/CNA) auf, eine Konferenz einzuberufen, die „ein standardisiertes Format für das Erstellen eines minimalen Pflegedatensatzes erarbeiten sollte. Das Format soll die Eingabe, Zugänglichkeit und Wiederauffindbarkeit der Daten garantieren." Die Resolution wurde von der CNA zur Weiterbearbeitung angenommen. NMDS-Initiativen in anderen kanadischen Provinzen sind nicht bekannt.

Die CNA antwortete auf die NMDS-Resolution ihrer amerikanischen Schwestergesellschaft (American Association of Registered Nurses/AARNs) mit einer Konferenzeinladung, die im Herbst 1992 in Alberta umgesetzt wurde. Konferenzgegenstand waren die Inhalte des geplanten Pflegedatensatzes und seine Ziele. Es handelte sich um die erste Konferenz auf kanadischem Boden, die sich ausschließlich dem Thema NMDS widmete.

Das kanadische Institut für Gesundheitsinformationen (Canadian Institute for Health Information/CIHI) gründete im Jahr 1996 die Gesellschaft für Gesundheitsinformatik und Telematik. Die Gesellschaft sollte die nationalen Ziele für Informations- und Technologiestandards im Gesundheitswesen erarbeiten und sich entwickelnde Standards mitgestalten, damit ein nicht redundanter und in sich widerspruchsfreier Satz von Standards für Kanada entstünde. Zum Aufgabenkatalog der Gesellschaft zählte auch die Zusammenarbeit mit anderen nationalen und internationalen Standardisierungsorganisationen, das Entwickeln einer elektronischen Langzeit-Gesundheitsdatenbank zum Gebrauch für Gesundheitsdienstleister, Wissenschaftler, Politiker und Kontrolleinrichtungen des Gesundheitswesens (CIHI 1997). Eine Arbeitsgruppe innerhalb von CIHI entwarf die kanadische Klassifikation von Gesundheitsmaßnahmen (Canadian Classification of Health Interventions/CCI). Im Gegensatz zum amerikanischen Klassifikationssystem ist das kanadische CCI unabhängig vom Dienstleister und der Versorgungsumgebung. Ein und derselbe Code erfasst also Interventionen von Arzt, Schwester, Pfleger oder Therapeuten und das gleichfalls unabhängig davon, ob die Maßnahme im Operationssaal, auf Intensivstation, im Krankenhaus oder in der Praxis eines niedergelassenen Arztes durchgeführt wurde. Angaben zum Dienstleister und zur Behandlungsumgebung werden separat in der Patientenakte erfasst.

Großbritannien
Die Unzufriedenheit mit dem Informationssystem des nationalen Gesundheitswesens, dem National Health Service (NHS), führte 1979 zu dessen vollständiger Überprüfung. Man hatte erkannt, dass sich ohne verlässliche Informationen für den Kliniker der Ressourceneinsatz nicht befriedigend steuern ließ. Die Überprüfung zeigte Mängel in den Bereichen Datensammlung, Verarbeitung, Aktualität, Korrektheit und Vergleichbarkeit. Als Folge wurde eine Lenkungsgruppe für den Sektor Gesundheitsinformation eingesetzt. Deren Zielvorgabe war es, eindeutige, aktuelle und relevante Informationen für das Gesundheitsmanagement zu sammeln, in sich schlüssige Definitionen bereitzustellen und die verschiedenen Datenquellen untereinander zu verbinden (National Health Service/ Department of Health and Social Security Steering Group on Health Service Information <NHS>, 1982).

In ihrer Arbeit wurde die Lenkungsgruppe des Sektors Gesundheitsinformation von nachfolgend genannten Organisationen unterstützt: dem nationalen Gesundheitswesen (NHS), dem Gesundheits- und Sozialministerium (Department of Health and Social Security) und dem Büro für Bevölkerungsfragen und Zensus (Office for Population, Censuses and Surveys). Es gelang der Lenkungsgruppe, die gewünschten Daten zu identifizieren und zu definieren. Für die Datensammlung konnten angemessene Strategien gefunden werden, so dass eine nationale Gesundheitsdatenbank konzeptionell möglich wurde. Schließlich legte die Lenkungsgruppe einen siebenbändigen Arbeitsbericht vor, der unter der Bezeichnung „Körner-Report" bekannt wurde. Er skizziert die Datensammlung und beschreibt den Nutzen der Informationen, die über Krankenhausaktivitäten (NHS 1982), Rettungsdienste (NHS, 1984a), Personal (NHS 1984b), Maßnahmen in Krankenhäusern und Gemeinden (NHS 1984c), Dienste für und in Gemeinden (NHS, 1984d) und Finanzen (NHS 1984e) erhoben wurden.

Auch die Körner-Daten konzentrieren sich auf arztbezogene klinische Informationen, bieten Verknüpfungen hin zum Allgemeinarzt und zu medizinischen Diagnosen und Operationen. Die Datensammlung informiert jedoch nicht über klinisch relevante Pflegemaßnahmen. Wheeler (1991) berichtet, dass die Körner-Datensammlung nunmehr auch Pflegeelemente beinhaltet. Dieser Schritt spiegelt die sich wandelnde Rolle des Pflegepersonals in Großbritannien. Als spezifische Pflegeelemente integrierte man die „Pflegeepisode", die den Zeitraum beschreibt, in dem ausschließlich eine Pflegekraft für alle Pflegemaßnahmen verantwortlich zeichnet, das „Einweisungsrecht", welches die einweisende Person, die heutzutage in Großbritannien auch eine Pflegekraft sein kann, benennt und schließlich den „Pflegeplan in einem Heim", der alle Maßnahmen zum Zwecke der Planung erfasst, die von Pflegekräften in Institutionen durchgeführt werden, die allein unter der Leitung von Pflegekräften stehen (Wheeler 1991). Trotz dieser positiven Entwicklung werden auch weiterhin Pflegeaktivitäten nicht genügend berücksichtigt.

Über den internationalen Dachverband der nationalen Pflegevereinigungen, den International Council of Nurses (ICN), ist Großbritannien in das Projekt zur Klassifikation der Pflegepraxis (International Classification of Nursing Practice/ICNP) einbezogen. Das 1990 ins Leben gerufene ICNP-Projekt will ein standardisiertes Pflegevokabular erarbeiten, auf Papier oder elektronisch dokumentierte Pflegediagnosen, Maßnahmen und Ergebnisse so klassifizieren, dass die Pflegepraxis unabhängig von der klinischen Umgebung beschrieben und verglichen werden kann. Die erste Fassung eines Pflege- und Maßnahmenkatalogs wurde 1996 zum Test freigegeben. Ein Pflegeergebnisschema folgte im Jahr 1997 (Clark 1997). Die Betaversion des Klassifikationsschemas wurde 1999 publiziert. Alle nationalen Pflegevereinigungen wurden gebeten, die ICNP zu kommentieren. Das europäische TELENURSE-Projekt, welches sich seit 1996 um eine europäische Strategie im Umgang mit gemeinsamen Strukturen und Verfahrensabläufen bemüht, übersetzte die Alpha- und Betaversion des ICNP in mehrere Sprachen und testet einige Inhalte des Klassifikationsschemas anhand elektronisch geführter Krankenakten (Clark 1997; Yensen 1996).

Aufgaben beim Entwurf eines minimalen Pflegedatensatzes (NMDS)

Pflegekräfte erkennen zunehmend die Bedeutung von Standards im Bereich Pflegedaten und wissen um die wesentlichen Aufgaben, die hierbei zu lösen sind. So müssen Daten koordiniert und miteinander verknüpft werden. Dabei sind drei Aspekte von besonderer Bedeutung. Erstens: Die Computersysteme müssen das Verknüpfen von Datenbanken erlauben. Zweitens: Die Inhalte des Pflegedatensatzes müssen standardisiert sein, um das Zusammenspiel mit anderen Informationen möglich zu machen. Und drittens: Datenverknüpfungen besitzen immer einen ethischen Aspekt. Vertraulichkeit von Patientendaten und die Privatsphäre müssen gegeben sein. Integration wird das Schlüsselwort heißen, wenn die Entwicklungen in verschiedenen Ländern zusammengeführt werden. Gibt es erst einmal Standards für Pflegedaten, so tauchen drei weitere Problemfelder auf:
1. Die Idee muss Verbreitung finden.
2. Eine hohe Datenqualität wird nur erreicht, wenn die Anwender entsprechend geschult sind.
3. Instrumente zum Überprüfen der Standards sind nötig.

Entscheidungsfindungssysteme

Aufsätze über Entscheidungsfindungssysteme in der Pflegeliteratur sind oft konfus und unpräzise, da Definitionen und Konzepte nicht einheitlich gebraucht werden. Die Autoren verwenden ein und denselben Begriff für unterschiedliche Konzepte oder belegen ein und dasselbe Konzept mit verschiedenartigen Begriffen. Eine einigermaßen anerkannte Definition beschreibt computergestützte Entscheidungsfindungssysteme (computerized decision support systems/CDS oder DSS) als „Software, die auf einer Wissenbasis Fakten und Regeln enthält und den mit der Patientenversorgung befassten Kliniker bei seinen Entscheidungsprozessen unterstützt" (Langton et al. 1992, S. 626). Alle Fachautoren stimmen darin überein, dass Entscheidungsfindungssysteme die von Pflegekräften zu treffenden Entscheidungen ergänzen, aber nicht ersetzen können. Die Mehrzahl der heute eingesetzten Pflegeplansysteme sind keine CDS-Systeme. Standardisierte Pflegepläne, seien sie nun von Hand oder computerbasiert erstellt, liefern Pflegekriterien nur für standardisierte Patienten! Solche Pflegepläne unterstützen die Entscheidungsfindung nicht; im Gegenteil, ihr „Kochbuch"-Ansatz unterbindet aktive Entscheidungsprozesse. Einem Modell professioneller Pflege entsprechen sie jedenfalls nicht.

Ein CDS-System für die Pflegepraxis soll der Pflegekraft Informationen liefern, die rationales Entscheiden über die Patientenpflege erleichtern. Entscheidungsfindungssysteme schränken also nicht die Verantwortlichkeit des Pflegepersonals ein, sondern leisten Hilfe bei allen wichtigen Fragen der Patientenversorgung. Ein Modell professioneller Pflegepraxis muss zwei Bedingungen genügen: es muss ein klinisches Urteil unter Berücksichtigung aller Randfaktoren erlauben und gleichzeitig die Empfehlungen des CDS-Systems beachten. Da der gegenwärtige Stand der Computertechnik und des Wissens um den menschlichen Erkenntnisprozess die Leistungen solcher Systeme begrenzt, muss die Pflegekraft sich der Systemgrenzen bewusst sein und die Systemempfehlungen vor deren Einsatz kritisch prüfen.

Nach Eddy (1990) überfordert der heutige Komplexitätsgrad des Gesundheitswesens das Individuum. Entscheidungsfindungssysteme können also beim Verarbeiten der Daten- und Informationsberge helfen. In Anlehnung an Pryor (1994) seien nachfolgend die sechs wichtigsten Funktionen eines CDS-Systems genannt:

1. Alarmfunktion: Systeme mit Alarmfunktion machen den Kliniker auf Probleme aufmerksam, die ein sofortiges Handeln oder Entscheiden verlangen. Wenn Verordnungen, Befunde oder Labordaten in das System eingegeben werden, können solche Alarme auf dem Monitor erscheinen. Manche Systeme erzeugen auch Managementalarme, wenn beispielsweise für einen individuellen Patienten die Fallpauschale überschritten wird oder teure Ressourcen übermäßig in Anspruch genommen werden.
2. Interpretationsfunktion: CDS-Systeme können mit Hilfe dieser Funktion spezifische Daten wie zum Beispiel EKG oder Blutgase interpretieren. Dies geschieht, indem Daten verglichen und in einen Interpretationsrahmen gestellt werden. Auf Basis der Interpretation kann der Kliniker seine Entscheidungen treffen.
3. Assistenzfunktion: Assistenzsysteme sollen die Arbeit des Klinikers vereinfachen und beschleunigen. Sie unterstützen das Erstellen von Behandlungsplan und Krankenkurve, indem sie beispielsweise bereits getroffene Anordnungen anzeigen, auf patientenspezifische Medikamentendosierungen verweisen und Parameter integrieren, die bei früheren Patientenbehandlungen gefunden wurden.
4. Kritikfunktion: Kritikfähige Systeme befinden sich in der Entwicklung und haben noch keine Marktreife erlangt. Sie sollen auf spezielle Probleme in der Behandlung aufmerksam machen. Werden beispielsweise Respiratoreinstellungen geändert, so überprüft das System die Änderungen anhand der letzten Blutgaswerte. Im Fall des Falles wird dem Kliniker eine andere Einstellung als die vorgenommene empfohlen und logisch nachvollziehbar begründet. Natürlich bleibt es dem Kliniker überlassen, den Vorschlag anzunehmen oder zu verwerfen.
5. Diagnosefunktion: Dieser Typus eines Entscheidungsfindungssystems erzeugt anhand allgemeiner Befunddaten Diagnosevorschläge. Im Bedarfsfall werden zusätzliche Daten nachgefragt, um die Liste der Diagnosemöglichkeiten einzugrenzen und zu verfeinern. Andere Systeme mit Diagnosefunktion liefern Mortalitätsvorhersagen, wägen die Behandlungswirkungen gegen konkurrierende Risiken ab und prognostizieren spezifische Behandlungsrisiken wie zum Beispiel Druckgeschwüre.
6. Managementfunktion: Das Rechnersystem erzeugt den Behandlungs- oder Pflegeplan auf Basis von Befunddaten und diagnostischen Kategorien. Die Vor-

schläge werden dann vom Arzt oder der Pflegekraft auf ihre Angemessenheit hin geprüft. Systeme mit starren Protokollen sind zwar leicht zu programmieren und lassen sich auch leicht implementieren, sind jedoch meistens nicht hinreichend individualisiert. Dies bedeutet erhebliche Mehrarbeit für den Kliniker, der die Systemvorschläge individuell anpassen muss. Ist ein solches System aber offen strukturiert, kann der Kliniker die Gründe für sein Abweichen von den Systemvorschlägen eingeben. Das System modifiziert dann seine Entscheidungsregeln und erzeugt ständig verbesserte Vorschlagsprotokolle. Die ergriffenen Behandlungsmaßnahmen und die dahinter stehende Logik lässt sich mit Daten zum Pflegeergebnis kombinieren. So können die Interventionen bestimmt werden, die das gewünschte Behandlungsergebnis am besten erzeugen. Verfeinerte Interventionsprotokolle verbessern die Behandlungsqualität kontinuierlich.

Wissensbasierte Systeme

Alle sechs Entscheidungsfindungssysteme werden in einem wissensbasierten System oder Expertensystem kombiniert. Aus Gründen der Einfachheit wird hier der Begriff Expertensystem verwendet. Er umfasst Entscheidungsfindungs- und wissensbasierte Systeme. Aufgabe und Zweck von Expertensystemen in unserem Umfeld ist es, Lösungen für Pflegeprobleme anzubieten. Diese Lösungen reflektieren das fachkundige Urteil von Pflegeexperten und liefern die vorteilhafteste Antwort auch auf schwierige Pflegefragen. Grundsätzlich binden Expertensysteme menschliches Fachwissen in ein Computersystem ein und spiegeln dabei den Prozess des Abwägens und Urteilens. Die von ihnen benutzte Wissensbasis ist präzise definiert. Alle Expertensysteme nutzen Methoden der Künstlichen Intelligenz, insbesondere die symbolische Repräsentation von Spezialwissen, um hieraus Entscheidungen für ein genau definiertes Anwendungsgebiet abzuleiten. Sie kommunizieren gezielt mit dem Anwender und benennen auf dessen Wunsch die Gründe für eine Entscheidung. Rückmeldungen über die Auswirkungen getroffener Entscheidungen werden vom System berücksichtigt.

Das aus der Wissensbasis und den Entscheidungsregeln eines menschlichen Experten gewonnene Material bildet softwaretechnisch das Rückgrat aller Expertensysteme. In ihnen sind statistische Daten integriert, die auf vielfältigen Beobachtungen aus zahlreichen Patientenkontakten fußen. Ebenso integriert sind objektive Wahrscheinlichkeiten, die aus einer Vielzahl von subjektiven Expertenurteilen stammen. Die Urteile können dabei auf vorläufigen oder heuristischen Annahmen beruhen. Aus diesen Wahrscheinlichkeiten wird abgeleitet, wie eine professionelle Pflegekraft in einer bestimmten Situation handeln würde. Als Komponenten jedes Expertensystems sind zu nennen: Wissensbasis, Patientendatenbank, Anwenderschnittstelle und eine Inferenzmaschine. Diese „Maschine" verarbeitet und interpretiert das gesammelte Wissen. Als Techniken für diese Aufgabe verwendet sie die Methode des logischen Schließens und nutzt semantische Netze.

Hierzu bedient sich die Inferenzmaschine unter anderem des so genannten Bayesschen Verfahrens, einer statistischen Methode benannt nach dem englischen Mathematiker Thomas Bayes. Die Arbeitsweise von Inferenzmaschinen wird auch als probabilistisch bezeichnet und enthält Elemente der „fuzzy logic", der Verarbeitung „unscharfen" Wissens, d. h. Wissen, das über einfache „Ja-Nein" Entscheidungen hinausgeht. Die Wissensbasis von Expertensystemen enthält empirisch bestätigte Forschungsergebnisse, klinisch gesammelte Erfahrungen und Informationen aus Lehrbüchern. Die Patientendatenbank wird mit den Informationen gefüllt, die für die zu treffenden Entscheidungen relevant sind. Eine weitere wichtige Komponente von Expertensystemen ist die Anwenderschnittstelle. Sie erlaubt die natürlich-sprachliche Kommunikation mit dem System. Hier werden Informationen ein- und ausgegeben. Zu den bekannteren Expertensystemen, die in der klinischen Pflege zum Einsatz kommen, zählen das Creighton Online Multiple Modular Expert System (COMMES), Cyber Nurse und CANDI (Computer-Aided Nursing Diagnosis and Intervention).

Noch viel Arbeit wird die Antwort auf die Frage machen, was Expertensysteme für die Pflege eigentlich bedeuten. Auch das Entwickeln und Einführen solcher Systeme steckt noch in den Anfängen. Schadenshaftung, Vertraulichkeit und Datenintegrität beim Gebrauch elektronischer Krankenakten sind einige Stichworte, die die zu bearbeitenden Themenfelder beschreiben. In Pflegeinformations- und Krankenhausinformationssysteme integrierte Expertensysteme können die evidenzbasierte Pflegepraxis jedenfalls zum Nutzen des Patienten spürbar verbessern.

Schlussfolgerungen

Mit der Marktreife und der breit gestreuten Einführung von Krankenhausinformationssystemen erhält das Pflegepersonal Zugang zu vielfältigen Informationen über seine Arbeit. Gleichzeitig stieg der Zeitbedarf für das Analysieren und Abwägen dieser Informationen. Mit der parallel voranschreitenden Professionalisierung und Akademisierung der Pflegeberufe wuchs unter den Pflegekräften die Wertschätzung analytischer Daten und die Fähigkeit, mit diesen Daten und Forschungsergebnissen umzugehen. Die technologische Entwicklung und der Wandel in der Pflegeausbildung werden die Pflegepraxis nachhaltig verändern. Dabei wird die Verfügbarkeit von Daten das Verständnis von Pflegeentscheidungen und Pflegediagnosen verbessern. Hierdurch können Pflegekräfte einerseits höhere Funktionsebenen besetzen, wodurch andererseits weitere Informationen erzeugt werden. Dieser Kreislauf wurde gerade erst angestoßen.

Literatur

Abdellah FG (1988) Future directions: Refining, implementing, testing, and evaluating the Nursing Minimum Data Set. In: Werley,HH, Lang NM (eds.) Identification of the Nursing Minimum Data Set. Springer, New York, pp 416-426

Bulechek GM, McCloskey J, Titler M, Demehey J (1994) Nursing interventions used in practice. American Journal of Nursing 94(10): 59-63

Canadian Institute for Health Information - CIHI (1997) Controlled Clinical Vocabularies: Background Document. Canadian Institute for Health Information, Ottawa

Campbell C (1978) Nursing Diagnosis and Nursing Intervention. John Wiley and Sons, New York

Carpenito LJ (1989) Nursing Diagnosis. In: American Nurses' Association, Classification systems for describing nursing practice. Working Papers. American Nurses' Association, Kansas City, pp 13-19

Clark J (1997) The international classification for nursing practice: a progress report. Nursing Informatics. In: Gerdin U, Tallberg M, Wainwright P (eds) The Impact of Nursing Knowledge on Health Care Informatics. IOS Press, Amsterdam, pp 62-68

Clark J, Lang N (1992) Nursing's next advance: An international classification for nursing practice. International Journal of Nursing 39(4): 102-112, 128.

Eddy DM (1990) Practice policies: Where do they come from. In: Clinical decision making: From theory to practice (series). JAMA (Journal of the American Medical Association) 263: 1265-1275

Johnson M, Maas M, Moorhead S (1997) Nursing Outcomes Classification (NOC). Mosby, St. Louis

Langton KB, Johnston ME, Haynes RB, Mathieu A (1992) A critical appraisal of the literature on the effects of computer-based clinical decision support systems on clinician performance and patient outcomes. Proceedings of the Annual Symposium on Computer Applications in Medical Care (SCAMC), pp 626-630

Martin KS, Scheet NJ (1992) The Omaha System: Applications for Community Health Nursing. W. B. Saunders, Philadelphia

McCloskey JC, Bulechek GM (1996) Nursing Interventions Classification (NIC), 2nd edn. Mosby Year Book, St. Louis

McCormick KA, Lang N, Zielstorff R, Milholland DK, Saba V, Jacox A (1994) Toward standard classification schemes for nursing language: Recommendations of the American Nurses Association Steering Committee on databases to support clinical nursing practice. Journal of the American Medical Informatics Association. 1(6):421-427

Murnaghan JH, White KL (1970) Hospital Discharge Data: Report of the conference on hospital discharge abstracts systems. Medical Care (Suppl.) 8:1-215

National Center for Health Statistics (1980) Uniform hospital discharge data: Minimum data set. DHEW Publication No. PHS 80-1157. Hyattsville

National Health Service/Department of Health and Social Security Steering Group on Health Services Information (1982) Steering group on health services information: First report to the secretary of state. London

National Health Service/Department of Health and Social Security Steering Group on Health Services Information (1984a) Steering group on health services information: Second report to the secretary of state. London

National Health Service/Department of Health and Social Security Steering Group on Health Services Information (1984b) Steering group on health services information: Third report to the secretary of state. London

National Health Service/Department of Health and Social Security Steering Group on Health Services Information (1984c) Steering group on health services information: Fourth report to the secretary of state. London
National Health Service/Department of Health and Social Security Steering Group on Health Services Information (1984d) Steering group on health services information: Fifth report to the secretary of state. London
National Health Service/Department of Health and Social Security Steering Group on Health Services Information (1984e) Steering group on health services information: Sixth report to the secretary of state. London
Pearce ND (1988) Uniform minimum health data sets: Concept, development, testing, recognition for federal health use, and current status. In: Werley HH, Lang NM (eds.) Identification of the Nursing Minimum Data Set. New York: Springer, pp 122–132
Pryor TA Development of decision support systems. In: Shabot MM, Gardner RM. (eds) Decision Support Systems in Critical Care. Springer-Verlag, New York, pp. 61–72. Cited in Braden BJ, Corritore C, McNees P (1994) Computerized decision support systems: Implications for practice. In: Gerdin U, Tallberg M, Wainwright P (eds.) The Impact of Nursing Knowledge on Health Care Informatics. IOS Press, Amsterdam, pp 300–304
Saba VK (1992) Diagnosis and Interventions. Caring 11(3):50–57
Saba VK (1993) Nursing Diagnosis Schemes. In: Canadian Nurses Association. Papers from the nursing minimum data set conference. Ottawa, pp 54–63
Werley HH (1988) Introduction to the Nursing Minimum Data Set and its development. In: Werley, HH, Lang NM (eds) Identification of the Nursing Minimum Data Set. Springer, New York, pp 1–15
Wheeler M (1991) Nurses do count. Nursing Times 87(16):64–65
Yensen J (1996) Telenursing, virtual nursing and beyond. Computers in Nursing 14(4):213–214

Weiterführende Literatur

Clark J, Lang N (1997) The International Classification for Nursing Practice (ICNP): Nursing Outcomes. International Nursing Review 44(4):121–124
Urden LD (1996) Development of a nurse executive decision support database: A model for outcomes evaluation. Journal of Nursing Administration 26(10):15–21
Youngblut R (1991) Hospital Medical Records Institute (HMRI). National Health Information Council 2(1):10
Zielstorff RD, Estey G, Vickery A, Hamilton G, Fitzmaurice JB, Barnett GO (1997) Evaluation of a decision support system for pressure ulcer prevention and management: Preliminary findings. Journal of the American Medical Informatics Association, Symposium Supplement. Hanley + Belfus, Nashville, pp 248–252
An overview of Healthcare Information Standards:
  http://www.cpri.org/docs/overview
NANDA home page:
  http://www.mcis.duke.edu:80/standards/HL7/termcode/nanda.html
UMLS home page: http://www.nim.nih.gov/research/umls

Teil III

Anwendung der Pflegeinformatik

7 Klinische Anwendungen: Der stationäre Bereich

Einleitung

Neue Anwendungen im stationären Bereich bilden den am schnellsten wachsenden Sektor der Pflegeinformatik (vgl. Abb. 7.1). Es sind weniger die technologischen Fortschritte, die hier diskutiert werden sollen, sondern die inhaltlichen Entwicklungen. Zu den wichtigsten Neuerungen für die stationäre Pflege zählen die Rohdatenerfassung, Entwurf und Anwendung von Entscheidungsfindungs- und Expertensystemen und das Konzept des minimalen Pflegedatensatzes. (Diese Themen wurden in Kapitel 6 ausführlich diskutiert). Da sich keines der vorgenannten Konzepte einfach kategorisieren lässt, orientiert sich dieses Kapitel an der Struktur des Pflegeprozesses. Die klinischen Anwendungen der Pflegeinformatik werden in Beziehung gesetzt zu pflegerischer Befundung, Planung, Durchführung und Bewertung.

Abb. 7.1.
Stationsgebundene Informationsverarbeitung

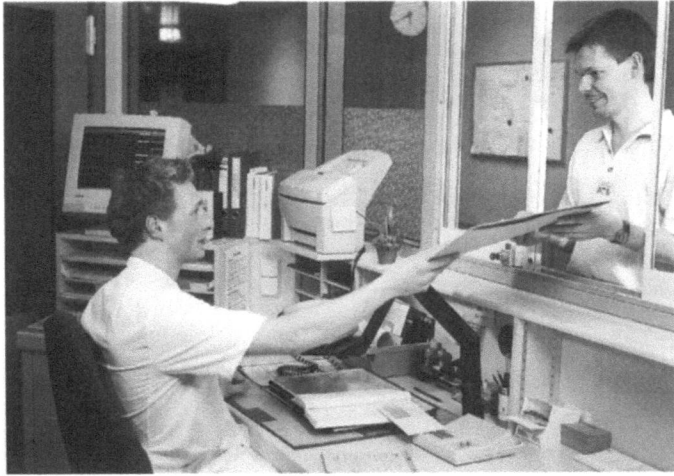

Pflegerische Befundung

Computertechnik hilft, die Daten eines jeden Patienten zu sammeln und zu archivieren. Ein Beispiel: Physiologische Befundungsdaten können mit Hilfe eines Überwachungssystems automatisch in die Krankenakte übernommen werden (Erb u. Coble 1995; Lyness et al. 1997). Weitere Befunddaten werden von Krankenhausabteilungen wie Labor oder Röntgen in die elektronische Patientenakte eingespielt. Die umfangreichste Befunddatenquelle resultiert aber aus der kontinuierlichen Pflegebefundung. Der folgende Abschnitt beschreibt in Kürze die Quellen der Befunddaten.

Patientenmonitoring

Im Bereich der Koronarerkrankungen finden sich die Ursprünge eines automatisierten Patientenmonitoring. Auf Herz-Kreislauf-Stationen und in spezialisierten Schrittmacherkliniken nutzte man die Computertechnik, um Elektrokardiogramme zu erfassen, die anfallenden Informationen zu analysieren und zu verdichten. Letzteres geschieht, indem die Datenmengen zumeist in graphische Darstellungen umgesetzt werden. Die Rechner konnten Abweichungen von akzeptierten Normen erkennen und über Alarmfunktionen das Betreuungspersonal aufmerksam machen.

Neben dem Monitoring von Arrhythmien spielen Computer eine bedeutende Rolle in allen Bereichen medizinischer Spitzenversorgung wie in Notfallambulanzen, Intensivpflege, Herz-Thorax-Chirurgie und neonataler Intensivbetreuung. Hier registrieren sie hämodynamische und andere vitale Kennziffern, berechnen physiologische Werte wie den peripheren Gefäßwiderstand oder das Herzminutenvolumen. Hochentwickelte Monitorsysteme auf Intensivstationen erfassen Puls, arteriellen Blutdruck, Temperatur, Atemfrequenz, zentralvenösen, intrakraniellen und pulmonararteriellen Druck (Lyness et al. 1997). Automatisierte Monitoringsysteme nehmen dem Pflegepersonal die technische Funktion der Maschinenkontrolle ab und vergrößern das Zeitbudget für den Pflegeprozess. Nicht vergessen sollte man außerdem, dass das computergestützte kardiologische Monitoring Arrhythmien rechtzeitig erkennen und die Mortalitätsquote von Koronarkranken senken hilft. Zusätzlich sind viele dieser Monitorsysteme in Entscheidungsfindungssysteme integriert (Hughes 1995; Tierney et al. 1995).

Befunddaten aus anderen Krankenhausabteilungen

Computersysteme für Spezialdiagnosen wie Labor und Röntgen, für unterstützende Dienste wie Apotheke und Diätküche und für Spezialbehandlungen wie Strahlentherapie und Dialyse können in diesem Buch nicht behandelt werden. Gleichwohl bilden Patientendaten aus vielen Krankenhausabteilungen die Basis für computergestützt erzeugte Pflegepläne und für Entscheidungsfindungssysteme. Um eine qualitativ hochwertige Krankenpflege sicherzustellen, muss das Pflegepersonal auf diese Daten zugreifen können.

Pflegebasierte Befundungsdaten

Rohdatenerfassung ist der Schlüssel für das Erheben pflegebasierter Patientendaten. Wie im Kapitel 6 diskutiert wurde, bedeutet Rohdatenerfassung das Sammeln von Daten und Informationen am Ort des Kontakts mit dem Patienten. Daten, die im direkten Kontakt mit dem Patienten erfasst und registriert werden, sind zuverlässiger als nachträglich fixierte Angaben. Im Vergleich zu handschriftlichen Notizen, die manchmal auf einem Papierhandtuch notiert oder einfach auf den Handrücken geschrieben werden, sinkt die Chance von Übertragungsfehlern.

Um die Rohdatenerfassung handhabbar zu machen, muss das Pflegepersonal von vielen Orten aus die Dateneingabe vornehmen können. Diese Forderung ließ sich nur mit veränderter Computerhardware erfüllen. Das Stationsterminal als Ableger des Krankenhausgroßrechners ist jedenfalls nicht mehr angemessen. Dateneingaben müssen überall dort möglich sein, wo sich der Patient gerade aufhält (vgl. Abb. 7.2 und 7.3). Systeme, die die Dateneingabe am Ort der Pflege erlauben, werden „point of care"-Informationssysteme genannt. Mit ihnen werden die nachfolgend genannten Ziele verfolgt:

- Der Zeitbedarf für das Dokumentieren von Patientendaten soll verringert werden
- Dopplungen und Ungenauigkeiten in der Krankenakte sollen minimiert werden
- Daten sollen aktuell erfasst werden
- Der Informationszugang soll verbessert werden
- Das Klinikpersonal soll alle für die bestmögliche Patientenversorgung notwendigen Informationen erhalten (Hughes 1995)

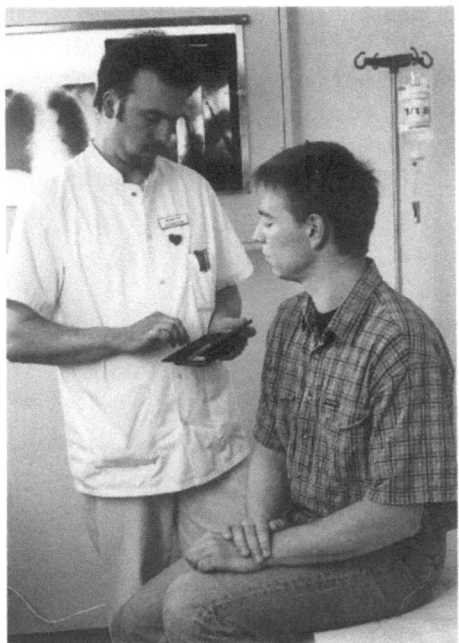

Abb. 7.2.
Mobile Dokumentation im Untersuchungszimmer

Abb. 7.3.
Mobile Datenerfassung am Ort des Patienten

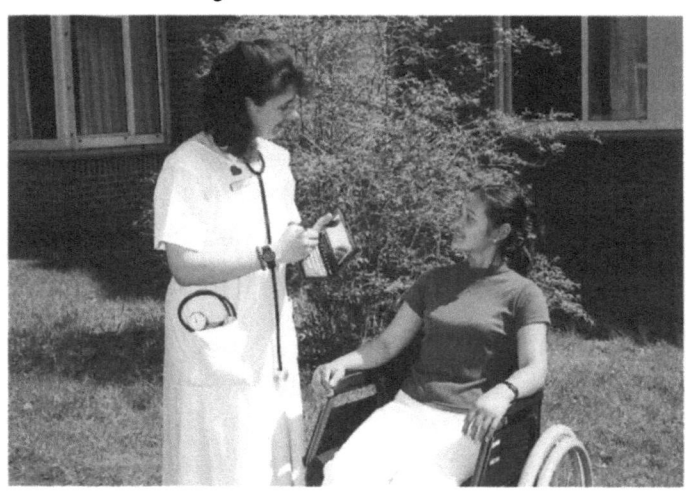

Rohdatenerfassung ist der erste Schritt zur Zeitersparnis beim Führen der Patientenakte und beim Verringern von Wiederholungen und Unkorrektheiten. Informationen, die direkt am Ort der Versorgung in die elektronische Krankenakte eingespeist werden können und allen an der Patientenversorgung beteiligten Personen unmittelbar zugänglich sind, erhöhen die Qualität der Pflege (Hughes, 1995). Ob die Daten von den Pflegekräften erhoben oder von medizintechnischen Geräten wie Respiratoren, Infusionspumpen oder hämodynamischen Kontrollsystemen zugeliefert werden, ist von untergeordneter Bedeutung. Point-of-care-Systeme benutzen vielfältige Hardware (Abb. 7.4). Ideal ist ein portabler Rechner, der eine Echtzeitkommunikation mit vielen Eingabemedien zulässt: Berührung,

Abb. 7.4.
Freischalten der Zugangsberechtigung über einen elektronischen Berufsausweis

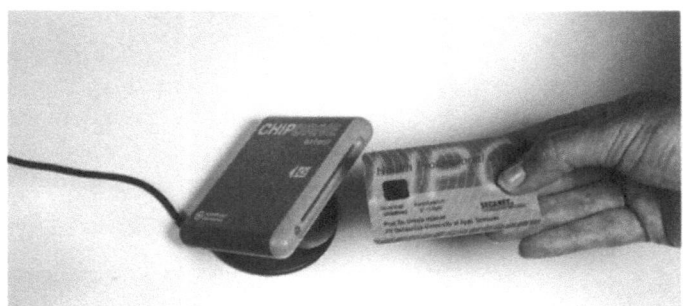

Lichtgriffel und Spracheingabe seien genannt. Das System sollte graphikfähig sein, eine leicht bedienbare Dokumentationssystematik besitzen und im Batteriebetrieb mehrere Stunden einsatzfähig sein. Obwohl sich die Technik in die geforderte Richtung bewegt, sind die meisten Point-of-care-Systeme immer noch auf gängigen Personal Computern, auf Workstations und Terminals am Krankenbett installiert.

Krankenhäuser, die Point-of-care-Systeme einführen wollen, sollten die nachfolgend genannten Punkte berücksichtigen:
1. Point-of-care-Systeme müssen mit dem Basisinformationssystem des Hauses interagieren können. Über das point-of-care-System müssen also Daten sowohl in das Haussystem einspeisbar als auch aus ihm abrufbar sein. Systeme ohne diese Funktionalität bringen dem Pflegepersonal keinen Nutzen.
2. Point-of-care-Systeme müssen es dem Pflegepersonal erlauben, vom Krankenzimmer aus Daten abzurufen, die in Abteilungen wie Labor, Röntgen oder Apotheke erzeugt wurden.
3. Point-of-care-Systeme sollten offene Systeme sein. Ein offenes Systemkonzept bedeutet, dass Rechner verschiedener Hersteller miteinander kommunizieren können. Außerdem gestattet es ein offenes Systemkonzept, die der jeweiligen Aufgabe angemessenste Maschine für jede Pflegeumgebung anschaffen zu können.
4. Point-of-care-Systeme müssen eine möglichst geringe Standfläche besitzen. Schließlich lassen sich die räumlichen Gegebenheiten in den meisten Krankenhäusern nicht ändern. Neue Technologie in „alter Haut" ist deshalb die Regel – nicht die Ausnahme. Die ersten Terminals am Krankenbett waren platzfressende Monster. Krankenzimmer besaßen nicht genug Steckdosen, hatten keinen Wandanschluß an eine hauseigene Sauerstoffversorgung oder an eine Absaugvorrichtung. Wurden die nötigen Geräte zusätzlich platziert, blieb kaum Raum für das Personal.
5. Point-of-care-Systeme müssen leicht zu bedienen und in einer Vielzahl unterschiedlicher Pflegeumgebungen nutzbar sein. Patientenkontakte finden 24 Stunden am Tag statt. Deshalb müssen Terminals am Krankenbett die Dateneingabe erlauben, ohne dass das Raumlicht eingeschaltet wird. Auch akustische Signale nach fehlerhafter Dateneingabe oder Bedienung haben am Krankenbett nichts zu suchen.
6. Point-of-care-Systeme müssen sich leicht desinfizieren und reinigen lassen. Praktisch sind Membrantastaturen oder Tastaturen mit Schutzfolie, deren durchsichtige Haut vor Flüssigkeiten schützt.
7. Damit die Rohdatenerfassung möglichst einfach erledigt werden kann, sollten verschiedene Möglichkeiten zur Dateneingabe existieren. Neben Tastaturen, die Tippfähigkeiten voraussetzen, sollen Barcode-Leser genannt sein, mit denen Identifikationsstreifen in das System eingelesen werden können (Abb. 7.5). Ein solcher Barcode kann Medikamente, Infusionen oder physiologische Proben kennzeichnen. Weitere Eingabemedien sind: Mikrophone für die Spracheingabe, Lichtgriffel und berührungsempfindliche Bildschirme (vgl.

Abb. 7.5.
Barcode Lesegerät

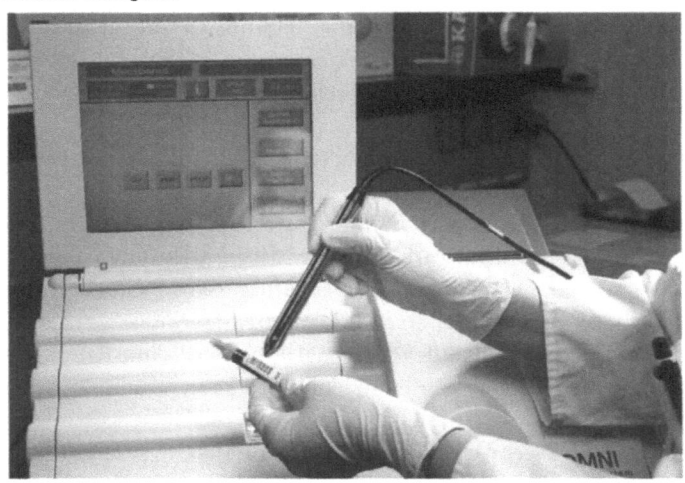

Kapitel 2) und Digitalkameras. Berührungsempfindliche Bildschirme besitzen zumeist Bildmenüs. Im Gegensatz zu Textmenüs lassen sie sich leichter bedienen, insbesondere, wenn der genaue Schlüsselbegriff nicht bekannt ist.

8. Effiziente Rohdatenerfassung bedeutet, dass die Pflegekraft sich an den Ort begeben können muss, an dem sich der Patient aufhält. Das kann das Besucherzimmer sein, die Cafeteria oder der Dachgarten. Ein im Krankenzimmer stationär montiertes Terminal dient der Sache jedenfalls nicht. Notebooks und portable Systeme genügen am besten der Forderung nach Mobilität.

9. Ein point-of-care-System muss seine Informationen schnell und verständlich präsentieren. Traditionelle Pflegeaufzeichnungen sind zu umfangreich. Dringend benötigte Informationen dürfen sich nicht in einer „Erzählung" verstecken. Ein Beispiel für eine übersichtliche Informationspräsentation zeigt Abb. 7.6. Ein Blick auf dieses Werkzeug zum Abschätzen koronarer Risiken lässt die individuellen Kriterien erkennen, auf die das Pflegepersonal zu achten hat.

Welche Vorteile die Rohdatenerfassung mit Hilfe von point-of-care-Systemen bringt, wurde besprochen. Auch Alternativen zur herkömmlichen Aktenführung wurden erwähnt. Nicht erwähnt wurde aber bislang die computergestützte Dokumentation. Da sie in vielen Institutionen die Hauptanwendung der Pflegeinformatik darstellt, geht der nächste Abschnitt auf Aspekte der Dokumentation ein.

Abb. 7.6.
Bewertung des kardiologischen Risikos. [Nachdruck mit Erlaubnis von Bakker, Ball, Scherver und Williams (1988) Towards New Hospital Information Systems. Elsevier-North, Holland, New York]

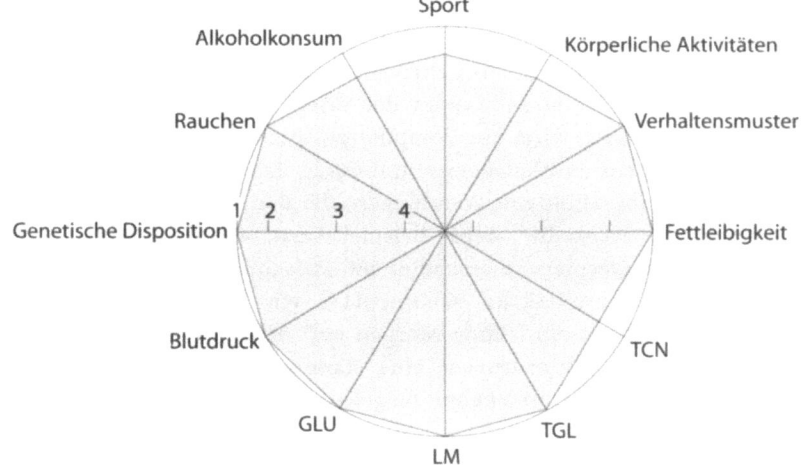
Fall mit niedrigem Risiko

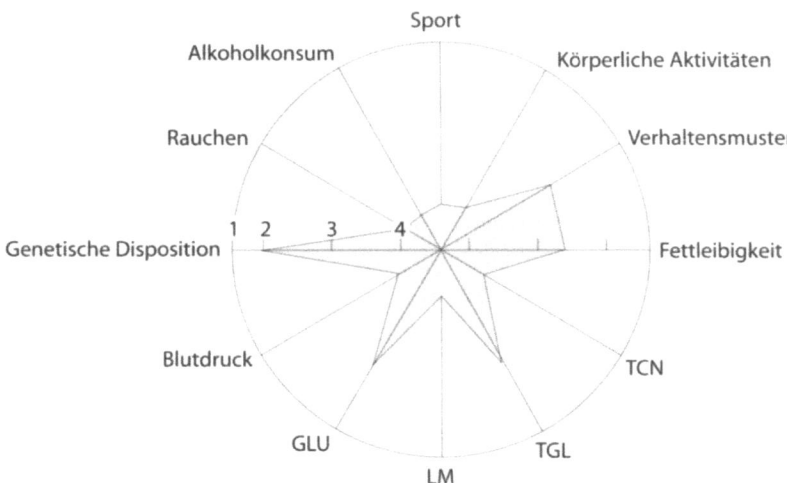
Fall mit hohem Risiko

Dokumentation

Die Aufzeichnungen einer guten Pflegekraft sind im allgemeinen ausführlich, erzählend, handgeschrieben und vorurteilsfrei. Im schlimmsten Fall sind sie ungenau, in sich nicht stimmig, unvollständig oder sogar trivial („Hatte guten Tag"). Automatisierte Dokumentation von Pflegebeobachtungen stellt nun die am leichtesten zugängliche Computeranwendung in der Pflege dar. Zwei Ansätze überwiegen: Beim ersten Ansatz wird ein computergestütztes Verzeichnis häufiger Redewendungen in Gegenstandskategorien unterteilt. Die Pflegekraft wählt die Wendung oder die Kombination von Wendungen, die den Zustand des Patienten möglichst zutreffend beschreibt. Wird beispielsweise ein Primärthema wie „Schlafgewohnheiten" aufgerufen, so erscheint ein Bildschirmmenü mit Standardbeschreibungen, welches zusätzliche Kommentare wie „schlief während der Frühstückszeit" oder „wachte am frühen Morgen auf" erlaubt. Wenn die Eingabe beendet ist, erzeugt der Stationsdrucker eine standardisierte, gut lesbare und vollständige Notiz, die der Krankenakte beigelegt werden kann. Ein Beispiel einer Befundungsmaske zeigt Abb. 7.7.

Der zweite Ansatz für das automatisierte Aufzeichnen von Pflegebeobachtungen beruht auf sich verzweigenden Abfragebäumen. Der Bildschirm zeigt eine Auswahlliste, die Pflegekraft wählt und bestätigt ihre Wahl, indem sie eine korrespondierende Zahl über die Tastatur eingibt oder mit einem Lichtgriffel antippt. Auf dem Bildschirm wird eine weitere Auswahlliste angeboten, welche die ursprüngliche Wahl spezifiziert. Auf diese Weise wird die Pflegekraft durch einen Abfragebaum geleitet, der für jeden Patienten angepasst werden kann. Ein Beispiel:

Abb 7.7.
Pflegedokumentation Dekubitus. (Mit freundlicher Genehmigung der Fa. GWI)

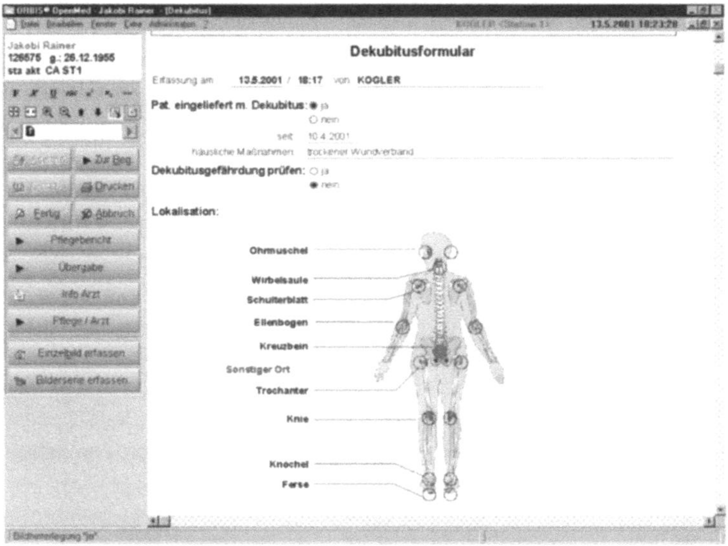

Ein Menü beinhaltet als Aussage „Haut in Ordnung – Ja, Nein". Wird „Ja" ausgewählt, so ist dieser Fragenset beendet. Bei „Nein" erscheinen weitere Antwortmöglichkeiten wie „Verletzung" oder „Druckstelle" und so fort. Frei formulierte Beobachtungen lassen sich normalerweise über die Tastatur eingeben. Wird der Eintrag dem System als beendet gemeldet, so verarbeitet der Rechner die Information und erstellt einen Ausdruck für die Krankenakte. Die Möglichkeit, einen frei formulierten Text einzugeben, wird bei beiden Ansätzen berücksichtigt.

Die Vorteile automatisierter Dokumentation von Pflegebefunden seien nachfolgend genannt (Minda u. Brundage 1994; Walker u. Prophet 1997):
- Inhaltliche Standardisierung: Standardisierte Pflegebefunde, die vom System eingefordert werden, erzeugen eine vollständige Krankenakte. Gleichzeitig steigt die Korrektheit und Zuverlässigkeit der Pflegebeobachtungen.
- Pflegestandards werden besser eingehalten.
- Höhere Effizienz: Gut lesbare Aufzeichnungen senken die Lesezeit, machen Interpretationen zutreffender, reduzieren Wiederholungen und Übertragungsfehler.
- Verbesserte Aktualität: Die Krankenakte kann schneller und effizienter geführt werden; weniger Hektik am Ende einer Arbeitsschicht.
- Verbesserter Datenzugang: Eingegebene Daten sind sofort verfügbar und vielen Personen zugänglich, während die Papierakte immer nur von einer Person gelesen werden kann.
- Größeres Datenarchiv: Statistische Analysen können leichter durchgeführt werden. Standardisierte Terminologie erleichtert außerdem die Pflegerevision.

Bessere Pflegebeobachtungen erzeugen bessere Pflegebefunde, erleichtern das Planen und Bewerten von Pflegemaßnahmen. Die elektronisch geführte Krankenakte bringt Zeitersparnis und steigert die Qualität der Pflege. Statistische Analysen nutzen der Pflegeforschung, deren Ergebnisse wiederum, den Pflegeprozess und damit die Patientenversorgung zu verbessern.

Schwachstellen der Datenerhebung

Das Sammeln von Daten kostet Energie und Zeit. Die von den Pflegekräften erhobenen Informationen kommen jedoch meistens nicht dieser Berufsgruppe zugute, sondern fließen in Verwaltungs- und Gesundheitsstatistiken ein. Die von der Pflege erzeugten Daten werden zudem auch von anderen Berufsgruppen gesammelt, so dass Dopplungen entstehen. Solche Dopplungen werden sogar innerhalb ein und derselben Einrichtung erzeugt: ein Patient wird von jeder Abteilung eines Hauses nach den Gründen seiner Aufnahme gefragt. Ähnlich verhält es sich mit Daten, die ganz offensichtlich für Belange der Pflege gesammelt wurden, aber in voluminösen Datenfriedhöfen vor sich hin schlummern. Die Konsequenz besteht darin, dass Pflegekräfte nur solche Daten sammeln, die für die Pflege wichtig sind. Dabei gilt es Duplizierungen zu vermeiden und Ressourcen wie Arbeitszeit, Speicherplatz und Gedächtnis zu schonen. Natürlich bleibt auf diesem Gebiet noch viel zu tun. Doch die Grundlagenforschung konnte bereits definieren, welche Informationen für die Pflege wesentlich sind. Der minimale Pflegedatensatz und Pflegeklassifikationssysteme geben hierauf erste Antworten (vgl. Kapitel 6).

Planung

Automatisierte Pflegeplanung

In den meisten Gesundheitseinrichtungen werden standardisierte Pflegeplanvordrucke verwendet. Dieses Werkzeug besitzt Mängel, die denen von handschriftlichen Pflegenotizen nicht unähnlich sind. Wenn Pflegepläne überhaupt in die Vordrucke aufgenommen werden, so sind sie oft schon veraltet, unlesbar, in sich nicht schlüssig und unvollständig. Die Aufzeichnungen sind außerdem uneinheitlich. Kein Wunder, werden sie doch von Pflegekräften mit unterschiedlicher Qualifikation erstellt. Und handschriftlich niedergelegte Pflegeanweisungen werden oft von mündlichen Ergänzungen begleitet, die in einen Musterpflegeplan natürlich keinen Eingang finden.

Ein alternativer Ansatz zum Automatisieren von Pflegeplänen besteht darin, Basispflegepläne zu entwerfen und in den Rechner einzuspeisen. Diese Basispläne werden dann den Belangen des individuellen Patienten angepasst (Andolina 1995; Catt et al. 1997). Der resultierende Computerausdruck deckt genau die Pflegebedürfnisse des jeweiligen Patienten ab. Immer ist es aber das Pflegepersonal, welches den Pflegeplan erstellt und bewertet, obwohl Hilfskräfte an der Durchführung durchaus beteiligt sein können. Zur Zeit sind es jedoch Entscheidungsfindungssysteme, die die Entwicklung im Bereich automatisierter Pflegeplanung prägen. Dieses Konzept wurde im sechsten Kapitel diskutiert und soll im nächsten Abschnitt weiter verfolgt werden. Die nachfolgende Liste vergleicht automatisierte mit traditionellen Pflegeplänen:

- Maßnahmen müssen nicht täglich neu niedergeschrieben werden. Der mündliche Erklärungsbedarf sinkt. Dadurch wird Zeit gespart.
- Da das Personal einen gedruckten Pflegeplan für jeden Patienten erhält, werden die Pflegeanweisungen korrekter ausgeführt.
- Die Fehlerquote sinkt. Die Pflegeanordnungen werden vollständiger erfüllt.
- Die Pflegequalität bleibt über die Arbeitsschichten hinweg konstant. Damit steigt die Qualität der Patientenversorgung.
- Für Pflegeanordnungen zeichnet nunmehr ausschließlich das professionelle Pflegepersonal verantwortlich, welches mit dem Entscheidungsfindungssystem ein wirkungsvolles Werkzeug besitzt.

Automatisierte Pflegepläne bringen also der Pflegepraxis mannigfaltige Vorteile (Sahlstedt et al. 1997). Der konkrete Pflegeplan kann schneller erstellt und weitergegeben werden. Die Zeitersparnis kommt dem Pflegeprozess zugute. Die gestiegene Verantwortung der Pflege wirkt auf die Pflegepraxis selbst zurück. Schließlich besitzt das Personal nunmehr Dokumentationswerkzeuge, um die Pflegequalität zu bewerten. Dem Patienten nutzt insbesondere die erhöhte Einheitlichkeit der Pflege. Sie führt zu schnelleren Pflegediagnosen, zutreffenderen Befunden und beschleunigter Heilung. Automatisierte Pflegepläne machen die Gesundheitsversorgung billiger und für mehr Patienten zugänglicher. Wenn außerdem die Verantwortung für Pflegeentscheidungen beim professionellen Pflegepersonal liegt, nutzt das dem gesamten Berufsstand bei seiner Suche nach einer klar gezeichneten Identität.

Entscheidungsfindungssysteme

Entscheidungsfindungssysteme unterstützen das Personal bei der Wahl der bestgeeigneten Pflegemaßnahmen und erlauben es, sich auf die Kernfragen der Patientenversorgung zu konzentrieren. Die zuvor beschriebenen Pflegeplansysteme fallen nicht in die Kategorie der Entscheidungsfindungssysteme. Standardpflegepläne, seien sie manuell oder computerbasiert erstellt, liefern Pflegerichtlinien nur für Standardpatienten. Und standardisierte Pflegepläne vergrößern keineswegs den Spielraum pflegerischer Entscheidungen. Ihr „Kochbuch"-Ansatz hemmt eher den aktiven Entscheidungsprozess.

Echte Entscheidungsfindungssysteme erlauben es dem Mitarbeiter, seine Beobachtungen am Krankenbett in das System einzugeben. Die Rohdaten werden anschließend analysiert. Und aus der Analyse heraus werden Pflegediagnosen vorgeschlagen, die das Personal akzeptieren oder verwerfen kann. Wurde eine bestimmte Pflegediagnose bestätigt, so schlägt das System den Maßnahmenkatalog vor, der in der betreffenden Einrichtung vorgehalten wird. Das Personal wählt dann die dem jeweiligen Patienten angemessene Maßnahme. Systeme mit diesen Funktionalitäten stellen also maßgefertigte Pflegepläne bereit.

Da das Interventionsrepertoire der Pflegekraft auf erworbener Berufserfahrung basiert und zudem von einer individuellen „Vergessenskurve" beeinflusst wird, kann ein Entscheidungsfindungssystem eine nützliche Hilfe darstellen. Wird die Pflegekraft nämlich mit einer seltenen Pflegediagnose konfrontiert, so können die erinnerten Interventionen nur einen Teil des kompletten Interventionsrepertoires abdecken. Ein Entscheidungsfindungssystem dagegen vergisst nichts. Indem es die von allen Pflegekräften einer Einrichtung gesammelten Erfahrungen reflektiert, besitzt es auch die Funktion einer Gedächtnisstütze.

Es sollte klar geworden sein, dass Entscheidungsfindungssysteme nicht allen Pflegesituationen angemessen sind. Notfälle wie ein Herzstillstand erlauben es nicht, erst ein Interventionsmenü aufzurufen. Auch sehr komplexe Patientenprobleme können die zur Zeit gängigen Entscheidungsfindungssysteme überfordern, da sie ihre Diagnosevorschläge der Reihe nach anbieten und Diagnosekombinationen nicht berücksichtigen.

Entscheidungsfindungssysteme können die klinische Expertise und Urteilsfähigkeit des Pflegepersonals nicht ersetzen. Brennan und McHugh (1988) formulierten es so: „Zwar überfordern Komplexität und Detailhaftigkeit im Entscheidungsprozess die menschlichen Fähigkeiten; gleichwohl ist menschliches Urteilen unumgänglich. Dies ist so, weil entweder die für ein Urteil notwendigen Informationen nicht komplett dem System bekannt sind oder weil die Abläufe während eines Entscheidungsprozesses nicht hinreichend erforscht sind. Aber nur wenn alle Schritte des Entscheidungsprozesses nachvollziebar werden, können sie in eine Computerprogrammierung einfließen, die den menschlichen Entscheidungsfindungsprozess wirkungsvoll nachahmt" (S. 93). Die Pflegekraft wird also auch weiterhin klinische Urteile fällen müssen, ob sie nun von einem Expertensystem unterstützt wird oder nicht. Computersysteme, so der zentrale Gedanke, sollen das Urteilsvermögen der Pflegekräfte unterstützen und nicht ersetzen (Brennan u. Casper 1995).

Durchführung von Maßnahmen

Nur in Ausnahmefällen helfen Rechner dem Pflegepersonal beim Erledigen der konkreten Pflegearbeit. In anderen Phasen des Pflegeprozesses treten sie stärker in Erscheinung. Gleichwohl gibt es Beispiele dafür, dass Computer auch maßnahmenorientiertes Handeln unterstützen. So denke man an die computergesteuerte Medikamentenabgabe auf Intensivstationen.

Bewertung

Computer lassen sich nutzen, um den Pflegeprozess zu bewerten. Echtzeitkontrolle und Funktionen zum Qualitätsmanagement machen dies möglich. Anwendungen dieser Art werden in Kapitel 9 diskutiert.

Schlussfolgerungen

Es ist die Aufgabe von und die Herausforderung an Pflegekräfte, die Daten und Informationen zu identifizieren, die für den Pflegeprozess und die dabei zu treffenden Entscheidungen bedeutungsvoll sind. „Was wichtig für das Pflegepersonal und die Arbeit am Patienten ist, muss dieses selbst beurteilen. Die Entscheidung darüber darf jedenfalls nicht an Softwareproduzenten oder andere Berufsgruppen im Gesundheitswesen delegiert werden. Es handelt sich hier um Aufgaben, die einen Teil der Verantwortlichkeit darstellen, die eine autonome Berufsgruppe übernehmen muss" (Werley 1988, S. 431). Auch die Bewertung der Technologie muss im eigenen Interesse und im Interesse der Patienten von den Pflegekräften geleistet werden. Die Zeit scheint gekommen, um das kollektive Pflegewissen in Entscheidungsfindungssysteme einzubinden. Wir können so eine in sich schlüssige und qualitativ hochwertige Patientenversorgung erreichen, die den Reichtum unseres Expertenwissens reflektiert.

Literatur

Andolina KM (1995) The automation of Critical Path/Care MapR Systems. In: Ball MJ, Hannah KJ, Newbold SK, Douglas JV (eds) Nursing Informatics: Where Caring and Technology Meet. Springer, New York, pp 167–183

Brennan PF, Casper GR (1995) Modelling for decision support. In: Ball MJ, Hannah KJ, Newbold SK, Douglas JV (eds) Nursing Informatics: Where Caring and Technology Meet. Springer, New York, pp 287–294

Brennan PF, McHugh M (1988) Clinical decision-making and computer support. Applied Nursing Research 1(2):89–93

Catt MA, Nagle LM, Shamian JS (1997) The patient care process: Pathways in transition. In: Gerdin U, Tallberg M, Wainwright P (eds) The Impact of Nursing Knowledge on Health Care Informatics. IOS Press, Amsterdam, pp 318–329

Erb PS, Coble D (1995) Vital signs measured with nursing systems. Computers in Health 10:32–34

Hughes SJ (1995) Point-of-care information systems: State of the art. In: Ball MJ, Hannah KJ, Newbold SK, Douglas JV (eds) Nursing Informatics: Where Caring and Technology Meet. Springer, New York, pp 144–154

Lyness AL, Hravnak M, Martich D (1997) Nurses' perceptions of the impact of a computerized information system on a critical care unit. In: Gerdin U, Tallberg M, Wainwright P (eds) The Impact of Nursing Knowledge on Health Care Informatics. IOS Press, Amsterdam, pp 463–468

Minda S, Brundage D (1994) Time differences in handwritten and computer documentation nursing assessment. *Computers in Nursing* 12(6):277–279

Sahlstedt S, Adolfsson H, Ehnfors M, Kallstrom B (1997) Nursing process documentation: Effects on workload and quality when using a computer program and a key word model for nursing documentation. In: Gerdin U, Tallberg M, Wainwright P (eds) The Impact of Nursing Knowledge on Health Care Informatics. IOS Press, Amsterdam, pp 330–336

Tierney WM, Overhage M, Takesue B, et al. (1995) Computerizing Guidelines to Improve Care and Patient Outcomes: The Example of Heart Failure. JAMIA 2:316–322

Walker KP, Prophet CM (1997) Nursing documentation in the computer-based patient record. In: Gerdin U, Tallberg M, Wainwright P (eds) The Impact of Nursing Knowledge on Health Care Informatics. IOS Press, Amsterdam, pp 313–317

Werley HH (1988) Research directions. In: Werley HH, Lang NM (eds.) Identification of the Nursing Minimum Data Set. New York: Springer, pp 427–431

8 Klinische Anwendungen: der ambulante Bereich

Einleitung

Die gemeindenahe Versorgung und hier insbesondere die häusliche Krankenpflege stellt das zur Zeit am stärksten wachsende Segment im Gesundheitswesen dar. In allen Teilen der Welt reduzieren Gesundheitsreformen die Zahl der Krankenhausbetten und stärken die ambulante Versorgung. Gleichzeitig werden Vorhaben zur Gesundheitsförderung und Prävention ausgeweitet und allgemeine Kontrollprogramme aufgelegt. Informationstechniken erleichtern die gemeindenahe Versorgung erheblich. So besitzen viele ambulante Organisationen Informationssysteme, die denen von Krankenhäusern ähnlich sind. Deren Funktionen umschließen Verfolgung der Patientendaten, Terminverwaltung, Rechnungswesen und die Verwaltung der Arbeitskraftressourcen. Aufgrund der Reorganisation im Gesundheitswesen wurden zahlreiche ambulante Gesundheitsdienstleister in regionale Gesundheitssysteme eingebunden. Gelegentlich wurden deren Informationssysteme sogar miteinander verknüpft.

Systeme, die die Identifikation eines Patienten erlauben und die Terminvergabe erleichtern, finden sich in vielen Bereichen der ambulanten Versorgung. Auf dieser Ebene der Computerunterstützung sind es im wesentlichen drei Funktionen, die von den automatisierten Systemen ausgeführt werden. Die elektronische Terminplanung organisiert den Aufenthalt eines Patienten in der ambulanten Einrichtung und reduziert die Wartezeit. Diese Funktion verteilt auch die Auslastung der Einrichtung und ordnet die Termine nach Behandlungsdringlichkeit. Die zweite Funktion erlaubt das Führen des Patientenregisters und organisiert das Rechnungswesen. Hier wird der vom Patienten zu tragende Selbstkostenanteil und der Versicherungsanteil an den Behandlungskosten errechnet. Die dritte Aufgabe eines solchen Systems besteht darin, Datensicherheit aufrecht zu erhalten und informationelle Selbstbestimmung und Vertraulichkeit zu gewährleisten. So wird hier der Zugang zur Akte stufenweise geregelt – Pflegekräfte und Ärzte erhalten die höchste, Sekretariate und Labormitarbeiter eine niedrigere Zugangsberechtigung. Systeme mit den genannten Funktionen nehmen dem Pflegepersonal manch lästige Büroarbeit ab. Durch den restriktiven und gestuften Zugang zur Patientenakte schützt das System die Vertraulichkeit der Informationen und erhöht das Vertrauen in das Pflegepersonal, das dem Patienten glaubwürdig versichern kann, dass seine Daten wirklich sicher aufgehoben sind. Insbesondere dort, wo die Gefahr sozialer Stigmatisierung droht – man denke an Psychiatrien oder Spezialabteilungen zur Therapie venerischer Erkrankungen – spielt der Schutz von Informationen vor unberechtigtem Zugriff eine große Rolle, entscheidet sogar manchmal darüber, ob sich ein Patient überhaupt behandeln lässt.

Den größten Gewinn für die gemeindenahe und ambulante Versorgung hat wohl die Verbindung der Informatik mit der Telekommunikation gebracht. Die Konzepte der daraus resultierenden Televersorgung und Anwendungsbeispiele sollen den Schwerpunkt dieses Kapitels bilden.

Telemedizin und Telepflege

Das Pflegepersonal in der gemeindenahen Versorgung benötigt für seine Aufgaben ähnliche Informationen wie die Pflegekräfte im Krankenhaus. Beide Gruppen brauchen demographische Patientendaten, die Krankengeschichte, Diagnose, Labor- und Röntgenbefunde und einen Behandlungs- beziehungsweise Pflegeplan. Sowohl für die stationäre als auch für die ambulante Pflege ist es hilfreich, wenn Patienteninfos, Versicherungspolicen, Medikamenten- und Behandlungsinformationen, technische Daten oder Angaben zu Gemeindediensten existieren. Bislang aber standen Krankenakten, Versicherungsscheine, Maßnahmenkataloge, Infomaterialien und Klinikakten nicht direkt zur Verfügung, da sie in den Büroräumen des Pflegedienstes aufbewahrt wurden. Im Gegensatz zum Krankenhaus, wo ein multidisziplinäres Team die Krankenversorgung betreibt, ist die Pflegekraft in der ambulanten Betreuung weitgehend isoliert (Hassett u. Farver 1995). Auf diese und auf weitere Probleme in der häuslichen Krankenpflege kann die Telepflege antworten.

Die Literatur kennt viele Definitionen von Telemedizin. Doch nur Wenige beschreiben den Begriff Telehealth angemessen. Telehealth schließt Telemedizin und Telepflege ein und umfasst als ganzheitlicher Begriff alle Telematikanwendungen im Gesundheitswesen. In Europa findet sich hierfür die Bezeichnung *health care telematics*. In Europa beschreibt der Begriff Telenursing übrigens nicht ausschließlich pflegebezogene Telekommunikationsanwendungen, sondern ist auch der Name eines europäischen Klassifikations- und Nomenklaturprojekts (vgl. Kap. 22). Telehealth wird nun definiert als „Anwendung von Kommunikations- und Informationstechnologie, die über große und geringe Distanzen das Erbringen von Gesundheitsdienstleistungen unterstützt" (Picot 1997). Erst das Ineinandergreifen von Informationstechnik und Telekommunikation (IT T), von Gesundheitsversorgung und Medizintechnik ließ Telehealth möglich werden. Jeder der genannten Bereiche wandelt sich, wobei die Entwicklung durchaus in verschiedene

Richtungen läuft. ITT erfreut sich eines schnellen Wachstums und unterliegt starken technischen und regulatorischen Änderungen. Gesundheitsversorgung und Medizintechnik wurden dagegen in letzter Zeit deutlich beschnitten und restrukturiert. Die nachfolgend genannten Faktoren beeinflussen das Entwicklungspotenzial von Telehealth:
- Wachsende Alterspyramide: Die Gesundheitsbedürfnisse einer stetig älter werdenden Bevölkerung haben das Entstehen von Telehealth-Systemen außerhalb der traditionellen institutionellen Grenzen gefördert. Diese Systeme passen sich den Bedingungen ambulanter Pflege besser an.
- Kostenerfassung und -reduktion: Telehealth-Systeme erleichtern das Neuverteilen von Gesundheitsdiensten, reduzieren Doppelmaßnahmen, Medikamentenwechselwirkungen und das Verordnen nicht angemessener Verschreibungen. Wege für Personal und Patient werden kurz gehalten oder entfallen.
- Zugang zur Gesundheitsversorgung: Auch in unterversorgten ländlichen Gebieten steigt der Bedarf an Gesundheitsdienstleistungen. Dies ist beispielsweise in Kanadas Norden genauso der Fall wie in Regionen Lateinamerikas, Chinas oder Afrikas.
- Technologie: Die Hardware wird leistungsfähiger und auch die Bandbreite von Kommunikationsnetzen nimmt zu. Gleichzeitig fallen die Preise.
- Nachfrage: Gesundheitsinformationen werden vom Endverbraucher verstärkt nachgefragt. Hierauf reagieren die Anbieter im Internet und im World Wide Web.
- Informationsexplosion: Mit dem exponentiellen Wachstum des medizinischen Wissens werden bessere Informationsmanagementsysteme verlangt. Der elektronische Zugang zum Netz muss schneller und effizienter vonstatten gehen.

Telehealth bringt also Verfahren, Produkte und Dienste aus dem Bereich von Gesundheitsinformation und Gesundheitsversorgung auch in entlegene Gebiete. Entlegen kann dabei auf der anderen Straßenseite oder in einem anderen Land bedeuten. Mit Telehealth kann das Gesundheitssystem den Menschen in seinem Heim erreichen, kann ihn direkt ansprechen. Es garantiert kontinuierliche medizinische und pflegerische Betreuung und bietet ortsunabhängige Hilfe im Notfall. Gesundheitsinformatik und daraus abgeleitete Telematikanwendungen können zusammen mit Kontrollsystemen und medizintechnischen Geräten eine Gesundheitsversorgung ermöglichen, die keinen räumlichen Einschränkungen unterliegt. Die nachfolgende Tabelle 8.1 (Picot 1997, S. 8) gibt einen Überblick. Spezifischere Anwendungen werden weiter unten beschrieben.

Telehealthsysteme unterscheiden sich je nach Anwendung deutlich voneinander. Drei Komponenten sind jedoch allen Systemen gemeinsam:
1. Eingabe: Daten müssen eingegeben, verarbeitet und gespeichert werden. Hierunter fallen Sprache, Bilder, Zeichnungen, Texte beziehungsweise alphanumerische Zeichen.
2. Durchsatz: Die gespeicherten Inhalte müssen übertragen werden können. Dies ermöglichen Telekommunikationssoftware und Netzwerktechnologien.

Tabelle 8.1.
Telehealth-Anwendungen für die Gesundheitsversorgung

Prozeduren in der Gesundheitsversorgung	Telehealth-Anwendungen
Telefongestützte oder persönliche Konsultation zwischen Allgemeinarzt und Spezialisten	Videokonferenz, interaktives Fernsehen (IATV), E-Mail
Physikalische Übermittlung medizinischer Bilder wie Röntgenaufnahmen, Ultraschall, CT, Bilder von Schnitten	Elektronische Bildübermittlung an Spezialisten mit Hilfe verschiedenster Netzwerke
Handschriftliche Notizen, Papierakten und Krankenkurven	Palmtop-Computer mit Lichtgriffel, Desktop-Workstations, elektronische Krankenakte
Handschriftliche Verordnungen	Elektronisches Verordnen und Bestellen von Medikamenten über Pharmanetze und Informationsnetze für die stationäre und ambulante Versorung (HINs und CHINs)
Arzneimittelinformationen in der Roten Liste suchen	Online-Datenbankzugriff zur Information über Medikamente und ihre Wechselwirkung
Hausbesuche ohne Technikunterstützung	Laptop mit Modem zur Kommunikation mit Hausarzt oder Pflegeeinrichtung
Ambulante Pflege, Altenpflege	Fernüberwachung in der häuslichen Umgebung, unterstützt durch geeignete Medizintechnik
Besuche in der Notfallambulanz des örtlichen Krankenhauses	Telepflege, telefonische Triage, Videobesuche
Überweisungen vom Allgemeinarzt	Terminvereinbarung per E-Mail, elektronische Terminplanung durch die Allgemeinpraxis
Anreise von Patienten aus abgelegenen Gebieten für spezifische Diagnostik und Behandlung	Videokonsultation mit auswärtigem Spezialisten
Literatursuche in der medizinischen Bibliothek: neue Behandlungsmethoden, klinische Studien usw.	Elektronische Suche in der Medline-Datenbank oder mit Hilfe eines anderen medizinischen Suchdienstes
Besuch von Expertenrunden, Konferenzen und Seminaren	Audio-, Video- und Computerkonferenzsysteme oder interaktives Fernsehen (IATV)
Klinische Studien	Computerunterstütztes Management klinischer Studien; Online-Expertenhilfe

3. Ausgabe: Übertragene Daten müssen empfangen, gespeichert und ausgegeben werden. Diese Aufgaben erfüllen Aufzeichnungsgeräte, Videomonitore und Dateiserver.

Technologisch unterschiedliche Systeme übertragen unterschiedliche Informationen, wie beispielsweise epidemiologische und klinische Daten, Forschungsergebnisse oder Patienteninfoblätter. Anwender können Angehörige von Gesundheitsberufen, Verwaltungsfachleute, Patienten und Endverbraucher sein. Telehealth-Systeme können sich in Apotheken, Krankenhäusern, Tageskliniken, Praxen, Privathaushalten oder in entfernt gelegenen Pflegeheimen finden. Tabelle 8.2 schlüsselt die Telehealth-Anwendungen nach Nutzern auf (Picot, 1997). In Anlehnung an die dort genannten Kategorien werden spezifischere Telehealth-Anwendungen nachfolgend diskutiert.

Tabelle 8.2
Telehealth-Applikationen und ihre Nutzer

Kategorie	Anwender
1. Alle Formen der Tele-Gesundheitsversorgung: Telekonsultation, Telepathologie, Teleradiologie, Telepsychiatrie, Teledermatologie, Telekardiologie	Ärzte, Schwestern und Pfleger, Psychologen, andere Berufe im Gesundheitswesen, Gesundheitseinrichtungen
2. Interinstitutionelle Patientenaufzeichnungen und Informationssysteme: elektronische Krankenakten und über Netzwerke zugängliche Datenbanken	Institutionen und Organsiationen des Gesundheitswesens, Gesundheitsberufe, Wissenschaftler, Arztpraxen und Gesundheitszentren
3. Informationsnetze im öffentlichen Gesundheitswesen (CHINs) und andere Netzwerke zur Gesundheitsinformation	Regierung inklusive Entscheidungsträger, Epidemiologen, Berufe im öffentlichen Gesundheitswesen, Apotheker, Büros und Kliniken von Gesundheitsanbietern,
4. Fernausbildung und Multimediaanwendungen für Gesundheitsberufe, Patienten und vernetzte Forschungsdatenbanken. Internet-Dienste	Gesundheitsberufe, Patienten und Verbraucher, Universitäten und Ausbildungsstätten
5. Fernüberwachung, Netzwerke für die Telepflege, telefonische Triage, häusliche Krankenpflege und Notfallnetzwerke	Verbraucher, Alte, chronisch Kranke, Teleschwestern, Nutzer von Call Center und deren Angestellte

1. Alle Formen ortsunabhängiger Gesundheitsversorgung: Telekonsultation, Telepathologie, Teleradiologie, Telepsychiatrie, Teledermatologie, Telekardiologie

Die Telemedizin-Datenbank (Telemedicine Exchange Database / http://tie.telemed.org) erfasst weltweit mehr als zweihundert Telemedizinprojekte aus den Disziplinen Dermatologie, Onkologie, Radiologie, Pathologie, Chirurgie, Kardiologie und Psychiatrie. Echokardiogramme, Ultraschallbilder, CT-Aufnahmen, Mammographien und digitalisierte Gefrierschnitte werden schon heute routinemäßig zwischen medizinischen Zentren und Empfängereinrichtungen mit Hilfe telemedizinischer Anwendungen ausgetauscht. Auch Forscher, die über reinen Text hinausgehende Informationen benötigen, greifen auf Applikationen der Telemedizin zu. Viele dieser Anwendungen können die Arbeit von Schwestern und Pflegern in ländlichen und städtischen Gebieten beeinflussen. In abgelegenen Regionen können Bildtelefone und per Telefonleitung übertragene bildgebende Verfahren wie Röntgen und EKG Informationen liefern, die dann für eine ärztliche Konsultation verfügbar sind (Miyasaka 1997; Nordrum 1996). Gleiches gilt für Ballungsräume. Hier ist es oft die Pflegekraft, die mit Hilfe der Telematik Patientendaten sammelt und zur weiteren Prüfung an medizinische Einrichtungen übermittelt.

Die Armee der USA ist einer der größten Telemedizinanwender und entwickelt aus eigener Kraft ständig neue Applikationen (Zajchuk u. Zajchuk 1996). Da das Militärpersonal in weltweit siebzig Ländern stationiert ist, stellt die Telemedizin ein wichtiges Glied in der Versorgungskette dar. Das MERMAID-System (Medical

Emergency Aid Through Telematics) nutzt die gesamte Bandbreite der Telekommunikationstechnik. Mit Hilfe von Zwei-Kanal-Datenübertragung, die das Versenden und Empfangen von Bilddaten gestattet, können sogar Marinesoldaten auf See die Hilfe stationärer Medizineinrichtungen in Anspruch nehmen (Anogianakis u. Maglavera 1997). Selbst Justizvollzugseinrichtungen konnte die Telemedizin erobern. Die Insassen müssen nicht mehr externen Gesundheitseinrichtungen zugeführt werden, was erhöhten Schutz von Personal und Öffentlichkeit bedeutet (Picot 1997; TRC 1997).

2. Austausch von Patientenakten, klinischen Dokumenten und Informationssystemen zwischen Gesundheitseinrichtungen: Elektronische Krankenakten und Datenbanken, die über ein Netzwerk zugänglich sind

In diese Kategorie fallen Telehealth-Anwendungen, die mit Hilfe eines Netzwerks Gesundheitsdienstleister und ihre Einrichtungen verbinden. Regionale Gesundheitsnetze und Informationsnetze für die ambulante Versorgung (Community Health Information Networks / CHINs) umfassen gelegentlich auch Pharmanetze. Sie verbinden Kliniken und Arztpraxen mit Apotheken und übermitteln Medikamenteninformationen. An der Basis aller Netze für die gemeindenahe Versorgung findet sich der elektronische Gesundheitspass oder die elektronische Krankenakte (im Kapitel 5 ausführlich besprochen). Telehealth-Anwendungen werden heute zunehmend in Gesundheitsnetzen integriert. Dies gilt für den stationären als auch den ambulanten Bereich. Vernetzung kann unnötige Doppeldiagnosen vermeiden, macht Informationen rechtzeitig verfügbar und optimiert ganz allgemein die verfügbaren Ressourcen.

3. Informationsnetzwerke im öffentlichen Gesundheitswesen, in der ambulanten Versorgung (CHINs) und Vielzweck-Gesundheitsnetze

Kontroll- und Nachweissysteme zum Ressourcenverbrauch im Gesundheitswesen werden zunehmend von Entscheidungsträgern in der Politik beachtet. Geldgeber nutzen diese Instrumente, um die Entwicklung und Qualität von Gesundheitseinrichtungen zu prüfen. Breit angelegte Gesundheitsnetze gestatten es Gesundheitspolitikern, Epidemiologen und Mitarbeitern in Ministerien, den Gesundheitsstatus der Gesamtbevölkerung zu analysieren. Informationen dieser Art sind heute sehr wertvoll, da man eine Zunahme von umweltbedingten Erkrankungen zu beobachten glaubt. Auch die Weltgesundheitsorganisation nutzt das Internet. Sie verbreitet Gesundheitsinformationen über und für die Bevölkerung (http://www.who.org).

Krankheitsüberwachungssysteme machen Epidemien und neu auftretende Erkrankungen fassbar. Viele Staaten unterstützen solche Netzwerke, die der Krankheitsprävention und der Risikokontrolle gefährdeter Bevölkerungsteile dienen. Vielleicht wird es schon in wenigen Jahren weltumfassende Netzwerke zur Krankheitsprävention und zum globalen Notfallmanagement geben. Mit zunehmendem Reiseverkehr (auch von älteren und gebrechlichen Personen) und wachsender Globalisierung von Markt und Handel gewinnen Systeme dieser Art an Gewicht.

4. Fernausbildung, Multimediaanwendungen für Gesundheitsberufe und Patienten, vernetzte Forschungsdatenbanken, Internetdienste

Nicht Telemedizin, sondern Distant Learning (Fernausbildung) stellt den wesentlichen Inhalt vieler Gesundheitsnetze dar. Von Fachkräften betreute Fernstudiengänge für Mitarbeiter des Gesundheitswesens gibt es seit den 30-er Jahren des letzten Jahrhunderts. Damals war das Radio das wesentliche Kommunikationsmedium. Heute bieten Universitäten und andere akademische Einrichtungen Fernstudiengänge mit und ohne Abschlusszeugnis an. Dabei werden alle Formen der Telekommunikation eingesetzt, vom Internet bis hin zur Videokonferenz. Virtuelle Pflegekurse, die nach dem Basisabschluss belegt werden können, werden von vielen nordamerikanischen und einigen europäischen Universitäten und Hochschulen offeriert. Weiterbildung in der Medizin und in der Pflege sind heute fast selbstverständliche Angebote im Netz. In vielen Einrichtungen des Gesundheitswesens werden Anwendungen der Telemedizin mit Hilfe von Videokonferenzen verwirklicht. Dieses Werkzeug lässt sich natürlich auch für Fernstudiengänge nutzen.

Auch die Patienteninformation ist ein Wachstumsbereich, der durch Internet und World Wide Web kräftig angeschoben wurde. Hier erhält der Konsument Informationen, die er selbst in öffentlichen Bibliotheken kaum findet. Webseiten medizinischen Inhaltes werden ergänzt von Nachrichtengruppen, elektronischen Medizinforen, virtuellen Hospitälern und Netzen für spezifische Krankheiten. Beispiele hierfür sind „Housecall" und „Global Health Network" in den USA und „Globalmedic" in Kanada. Das WWW bietet auch Wellnessinformationen, deren Seriosität gelegentlich bezweifelt werden darf. Gerade der Wellnessmarkt verlangt nach Bürgen, die den Inhalt der Webseiten vieler Informationsanbieter bestätigen.

5. Fernüberwachung, Fernpflegenetze, telefonische Triage, häusliche Krankenpflege und Notfallnetze

Die vorgenannten Anwendungen können aufgrund mannigfaltiger Berührungspunkte kaum getrennt voneinander betrachtet werden. Mit dem wachsenden Bedarf an ambulanter Pflege, dem Zwang zu kürzeren Verweildauern im Krankenhaus und der Pflegebedürftigkeit Alter und chronisch Kranker nahmen die Forderungen an die gemeindenahe Versorgung zu. Diese Forderungen werden zum Teil durch virtuelle Besuche per Video und Fernüberwachung erfüllt. Hilfreich sind beispielsweise EKG-Geräte und Dialysemaschinen, deren Messergebnisse über Telefonleitung abrufbar sind. Videokonferenzsysteme und Bildtelefone gewinnen auch für die häusliche Krankenpflege an Bedeutung. So werden Bildtelefone eingesetzt, um die Beatmung von Kindern (Miyasaka 1997) oder um Mukoviszidosepatienten zu überwachen (Adachi 1997). Mit fallenden Preisen steigt die Verbreitung von Bildtelefonen. Für ihren Betrieb braucht man keinen Computer. Eine normale Telefonleitung reicht und die Betätigung ist ebenso einfach wie Telefonieren. Funktionen dieser Telefone wie Panorama- und Nahaufnahmen, Bildschwenk, Darstellung des eigenen Bildes und Autofocus unterstützen viele Telehealth-Anwendungen.

Teleberatungen mit Hilfe von Videokonferenzen und Bildtelefonen ersparen dem Patienten und dem Dienstleister Zeit und Wege. Es wird über eine hohe Nutzerzufriedenheit berichtet: Es gibt sogar Patienten, die die Fernberatung über Bildtelefon dem persönlichen Besuch vorziehen (Elford 1997; Elford u. House 1997; Hawker 1997). Telepsychiatrie und Fernberatung in Lebenskrisen wird zukünftig noch mehr nachgefragt werden, da sich die Dienstanbieter in städtischen Regionen konzentrieren, eben dort, wo sich auch die Mehrheit der Patienten befindet. Und Spezialisten für Psychiatrie und Psychologen können kaum zwangsweise in ländliche Gebiete umgesiedelt werden, da es hier eine viel zu niedrige Patientendichte gibt.

Online-Selbsthilfegruppen sind ein weiteres Kennzeichen des wachsenden Fernberatungsmarktes. Diese Gruppen können einen geschlossenen Anwenderkreis bilden, der für eine spezielle Erkrankung gegründet wurde und eventuell von der betreuenden Organisation gesponsert wird (Brennan 1997). Natürlich gibt es auch offene Online-Selbsthilfegruppen, die von jedem Interessierten besucht werden können. Projekte dieser Art existieren beispielsweise für Aids- und Alzheimer-Patienten. Sie können eigene elektronische Nachschlagewerke nutzen, Meldungen von Infobrettern abrufen, private elektronische Post versenden und sogar mit Entscheidungsfindungssystemen arbeiten. Mitglieder und Anwender bewerten diese Onlineprojekte als „Hilfssysteme ohne Mauern" (Brennan 1997, S. 522).

EKG-, Blutdruck-, Puls- und Spirometerdaten können in der häuslichen Pflege ferngesteuert erhoben und überwacht werden (Carthy 1997). Es ist sogar möglich, während der Datenübertragung direkt mit dem Patienten zu kommunizieren. Falls nötig, kann ambulante Hilfe veranlasst oder ein Rettungswagen bestellt werden. Fernüberwachung reduziert die Zahl unnötiger Hausbesuche und Notfalleinweisungen. Natori et al. (1997) beschreibt ein Programm für Schwangere mit niedrigem Risiko, das via E-Mail Kardiotokogramme an den betreuenden Gynäkologen sendet, wodurch sich die Zahl der Arztbesuche reduziert.

Video- und Telekommunikationstechnik, mit und ohne Fernüberwachung, hat die Entwicklung vieler Anwendungen für Alte vorangetrieben und deren häusliche Betreuung spürbar verbessert (Roman 1997; Yoshio et al. 1997). Die deutlichsten Vorteile sind:
- Ältere Patienten gewinnen größere Kontrolle über sich und mehr Eigenständigkeit.
- Die Vertrautheit der häuslichen Umgebung wird mit der Sicherheit flexibler Versorgung kombiniert. Man schätzt, dass circa fünf Prozent aller Heimbewohner in ihre Wohnung zurückkehren könnten.
- Die häusliche Versorgung ist billiger (Roman 1997, S. 79).

Zu den Pflegeleistungen, die durch Teleanwendungen unterstützt werden, zählt die Wundversorgung, die onkologische Betreuung von Krebspatienten inklusive Infusionstherapie, die Blutzuckerkontrolle und die Dialyse. Tragbare Computer erlauben es den ambulanten Pflegediensten, die Medikamenteneinnahme zu überprüfen und einzutragen, die elektronische Patientenakte eines Patienten zu führen und die dort gesammelten Daten einem Team von Experten mitzuteilen. Genannt

Abb. 8.1.
Gemeindenahe Versorgung unterstützt durch Pflegeinformatik

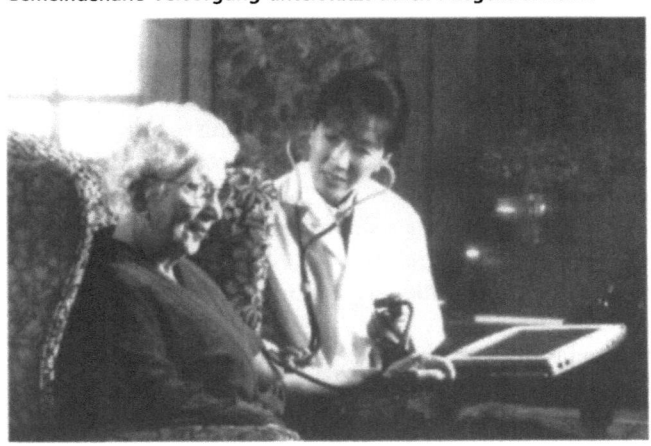

werden sollen schließlich noch Warn- und Notfallsysteme, die mit ständig besetzten Leitstellen in Krankenhäusern und Tageskliniken kommunizieren (Picot 1997) (Abb. 8.1).

Auch im Gesundheitssektor lässt sich das Vordringen von Call Centern beobachten. Managed Care Organisationen und Städte und Gemeinden haben solche Zentren mit teilweise gebührenfreier Rufnummer eingerichtet. Schwestern und Pfleger leisten telefonisch erste Hilfe, beraten bei Fragen zur Triage und geben Medikamenteninformationen. In der kanadischen Provinz Quebec beantworteten die Pflegekräfte des Call Centers *InfoSante* im Jahr 1997 mehr als 660.000 Anfragen (Picot 1997).

Telehealth-Anwendungen als Herausforderung für die Zukunft?

Das Potenzial von Telehealth-Anwendungen für die Zukunft der Gesundheitsversorgung scheint unbegrenzt. Gleichwohl dürfen die nachfolgend genannten Problemfelder nicht unterschätzt werden:

- Gefahr des Veraltens: Schneller technischer Wandel bedeutet auch immer einen beschleunigten Alterungsprozess. Da die meisten Informationstechnologien in Zyklen von 18 bis 36 Monaten erneuert und spürbar schneller, flexibler und preisgünstiger werden, entstehen Zwänge zum Ersatz der bislang verwendeten Technik. Hiervon können Manager und Verwaltungsfachleute ein Klagelied singen.
- Zugang: Obwohl Telehealth-Anwendungen zunehmende Nutzerakzeptanz finden und von vielen Organisationen gesponsert werden, stehen sie nicht jedermann zur Verfügung. Zumindest teilweise bestimmt die vorhandene technische Infrastruktur darüber, wer wann was und wie nutzen kann.

- Infrastruktur der Gesundheitsinformation: Um die Infrastruktur für Gesundheitsinformationen zu schaffen, müssen vorhandene und neue Anwendungssysteme und Dienste integriert werden. Ein Schlüsselelement dieser Infrastruktur bildet die patientenzentrierte Versorgung, die mit Hilfe der elektronischen Krankenakte optimiert wird.
- Kostenerstattung: Wer Telehealth-Anwendungen erbringt, muss auch finanziert werden. Wie dies genau geschieht, ist vom Gesetzgeber noch nicht hinreichend exakt festgelegt.
- Interdisziplinäre und interinstitutionelle Zusammenarbeit: Unterschiedliche Rechtsauffassungen von Gesundheitseinrichtungen, Ärzten, Schwestern und Pflegern, Apothekern, Radiologen und Nuklearmedizinern müssen noch abgeklärt werden.
- Standards für die Dokumentation: Die Dokumentation von Telehealth-Anwendungen muss weiter standardisiert werden. Nur wenn alle Anbieter mit einem identischen Dokumentationswerkzeug arbeiten, lässt sich die elektronische Patientenakte effizient führen.
- Datensicherheit: Wer Daten sammelt, aufbewahrt und übermittelt, muss für deren Vertraulichkeit und Sicherheit Sorge tragen. Die hiermit verbundenen Probleme müssen zur Zufriedenheit von Diensterbringern und Dienstabnehmern gelöst werden.
- Haftung: Wer medizinische und pflegerische Verantwortung übernimmt, haftet im Rahmen seiner Verantwortlichkeit. Doch auch hier gibt es noch viele Detailfragen zu klären. Wer haftet für die Ergebnisse einer Konsultation, die als zweite Meinung eingeholt wurde, und wie sieht es mit der Anerkennung von bezirksübergreifenden Konsultationen aus?

Schlussfolgerungen

Preiswerte und zuverlässige Telekommunikationstechnologie erlaubt es Angehörigen der Gesundheitsberufe, Patienten und Verbrauchern, Gesundheitsinformationen, Ressourcen und Dienste von und für zuhause anzufordern. Telehealth-Anwendungen existieren als eigenständige Pflegemaßnahmen (Brennan 1997) und zeigen neue Wege auf, wie Pflegekräfte ihre Patienten erreichen und versorgen können. Technische Hilfsmittel unterstützen die ambulante Pflege und die häusliche Fernüberwachung. Netzwerke werden zu Vehikeln, mit deren Hilfe die Pflegekräfte Patienten und Klienten erreichen können, um ihnen Gesundheitsförderung und Krankheitsvorsorge, Informationen zum Umgang mit der eigenen Krankheit und allgemeine Informationen zukommen zu lassen. Telehealth-Anwendungen erweitern das Instrumentarium von Pflegekräften im Umgang mit ihren Patienten.

Literatur

Adachi T (1997) How videophones affect patient's families. In: Proceedings of the 3rd International Conference on the Medical Aspects of Telemedicine, Kobe, Japan, p 58
Anogianakis G, Maglavera S (1997) MERMAID - Medical emergency aid through telematics. In: Proceedings of the 3rd International Conference on the Medical Aspects of Telemedicine, Kobe, Japan, p 154
Brennan PF (1997) The ComputerLink projects: A decade of experience. In: Gerdin U, Tallberg M, Wainwright P (eds.) The Impact of Nursing Knowledge on Health Care Informatics. IOS Press, Amsterdam, pp 521-525
Carthy Z (1997) Commercial implementation of homecare telemedicine - The Shahal experience. In: Proceedings of the 3rd International Conference on the Medical Aspects of Telemedicine, Kobe, Japan, p 136
Elford DR (1997) Telemedicine in northern Norway. Journal of Telemedicine and Telecare 25
Elford DR, House AM (1996) Telemedicine Experience in Canada 1956-1996. Presented at Medicine 2001 Conference, Montreal. 1996, June. Cited in Picot J (1997) The telehealth industry in Canada. Industry Canada, Ottawa
Hassett MM, Farver MH (1995) Information management in home care. In: Ball MJ, Hannah KJ, Newbold SK, Douglas JV (eds.) Nursing Informatics: Where Caring and Technology Meet. Springer, New York, pp 155-166
Hawker F (1997) Telepsychiatry to rural and remote South Australia: an established telemedicine service. In: Proceedings of the 3rd International Conference on the Medical Aspects of Telemedicine, Kobe, Japan, p 127
Miyasaka K (1997) Videophone system for pediatric home care. In: Proceedings of the 3rd International Conference on the Medical Aspects of Telemedicine, Kobe, Japan, p 56
Natori M, Kitagawa M, Akiyama Y (1997) A preliminary study of home nursing for low risk pregnancy. In: Proceedings of the 3rd International Conference on the Medical Aspects of Telemedicine, Kobe, Japan, p 81
Nordrum I (1996) Telepathology: Is there a future? Telemedicine Today 4(2):24-26
Picot J (1997) The telehealth industry in Canada. Industry Canada, Ottawa
Roman LI (1997) Caring for the elderly at home. In: Proceedings of the 3rd International Conference on the Medical Aspects of Telemedicine, Kobe, Japan, p 79
TRC (1997) What is telemedicine? Telemedicine Research Center (TRC) Online. Available: http://tie.telemed.org
Yoshio M, Kunihiko D, Masayuki N, Eisuke F (1997) A report of telecare for the aged at home via ISDN. In: Proceedings of the 3rd International Conference on the Medical Aspects of Telemedicine, Kobe, Japan, p 80
Zajchuk JT, Zajchuk R (1996) Strategy for medical readiness: Transition to the digital age. Telemedicine Journal. Special Issue on Telemedicine and the Military. 2:3

9 Anwendungen in der Administration

Teile diese Kapitels beruhen auf Materialien, die ursprünglich veröffentlicht wurden unter: Hannah KJ (1992) Nursing management of information. In: Ogilvie M, Sawyer E (eds) Managing Information in Canadian Health Care Facilities. Ottawa: Canadian Hospital Association Press. Die Veröffentlichung an dieser Stelle erfolgt mit Erlaubnis des Verlages.

Einleitung

Verwaltungsleiter, Pflegedirektoren und Chefärzte sind ständig gefordert, die Effektivität und Effizienz der Patientenversorgung zu steigern und dabei gleichzeitig den Verbrauch an Ressourcen zu reduzieren oder zumindest auf dem gleichen Niveau zu erhalten. Dies gilt für das gesamte Gesundheitswesen.

Eine Hauptstrategie zum Erreichen dieses Ziels besteht darin, Information als strategischen Unternehmensfaktor zu erkennen und moderne Methoden und Werkzeuge des Informationsmanagements den Verantwortlichen in Verwaltung und Klinik zur Verfügung zu stellen. Dahinter steht die Idee, dass die Kenntnis und Nutzung relevanter Informationen die Verantwortlichen in die Lage versetzt, die vorhandenen Ressourcen optimal einzusetzen.

Der Einsatz von Informationssystemen in der Pflege zu Zwecken der Administration kann in zwei Bereiche eingeteilt werden: solche, die den Führungskräften in der Pflege Informationen zur Entscheidungsfindung bereitstellen und solche, die ihnen helfen, ihre Entscheidungen anderen Mitarbeitern mitzuteilen. Im folgenden sollen die Informationssysteme zur administrativen Nutzung, die der Pflegeleitung bei Entscheidungen helfen, „Management-Informationssysteme" genannt werden. Informationssysteme in der pflegerischen Administration zur Kommunikation von Entscheidungen werden „Systeme zur Büroautomatisation in der Pflege" genannt. In diesem Kapitel werden Management-Informationssysteme definiert und der Informationsbedarf beschrieben, der zum Führen einer pflegerischen Versorgungseinheit notwendig ist. Dieses Kapitel berücksichtigt auch Textverarbeitung, Dokumentenmanagement/Workflow, elektronische Nachrichten, Groupware und Terminverwaltung. Das Kapitel endet mit einer Betrachtung der Rolle, die Pflegekräfte beim Einsatz von Management-Informationssystemen einnehmen.

Definition von Management-Informationssystemen

Die Idee der Management-Informationssysteme entstammt der Geschäftswelt und der Industrie. Sie ist bereits seit einiger Zeit Gegenstand von Studien, Analysen und Evaluationen unter Federführung von Wirtschaftswissenschaftlern. Definitionen des Konzeptes „Management-Informationssystem" (MIS) sind vielgestaltig: Einige Definitionen legen den Schwerpunkt auf die Bestandteile und den Entwurf eines solchen Systems, andere dagegen betonen die Funktionalität, die ein MIS innerhalb einer Organisation einnimmt. In diesem Buch soll ein MIS nach klassischem Konzept verstanden werden als „die Methode zum Sammeln, Speichern, Auffinden und Verarbeiten von Informationen, die von einem oder mehreren Managern zum Ausüben ihrer Aufgaben benötigt oder gewünscht werden" (Ein-Dor und Segev 1978). Obwohl diese Definition sowohl herkömmliche wie computergestützte Systeme abdeckt, sollen hier nur computergestützte Management-Informationssysteme diskutiert werden. Abbildung 9.1 zeigt ein Management-Informationssystem in einer vereinfachten Darstellung.

Abb. 9.1.
Management-Informationssystem

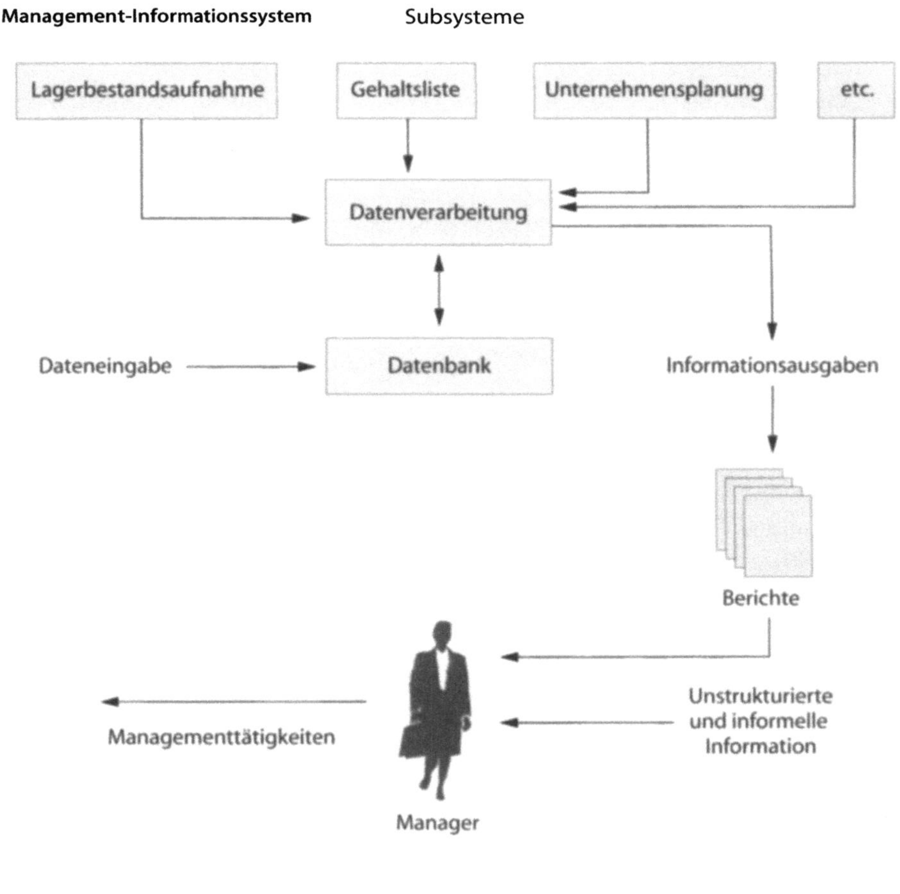

Bedarf an Informationen zur Leitung pflegerischer Einheiten

Der hier angesprochene Bedarf bezieht sich auf Informationen, welche die Organisation (repräsentiert durch die leitende Pflegekraft) benötigt, um ihre Aufgaben im Bereich der Patienten- und Klientenversorgung wahrzunehmen. Management-Informationssysteme helfen der Pflege beim Qualitätsmanagement, bei der Stationsbesetzung und im laufenden Berichtswesen. Systeme dieser Art unterstützen die leitende Pflegekraft in ihrer Pflicht, die Ressourcen, die zur pflegerischen Patienten- und Klientenversorgung nötig sind, zu verteilen und zu nutzen. Dazu zählt das Personalwesen, Budgetverwaltung (einschließlich Gehaltsabrechung, Arzneimittel und Medikalprodukten), sowie bauliche und materielle Ressourcen (einschließlich Gebäuden, Geräten und Einrichtung).

Qualitätsmanagement

Total Quality Management (T. Q. M.) ist der derzeit vorherrschende Ansatz im Qualitätsmanagement und hat den früher dominierenden Qualitätssicherungsansatz weitgehend ersetzt. T. Q. M. ist ein für patientennah wie patientenfern tätige Pflegekräfte in gleichem Maß bedeutsamer Prozess. Für Schwestern und Pfleger auf Station ist T. Q. M. in zweifacher Hinsicht nützlich: Es liefert Rückmeldungen über ihre pflegerische Tätigkeit und es ermöglicht ihnen, auf die Patientenversorgung in ihrer Organisation Einfluss zu nehmen. Leitende Pflegekräfte nutzen T. Q. M. zur Bewertung des allgemeinen Qualitätsniveaus der Patientenversorgung innerhalb ihrer Institution und als Prozess, um Chancen und Möglichkeiten zur Verbesserung der Patientenversorgung und der Effektivität mitzuteilen und mitgeteilt zu bekommen.

Unter T. Q. M. versteht man die Einführung effektiver Arbeitsweisen in einer Organisation und deren Weiterführung. T. Q. M. ist ein institutionell verankerter Arbeitsplan zur Einführung eines Prozesses, in dessen Rahmen die Belegschaft Einfluss auf die Leistungen ihres Unternehmens ausüben kann. Dies soll im Sinne eines möglichst hohen Standards der Patientenversorgung erfolgen. Das Durchführen von Maßnahmen in der Patientenversorgung wird dabei von der gesamten Belegschaft überwacht. So wird sichergestellt, dass die gesetzten Standards eingehalten oder sogar übertroffen werden. Das T. Q. M.-Konzept berücksichtigt auch die ständige Evaluation der Standards selbst und stellt damit sicher, dass die herrschende Meinung in den Standards widergespiegelt wird. Typischerweise benutzen Institutionen viele formelle und informelle Methoden, um die zur Evaluation der Patientenversorgungsqualität nötigen Informationen zu erhalten. Formelle Methoden entstammen Qualitätssicherungsprogrammen. Die hierzu nötigen Informationen sollten Patientendatenbanken, Messungen zur Patientenzufriedenheit, pflegerischen Kommentaren in der Kurve, Patientenpflegeplänen, Belobigungen und Berichten über besondere Vorkommnisse entnommen werden. Diese Informationsquellen werden ihrerseits in einem laufenden oder retrospektiven Verfahren begutachtet. Eine laufende Begutachtung der Pflege findet während des Aufenthalts des Patienten statt, während eine retrospektive Begutachtung nach

Entlassung erfolgt. Begutachtungen dieser Art sind ein Hauptinstrument in jedem T. Q. M.-Programm.

Qualitätssicherungsprogramme in den 70-er Jahren waren das Resultat aus wachsenden Verbraucherinteressen, steigenden Kosten im Gesundheitswesen und einer zunehmenden Professionalisierung der Pflege. In den USA kam der Wunsch der Regierung hinzu, die Kosten und die Qualität der Patientenversorgung des MEDICAID-Programms zu überwachen. Drei Umstände traten fast gleichzeitig in den USA ein: Verbände zur Erarbeitung von Standards in der beruflichen Praxis wurden gegründet, die American Nurses Association, der Berufsverband der US-amerikanischen Pflegekräfte, veröffentlichte Pflegestandards, und die American Joint Commission on Accreditation for Hospitals, die Zertifizierungsstelle für US-amerikanische Krankenhäuser, setzte die Bedingungen für eine medizinische und pflegerische Begutachtung fest. Diese Ereignisse übten Druck auf den gesamten Prozess der Qualitätssicherung aus. Die etablierten Qualitätssicherungsprogramme mussten große Datenmengen bearbeiten und evaluieren und blockierten einen erheblichen Teil der pflegerischen Arbeitszeit. Im Zuge dieser Begutachtungsverfahren wurde sich die Pflege zunehmend ihrer Pflicht bewusst, Rechenschaft abzulegen. Dieses Bewusstsein veranlasste Schwestern und Pfleger, neue Dokumentationsformen, nämlich Pflegepläne und vervollständigte Patientenakten, zu erarbeiten. Damit wuchs die Informationsmenge in der Pflege, die wiederum betrachtet und begutachtet werden musste.

Parallel zu dem Druck, der sich aus der Begutachtung der Pflege aufbaute, zogen integrierte Krankenhausinformationssysteme in Organisationen des Gesundheitswesens ein. Qualitätssicherungsprogramme in der Pflege benötigten zwei wesentliche Dinge, um wirklich erfolgreich zu sein: standardisierte Terminologie und standardisierte Pflegepläne. Genau diese Forderungen stellt jedes Informationssystem an seine Daten. Nur so kann es als echte Hilfe von der Pflege empfunden werden. Die in einer computergestützten Dokumentation der Pflegeaufzeichnungen zwingend notwendige Standardisierung der Terminologie und die Entwicklung von standardisierten Pflegeplänen zum Zweck der Generierung von computergestützten Pflegeplänen verlief genau parallel zur Forderung nach einer standardisierten Terminologie und nach Standards in der Qualitätssicherung. Die Tatsache, dass Computer in kürzester Zeit große Datenmengen auffinden, zusammenfassen und vergleichen können, hat sich als sehr nützlich insbesondere für Pflegekräfte herausgestellt, die Qualitätsssicherungsprogramme einführen mussten. Leider besitzen immer noch zu wenige Krankenhäuser integrierte Krankenhausinformationssysteme, die online die aktuellsten pflegerelevanten Daten zusammenstellen können. Das erste große Hindernis hierfür liegt darin, dass solche integrierten Krankenhausinformationssysteme gar nicht in dem benötigten Maß verfügbar sind. Zweitens fehlt eine Methode, mit der Pflegeprobleme kodiert werden können.

Beide Hindernisse werden beseitigt werden. Sinkende Kosten und eine größere funktionelle Vielfalt tragen dazu bei, dass integrierte Krankenhausinformationssysteme eine größere Verbreitung finden. In den USA und Kanada beschäftigt sich die North American Nursing Diagnosis Association (NANDA) mit Fragen einer standardisierten Nomenklatur für die Beschreibung von Pflegediagnosen. Andere Initiativen entstehen und entwickeln Taxonomien für Pflegeinterventionen und Pflegeresultate (Grobe 1992). McCormack und Zielstorff (1992) propagieren die Entwicklung einer einheitlichen Pflegesprache, der Unified Nursing Language. Es ist beklagenswert, dass viele dieser Arbeiten noch nicht die nötige Verbreitung und Unterstützung im pflegerischen Berufsstand gefunden haben und dass sie bislang noch nicht als Datenbankrahmenkonzept für Pflegeanwendungen von den Entwicklern der Informationssysteme aufgegriffen wurden. In Abb. 9.2 wird der Versuch unternommen, die Querverbindungen zwischen klinischer Praxis, angewandter Informatik und Computertechnologie aufzuzeigen und zusammenzufassen.

Ein weiteres mit computergestützter Qualitätssicherung eng verbundenes Problem ist die Qualität der Werkzeuge, die verwendet werden, um qualitätsrelevante Daten überhaupt zur Verfügung zu stellen. Selbst die am weitesten verbreiteten Werkzeuge zur Begutachtung der Pflege und die ihnen zugrunde liegenden Kriterien sind kaum validiert. Konsequenterweise wurde ein Hauptaugenmerk auf die Prozessaspekte des T.Q.M.-Konzeptes gelegt. Bedauerlicherweise haben auch die Hersteller von Softwareanwendungen T.Q.M. keine hohe Priorität beigemessen. Diese Kritik bezieht sich sowohl auf die von T.Q.M. benötigten Daten wie auf klinische Softwarepakete für Einrichtungen des Gesundheitswesens.

Diese Situation erschwerte es, Informationssysteme effektiv und flächendeckend in der Qualitätsüberwachung im Krankenhaus einzusetzen. Einige Einrichtungen entwickelten dennoch ausgefeilte T.Q.M.-Programme, die auch eine papiergebundene Begutachtung ermöglichen. In diesen Einrichtungen führen Pflegekräfte auf Station gleichzeitig eine manuelle Begutachtung durch, wobei sie für diese Vorgehensweise ein besonderes Training erhalten haben. Die Daten der ausgefüllten Begutachtungsformulare werden dann in den Computer zur tabellarischen Darstellung, Weiterverarbeitung und für das Berichtswesen eingegeben. Eine solche kombiniert manuell und computergestützte Methodik reduziert teilweise den arbeitsintensiven Prozess einer rein manuellen Begutachtung.

In zunehmendem Maß wird der Schwerpunkt von pflegerischen T.Q.M.-Programmen auf das Resultat, den Outcome der Patientenversorgung, gelegt. In gleicher Weise existiert ein Trend fort von Problemlösungsmodellen hin zu Planungsmodellen als den Hauptkriterien zum Messen und Bewerten der Qualitätssicherung. Dies ist verbunden mit zunehmenden Forderungen der Öffentlichkeit nach verbessertem Ressourcenmanagement im Gesundheitsbereich und einem wachsenden Bewusstsein dafür, dass Qualität einen Kostenfaktor im Gesundheitswesen darstellt. Hieraus resultiert der Wunsch nach einem qualitativ hochwertigen computergestützten Informationsmanagement, das typischerweise mit Hilfe von Datenbanksystemen, insbesondere relationalen Datenbankmanagementsystemen realisiert wird.

Abb. 9.2.
Verbindungen zwischen klinischer Praxis, angewandter Informatik und Computertechnologie

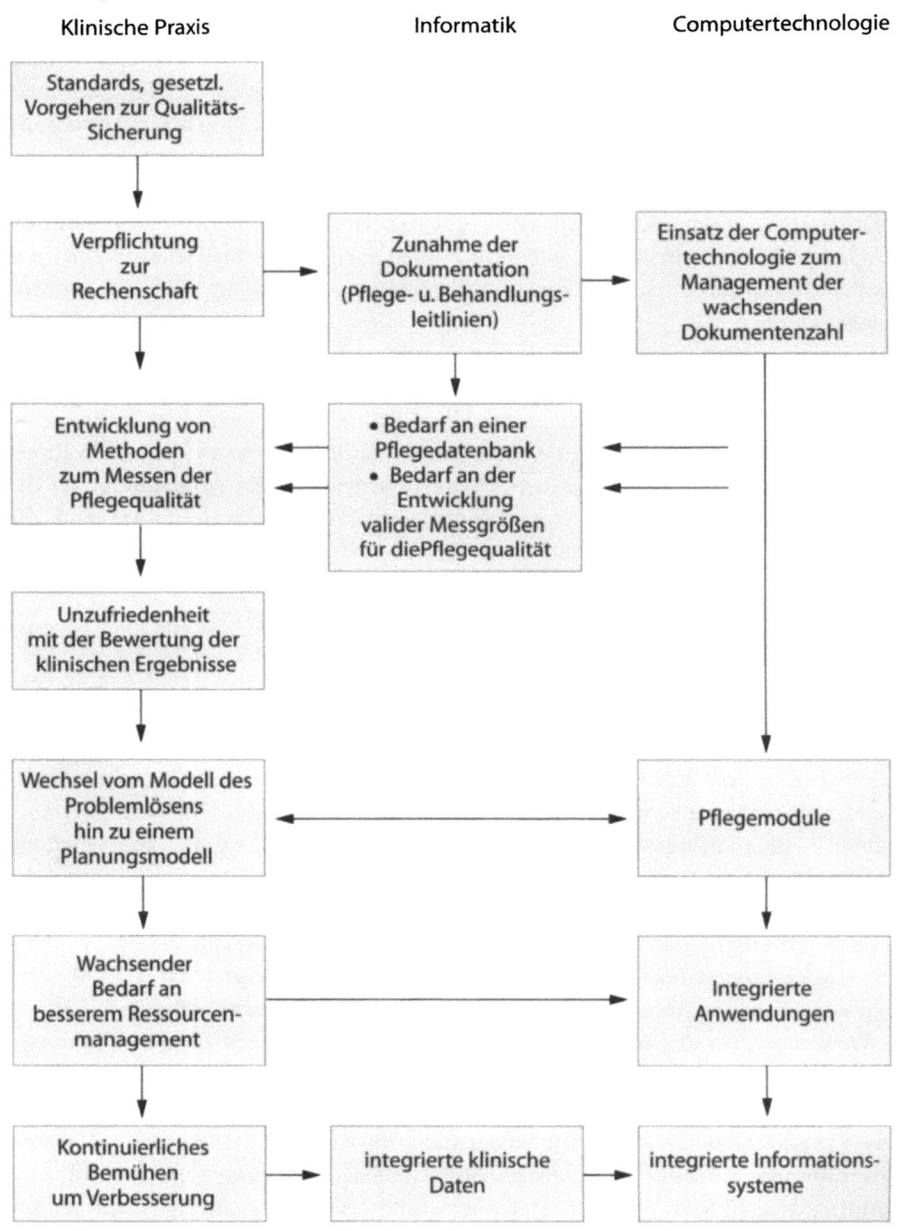

Patientenklassifikation, Personalbemessung und Dienstplanung

Unzählige Stationsleitungen – auf aller Welt – haben in der Vergangenheit viele Stunden damit verbracht, Dienstpläne zu erstellen. Selbst wenn Rahmendienstpläne eingesetzt wurden, konnte eine manuelle Zuteilung von Mitarbeitern zu Schichten das Problem nicht beseitigen: Solche Dienstpläne sind unter den Aspekten „dienstfrei" und „Dienst" immer angreifbar. Eine Minimalbesetzung zu definieren um einer Vergeudung von Personalressourcen entgegenzuwirken ist stets mühsam. Schließlich hängt eine solche Vorgehensweise auch immer von dem Gedächtnis der jeweiligen Person ab, die diese administrativen Aufgaben erledigt. So ist es nur folgerichtig, dass eine automatisierte Dienstplangestaltung eine wünschenswerte Komponente eines Management-Informationssystems für leitende Pflegekräfte darstellt. Nicht selten passiert es, dass eine Institution mit eingeschränkten Ressourcen und ohne Management-Informationssystem, diese Situation zum Anlass nimmt, um ein computergestütztes Personalbesetzungssystem aufzubauen.

In vielen Einrichtungen des Gesundheitswesens haben Wissenschaftler unterschiedliche Systeme für die Dienstplangestaltung entwickelt. Die Komplexität dieser Systeme variiert sehr stark. Manchmal wurden mit dem Rechner lediglich die Mitarbeiternamen in einen computerisierten Rahmendienstplan eingetragen. Andere Systeme passen die Besetzung interaktiv und dynamisch auf der Basis von Einzelschichten den Gegebenheiten an und berücksichtigen insbesondere die Pflegebedürftigkeit eines Patienten, den Auslastungsgrad der Pflege und die Erfahrung der verfügbaren Mitarbeiter. Um ein komplexes, ausgereiftes System zur automatischen Dienstplangestaltung zu entwickeln, sind umfangreiche Planungen und Datenerhebungen notwendig: Innerhalb einer Institution müssen zunächst einmal Leistungen und ihre typische Dauer (Pflegeminuten) festgelegt werden, der Ausbildungsgrad und die Arbeitserfahrung der Mitarbeiter muss kategorisiert und dokumentiert, Kriterien zur Bestimmung der Pflegebedürftigkeit eines Patienten und des Pflegeumfangs müssen eingeführt, eine klare Personalpolitik muss vereinbart und die Tarifverträge müssen in den relevanten Abschnitten abgebildet werden. Sind nun diese Informationen verfügbar, kann mit dem Entwurf eines Computerprogramms für die Personalplanung auf Station begonnen werden. Die Fähigkeit des Computers, viele Variable konsistent und schnell zu verarbeiten, macht ihn zu einem exzellenten Werkzeug der Dienstplangestaltung.

Als belegte Vorteile einer automatisierten Dienstplanung gelten folgende Aspekte:
- Leichtere Rekrutierung von Mitarbeitern und gesteigerte Mitarbeiterzufriedenheit aufgrund der zeitlich früheren Verfügbarkeit des Plans.
- Zeitersparnis im Vergleich zur manuellen Bearbeitung. Der Zeitgewinn kommt anderen Aufgaben der Stationsleitung zugute.
- Frühzeitige Meldung von Personalmangel und Bedarfsmeldung für Zeitkräfte.
- Unvoreingenommene Zuteilung von Dienst- und Freischichten.
- Ausdrucke des Dienstplans zur Einsicht für alle Stationsmitarbeiter und für die Stationsbelegungsliste.

- Effektivere Nutzung und Zuteilung von Mitarbeitern innerhalb der gesamten Institution.
- Prüfen der Frage, ob die Zahl der Mitarbeiter pro Schicht mit der Qualität der Pflege korreliert.
- Anzahl und Expertise der Mitarbeiter kann in Beziehung zur jeweiligen Pflegebedürftigkeit der Patienten gesetzt werden.

Systeme zum Erheben des Pflegeaufwands, sogenannte Nursing Workload Measurement Systeme (NWMS), unterstützen die Idee von Dienstplanprogrammen.

Diese Systeme messen die Pflegeminuten für direkte, indirekte und nicht-klinische Tätigkeiten bei gegebener Pflegebedürftigkeit. Im Jahr 1931 erließ die amerikanische Regierung eine Verordnung, die alle Krankenhäuser verpflichtete, ihre Tätigkeiten aufzuzeichnen und verfügbar zu machen. Seit dieser Zeit sind in Amerika viele solcher Systeme mit dem Ziel entstanden, einheitliche und zuverlässige Produktivitätsangaben zu liefern und damit einen Beitrag zur Personalbesetzung, Budgetierung, Planung und Qualitätssicherung zu leisten. NWMS haben sich in Amerika zu einem wertvollen Instrument für Stationsleitungen, Pflegedienstleitungen, die Krankenhausverwaltung und die Regierung und Behörden gleichermaßen entwickelt. Bei eskalierenden Kosten und wachsenden Ansprüchen im Gesundheitswesen ist gerade die geeignete und effektive Nutzung von geringen Personalressourcen eine zunehmend lohnenswerte Angelegenheit. In den USA sind viele NWMS am Markt erhältlich. Sie unterscheiden sich in manchen Aspekten und welches System gewählt wird hängt letztlich von den spezifischen Bedürfnissen der jeweiligen Institution ab. Die drei in den USA verbreitetsten Systeme sollen hier berücksichtigt werden, nämlich PRN, Medicus und GRASP. Für weitergehende Information sei der Leser auf das Buch „Workload Measurement Systems in Nursing" von Claire Thibault verwiesen, welches bei der Quebec Hospital Association Kanada im Jahr 1990 erschienen ist.

PRN (Project Research in Nursing) wurde von der Provinz Quebec im Jahr 1976 entwickelt. Das Programm umfasst ein Pflegeplanmodul, ein Evaluationsmodul und ein Erfassungsmodul für die Stationsbesetzung. PRN basiert auf einem Pflegeplan mit 154 Pflegetätigkeiten, die sich an den Patientenbedürfnissen orientieren. Jeder Aktivität bzw. jedem Faktor ist ein Zeitwert in Minuten zugeordnet, der dann zusammengezählt werden kann. Die für einen Patienten benötigte Gesamtzeit wird dazu verwendet, die Anforderungen an die Stationsbesetzung vorzugeben. Das System ist in Kanada weit verbreitet und wird auch in Europa eingesetzt.

Medicus wurde in Chicago zur Erfassung der Patientenbedürfnisse entwickelt. Diese dienen als Indikator für die Vorhersage des Pflegebedarfs. Innerhalb von Medicus wurden ein Patientenklassifikationssystem, ein Qualitätsüberwachungssystem, ein Rahmenplan für die Personalbesetzung, und eine variable Dienstplangestaltung, Analyse und Datenverarbeitungsprozeduren und ein System für das Berichtswesen entwickelt. Die Klassifikation der Patientenbedürfnisse basiert auf 37 Indikatoren, denen Punktwerte zugeteilt werden können. Die Punkte spiegeln die in Prozenten gemessene Pflegebedürftigkeit in jeweils einer von fünf Bedürftigkeitskategorien wider. Anhand der Gesamtpunktzahl kann der Pflegebedarf für jede Bedürftigkeitsklasse berechnet und damit auch der Pflegebedarf einer Station bestimmt werden. Das System wird in Kanada und den USA viel verwendet.

GRASP (Grace-Reynolds Application and Study of PETO) stammt aus Nord-Carolina und wurde ursprünglich zwischen 1973 und 1976 entwickelt. Das System gleicht Patientenaufnahmen mit der verfügbaren Pflegekapazität ab. Es basiert auf drei wesentlichen Annahmen. Erstens: Unabhängig von der medizinischen Diagnose benötigen zwei unterschiedliche Patienten niemals den gleichen Pflegeaufwand. Zweitens: Die Erfassung des Pflegebedarfs zu Budgetierungs- und Stationsbesetzungszwecken richtet sich am Soll- und nicht am Ist-Zustand des Pflegeaufwands aus. Drittens: Stimmen die benötigten und die tatsächlich gebrauchten Pflegeminuten überein, so wächst die Chance, eine qualitativ hochwertige Pflege durchführen zu können, eine größere Mitarbeiterzufriedenheit zu erzielen und kostengünstig zu arbeiten. Innerhalb von GRASP wurden 120 Pflegetätigkeiten definiert, denen Zeitwerte zugeordnet sind. Die Patienten werden täglich eingestuft und die zur Pflege benötigte Zeit wird in eine Standardpflegeeinheit, einen sogenannten PCU-Wert (Patient Care Unit), konvertiert. Eine Standardpflegeeinheit entspricht einer Stunde pflegerischer Tätigkeit. Auf der Basis der gesamten PCU-Werte wird schließlich der Pflegebedarf ermittelt. Das GRASP-System wird vielfach in den USA und auch in Großbritannien genutzt.

Keines der drei vorgestellten Systeme liefert dasselbe Resultat für dieselbe Patientengruppe (O'Brian-Pallas 1987). PRN errechnet signifikant höhere Angaben zu den benötigten Pflegeminuten als GRASP oder Medicus. Die beiden letztgenannten Systeme liefern ähnliche Werte. Das mag daran liegen, dass GRASP und PRN aufgabenzentriert arbeiten, während Medicus kritische Indikatoren, nämlich die Patientenbedürfnisse, berücksichtigt. Implementation und Anpassung des Systems können bei GRASP und PRN vom Benutzer durchgeführt werden, bei Medicus werden sie durch den Hersteller vorgenommen. Hinsichtlich der Qualitätssicherung ist in allen drei Programmen das Pflegeplanmodul mit dem Qualitätssicherungsmodul verbunden. PRN geht sogar soweit, ein eigenes Pflegeplanformat bereitzustellen.

Eine verbesserte Mitarbeiterzufriedenheit, leichtere Rekrutierung von Mitarbeitern, unvoreingenommene Dienstzuteilung, Dienstplanausdrucke und das rechtzeitige Ankündigen temporären Personalmangels – all dies verbessert die Arbeitsmoral und führt daher indirekt auch zu einer besseren Patientenversorgung. Zeitersparnis bei administrativen Aufgaben und eine effektivere Nutzung und Einteilung von Mitarbeitern werden auch als Einflussfaktoren der Patientenversorgungsqualität in der Literatur diskutiert. Die Dokumentation der Stationsbesetzung und die damit erzielte Qualität der Patientenversorgung geben der Pflegedienstleitung wichtige Argumente zur Rechtfertigung von Personalbedarfsmeldungen gegenüber der Verwaltungsleitung.

Berichtswesen

In den meisten Krankenhäusern verschlingt die Pflege 40 Prozent und mehr des gesamten Krankenhausbudgets. Management-Informationssysteme helfen bei der Datenerhebung, der Zusammenfassung und Formatierung von Daten und tragen damit dazu bei, Entscheidungen über den Budgetanteil der Pflege zu treffen. Mittlerweile sind leitende Pflegekräfte mit regelmäßigen Budgetberichten vertraut, die ihnen eine Budgetüberwachung, einen Ausgleich von unter- und überbelasteten Posten und eine Planung des Budgets für das nächste Jahr erlauben. Viele Datenbankanwendungen wurden entwickelt und verfeinert, um die Entscheidungsfindung in ganz verschiedenen Bereichen zu unterstützen. Dies reicht von der nosokomialen Infektionsrate, über Krankmeldungen bis zu unerlaubter Abwesenheit von Stationsmitarbeitern. Ein Schwerpunkt dieser Berichte liegt in der graphischen Darstellung der Fakten (Histogramme, Zeitreihendiagramme, Ausdrucke von Karten u. ä.). Der wichtigste Vorteil einer solchen Unterstützung für leitende Pflegekräfte besteht in der Geschwindigkeit, mit der die Daten gefunden, zusammengestellt, zusammengefasst und in eine sinnhafte und vollständige Darstellung gebracht werden können. Ein anderer wichtiger Vorteil liegt in der Möglichkeit, die Berichte an die jeweiligen Informationsbedürfnisse der Pflegekraft anzupassen. Dies erleichtert das laufende Überwachen von Tätigkeiten innerhalb der Einrichtung und das Vorbereiten von Berichten der leitenden Pflegekräfte an Vorgesetzte und Behörden.

Personalwesen

Das Management von Mitarbeitern einer pflegerischen Einheit ist ein komplexes und zeitaufwendiges Unterfangen. Gerade in zunehmend dezentralisierten Verwaltungsstrukturen, die heutzutage moderne Krankenhäuser auszeichnen, benötigt die Pflegedienstleitung Informationen über alle Aspekte der Einteilung und Beschäftigung von Mitarbeitern auf Station. Zum Beispiel benötigt sie sofortigen Zugriff auf solche Informationen wie:
- Ausbildungsgrad und absolvierte Weiterbildungsmaßnahmen aller Pflegekräfte
- Stellenbeschreibungen und Gehaltseinstufungen der Mitarbeiter
- Fälligkeit der Mitarbeitergespräche
- Fälligkeit von jährlichen Fortbildungsmaßnahmen und Informationen darüber, ob dies hauspolitisch, tariflich oder gesetzlich vorgeschrieben ist (z. B. Feuer- und Notfallübungen)
- Zeitübersicht über den Jahresurlaub der Mitarbeiter pro pflegerischer Einheit
- Gesetzliche Urlaubsregelungen
- Personalakte pro Stationsmitarbeiter und Unterlagen zu Beschwerden und Klagen
- Aufzeichnungen über Krankmeldungen
  Hinzu kommen in den USA und Kanada noch Angaben wie:

- Fälligkeitsdatum für die erneute Zertifizierung der Pflegekräfte für medizinisch delegierte oder transferierte Funktionen
- Fälligkeitsdatum für Fortbildungsmaßnahmen, die im Rahmen der regelmäßigen Zertifizierung von Krankenhäusern vorgeschrieben sind.

Solche und andere Daten des Personalwesens können von der Pflegedienstleitung auf unterschiedliche Art und Weise verwaltet werden: Mit Hilfe eines fantastischen Gedächtnisses, eines hervorragend organisierten Karteikartensystems oder mit Hilfe eines Schuhkartons voller Papierschnippsel! Allerdings soll es auch Pflegedienstleitungen geben, die mit ihrem Arbeitsplatzrechner auf eine Datenbank zugreifen können! Die oben genannten Informationen werden regelmäßig von leitenden Pflegekräften in Kombination mit der Pflegebedarfserhebung gebraucht, um Dienst- und Einsatzpläne zu entwickeln.

Finanzwesen

Krankenhäuser beginnen, moderne Geschäftssoftware in Form von Management-Informationssystemen zu implementieren. Diese Systeme erkennen, bestimmen, erheben, verarbeiten und stellen Informationen zusammen, die für Planung, Budgetierung, Betrieb und Controlling benötigt werden und zum Aufgabenbereich des Managements gehören. Die derzeitigen Forderungen nach finanzieller Verantwortlichkeit des Krankenhauses fallen immer drängender aus. Zunehmend erwartet man von leitenden Pflegekräften, dass sie die Gesamtzusammenhänge einer Einrichtung verstehen. Um auf innerbetriebliche wie externe Einflussfaktoren reagieren zu können, müssen Führungskräfte der Pflege:
- ihre finanziellen Verantwortlichkeiten und die Situation des Hauses verstehen
- Anforderungen und Chancen erkennen
- Lösungen erarbeiten
- Die Ziele einer Station und der gesamten Einrichtung verfolgen und überwachen
- Die Effektivität der Lösungsansätze und die erreichten Ergebnisse bewerten

Diese Aktivitäten setzen den Umgang mit finanztechnischen und statistischen Daten voraus. Das Endziel besteht darin, die Kosten der für die Patientenversorgung benötigten Ressourcen den Resultaten oder Outcomes für den Patienten entgegenzustellen. Um nun effektiv mit den Anforderungen des Finanzwesens umgehen zu können, benötigt die Pflegedienstleitung Finanzinformationen wie Gehaltsabrechnungen, Daten aus der Warenwirtschaft und Apotheke und Daten über erbrachte Dienstleistungen. Darüber hinaus benötigt sie statistische Informationen wie Liegezeiten von Patienten und Pflegeminuten pro Falltag. Diese Informationen müssen rechtzeitig vorliegen, müssen richtig, relevant, umfangreich, vollständig, in sich schlüssig, kurz und bündig, sachgemäß und vergleichbar sein. In Kanada existieren Richtlinien für Management-Informationssysteme, die einen nationalen Standard für die Rahmenstruktur, für die Definition von Daten und für Abrechnungsvorschriften bilden. Sie sind die Voraussetzung dafür, dass leitende Pflegekräfte die nötigen finanziellen und statistischen Informationen zur Verfügung gestellt bekommen können. In Großbritannien gibt es mit dem „Körner Datensatz" einen ähnlichen Datenstandard. In den USA ist die Health Care Finance Administration (H. C. F. A.) für die Entwicklung solcher Standards zuständig.

Geräte, Einrichtung, Gebäude – Facility Management

Pflegedienstleitungen müssen oft auch Geräte, Einrichtungen und bauliche Strukturen der pflegerischen Einheiten betreuen und warten. Sie sind dafür verantwortlich, dass die Geräte einsetzbar sind und dass die Einrichtung sachgemäß ist. Obwohl die eigentliche Inventarisierung durch eine andere Abteilung abgewickelt werden kann, zum Beispiel durch die technische Abteilung, so sind es doch die leitenden Pflegekräfte, die inhaltlich für Budgetierung, Bestellung und Erhaltung von Investitionsgütern verantwortlich zeichnen und eine Wartung oder Ersatzbeschaffung in die Wege leiten. Konsequenterweise benötigen sie Inventarisierungsdaten von Investitionsgütern ihrer Station oder Abteilung. Zusätzlich sollten sie eine regelmäßige systematische Begehung der Arbeitsplätze durchführen, um physische Gefahren wie schadhafte elektrische Leitungen oder lockere Bodenfliesen zu protokollieren. Die bei diesen Begehungen festgestellten Gefahren müssen dokumentiert werden, ebenso das Datum, an dem die Reparaturarbeiten angefordert oder in die Wege geleitet wurden, und das Datum der Reparaturarbeiten selbst. Solche Informationen müssen in der pflegerischen Einheit in einem leicht abrufbaren Format am besten zusammen mit einem Kalender abgelegt werden, über den dann eine Erinnerungsfunktion oder Wiedervorlage realisiert wird.

Bürokommunikation

Unter Bürokommunikation (manchmal auch als Büroautomatisation bezeichnet) in der Pflege versteht man die im Stationszimmer oder in einem Büro integrierte elektronische Technologie. Die Gründe zum Einsatz von Bürokommunikation in der Pflege bestehen in besserer Effektivität, Effizienz und Steuerung der Bürotätigkeiten. Somit kann diese Technologie für Verwaltungstätigkeiten, in der Aus- und Weiterbildung und in der Pflegeforschung eingesetzt werden. Bürokommunikation betrifft die Ablage von Dokumenten und ihr Wiederauffinden, Textverarbeitung, Telephonkommunikation und informelle Besprechungen. Im folgenden sind einige ökonomische Gesichtspunkte aufgeführt, die deutlich für Bürokommunikation in der Pflege sprechen:

- Die Hardwarekosten sinken. Rechenleistung, die noch im Jahr 1972 umgerechnet 8 Millionen DM kostete, konnte 1982 schon für 30.000 DM erworben werden und 1992 kostete dieselbe Rechenleistung sogar weniger als 10.000 DM.
- Nachfrage versus Verfügbarkeit. Der zunehmenden Büroarbeit steht ein Mangel an ausgebildeten Arbeitskräften in diesem Bereich gegenüber. Allen Anzeichen

nach wird dieses Problem sich ausweiten. Die Verfügbarkeit von gut ausgebildeten Bürokräften wird nicht in dem Maß wachsen wie sie benötigt wird. Dies gilt insbesondere für den Bedarf an erfahrenen Sekretärinnen.
Büroarbeiten für die Pflege verlangen Erfahrung im Schreiben nach Vorlage und nach Diktat, verlangen Kenntnisse in Textverarbeitung, Tabellenkalkulation und elektronischer Dokumentenablage. Stationsarbeitszimmer sind möglicherweise mit speziellen Druckern ausgestattet, vielleicht sogar mit Telekonferenzmöglichkeiten, Anrufbeantworter und sogar mit Voice Mail, einer elektronischen Form der Sprachaufzeichnung und -übermittlung. Man könnte den verschiedenen Facetten von Bürokommunikation in der Pflege ein ganzes Buch widmen. Die Autorinnen haben sich entschlossen, die tiefer gehende Diskussion auf Textverarbeitung, Dokumentenmanagement und Workflow und elektronische Nachrichten zu beschränken.

Textverarbeitung und elektronische Dokumentenablage

Textverarbeitung

Eine kleine papierlose Schreibmaschine mit leuchtendem Angesicht und einem Silikonchip im Herzen ist auf der Welt gelandet und die Welt hat sich verändert. Eigentlich ist Textverarbeitung eine schlechte Bezeichnung für das, was gemeint ist. Wer sagt, er verarbeite Text, der impliziert, dass er in irgendeiner Weise die Texte künstlich erstellt und dass sie nicht ganz natürlich seinem Gehirn entspringen. Vielleicht war das der Grund, warum Leute, die Textverarbeitung eigentlich nutzen sollten, diese anfangs erfolgreich mieden. Textverarbeitung ist ja – wie wir heute wissen – Schreiben wie bisher mit der Ausnahme, dass man an einer Tastatur sitzt und das Geschriebene auf einem CRT-Bildschirm sieht statt auf einem weißen Blatt Papier. Zweifelsohne ist die Textverarbeitung ein Hilfsmittel, das die Büroarbeiten revolutioniert hat.

Schon seit Erfindung der ersten Schreibmaschine haben Hilfskräfte Texte getippt. Man mag sich daher fragen, was nun das Besondere daran ist. Die Verwendung des Ausdrucks Textverarbeitung im Sinn von Bürokommunikation meint, dass das geschriebene Material in irgendeiner Form auf einem magnetischen Speichermedium festgehalten wird. Natürlich gab es schon vorher Geräte, die auch diese Fähigkeit besaßen, wie beispielsweise Schreibmaschinen mit elektronischem Speicher. Die darauf folgende Gerätegeneration konnte aber erstmals Sätze, Absätze oder ganze Seiten zu einem anderen Teil des Dokuments oder zu einem ganz anderen Dokument verschieben (siehe auch Abb. 9.3). Außerdem kann das Dokument mit Hilfe des Programms auf Rechtschreibfehler und grammatikalische Unkorrektheiten geprüft werden. Fehler werden dann automatisch markiert. Darüber hinaus lässt sich das Dokument programmgestützt formatieren, was dem Anwender lästige Arbeit abnimmt. Moderne Programme besitzen eine „benutzerfreundliche" Oberfläche und Umgebung, die mit ihrer einfacheren Bedienbarkeit die Produktivität der Schreibkräfte und der Pflegekräfte erhöht. Teil dieser Funktionalität ist die Ablage des gesamten Dokuments entweder zentral

Abb. 9.3.
Textverarbeitung, elektronische Ablage und elektronische Verteilung von Dokumenten

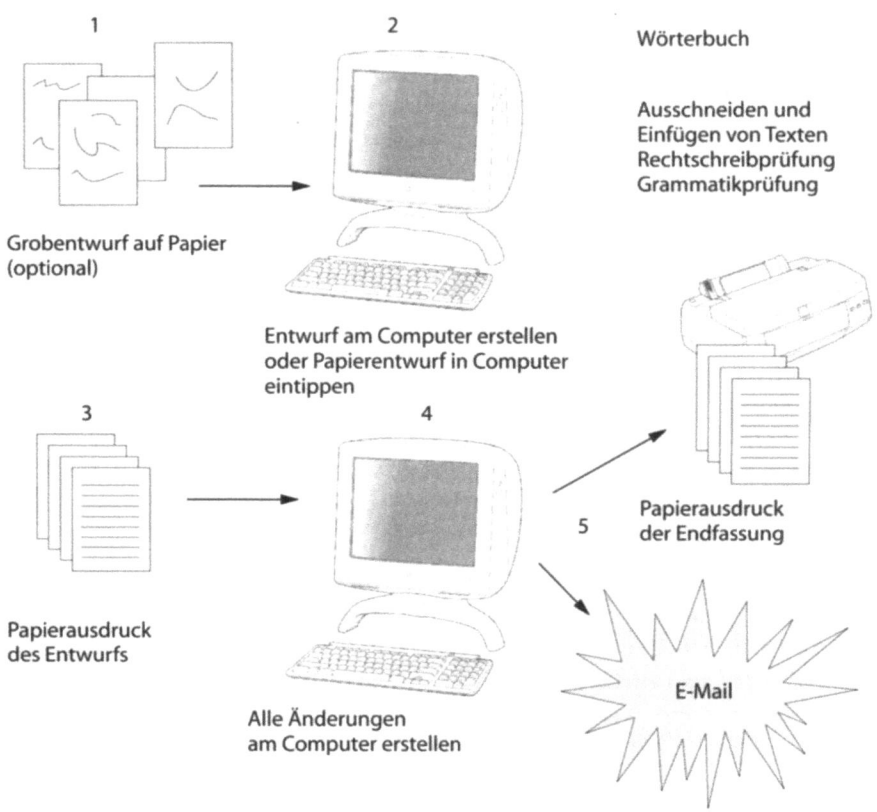

auf Festplatte oder auf einer Diskette des Arbeitsplatzrechners. So kann das Dokument später erneut aufgerufen, geändert und kopiert werden. Wurde die automatisierte Bürokommunikation hinreichend gut geplant, so muss die Dokumentenkopie nicht einmal mehr manuell gespeichert werden und das Material wird nur solange wie nötig auf dem magnetischen Medium gehalten. Führungskräfte können einen Großteil ihrer Arbeit selbst erledigen, also zum Beispiel ihre Texte gestalten und Rechtschreibung und Grammatik prüfen. Sie leiten dann das fertige Dokument zum endgültigen Formatieren, zum Übertragen und zur elektronischen Ablage an ihre Mitarbeiter weiter.

Elektronisches Ablegen

In den meisten Systemen kann man Dokumente anhand von Schlüsselworten, Titeln, dem Namen des Erstellers und dem Datum der Erstellung suchen. Dies ist eine die Produktivität steigernde Funktionalität, die wesentlich bei den täglichen verwaltungsmäßigen Routineaufgaben hilft. Da die manuelle Ablage von Papierdokumenten als Last empfunden und üblicherweise an die Person delegiert wird, die frisch zum Team dazugestoßen ist (was wiederum mit sich bringt, dass Dokumente falsch abgelegt werden), bietet nun ein elektronisches Ablagesystem eine Reihe von Vorteilen gegenüber herkömmlicher Verfahren.

Groupware

Vor dem Hintergrund langsamer Postwege und verlorener Briefe stellt das elektronische Versenden eines kompletten Dokuments einen echten Mehrwert dar. Mit Hilfe spezieller Systeme (Groupware oder Intranet) kann man Dokumente an einen oder mehrere Empfänger verschicken. Die empfangende Stelle kann die Dokumente am Bildschirm betrachten oder zur weiteren Verteilung ausdrucken.

In den USA und Kanada nutzen viele große Krankenhäuser die elektronische Dokumentenweiterleitung zum Übermitteln ihrer wöchentlichen Finanzberichte, zum Versenden von Vorverträgen, Fragebögen, der täglichen Post und anderer Schriftstücke für Verwaltungszwecke. Da verschiedene Personen an unterschiedlichen Orten miteinander kommunizieren können, hat sich die Produktivität und die Termintreue bei Entscheidungen verbessert. So gibt es eine Hochschule, die Kopien ihres Vorlesungsverzeichnisses zur Begutachtung und zur Kommentierung elektronisch an die Dekanate verschickt und von dort an den Sender zurückleitet. Es können also verschiedene Stellen an ein und demselben Dokument arbeiten, ohne dass es neu geschrieben, photokopiert, ausgeschnitten oder eingeklebt werden muss. Krankenhäuser, die sich zu größeren Gemeinschaften zusammenschließen und an unterschiedlichen Orten beheimatet sind, können mit Hilfe von Groupware miteinander kommunizieren. Verwaltungsmitarbeiter werden solche produktivitätssteigernden Systeme gerade vor dem Hintergrund differierender Bürozeiten und Sitzungen an unterschiedlichen Orten zu schätzen wissen.

Elektronische Nachrichten (E-Mail)

Elektronische Nachrichten bezeichnen die inoffizielle elektronische Kommunikation zwischen Personen oder Stellen. Sie ersetzen Telefonanrufe, die sonst notwendig wären, um die gleiche Nachricht mitzuteilen (für weitergehende Informationen siehe Kapitel 4).

„Es hat jemand für Sie angerufen." Ein Problem, das in allen Verwaltungsumgebungen bekannt ist. Es bedeutet Zeitverschwendung und vergeudete Energie. Dieses Spiel kann sich über mehrere Tage hinziehen. Es ist sogar möglich, dass die beiden Parteien den Grund ihres ursprünglichen Anrufes zu dem Zeitpunkt vergessen haben, an dem sie wirklich beide gleichzeitig an der Strippe sind. Manche leitende Angestellte nutzen sogar mehrere Nachrichtenwege (elektronische Nachrichten, Kurierdienste, die gelbe Post, Fax, Anrufbeantworter). Es erzeugt ein gutes Gefühl, eine Frage oder eine Aussage zu formulieren, sie zu verschicken und sie zu vergessen. Die Schreibtische sind nicht mehr übersät mit kleinen Notizzetteln oder Rückrufmeldungen wie das vor der Zeit der elektronischen Nachrichten der Fall war.

An dieser Stelle reagieren Sie als Leser vielleicht so: „E-Mail würde ich niemals in der Pflege einsetzen, da ich mich an die bisherige Art und Weise der Kommunikation gewöhnt habe." Man hört auch solche Kommentare wie „Ich tippe doch nicht selbst" oder „Ich muss mit den Personen direkt sprechen, wenn ich die Botschaft rüberbringen will". Aus eigener Erfahrung wissen wir, dass das alte Sprichwort „mit dem Essen kommt der Appetit" auch für automatisierte Bürokommunikation in der Pflege gilt. Hat man einmal damit begonnen, ein Werkzeug einzusetzen, ist das Rad kaum zurückzudrehen. Telefon und handschriftliche Notizen reichen dann nicht mehr.

Ratschläge für eine erfolgreiche Implementierung[1]

Für den Fall, dass der Leser vor der Herausforderung steht, automatisierte Bürokommunikation in einem wie auch immer ausgeprägten Maß einführen zu müssen oder zu wollen, sollte er oder sie folgende Hinweise berücksichtigen:
1. Seien Sie gerüstet, den Wandel des Wandels durchzusetzen.
   - Personalveränderungen
   - Veränderungen der Organisation
   - Technologische Veränderungen
2. Sie benötigen eine ökonomische Rechtfertigung, um die Automatisation durchsetzen zu können.
   - Nennen Sie die DM- oder Euro-Beträge, die Sie an Gehältern einsparen können.
   - Präsentieren Sie die Gebiete, in denen die Wirkung am größten sein wird.
   - Nach zwei Jahren sollte sich das System amortisiert haben.
   - Berechnen Sie die Investitionskosten pro Person.
3. Alle Gruppen fordern etwas und zwar sofort.
4. Seien Sie bereit, traditionelle Vorgehensweisen hin und wieder zu verletzen.
5. Entwickeln und implementieren Sie in Phasen.
   - Beginnen Sie mit einer Station oder Abteilung, die dem Projekt positiv gegenüber steht.
   - „Fly before buy" – Setzen Sie das System zunächst auf Probe ein.
   - Lernen Sie aus den Fehlern Anderer.
6. Seien Sie sich darüber klar, dass Software immer Probleme mit sich bringt.
   - Kaufen Sie ihr Bürokommunikationssystem; entwickeln Sie NIE selbst.
   - Spielen Sie nicht das Versuchskaninchen für neue Software.
   - Rechnen Sie mit folgenden Einwänden: „Stammt nicht von uns" und „Unsere Struktur ist ganz anders".
   - Unkoordiniertes Herumprogrammieren legt das beste Programm lahm.
7. Seien Sie sich über die paradoxe Wirkung von Automatisierung im Klaren.

---

[1] Dieser Absatz stammt von Gary L. Hammon, Superior Consulting, San Antonio, USA

- Die Forderung nach mehr Automatisation wird das, was durch Automatisation erbracht werden kann, bei weitem übersteigen. (Information erzeugt immer neue Information.)
- Voll automatisierte Funktionen werden nie genutzt werden (übersteigt die Vorstellungskraft).
8. Die größte Herausforderung besteht in der Mitarbeiterführung.
   - Holen Sie sich Unterstützung wo immer sie vorhanden ist.
   - Machen Sie auf sich aufmerksam.
   - Rüsten Sie ihre Gefolgsmannschaft.
   - Investieren Sie in Schulungen.
   - Halten Sie Händchen (Holen Sie sich Rückmeldungen und lassen Sie die Mitarbeiter wissen, dass Sie sich um sie kümmern.)
9. Es wird immer etwas passieren, woran Sie nicht gedacht haben.
   - Bekannte Unbekannte sind Risiken.
   - Unbekannte Unbekannte beenden die Vorstellung.
10. Setzen Sie auf Standardsoftware und standardisierte Kommunikationsprotokolle.
11. Lassen Sie sich auf den Wartungsdienst des Herstellers ein, wenn er denn angeboten wird.

Die Rolle der Pflege im Umgang mit Informationen

Die Rolle der Pflege im Umgang mit Informationen in Einrichtungen des Gesundheitswesens steht naturgemäß in enger Verbindung mit der Rolle der Pflege in dieser Einrichtung selbst. In den meisten Krankenhäusern organisieren Pflegekräfte sowohl die Patientenversorgung als auch die pflegerischen Organisationseinheiten. Zumeist sind die Mitarbeiter auf Station für die Pflege der Patienten zuständig, während die leitenden Kräfte die verwaltenden Tätigkeiten auf Stations-, Abteilungs- oder Krankenhausebene übernehmen. Daher hat die Pflege beim Informationsmanagement schon seit einiger Zeit eine zweifache Funktion. Einerseits muss sie Informationen aus dem Pflegeprozess berücksichtigen (siehe Kapitel 6), andererseits muss sie Informationen für die Leitung einer pflegerischen Einheit, das heißt die Zuteilung und Nutzung von Ressourcen und das Personalwesen bereitstellen und hauspolitische Strategien entwerfen und Entscheidungen treffen.

Was die Organisation der Patientenversorgung betrifft, so ist die Pflegepraxis sehr informationslastig. Pflegekräfte gehen täglich bei der Visite mit vielen Patienteninformationen um. In der Tat verarbeiten Schwestern und Pfleger mental, manuell und elektronisch ständig irgendwelche Fakten. Kontinuierlich arbeiten sie die einzelnen Phasen des Pflegeprozesses ab: Sie bewerten und identifizieren das Pflegeproblem, stellen eine Pflegediagnose oder Hypothese, ermitteln die angemessenen Handlungen, evaluieren die Ergebnisse und teilen sie anderen Mitarbeitern mit. Schon lange ist bekannt, dass die Pflege die Schnittstelle zwischen dem Patienten und der Gesundheitseinrichtung darstellt. Die Pflege führt Informationen aus verschiedenen Quellen über eine gesamte Organisation hinweg zusammen und verfolgt dabei das Ziel, Pflege durchzuführen und den Aufenthalt des Patienten im Krankenhaus zu koordinieren. Die Aufbewahrung von Patienteninformationen auf Station besitzt eine lange Tradition. Hier verantwortet die Pflege das Führen und Verwalten der Daten auch im Auftrag anderer Berufsgruppen, die am Prozess der Patientenversorgung beteiligt und die Nutzer der Informationen über den Patienten sind. In einer klassischen Studie an drei New Yorker Krankenhäusern (Jydstrup und Gross 1966) hat man festgestellt, dass voll examinierte Pflegekräfte zwischen 36 und 64 Prozent ihrer Arbeitszeit mit Informationen umgehen. Diejenigen Pflegekräfte, die Verwaltungstätigkeiten durchführen, beschäftigen sich damit fast während ihrer gesamten Arbeitszeit.

Die Rolle der Pflege in der Patientenversorgung wird ganz entscheidend dadurch geprägt, wie in dem Krankenhaus oder auf der jeweiligen Station die Zuteilung von Patienten zu Pflegekräften organisiert ist. Sieht man einmal von den möglichen Variationen und Modifikationen ab, so fallen doch die meisten Tätigkeiten in eine der vier Hauptkategorien: Funktionspflege, Teampflege, Bezugspflege oder Case Management. Die Funktionspflege konzentriert sich auf die Aufgaben (oder Funktionen), die in dieser Organisationseinheit zur Versorgung ihrer Patienten durchgeführt werden müssen. Teampflege bezieht sich auf die Koordination der pflegerischen Mitarbeiter, die in dieser Einheit verfügbar sind, um in kleinen Gruppen (Teams) die pflegerische Versorgung einer räumlich zusammengehörigen Gruppe von Patienten zu leisten. In der Bezugspflege wird einem Patienten eine Hauptpflegekraft zugeteilt, die alle Maßnahmen zur pflegerischen Versorgung während des Krankenhausaufenthaltes plant und koordiniert, einschließlich der Planung der Entlassung. Case Management ist ein neuer Ansatz, der die Verantwortlichkeit des Case Managers für die Koordination und Überwachung der Versorgung eines Patienten in den Mittelpunkt stellt. Dabei umfasst die Versorgung die Pflege, muss aber nicht unbedingt auf sie beschränkt sein. Man geht davon aus, dass die Versorgung eines Patienten durch ein multidisziplinäres Team geleistet wird, das sich in seinem Handeln an vordefinierten Schlüsselereignissen orientiert, die bei Patienten mit gleicher Diagnose in einer vorhersagbaren Weise zeitlich aufeinanderfolgend eintreffen. Durch diese Sequenz von Schlüsselereignissen soll eine für den Patienten angemessene Liegezeit entstehen. Jedes dieser Verfahren zur Zuteilung von Patienten zu Pflegekräften verlangt eine andere Rolle der Pflege im Umgang mit patientenbezogenen Daten. Konsequenterweise benötigt jedes Verfahren andere Kenntnisse der betroffenen Pflegekraft im Umgang mit Informationen.

In gleicher Weise wird die Rolle der Pflege, die sie im Umgang mit Informationen zur Leitung einer pflegerischen Einheit einnimmt, durch die Rolle der leitenden Pflegekraft innerhalb der Institution selbst stark beeinflusst. Diese Rolle leitet sich wiederum von der Art und Weise ab, wie in dem jeweiligen Haus die pflegerische Versorgung organisiert ist und wie sie geleistet wird. Verschiedene Ausprägungen in der hauseigenen Art, Entscheidungen zu treffen und Patienten zuzuweisen, Vorschriften über die Dokumentation und der jeweilige Führungsstil wirken auf die Rolle der Pflege beim Informationsmanagement einer Station, Abteilung oder eines ganzen Hauses. Die Art und Weise der Pflegeorganisation variiert sehr stark. Einige elementare Bestandteile, die die Strukturen und Aufgaben der Pflege bestimmen, sind der Führungsstil, die Ressourcenzuteilung und Ressourcennutzung, die Einstufung von Patienten und die quantitative Bestimmung des Pflegebedarfes, die Methode der Zuteilung von Patienten zur Pflegekraft, die Vorgehensweise, wie mit Informationen umgegangen und wie dokumentiert wird, die Art der Patientendatenbank und die Nutzung von Pflegediagnosen. Der wichtigste, die Pflegedurchführung determinierende Aspekt, der damit auch die informationsverarbeitende Rolle der Pflege bestimmt, ist der in Krankenhäusern heute vorherrschende Führungsstil.

Es existieren zentralisierte und bürokratische Führungsmodelle, aber auch stark dezentralisierte Modelle mit kooperativem Führungsstil. So sehen zum Beispiel einige Vorgehensmodelle nur einen zentralen Entscheidungsprozess vor, der einzig und allein durch die leitende Pflegekraft bestimmt wird und den Mitarbeitern nur minimalen Einfluss einräumt. Andere Modelle gehen von Stationsvereinbarungen aus, die von den Mitarbeitern und der Stationsleitung getroffen werden, und die den Mitarbeitern im Rahmen von Arbeitsgruppen erlauben, auf die Abteilungspolitik Einfluss zu nehmen. In einigen Modellen bedeutet das die Möglichkeit einer Mitgliedschaft in Führungsgremien. In anderen Modellen mit kooperativem Führungsstil ist eine Mitgliedschaft der Pflege in der Geschäftsführung oder der Krankenhausleitung vorgeschrieben oder existieren sogar in eigener Verantwortung geleitete pflegerische Organisationseinheiten. Mit den vielfältigen Rollenfunktionen von Pflegemitarbeitern in der Führung und im Entscheidungsprozess verändert sich naturgemäß auch die Rolle der Pflegekraft im Informationsmanagement. Schließlich soll dieses ja beim Treffen von Entscheidungen helfen. Man kann sich für die Zukunft sogar eine Situation vorstellen, in der aktuelle Informationen sowohl für die Planung und Strategieausrichtung einer Einrichtung, als auch für die Zuteilung und Nutzung von Ressourcen, für eine viel größere Mitarbeiterzahl verfügbar sein müssen, als das bislang der Fall war.

Hürden für ein effektives Informationsmanagement in der Pflege

In den meisten Krankenhäusern stellt das reine Datenvolumen, der fehlende Zugang zu moderner Informationsverbeitungstechnik und schließlich eine für ein Informationsmanagement unzureichende Infrastruktur die wesentlichen Hürden dafür dar, dass die Pflege nicht effektiver mit Informationen umgeht. Wie in Kapitel 6 und in den vorangegangenen Abschnitten deutlich wurde, ist der Umfang an Informationen, die eine Schwester oder ein Pfleger täglich für die Patientenversorgung oder für Verwaltungstätigkeiten verarbeiten muss, enorm und wächst beständig. Es ist erstaunlich, wie flexibel und adäquat Schwestern und Pfleger auf diese Datenflut reagieren. Allerdings gibt es hier menschlich bedingte Grenzen. Und ein Hauptgrund für berufliche Unzufriedenheit besteht in Informationsüberflutung, die sogar zu informationsbedingtem Stress führen kann.

Abb. 9.4.
Handschriftliche Aufbereitung einer neuen Kurve und Verarbeitung der neuen medizinischen Anweisung

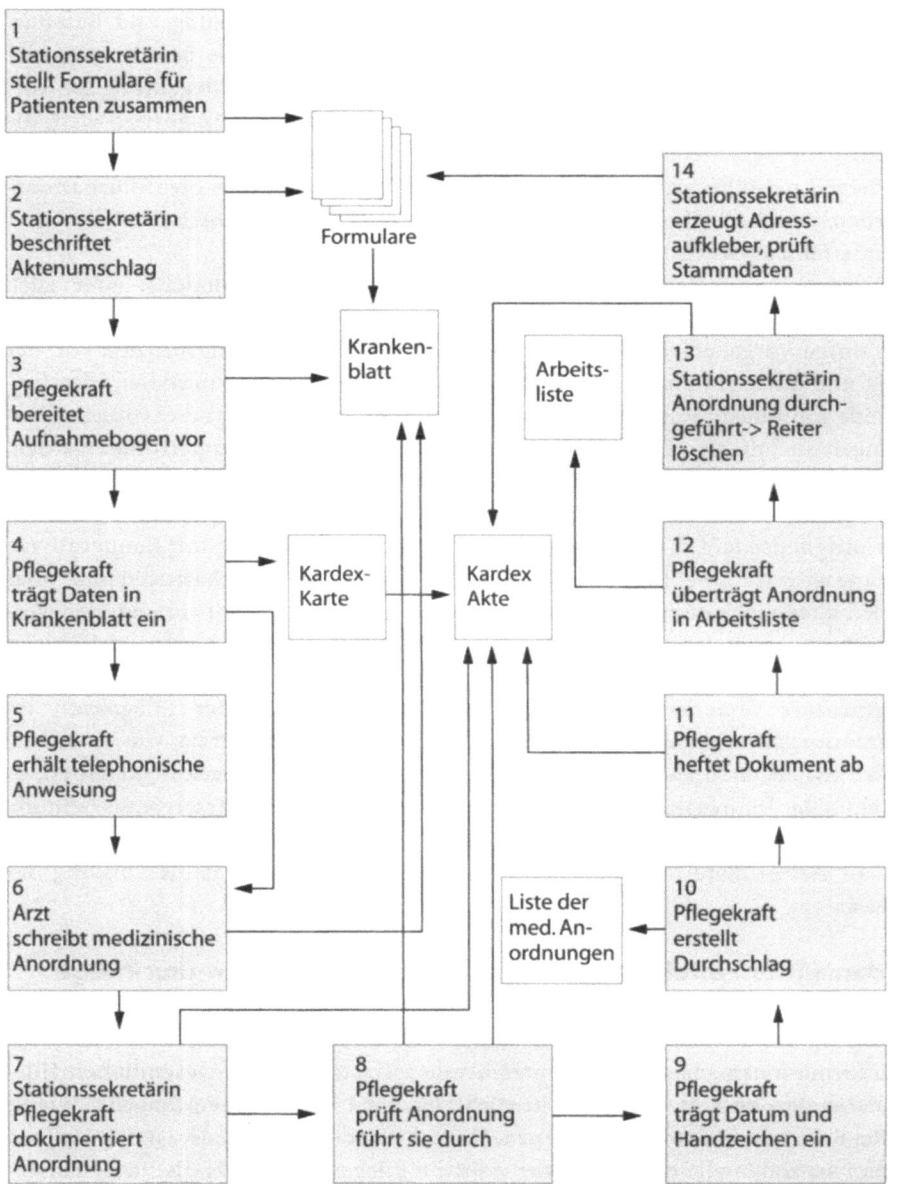

Abb. 9.5.
Elektronische Aufbereitung einer neuen Kurve und Verarbeitung einer neuen medizinischen Anweisung

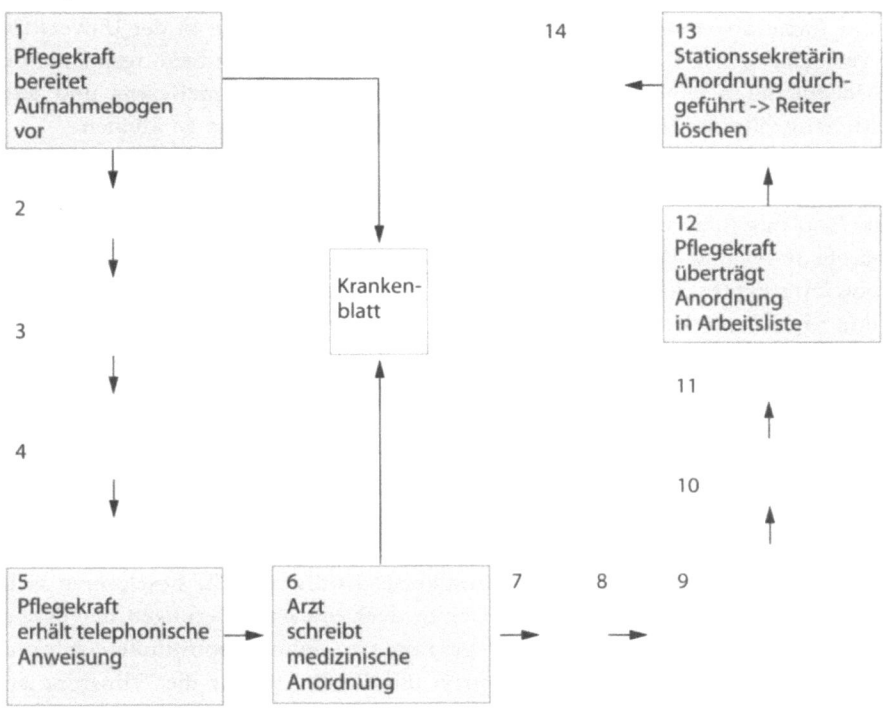

Veraltetes manuelles Informationsmanagement und die traditionellen Methoden der Informationsübermittlung sind redundant, aufwendig und unangemessen hinsichtlich der Auslastung teurer Mitarbeiter. Gute Beispiele hierfür sind von Hand ausgefüllte Formulare für Anordnungen oder Bestellungen, eine handschriftlich geführte Kurve mit Angaben zur Medikation und mit manuell gesetzten Reitern. Weitere Beispiele sind, dass Schwestern und Pfleger Bestellungen und Blutproben nachts selbst ins Labor bringen müssen, da das Rohrpostsystem oder der Hol- und Bringdienst zu bestimmten Zeiten nicht arbeitet. Wie Computernetze zeigen (siehe auch Abb. 9.4 und 9.5), erlauben moderne Systeme zur Informationsweiterleitung und zur elektronischen Kommunikation dagegen eine schnelle und akkurate Übermittlung.

Es ist nur ein Aspekt der Informationsinfrastruktur, dass Hard- und Software für die entsprechenden modernen Computernetze fehlt. Der andere wichtige Aspekt ist der, dass in vielen Krankenhäusern versierte Mitarbeiter fehlen, die eine System- und Nutzerbetreuung durchführen und damit ein Informationsmanagement auf den Weg bringen können. Mitarbeiter in der Systembetreuung müssen auf die im Gesundheitswesen angewandte Informatik vorbereitet werden und müssen sowohl gute Kenntnisse über Informationssysteme besitzen als auch solides Wissen über die Funktionsweisen des Gesundheitssystems, seiner Organisationen und Einrichtungen erwerben. Ein Aufbaustudiengang hierfür wird zum Beispiel in Kanada von der School of Health Information Science an der Universität von Victoria, British Columbia, angeboten. In ähnlicher Weise benötigen leitende Pflegekräfte auch Unterstützung von Mitarbeitern des Finanzwesens und aus der Statistik, um die Informationen angemessen interpretieren zu können.

Aspekte eines effektiven Informationsmanagements in der Pflege
Wenn man das Informationsmanagement in der Pflege betrachtet, fällt auf, dass geeignete Fort- und Weiterbildungsprogramme für leitende Pflegekräfte fehlen. Gegenwärtig gibt es auch in Nordamerika nur wenige Kurse in der Pflegeerstausbildung über moderne Techniken und Strategien des Informationsmanagements. Ein solches Kursprogramm müsste zumindest Techniken und Strategien des Informationsmanagements für Fortgeschrittene sowie Informationsflussanalyse, Tabellenkalkulation, Datenbanken und Textverarbeitung beinhalten. Idealerweise würden solche Kurse auch eine Einleitung und die praktische Handhabung klinischer Informationssysteme umfassen. An der Auswahl und Implementation klinischer Informations- und Verwaltungssysteme muss die Pflege unbedingt beteiligt sein. Bedauerlicherweise erkennen viele ältere leitende Pflegekräfte nicht die Bedeutung dieser Aktivitäten und schließen sich hierbei freiwillig aus. Sie beschweren sich allerdings, wenn die angeschafften Systeme nicht die Anforderungen der Pflege erfüllen. Gerade ältere erfahrene Pflegekräfte in Führungspositionen müssen erkennen, dass es wichtig ist, Mitarbeiter und Geldmittel für die Teilnahme an Strategietreffen zur Planung von Informationssystemen in ihrem Haus bereitzustellen. Mitarbeiter in Leitungsfunktion aus anderen Berufsgruppen müssen gleichfalls sehen, wie wichtig der Input der Pflege für solche Strategietreffen ist. Für alle Krankenhäuser gilt: Die Pflege ist die größte Gruppe aller Gesundheitsberufe, die ein klinisches Informationssystem nutzt. Außerdem ist dem Pflegesektor der größte Anteil am Gesamtbudget zugeordnet. Dieser Anteil muss finanziell adäquat verwaltet werden. Sowohl mit Blick auf klinische Informationssysteme als auch auf Verwaltungssysteme, stellt die Pflege die größte Gruppe der Betroffenen dar.

Der letzte Aspekt, den die Pflege im Zusammenhang mit Informationsmanagement im Krankenhaus berücksichtigen muss, ist der Pflegeentlassungsbrief. Der Entlassungsbrief, so wie er derzeit von den „medical records"-Abteilungen in Kanada und den USA definiert ist, enthält keine pflegerischen Angaben über Patienten. Entlassungsbriefe in dieser Form missachten den Beitrag der Pflege zu den Leistungen, die während des Aufenthaltes eines Patienten im Krankenhaus erbracht werden. Dies ist insofern bedeutsam, da in Nordamerika die Entlassungsbriefe von vielen Behörden zu verschiedenen statistischen Zwecken genutzt werden und bei der Zuteilung von Drittmitteln eine Rolle spielen. Derzeit gehen viele wertvolle Informationen verloren. Solche Informationen werden jedoch benötigt, um die Fallkosten bestimmen und die Effektivität pflegerischen Handelns bewerten zu können. Im Zuge der Diskussion über die Wichtigkeit eines landesweiten Gesundheitsregisters in den USA und Kanada ist es unabdingbar, über eine pflegerische Basisdokumentation beziehungsweise einen Minimal Data Set nachzudenken, der in diese Datenbank aufgenommen werden soll. Die hier verwendeten pflegerischen Daten könnten denjenigen in der Basisdokumentation, so wie sie in den USA getestet wurden, sehr ähnlich sein. Die Zielsetzung eines Minimal Data Sets für die Pflege lautet: „Vergleichbarkeit von pflegerischen Daten über klinische Populationen, Einrichtungsformen, geographische Gebiete und die Zeit hinweg aufzubauen; die pflegerische Versorgung von Patienten und ihren Familien im stationären und ambulanten Bereich zu beschreiben; Entwicklungen aufzuzeigen und den Bedarf an Pflege und die Zuteilung von Pflegeressourcen anhand des Trends zu schätzen; diese Entwicklungen in Zusammenhang mit Pflegediagnosen zu bringen; und schließlich die Pflegeforschung anzuregen" (Werley et al. 1988, S. 1652). Solche Daten sind essentiell, denn nur sie ermöglichen eine Beschreibung des Gesundheitsstatus von Populationen und beziehen hierbei auch den Pflegebedarf mit ein. Sie ermöglichen Outcome-Messungen der pflegerischen Versorgung und die Ermittlung des Nutzens und der Kosten von Ressourcen in der Pflege. Die Pflege als Berufsstand muss sich vernehmbar zu Wort melden, wenn es gilt, die geeigneten Bestandteile pflegerischer Daten für den Entlassungsbericht zu definieren. Der Bedarf, den Einsatz einer pflegerischen Basisdokumentation auszuweiten, ist jedenfalls vorhanden.

Zusammenfassung

Es sollte deutlich geworden sein, dass Management-Informationssysteme und automatisierte Bürokommunikation zur Welt der Pflege gehören beziehungsweise gehören werden. Pflegeausbildung, Administration in der Pflege und die Pflegeforschung müssen diese neuen Technologien bewusst und planvoll einsetzen.

Literatur

Ein-Dor P, Segev E (1978) Managing Management Information Systems. Lexington Books, Toronto
Grobe S (1992) Response to Bulechek and McCloskey's paper. CNA Nursing Minimum Data Set Conference, unpublished paper
Jydstrup RA, Gross MJ (1966) Cost of information handling in hospitals: Rochester region. Health Services Research 1:235-271
McCormack KA, Zielstorff R (1992) Building a unified nursing language system. CNA Nursing Minimum Data Set Conference, unpublished paper
O'Brien-Pallas LL (1987) Analysis of variation in nursing workload associated with patient's medical and nursing diagnosis and patient classification method. Ph. D. dissertation, University of Toronto, Ontario
Thibault C, David N, O'Brien-Pallas LL, Vinet A (1990) Workload Measurement Systems in Nursing. Quebec Hospital Association, Montreal

Werley HH, Devine EC, Zorn CR (1988) Nursing needs its own minimum data set. American Journal of Nursing 88(12):1651–1653

Weiterführende Literatur

Ball MJ, Douglas JV, O'Desky RI, Albright JW (1991) Healthcare Information Management Systems: A Practical Guide. Springer-Verlag, New York

Burke LJ, Murphy J (1988) Charting by Exception: A Cost-Effective, Quality Approach. Wiley, New York

Fitzpatrick JJ, Kerr ME, Saba VK, Hoskins LM, Hurley ME, Mills WC, Rottkamp BC, Warren JJ, Carpenito LJ (1989) Translating nursing diagnosis into ICD code. American Journal of Nursing 89:493–495.

Hammer PS (1991) The next generation in computerized patient classification/acuity systems: Nurse staffing based on actual care delivered. In: Hovenga EJS, Hannah KJ, McCormick KA, Ronald JS (eds.) Proceedings of the Fourth International Conference on Nursing Use of Computers and Information Science. Springer-Verlag, New York, pp 238–241

Harsanyi B, Middlemiss C, Lehmkuhl D, Myers S, Alig B (1991) The quest for nursing productivity and quality: Technological tools for nursing administration. In: Hovenga EJS, Hannah KJ, McCormick KA, Ronald JS (eds.) Proceedings of the Fourth International Conference on Nursing Use of Computers and Information Science. Springer-Verlag, New York, pp 382–386.

Henry S, Holzemer WL, Tallberg M, Grobe S (1994) Informatics: The Infrastructure for Quality Assessment and Improvement in Nursing. University of California Nursing Press, San Francisco

Hurley ME (1986) Classification of Nursing Diagnoses: Proceedings of the Sixth Conference. C. V. Mosby, Toronto

Kiley M, Halloran EJ, Weston JL, et al. (1983) Computerized Nursing Information Systems (NIS). Nursing Management 14:26–29.

Lampe SS (1985) Focus charting: Streamlining documentation. Nursing Management 16:43–46.

Management Information Systems (MIS) Project (1985) Guidelines for Management Information Systems in Canadian Health Care Facilities. Mangement Information Systems Project, Ottawa

Porter-O'Grady T (1986) Creative Nursing Administration. Aspen Systems Corporation, Rockville, Md

Wake M (1989) Changes in Hospital Care Delivery Systems: Implications for Nursing Information Systems. National Commission on Nursing Implementation Project, Milwaukee, Wis

York C, Fecteau DL (1987) Innovative models for professional nursing practice. Nursing Economics 5:6–10

Zander K (1988) Nursing case management: Strategic management of cost and quality outcomes. *Journal of Nursing Administration* 18:23–30

10 Anwendungen in der Aus- und Weiterbildung

Richard S. Hannah

Einleitung: Wirkung von Computern auf die Bildung

Auch auf das Bildungssystem übt der technologische Wandel Druck aus. Indem die Lehrenden mit der die technologische Revolution begleitenden Informationsexplosion Schritt zu halten versuchen, wurden sie gezwungen, mehr Zeit und Energie der routinemäßigen Informationsweitergabe zu widmen. Damit blieb ihnen wenig Zeit, den Einsteigern bei der Anwendung von Informationen zu helfen.

Historisch betrachtet kann man drei verschiedene Ären oder „Wellen" in der Bildung ausmachen. Die „erste Welle" ging dem Zeitalter des Buchdrucks voran. Bildung fand in Form von Tutorien statt, die nur für sehr Wenige unter speziellen Bedingungen zugänglich waren. Sie war einer Bildungselite vorbehalten, im wesentlichen der Geistlichkeit und dem Adel. Die „zweite Welle" kam mit der Erfindung des Buchdrucks durch Gutenberg. Im Zuge des gedruckten Wortes entwickelte sich Bildung zu einem zentralistisch geprägten Vorgang. Grammatikschulen und Universitäten entstanden vielerorts und wurden zum Kristallisationspunkt des Lernens. Ihre Bibliotheken dienten als Hort des damaligen Wissens. Die ersten beiden Bildungswellen basierten auf Lernansätzen, die auch heute noch den Grundstein für unser derzeitiges Bildungssystem darstellen: akademische Lehre und praktische Ausbildung. Die akademische Lehre umfasst im wesentlichen das Lernen von Konzepten und ist damit fachabhängig. Berücksichtigt wird hierbei der Lernerfolg; die Anwendung des erworbenen Wissens wird üblicherweise auf einen späteren Zeitpunkt verschoben. Der Lernerfolg selbst wird anhand von Prüfungen gemessen. Die praktische Ausbildung orientiert sich dagegen an Aufgaben und Können. Die Anwendung des Wissens erfolgt immediat und der Erfolg zeigt sich durch entsprechende Handlungen und entsprechendes Verhalten.

Computergestütztes Multimedia könnte die dritte Bildungswelle werden. Multimediale Verfahren unterstützen den Wissens- und Informationstransferprozess, ermöglichen Rückmeldungen an die Studenten über den Lerneffekt, erlauben den Zugang zu elektronischen Datenbanken und versetzen die Studierenden in die Lage, Probleme zu lösen und ihr Wissen anzuwenden. In letzter Konsequenz wird computergestütztes Multimedia die Lehrenden entlasten, so dass sie sich auf die individuellen Lernbedürfnisse der Studierenden konzentrieren und im Falle der Pflege stärkeres Gewicht auf die „Pflege als Kunst" als auf die „Pflege als Wissenschaft" legen können. Die Computeranwendungen, die in diesem Kapitel erwähnt werden, können der pflegerischen Erstausbildung, der Fort- und Weiterbildung (Personalentwicklung) und schließlich auch der Patienteninformation dienen.

In der Ausbildung zu Gesundheitsberufen – wie in allen anderen Bereichen der Bildung übrigens auch – gerieten die traditionellen Formen des Lernens durch die Anforderungen des technologischen Wandels unter Druck. Die gute Nachricht dabei ist, dass – obwohl die Technologie Probleme für das traditionelle Bildungssystem geschaffen hat – sie aber auch Lösungsansätze mitliefert. Computergestütztes Multimedia kann dem Lehrenden helfen, die derzeitige Bildungskonfusion zu entwirren. Durch den Einsatz von computergestütztem Multimedia kann sich Bildung von einer Ära der knappen Ressourcen hin zu einer Ära des Ressourcenreichtums bewegen. Computertechnologie hat sich in den letzten Jahren schneller entwickelt, als das Bildungs- und Gesundheitssystem darauf reagieren kann. Die Integration einer Technologie-unterstützten Informationssuche und eines Technologie-unterstützten Lernprozesses in das Bildungswesen benötigt daher Zeit. Es können drei Grundstadien der Auf- und Übernahme von Technologie beschrieben werden:

- Stadium 1: Ersatz
  Eine neue Technologie ersetzt eine alte. Am Ergebnis ändert sich jedoch nichts. Ein Beispiel hierfür ist der Einsatz von Computern in der Buchhaltung. Datenverarbeitungsfunktionen des ersten Stadiums wie zum Beispiel Automatisierung des Karteikartenwesens, Übungs- und Trainingssoftware und Multiple Choice Tests mit maschineller Auswertung sind erfolgreich im Gesundheitswesen und der dortigen Ausbildung eingeführt worden. Suchsysteme werden von Universitäten für den Zugang zu Bibliotheksdaten, zu Immatrikulationsdaten von Studenten und für den Abruf anderer Datentypen eingesetzt.
- Stadium 2: Innovation
  Die Möglichkeiten neuer Technologien werden mit traditionellen Aufgaben gekoppelt, um neue Tätigkeiten zu schaffen. So kam es zum Beispiel durch schnellere Rechner und den Aufbau von Weitverkehrsnetzen (WAN) zu neuartigen home-banking Diensten. CD-ROM-Technologie, die bekannterweise das Abspeichern und Auffinden großer Datenmengen erlaubt, macht die Literatursuche schnell und ergiebig.
- Stadium 3: Transformation
  Indem Innovationen kumulieren, transformieren sie unsere Art zu leben. So haben beispielsweise Telekommunikation und Computer die Arbeitswelt von Reisebüros dergestalt transformiert, dass sie uns nunmehr Dienstleistungen rund um die Reise anbieten können, die vor zehn Jahren selbst unter hohen Kosten vollkommen unmöglich gewesen wären. Im Gesundheitswesen haben die Computertomographie und die Kernspintomographie die Röntgenabteilungen in Zentren für diagnostische Bildgebung transformiert.

Aktuelle Anwendungen der Computertechnologie im Bildungswesen konzentrieren sich auf die Stadien 1 und 2. In vielen Bereichen wurde Computertechnologie an die etablierten Formen der akademischen Lehre und Ausbildung angepasst.
Der folgende Teil dieses Kapitels beschränkt sich auf den Einsatz von Computertechnologien in der Ausbildung im Gesundheitswesen. Dies besagt nicht, dass andere Technologien, wie beispielsweise Fernsehen, Bildtelefon und Videotext, unbedeutend sind, sondern dass sie den Rahmen dieses Buches überschreiten. Große zentrale Computersysteme, Server, PC-Arbeitsplatzrechner, Videoplatte und andere technische Mittel für interaktives Lernen sind Werkzeuge individualisierten Wissenserwerbs selbst innerhalb von zentralisierten Lernwelten. Die traditionellen Formen der akademischen Lehre und Ausbildung werden immer ihren Platz behalten. Sie werden jedoch durch die Möglichkeiten individualisierter Lernsysteme erweitert werden, die dann als Vehikel für Informations- und Wissenstransfer dienen und den Lehrenden Freiräume schaffen um das tun, was nur Menschen leisten können: bei den Studierenden Verständnis, Können, Urteilsvermögen und Einsicht herausbilden (Jenkins et al. 1983). Der Einsatz von Computern in der Pflegeausbildung lässt sich in das Jahr 1966 zurückverfolgen, als Bitzer und Bitzer (1973) über Computer Assisted Instructions (CAI) mittels des PLATO Systems berichteten, das Kurse in der Pflegeausbildung anbot. 1971 wurden erstmals Probleme des Patientenmanagements in Form von Simulationen umgesetzt (Harless et al. 1971). In den letzten zwei Jahrzehnten verstärkte sich der Trend zum Einsatz von Technologie in der Pflegeausbildung. Dies entspricht dem Bedürfnis nach individualisierter Stoffvermittlung in der Pflegeausbildung und wird durch die Verfügbarkeit der dazu notwendigen Technologie ermöglicht. Viele Faktoren haben zur Entwicklung dieses Trends beigetragen: hierzu zählen Einflüsse, die dem allgemeinen Bildungswesen entstammen, als auch Faktoren aus der Pflegepraxis.

Allgemeines Bildungswesen
- Der Umgang mit Wissenslawine und Informationsflut will gelernt sein.
- Zunehmendes Verständnis des Lehr- und Lernprozesses und bessere Identifikation von Lernstilen individueller Studierender mit ihren verschiedenen Fähigkeiten und Lerngeschwindigkeiten.
- Finanzielle Engpässe und Budgeteinschränkungen für Einrichtungen der akademischen und beruflichen Ausbildung. Solche Einschränkungen bedingen die maximale und effektive Nutzung der begrenzten menschlichen und finanziellen Ressourcen. Zunehmend flächendeckende Verfügbarkeit und Finanzierbarkeit von Hardware für den Einsatz im Bildungswesen (PC-Arbeitsplatzcomputer, Fernsehen, Videogeräte, CD-ROM-Geräte und Videotext).

Pflegepraxis
- Zunehmende Vielfalt der Umgebungen, in denen Pflege praktiziert wird. Der Gegenstand der Pflegepraxis reicht von hoch technologisierter und weitgehend physischer Patientenversorgung in akuten kritischen Situationen (wie Notfall-

bereich, Intensivstation, Pflege in der Kardiologie oder Frühgeborenen-Intensivstation) bis hin zu vorwiegend psychosozial orientierter Pflege für Familien in Gemeinden (wie Familienberatung, Gesundheitsunterstützung und -förderung).
- Wunsch der Pflegekräfte nach weitergehender Expertise bei eigenständiger Entscheidungsfindung.
- Wunsch der Pflegekräfte nach Bedingungen, die ihnen ein kontinuierliches Lernen während ihres gesamten Berufslebens ermöglichen.

Was bedeutet „computer assisted learning"?

Den Begriff computergestütztes Lernen (engl. „computer assisted learning"/CAL) und seine Unterbegriffe computergestützter Unterricht (engl. „computer assisted instruction"/CAI) und computerverwalteter Unterricht (engl. „computer managed instruction"/CMI) gibt es seit einiger Zeit. Ursprünglich verwendete CAI spezielle Bildausgabegeräte (Monitore), die mit einem Großrechner verbunden waren. Die Studierenden mussten Fragen beantworten und der Computer reagierte mit „Ja, das ist richtig" oder mit „Nein, das ist nicht richtig, weil ... versuch's noch mal". Oft antworteten die Studenten bewusst falsch, um die Rückmeldungsantworten zu sehen, die der Lehrende in das Programm eingebaut hatte. Als PC-Arbeitsplatzcomputer aufkamen, waren sie im Vergleich zum heutigen Standard immer noch sehr primitiv und CAI arbeitete dementsprechend mit textbasierten Kursen und nur wenigen Farbbildern. Man sprach aber immer noch von CAI. Seit den Tagen, in denen dieser Begriff geprägt wurde, hat sich der Computer zu einem sehr vielseitigen Werkzeug entwickelt. Wie können wir vor dem Hintergrund der Funktionalität der heutigen Rechner diesen altertümlichen Begriff noch rechtfertigen? Die Beimischung von Begriffen wie interaktiv und Multimedia während der letzten Jahre führte zu einem sprachlichen Wirrwarr sondergleichen. Schon eine kurze Literatursuche in englischsprachigen Datenbanken listet zahlreiche Synonyme wie:
- Computer mediated multimedia (Computervermitteltes Multimedia)
- Interactive multimedia instruction (Interaktiver multimedialer Unterricht)
- Interactive Multimedia (Interaktives Multimedia)
- Learner controlled instruction (Vom Lernenden gesteuerter Unterricht)
- Learner controlled computer assisted instruction (Vom Lernenden gesteuerter computergestützter Unterricht)
- Interactive computer assisted instruction (Interaktiver computergestützter Unterricht)
- Multimedia computer assisted instruction (Multimedialer computergestützter Unterricht)
- Multimedia computer based training (Multimediales computerbasiertes Üben)

Diese inkonsistenten Begrifflichkeiten verwirren den Anfänger und Experten gleichermaßen.

Was ist nun Multimedia?

Im allgemeinen verweist Multimedia auf computergestützte Technologien, die traditionelle Kommunikationsformen integrieren und damit einen nahtlosen Zugang beziehungsweise eine Interaktion des Benutzers mit diesen Technologien ermöglichen. Der Begriff berücksichtigt auch computergestützte Technologien, die über einen einzelnen Rechner hinausgehen und nationale und internationale Computernetze wie das Internet einbinden. Da sich das Gebiet derzeit schnell entwickelt und von vielen unterschiedlichen Interessensgruppen besetzt wird, ist eine präzisere Definition zu diesem Zeitpunkt nicht möglich.

Der wesentliche Vorteil eines multimedialen Ansatzes gegenüber traditionellen Formen der Kommunikation liegt in der Freiheit zu kreativen und innovativen Ausdrucksformen und in der Chance eines interaktiven Dialogs zwischen Lernendem und Lehrendem, der über ein einziges Werkzeug, nämlich den Computer, vermittelt wird. Die Zukunft wird zeigen, ob und wie gut Multimedia sein Potenzial einlösen kann.

Die Vielzahl traditioneller Kommunikationsformen, die die einzelnen Puzzleteile von Multimedia darstellen, ist in Abb. 10.1 zusammengefasst. Sie beinhalten Textmaterialien, Graphiken, Standbilder und Bewegtbilder, Animation und Ton.

Abb. 10.1.
Die Teile des Multimedia-Puzzles

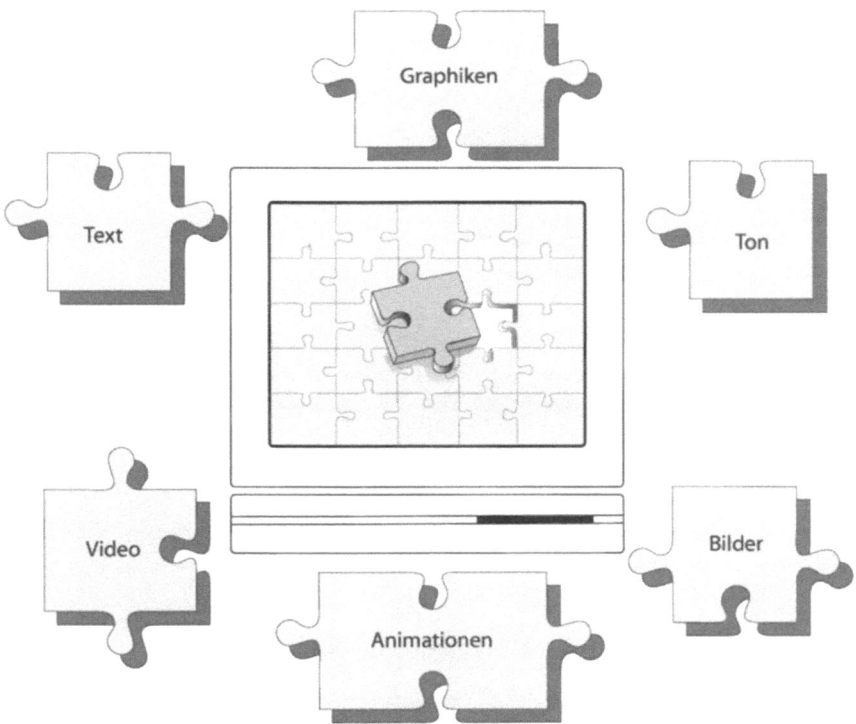

Im Gefolge neuester technologischer Entwicklungen kommt nunmehr auch die Virtuelle Realität hinzu. Wer weiß, wann Tast- und Geruchssinn auch berücksichtigt werden?

So wie die verschiedensten Werkzeuge zusammenspielen um ein multimediales Programm zu erstellen, so gibt es auch viele unterschiedliche Arten, wie Multimedia benutzt werden kann. Die größte Hürde besteht darin, eine sinnhafte Ordnung in die überbordende Vielfalt der Begrifflichkeiten und Kategorien zu bringen. Wie Abb. 10.2 zeigt, gibt es viele verschiedene Stil- oder Geschmacksrichtungen von Multimedia, die aber letztlich nur zwei grundlegende Ziele verfolgen:

Abb. 10.2.
Die unterschiedlichen Geschmacksrichtungen von Multimedia

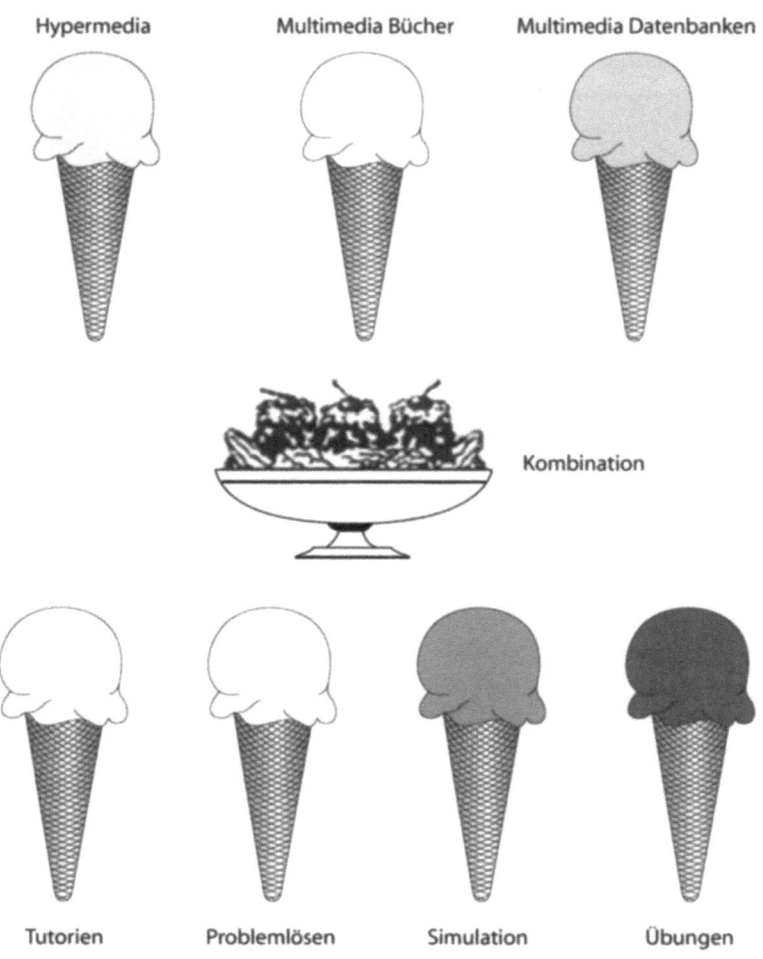

- Informationssammlung: Programme zur Informationssuche und zum Informationserwerb machen dem Benutzer Informationen zugänglich und werden vom Benutzer gesteuert.
- Lernen: Lernprogramme fördern den Lernprozess durch die Bereitstellung von Übungen und regen zur Entwicklung von Fähigkeiten an. Sie werden durch sich selbst gesteuert.

Programme zum Sammeln von Informationen können gegenwärtig in drei Typen unterteilt werden:

- Hypermedia/Hypertext-Programme verwenden markierte Texte oder Begriffe, die der Benutzer anwählen kann, um weitere Informationen über diesen Begriff wie z. B. eine Definition, eine Graphik oder eine Animation zu erhalten. Darüber hinaus kann der Benutzer zu einem anderen Gebiet oder Sachverhalt verzweigen. Das World Wide Web (www) zum Beispiel ist ein solches Hypermedia- beziehungsweise Hypertextsystem.
- Multimediale Bücher sind elektronische Versionen konventioneller Lehrbücher. Über Text und Bild hinaus enthalten sie Video- und Audioclips und ermöglichen damit dem Leser, dynamisch und interaktiv mit dem Inhalt umzugehen.
- Multimediale Datenbanken bestehen aus Datensätzen und Feldern wie bei konventionellen textbasierten Datenbanken. Sie erlauben jedoch den benutzergesteuerten Zugriff auf alle Bestandteile von Multimedia wie Graphiken, Video und ähnliches.

Lernprogramme fallen in vier Kategorien: Tutorien, Simulatoren, Übungsprogramme und Problemlösungsprogramme.

- Tutorien stellen die Kategorie dar, der man den klassischen computergestützten Unterricht (CAI) zuordnen würde. Typischerweise wurden dem Benutzer Informationen mit nachfolgender Aktivität, wie zum Beispiel einer Frage, präsentiert, auf die eine angemessene Rückmeldung bei falscher Antwort erfolgte. Über die Jahre hinweg hat sich CAI soweit entwickelt, dass man den Begriff als Synonym für Multimedia benutzt oder von multimedialem CAI spricht. Der Begriff CAI besitzt jedoch einen negativen Beigeschmack, da man ihn mit Drill- und Übungsaufgaben verbindet, die für computerisierte Lernprogramme typisch waren. Deshalb wird dieser Begriff heute nur noch ungern verwendet. Moderne multimediale Tutorien wollen eine echte Unterrichtseinheit nachempfinden, in der der Benutzer zu Lernzielen hingeführt wird. Der Benutzer besitzt dabei die Freiheit, nach eigener Geschwindigkeit vorzugehen und kann trotzdem mit dem „Lehrenden" bei Bedarf interagieren. Der Hauptunterschied zu Drill- und repetitiven Übungsaufgaben liegt in der Betonung von Denken und Motivation im Gegensatz zur einfachen Reiz-Reaktionsbeziehung. Einige staatliche Organisationen wie der US-amerikanische National Council of State Boards of Nursing (1997) entwickeln computergestützte Testprogramme, um die „allgemeine Kompetenz" im Pflegeexamen zu erfassen.
- Simulatoren werden in den Gesundheitswissenschaften gewöhnlich zur Simulation von Patientenkontakten eingesetzt. Die Simulation verfolgt dabei die Absicht, dem Benutzer Erfahrung im Umgang mit Patienten zu geben so wie

zum Beispiel ein Flugsimulator in der Pilotenausbildung Erfahrungen über Maschine und Flugtechnik vermittelt. Ein Beispielprogramm aus dem Gesundheitsumfeld ist „Das ethische Dilemma in der Pflege", herausgegeben vom American Journal of Nursing.
- Übungsprogramme erlauben dem Benutzer, sich durch Wiederholung bestimmte Fähigkeiten anzueignen. Diese Programme überschneiden sich also teilweise mit Simulatoren.
- Problemlösungsprogramme konfrontieren den Benutzer mit einem Problem, machen Hilfsmittel zur Problemlösung verfügbar und überlassen es dem Benutzer, die richtige Antwort zu finden.

Einige Autoren diskutieren das Erarbeiten und Veröffentlichen multimedialen Materials mit Autorenwerkzeugen (Hannah 1998, Jerram und Gosney 1996, Kristolf und Satran 1995, Locatis 1992, Lopuck 1996). Hier muss erwähnt werden, dass viele der verfügbaren Programme mit Blick auf Inhalt und Präsentation so stark variieren, dass sie Kombinationen der oben aufgeführten Kategorien sind. Ein hervorragendes Beispiel ist das Programm „ICNP Lernen und Benutzen" (Learning and Using ICNP).

„ICNP Lernen und Benutzen"[1]

Es handelt sich um den Prototypen einer internetbasierten Lernumgebung für das Navigieren innerhalb der International Classification of Nursing Practice, ICNP. Das Programm ist ein interaktives Werkzeug für Pflegekräfte in der Praxis, in der Wissenschaft und in der Ausbildung. Es erlaubt den Anwendern weltweit ihre Pflegerfahrungen miteinander zu teilen und zu einer einheitlichen Klassifikation beizutragen. Pflegekräfte können also an den laufenden Entwicklungen teilhaben, sich an ihnen beteiligen und damit sicherstellen, dass die ICNP als internationales und der Praxis verpflichtetes Instrument in der Pflege akzeptiert und eingesetzt wird.

Die Anwendung wurde entwickelt, um den Nutzer mit den Pflegephänomenen der International Classification of Nursing Practice in der Alphaversion vertraut zu machen. An Lernbedürfnissen ausgerichtete interaktive Module wurden in die Anwendung aufgenommen. Diese sollten das Erlernen und Einüben der Klassifikation von Pflegephänomenen erleichtern. In jedem dieser Module können Kommentare abgegeben, Aussagen und/oder Vorschläge gemacht und diese an eine Datenbank zum späteren Abruf weitergereicht werden. Als typische Lernumgebung gestattet es das Programm, verschiedenartige Übungen und Hausaufgaben einzubauen.

Die Applikation besteht aus vier Modulen und beschränkt sich auf die Pflegephänomene in der Alphaversion der ICNP (vgl. Tabelle 10.1).

---

[1] Dieser Absatz wurde von Gunilla Nilsson und Lars Rundgren von der Universität in Lund, Schweden, erstellt.

Tabell 10.1.
Module der Anwendung „ICNP Lernen und Benutzen"

Modul	Inhalt
Dateneingabeblatt	Lernmaterial mit Schwerpunkt auf den physikalischen Umgang mit den Begriffen. Es gibt auch Erklärungen zu den wesentlichen Schlüsselwörtern, um die Klassifikation besser zu verstehen.
Begriffshierarchien	Der Schwerpunkt liegt auf den Hierarchien und darauf, wie ein Begriff sich in eine Hierarchie eingliedert, auf Prinzipien von Unterteilungen und Kriterien für einen Begriff.
Begriffe und Definitionen	Der Schwerpunkt liegt auf den speziellen Begriffen und ihren Codes, den Namen und Definitionen. Es ist möglich, kritische Kommentare und allgemeine Bemerkungen abzugeben und die Eingaben mit anderen Personen gemeinsam zu nutzen.
Ergänzungen/Neue Begriffe	Auswahl von spezifischen Begriffen und ihren Kriterien, kritische Kommentare, Vorschläge für Ergänzungen zu einem Begriff oder Vorschläge für einen neuen Begriff, der in die Datenbank aufgenommen werden soll. Kritische Anmerkungen zu den Vorschlägen.
Zweisprachigkeit	Bedeutungen in zwei Sprachen lassen sich gleichzeitig betrachten; eine unmittelbare Übersetzung des englischsprachigen Orginalbegriffs und ein Vergleich des Orginals mit verschiedenen Übersetzungen für die Pflegephänomene in der ICNP ist möglich.

Zielgruppen der computergestützten Pflegeausbildung

Der Computer wird auf allen Ebenen der Pflegeausbildung eingesetzt, sei es nun zum Erwerb von Informationen oder zum unmittelbaren Lernen. Sein Einsatz in der pflegerischen Erstausbildung und in der akademischen Ausbildung wurde oft beschrieben. EDV in der institutionalisierten und innerbetrieblichen Fort- und Weiterbildung boomt. So bieten heute die meisten Bildungsstätten und viele Krankenhäuser einen Zugang zum Internet. Eine hervorragende Informationsquelle über das Internet für den des Englischen mächtigen Anwender ist das Buch „The Internet for Nurses and Allied Health Professionals" (Edwards 1997).

Effektivität multimedialer Technologie

Viele Studien zum Lernerfolg bei Einsatz von CAI-Programmen wurden bereits durchgeführt – zumeist in Anfängerkursen. Diese Studien kommen einheitlich zu dem Schluss, dass klassische CAI-Programme mit Bezug auf verändertes Studierverhalten mindestens so erfolgreich sind wie andere Lehrmethoden (Nyamathi et al. 1989). Wesentliche Zeitersparnisse im Erlernen eines Sachverhalts konnten in Studien zu klassischen CAI-Programmen nachgewiesen werden (Chang 1986). In ähnlicher Weise wird über deutliche Kostenreduktionen bei CAI im Vergleich mit herkömmlichen Methoden berichtet. Die Ergebnisse hinsichtlich Lernerfolg, Zeitersparnis und Kostenreduktion von CAI in der Pflege stimmen mit Ergebnissen aus den Gesundheitsberufen allgemein und aus dem allgemeinen Bildungsbereich überein. Betrachtet man die Ergebnisse aus einer Vielzahl von Berufen, so ist man sich jedoch nur darüber einig, dass klassische CAI-Programme anscheinend genauso effektiv sind wie andere Lehr- und Lernmittel auch (Belfry und Winne 1988, Gaston 1988).

Die Entwicklung von multimediafähigen Computern und von Multimediasoftware und die damit verbundenen besseren Unterrichtsmöglichkeiten führten zu weiteren vergleichenden Studien. Diese Studien lassen erkennen, dass Computer genauso effektiv sind wie traditionelle Lehrwerkzeuge – nicht besser und auch nicht schlechter. Letztlich hängt es von mehreren Faktoren ab, ob computergestützter Unterricht erfolgreich ist. Diese Faktoren sind: die Qualität des Programms, die Benutzungsumgebung (Standort und Verfügbarkeit von Computern) und die Eigenschaften des Lernenden (Angst, Grad der Computerkenntnisse u.a.) (Khoiny 1995). Zukünftige Forschungsvorhaben sollten sich bemühen, Evaluationswerkzeuge für neue Programme zu entwickeln und zu prüfen, wie Studierende mit dem Computer lernen. Auf dieser Basis könnten existierende und neu entwickelte Programme über den bloßen Vergleich hinaus verbessert werden.

Grenzen multimedialer Technologie

Die Grenzen des Computereinsatzes in der pflegerischen Ausbildung, die sich aus vielen Studien ergeben, stellen sich wie folgt dar:
- Kostenfaktoren:
  Die Anfangsinvestitionen mit Bezug insbesondere auf den Faktor Zeit sind erheblich. So benötigt man für eine Stunde Unterrichtsmaterial 120 bis 150 Arbeitsstunden. Sind jedoch die Lehrkräfte erst einmal mit den Entwurfsstrategien vertraut, so reduziert sich die benötigte Zeit. Ausführliche Kosten-Nutzen-Analysen und detaillierte Studien der Entwicklungs- und Betriebskosten von CAI-Programmen fehlen allerdings bislang. Zwar sinken die Hardwarekosten kontinuierlich, die Softwarekosten jedoch nicht. Es ist nur zu hoffen, dass die betroffenen Institutionen sich zukünftig zu gemeinschaftlichen Entwicklungsprojekten zusammenfinden, um die Kosten einzudämmen.
- Kontrolle über den Inhalt:
  Solange sich nicht mehr Lehrende in der Pflege im Multimediaumfeld kundig machen, solange besteht die Gefahr, dass die Vorbereitung von Computerprogrammen für die Pflege an Firmen für Lernsoftware abgegeben wird. Entscheidungen über pflegerische Inhalte und Pflegeausbildung als solche könnten der Pflege entgleiten. Lehrende in der Pflege müssen ihre eigenen Lernprogramme überwachen. Nur so ist garantiert, dass pflegerelevante Entscheidungen in der Hand von Pflegeexperten bleiben. Baut man nicht auf strikten Grundlagen

auf, so kann aus einem anspruchsvollem computergestützten Pflegecurriculum ein Flickenteppich aus heterogenem Kursmaterial werden.
- Veränderte Berufsauffassungen:
Lehrende, die sich in ihrer Rolle als Informationsverteiler sicher fühlten, müssen sich darauf einstellen, dass sich ihre Aufgaben hin zu denen eines Moderators und Koordinators wandeln. Außerdem ist ein berufliches Belohnungssystem erforderlich, das die aktive Beteiligung von Mitgliedern eines Fachbereichs am Erstellen computergestützten Unterrichts in demselben Maße wertschätzt wie Forschungsaktivitäten und andere Publikationen.
- Technologie:
Die Dominanz von Windows und dem Macintosh-Betriebssystem und die Verbreitung des Internets haben in großem Stil dazu beigetragen, dass Programme innerhalb und zwischen Institutionen ausgetauscht werden können. Trotzdem gibt es immer noch zahlreiche Programme, die in einer bestimmten Sprache geschrieben und damit auf ein bestimmtes Hardwaresystem fixiert sind. Die Migration eines Programms auf eine neue Hardwareplattform und in eine andere Programmiersprache kann unter Umständen mehr Programmierzeit kosten als die Erstellung des Orginals. Dieser Umstand behindert die weite Verbreitung von Unterrichtsmaterialien in starkem Maße. Dies mag auch ein Grund dafür sein, dass es in den einzelnen computergestützt arbeitenden Kursen zahlreiche Überschneidungen gibt.
- Große zentrale Rechnersysteme:
Solche Systeme liefern den Benutzer aus der Pflege dem Gutdünken eines Individuums oder einer Gruppe von Personen aus, die es administrieren. Einschränkungen dieser Art wurden durch PC-Arbeitsplatzrechner, die vom Endbenutzer unabhängig von anderen Personen bedient werden können, weitestgehend beseitigt. Multimedia-Anwendungen in der Pflege liegen nun hauptsächlich für die PC-Welt vor. Mit der Zunahme von im Internet verfügbaren Programmen und mit dem außergewöhnlich großen Potenzial, das das Internet für das Fernstudium besitzt, wird es einen gegenläufigen Trend geben müssen. Für Einrichtungen der Pflegeausbildung gilt hier, ein ausgewogenes Verhältnis zwischen dezentralen Arbeitsplatzrechnern und zentralen Servern zu entwickeln.
- Fehlen einer institutionalisierten Kommunikation zwischen den Nutzern:
In Nordamerika tauschen sich Lehrende über multimediale Kurse in der Pflege üblicherweise im Rahmen von jährlichen Konferenzen aus. Hierzu zählt das Symposium on Computer Applications in Medical Care der Association for the Development of Computer Based Instructional Systems, oder der American Nurses' Association Council on Continuing Education. Auf internationaler Ebene bieten sich Medinfo und das International Symposium on Nursing Informatics an, um sich formell und informell über vorhandene Programme und deren Qualität auszutauschen.

Zusammenfassung

In diesem Kapitel sollte eine makroskopische Übersicht und ein konzeptioneller Rahmen für die Einordnung von Computern in der Pflegeausbildung gegeben werden. Mittlerweile wird man mit den Bedingungen der dritten Welle in der Bildung konfrontiert. Die Defizite im derzeitigen Bildungssystem und die Möglichkeiten, die Computer eröffnen, um diese Defizite zu beseitigen, müssen anerkannt und berücksichtigt werden. Will man nun diese Vorteile in Anspruch nehmen, werden die Lehrenden, die Lernenden und die Berufstätigen im Gesundheitswesen sich auf Veränderungen einstellen müssen, und zwar auf Veränderungen im Arbeitsablauf und im Bildungswesen. Das Potenzial multimedialer Technologien eröffnet den Lehrenden im Gesundheitswesen die Chance, die Ecke zu verlassen, in die sie gedrängt wurden. Erfolge werden sich dann einstellen, wenn die professionell tätigen Personen in folgenden Phasen aktiv mitarbeiten:
1. Die Technologie muss den Bedürfnissen des jeweiligen Berufsstandes angepasst werden.
2. Den Benutzern müssen qualitativ gute und sorgfältig validierte Materialien an die Hand gegeben werden.
3. Multimediales Material muss entwickelt, auf den neusten Stand gebracht und gepflegt werden.
4. Der Einsatz multimedialer Technologie durch Pflegekräfte muss unterstützt werden.

Erst die innere Bereitschaft zur Mitarbeit an diesen Aufgaben wird zu echter Innovation und Transformation des Lernens führen. Ausbildung wird auch weiterhin im Klassenzimmer und Vorlesungssaal stattfinden, aber auch diese traditionellen Bildungsorte überschreiten und schließlich in alle Gebiete des beruflichen Alltags vordringen. In der Tat macht multimediale Technologie herkömmliche Ansätze keinesfalls überflüssig, sondern kann von unter Druck geratenen Institutionen gewinnbringend eingesetzt werden, um den wachsenden Anforderungen zu genügen. Denn der Bedarf an erfolgversprechenden Lernmaterialien ist groß.

Die Computertechnologie bereichert das Repertoire der Lehrmethoden für den in der Pflege Lehrenden. Entsprechendes Kursmaterial muss jedoch auf einer inhaltlich substantiellen Expertise fußen und sein Erfolg hängt von der Phantasie und Kreativität des Lehrenden ab, der multimediales Material erstellt.

Literatur

Belfry MJ, Winne P (1988) A review of the effectiveness of computer-assisted instruction in nursing education. Computers in Nursing 6(2):77–85

Bitzer MD, Bitzer DL (1973) Teaching nursing by computer: An evaluative study. Computers in Biology & Medicine 3:187–204

Chang B (1986) Computer-aided instruction in nursing education. In: Werley HH, Fitzpatrick J, Traunton R (eds.) Annual Review of Nursing Research, Vol. 4. Springer, New York, pp 217–233

Edwards MJA (1997) The Internet for Nurses and Allied Health Professionals, 2nd Ed. Springer, New York

Gaston S (1988) Knowledge, retention and attitude effects of computer-assisted instruction. Journal of Nursing Education 27(1):30–34

Hannah RS (1998) Designing Multimedia for Health Education, Springer, New York

Harless WG, Drennan GG, Marxer JJ, Root WG, Miller GE (1971) CASE: A computer-aided simulation of the clinical encounter. Journal of Medical Education 47:443–448

Jenkins TM, Ball MJ, Bruns BM (1983) The state of the art in technology assisted learning. AAMSI Proceedings Jerram P, Gosney M (1996) Multimedia Power Tools. Random House, New York

Khoiny FE (1995) Factors that contribute to computer-assisted instruction effectiveness. Computers in Nursing 13(4):165–168

Kristof R, Satran A (1995) Interactivity by Design. Adobe Press, Mountain View, CA

Locatis C, Ulmer E, Carr V, Banvard R, Lo R, Le Q, Williamson M (1992) Authoring Systems (web page), Jan 1992; http://www.cgsb.nlm.nih.gov/monograp/author/. (Accessed 28 Jan 1998.)

Lopuck L (1996) Designing Multimedia. A Visual Guide to Multimedia and Online Graphic Design. Peachpit Press, Berkeley, CA

National Council of State Boards of Nursing (1997) Computerized clinical simulation testing (web page), Sept. 1997; http://www.ncsbn.org/files/programs.html#cst. (Accessed 28 Jan 1998.)

Nyamathi A, Chang B, Sherman B, Grech M (1989) Computer use and nursing research: CAI versus traditional learning. Western Journal of Nursing Research 11(4):498–501

11 Anwendungen in der Forschung

Unter Mitwirkung von Ann Casebeer

Einleitung

Die Nutzung von Computeranwendungen zum Vereinfachen von Forschungsarbeiten ist mittlerweile fester Bestandteil der meisten Aktivitäten in diesem Bereich. Computerhardware und Software sind nützliche Werkzeuge zur Zeitersparnis und Quellen zur Informationssuche, die regelmäßig von Wissenschaftlern aller Disziplinen genutzt werden (z. B. Axford et al. 1996). Dieses Kapitel konzentriert sich darauf, wie Computeranwendungen und ihre analytischen Werkzeuge die Pflegeforschung bereichern oder wie forschungsrelevante Informationen, die durch Computeranwendungen erschlossen werden, zu einer Verbesserung beitragen.

Die Pflege als Berufsstand muss weiter daran arbeiten, einen durch Forschungsergebnisse gestützten Wissensfundus für die Pflegepraxis zu entwickeln. Daher liegt der Schwerpunkt dieses Kapitels auf der Forschung in der klinischen Pflegepraxis und nicht so sehr in der Pflegeausbildung oder dem Pflegemanagement. Trotzdem kann man sagen, dass die hier diskutierten Prinzipien sich genauso gut auf diese Bereiche anwenden lassen. Wissenschaftler in der klinischen Pflege sollten alle verfügbaren Werkzeuge nutzen, die Hilfestellung für die empirisch untermauerte Pflegepraxis bieten. Das Ziel dieses Kapitels ist es, über die Anwendung von Computertechnologie als einem Werkzeug der klinischen Pflegeforschung zu informieren. Es ist allerdings nicht unsere Absicht, an dieser Stelle eine umfassende Diskussion über die klinische Pflegeforschung selbst zu führen.

Die Anfänge der klinischen Pflegeforschung lassen sich auf Florence Nightingale zurückführen. In ihren „Notes on Nursing" formuliert sie ihren festen Glauben an die angewandte Pflegeforschung: „Aufopferung ist sinnlos, wenn ihr nicht sachdienliche und korrekte Beobachtungen entgegengesetzt werden können. Während Statistiken uns Informationen darüber liefern, wieviel Prozent der Bevölkerung sterben können, sagen Beobachtungen aus, wer sterben wird" (Seaman u. Verhonick 1982, S. 8). Unglücklicherweise liegt der Ursprung der Pflegepraxis in einer Lehrlingsausbildung, die auf Intuitionen fußt. Ein Großteil dieser Intuitionen basierten auf Erfahrungen, die die Pflegekraft selbst oder die der Pflegelehrer gemacht haben und die sie an die neuen Schüler mittels ihrer Autorität als Praktiker weitergaben. Der pflegerische Berufsstand hat mit einer konzertierten Anstrengung begonnen, die Nachfrage nach empirischem Wissen zu befriedigen. Aus dieser Anstrengung heraus wird sich allmählich eine wissenschaftliche Struktur für die Pflegepraxis entwickeln. Um den wahren Effekt einer pflegerischen Handlung zu erkennen, benötigt man dringend eine praxisorientierte Forschung, die auf gesicherten theoretischen Konzepten beruht (Polit u. Hungler 1995). Die Pflege ist gezwungen, ihre Traditionen, Erfahrungen und intuitiv begründeten Handlungen in Frage zu stellen und einer wissenschaftlichen Untersuchung zu unterziehen. Dabei ist aktives Engagement in der Pflegeforschung vonnöten. Eine entsprechende Ausbildung und die Übung im Umgang mit einer kritischen Abwägung (Crombie 1996) und einer systematischen Übersicht (Chalmer u. Altman 1995) stellen sicher, dass die Pflegeforschung, wie alle anderen gut begründeten Forschungszweige im Gesundheitsbereich, streng, genau, valide und glaubwürdig ist (siehe z. B. Peckham u. Smith 1996).

Literatursuche

Wissenschaftler, die Pflegeforschung betreiben, müssen umfangreiche Übersichten über die relevante Literatur erstellen und eine kritische Würdigung und Besprechung dieser Literatur vornehmen können. Diese Art von Arbeit wurde früher manuell geleistet, indem man unzählige Stunden in der Bibliothek verbrachte und sich durch die kumulativen Literaturverzeichnisse und Zeitschriften hindurchwühlte. Diese zeitintensive Tätigkeit konnte, aber musste nicht unbedingt dazu führen, dass das richtige Material gesichtet wurde.

Mit dem Aufkommen elektronischer Literaturdatenbanken in den 60-er Jahren wurde es dem Wissenschaftler möglich, schnelle Suchen durchzuführen und die Kurzzusammenfassungen der Artikel sofort abzurufen. Dies geschah allerdings zunächst einmal nur mit Hilfe eines Bibliothekars. Universitätsbibliotheken und Bibliotheken von großen akademischen Lehrkrankenhäusern bieten auch heute noch diese durch eine Fachkraft vermittelte Literatursuche ihren Mitarbeitern, den Fakultätsmitgliedern und den Studenten an. In den letzten Jahren wurden viele Datenbanken, die früher nur über Anbieter von Literaturdatenbanken online verfügbar waren, in den Krankenhäusern, Hochschulen und Universitäten entweder auf Basis von CD-ROMs lokal installiert oder über das Netz zugänglich gemacht. Dies ermöglicht es den Endanwendern, die Datenbanksuche selbständig entweder über eine telnet-Verbindung oder über das world wide web durchzuführen. Allerdings sind immer noch viele der weniger gebräuchlichen Datenbanken nur über spezielle online-Anbieter zugänglich und benötigen Bibliotheksmitarbeiter, die die eigentliche Suche durchführen. Eine Liste der für die Pflege relevanten Datenbanken findet sich im Anhang D.

In der so genannten mittelbaren Literatursuche arbeitet eine Bibliotheksfachkraft mit dem Wissenschaftler zusammen, um die sinnvollen Schlüsselwörter und Überschriften zu identifizieren und damit einen Ausdruck der Literaturzitate und Kurzzusammenfassungen der relevanten Artikel zu erzeugen. Anhand der Kurzzusammenfassung kann der Wissenschaftler die Bedeutung dieses speziellen Artikels hinsichtlich der wissenschaftlichen Fragestellung einschätzen, bevor er oder sie den Artikel in der örtlichen Bibliothek sucht oder ihn über Fernleihe bestellt. Wissenschaftler, die eine eigene Suche bevorzugen, sollten jedoch beim ersten Mal einen erfahrenen Bibliothekar um Rat und Hilfestellung bitten. Bibliotheksmitarbeiter helfen beim Finden der Schlüsselwörter und Schlagwörter, sowie bei der korrekten Formulierung der Suche in einer bestimmten Datenbank und ersparen dem Anwender manche Frustration. Kann der Wissenschaftler seine Literatur alleine suchen, so kann er in der Datenbank stöbern und zufällig und unerwartet Informationen entdecken, die möglicherweise einem anderen Wissenschaftler oder Bibliotheksmitarbeiter unrelevant erschienen wären, die aber doch wichtig für die Forschungsfrage oder die Problemstellung sind. Die Entwicklung von online-Volltext-Informationsdiensten war eine weitere Innovation, die den Wissenschaftler unterstützt. Zum Beispiel bietet die Firma Ovid Technologies Inc. eine elektronische Volltextrecherche in mehr als 350 führenden wissenschaftlichen, akademischen und medizinischen Zeitschriften (http://www.ovid.com). Ovid ist über Bibliotheken oder im persönlichen Abonnement erhältlich und enthält sechs getrennte Literatursammlungen:
- Ovid Care Biomedical Collection
- Ovid Biomedical Collection II
- Ovid Biomedical Collection III
- Ovid Biomedical Collection IV
- Ovid Mental Health Collection
- Ovid Nursing Collection

Hat nun der Wissenschaftler die relevante Literaturdatenbank durchsucht, die möglicherweise sinnvollen Literaturangaben identifiziert, die Artikel ausfindig gemacht und auch gelesen und die für die wissenschaftliche Fragestellung wichtigen herausgepickt, dann bleibt immer noch die Aufgabe der Verschlagwortung und der Ablage der so mühsam gefundenen Informationen. Man kann natürlich weiterhin mit manuell geführten Karteikärtchen oder photokopierten Seiten arbeiten, die dick mit Leuchtmarker unterstrichen sind; aber es gibt auch allgemeine Datenbanksoftwarepakete sowohl für professionelle Rechner wie für Homecomputer. Diese bibliographischen Softwarepakete sind in den letzten Jahren deutlich verbessert worden und erlauben dem Wissenschaftler, seine eigene persönliche Datenbank mit Literaturangaben zu erstellen. Darüber hinaus ermöglichen sie das automatische Umformatieren der Eintragungen per Knopfdruck. Wenn man zum Beispiel alle Literaturangaben in seiner persönlichen bibliographischen Datenbank im APA-Format erstellt hat, aber die Zeitschrift, bei der man seinen Artikel einreichen möchte, das Terabian-Format fordert, so wählt man einfach die Literaturangaben aus, setzt einen Befehl ab und der Computer formatiert die gewünschten Stellen neu, so dass sie ausgedruckt werden können. Gebräuchliche Programme im Umfeld der biomedizinischen und pflegewissenschaftlichen Forschung sind Reference Manager, ProCite und EndNote (Nicoll et al. 1996).

Aufbereitung von Forschungsdokumenten

Der Fluch einer jeden Wissenschaftlerexistenz ist der Papierkram! Forschungsanträge, Schriftverkehr mit den Drittmittelstellen, Einverständniserklärungen, Formulare und Werkzeuge zur Datenerhebung, Anträge an die Ethikkommission, wiederum Einverständniserklärungen, Zwischenberichte, Verlängerungsanträge für Forschungsprojekte, Publikationsmanuskripte, all das erfordert zahlreiche Kopien ein und derselben Information, die lediglich geringfügig geändert oder marginal korrigiert wurde. So wurde die elektronische Textverarbeitung zu einem Glücksfall für alle Wissenschaftler, die Forschungsdokumente aufbereiten müssen. Mittlerweile haben sich schnelle und einfach zu handhabende Computer durchgesetzt und helfen beim Bearbeiten, Korrigieren und Formatieren von Forschungsdokumenten. Dies bedeutet Zeitersparnis bei der Papierarbeit, die nun einmal mit Forschung einhergeht. In einer frühen Studie, die von einer Pflegewissenschaftlerin (Degner 1986) durchgeführt wurde, beobachtete man über eine Periode von vier Jahren, dass die Textverarbeitung an einem großen Universitätscomputer den Zeitaufwand um etwa 20 Prozent verringerte, den man zum Schreiben von wichtigen Forschungsdokumenten benötigte.

Texteingabemöglichkeiten sind heute fester Bestandteil jeder Textverarbeitungssoftware. Standardsoftware, wie Microsoft Word oder Word Perfect, wurde hinsichtlich einer leichteren Benutzerführung kontinuierlich verbessert. Institute der Pflegeforschung und Pflegeausbildung besitzen mittlerweile Rechner, auf denen entsprechende Textverarbeitungen und andere Softwarepakete laufen. Und auch bei den wissenschaftlichen Verlagen hat sich einiges geändert. Sie drucken ihre Bücher zunehmend häufiger auf Basis von Textdokumenten, die ihnen der Wissenschaftler auf Diskette liefert. So bietet die Zeitschrift *Research in Nursing and Health* den Autoren die Möglichkeit, ihr Manuskript per Diskette oder mittels elektronischer Datenübermittlung einzureichen und begutachten zu lassen. Buchverlage, wie der Verlag dieses Werks, nämlich der Springer-Verlag, setzen Bücher direkt mittels der Datei, die der Autor an seinem PC erstellt hat.

Der Benefit elektronisch erstellter Forschungsdokumente besteht in geringeren Kosten und einer minimierten Fehlerquote, die bei mehrfach neu getippten Manuskripten deutlich höher ausfällt. Außerdem kann der Autor das Dokument besser kontrollieren, schneller erstellen und leichter korrigieren. Geschwindigkeit, Genauigkeit, Flexibilität und Kontrolle sind das Resultat von Textverarbeitung. Zeit muss allerdings investiert werden, um das 10-Finger-Schreibsystem zu erlernen, die geeignete Software aufzutun und die verfügbaren Softwarewerkzeuge kennenzulernen. Zusätzliche Kosten erzeugt die Anschaffung, das Leasing oder das Mieten der geeigneten Geräte und Software. All dies sind jedoch Kosten, die nur einmal auftreten und auf lange Sicht Vorteile bringen. Der Zugang zur und die Kenntnis von Textverarbeitungsprogrammen hat sich jedenfalls als extrem wichtig herausgestellt.

Datenerhebung

Explosionsartig nahm die Breite und Zielrichtung von Daten zu, die zum einen zugänglich waren und zum anderen auch einen potenziellen Wert für den Pflegeforscher darstellten. Um die Angst vor der Informationsflut oder einer Informationsüberfrachtung zu verlieren (Wurman 1989), müssen Wissenschaftler Technologie sinnvoll verwenden, um die Datenerhebung zu vereinfachen. Fakten oder Daten stammen von Patienten. Pflegewissenschaftler, die verlässliche und genaue Fakten zu erheben wünschen, sollten sicherstellen, dass die Datenerhebung so nahe wie möglich an der Quelle der Datenentstehung, nämlich am Untersuchungsgegenstand/Patient, erfolgt. Pflegewissenschaftler verwenden zunehmend vielfältige Eingabegeräte einschließlich digitaler Photographie (McGuiness u. Axford 1997), Mikroprozessoren und Proben (Reilly 1985), Barcode-Generatoren und Barcode-Lesegeräte, um Rohdaten in physiologischen Pflegestudien zu erfassen.

Hebammen der Abteilung für Geburtshilfe an den Medizinischen Einrichtungen des King's College in London verwenden Interviewtechniken auf der Basis von Barcode-Generatoren und Barcode-Lesestiften. Die dortigen Hebammen waren an der Entwicklung eines rechnergestützten Systems maßgeblich beteiligt, das einen Interviewbogen erzeugt, in dem jede Antwortmöglichkeit in englischer Sprache mit dem dazugehörigen eindeutigen Barcode ausgedruckt ist. Die Hebamme führt dann das Interview anhand des Interviewbogens und registriert die Antworten mit dem Barcode-Lesestift, der übrigens wie ein Schreibstift aussieht. Der Interviewer sucht also die dazugehörende gedruckte Antwortmöglichkeit und führt den Lesestift über den entsprechenden Barcode. Die Daten werden dann automatisch und unmittelbar in eine PC-Datenbank eingetragen. Die Fehlerquote durch Codierung oder Transkription ist gering.

Prinzipien der Rohdatenerfassung können auch auf Methoden des computergestützten Interviews angewendet werden. Sie ermöglichen es dem Wissenschaftler, die Daten sofort mit Hilfe des Computers in einem verwertbaren Format zu erfassen und damit den Schritt der nachträglichen Dateneingabe zu überspringen. So lässt sich die Datenqualität erhöhen, da ja Fehler häufig bei der Transkription der codierten Antworten in den Computer auftreten. Es gibt drei Verfahren des computergestützten Interviews:
- CASI (Computer self-administered interviewing – zu deutsch: Selbsteingabe der Antworten durch den Interviewten):
  Die Befragten beantworten auf dem Bildschirm präsentierte Fragen, indem sie ihre Antwort durch Bedienung von Tastatur, Lichtgriffel oder eines berührungssensitiven Monitors auswählen. Dieses Verfahren wird zum Beispiel bei der

Bewertung von Risiken im Zusammenhang mit Lebensgewohnheiten, bei Studien zu Ernährung und Gesundheitsverhalten angewendet.
- CATI (Computer-assisted telephone interviewing – zu deutsch: computergestütztes Telefoninterview):
Beim Einsatz von CATI liest der Telefoninterviewer jede Frage von einem Computerbildschirm ab. Die Antwort auf die Frage wird dann über die Tastatur eingegeben und sofort in der dafür vorgesehenen Reihe oder Spalte platziert. Die erfassten Daten befinden sich also direkt in dem Format, das für die Datenauswertung notwendig ist.
- CAPI (Computer-assisted personal interviewing – zu deutsch: computergestütztes persönliches Interview):
Mit Hilfe von Laptop-Computern kann der Wissenschaftler den CATI-Prozess auf eine persönlich durchgeführte Befragung übertragen. Die Fragen werden auf dem Bildschirm dargestellt. Die Antworten werden sofort in einem Format eingegeben, das ihre Analyse unterstützt. Mit einem System dieser Art können sowohl offene als auch geschlossene Fragen gestellt werden.

Vorteile des computergestützten Interviews

- Über das Programm lassen sich automatische Verzweigungen einrichten. Die Fehlerquote sinkt, da der Interviewer keine Fragen auslässt bzw. Fragen korrekterweise auslässt, wenn dies erforderlich ist.
- Text kann für spätere Fragen verwendet werden. Wenn zum Beispiel eine aktuelle Pflegediagnose oder ein Pflegeproblem schon zu einem früheren Zeitpunkt eingegeben wurde, kann in einer darauffolgenden Frage der Platzhalter „Patientenproblem/Pflegediagnose" durch die gegebene Antwort ersetzt werden. Dies gibt dem Interview eine persönlich Note.
- Die Fragen und Antwortkategorien können automatisch in eine zufällige Reihenfolge gebracht werden. Wenn die Liste der Antwortmöglichkeiten lang ist, bevorzugen Befragte insbesondere bei Telefoninterviews die Antworten am Ende der Liste. Eine Zufallsanordnung der Antwortmöglichkeiten ist ein Weg, um diesem Problem zu begegnen.
- Eine online-Bearbeitung und eine Konsistenzprüfung ermöglicht dem Interviewer, die Datenerfassung noch während des Interviews auf Richtigkeit zu prüfen. Viele Programme zeichnen keine Antworten auf, die außerhalb eines Toleranzbereichs liegen. Dies erhöht auch die Genauigkeit der erfassten Daten.
- Antworten auf offene Fragen werden schneller getippt als handschriftlich notiert. Rechtschreibprüfungen, die in die Software integriert sind, können dann die eingegebenen Daten berichten. Auch die Inhaltsanalyse der eingegebenen Daten wird erleichtert, da die Informationen nicht von den handschriftlichen Aufzeichnungen übertragen werden müssen.

Überlegungen zum Einsatz von computergestützten Interviews

- Jede Frage sollte in ihrer Dimension auf die Größe des Bildschirms begrenzt sein. Wenn sich eine Frage auf eine zweite Bildschirmseite erstreckt, dann ist die Geschwindigkeit, mit der der Bildschirm aufgebaut wird, ein wichtiger Faktor. Jeder neue Bildschirm muss sofort verfügbar sein.
- Es muss dafür gesorgt werden, dass die Fragen in der korrekten Reihenfolge abgearbeitet werden. Der Interviewer oder Befragte muss zu einer früheren Frage zurückkehren und die Antwort überprüfen oder ändern können.
- Die Investitionen zum Erwerb von Hard- und Software und der Zeitaufwand zum Entwickeln des Fragebogens sind zu bedenken.

Viele wissenschaftliche klinische Arbeiten im Pflegesektor fallen in die Kategorie beschreibender Studien. Das heißt: Es werden Daten in einer Datenbank gesammelt, Ableitungen gemacht und Schlüsse gezogen. Mit dem Vordringen computergestützter Informationssysteme in Einrichtungen des Gesundheitswesens wurde die Chance, auf die Pflegedokumentation in der Datenbank zugreifen zu können, für die Pflege zur Realität. Datenbanken innerhalb von Krankenhausinformationssystemen ermöglichen retrospektive Studien und weitere deskriptive Forschungen, aus denen sich neue Fragestellungen für die Pflegewissenschaft ergeben. Nicht alle Systeme eignen sich allerdings für das Abspeichern und Manipulieren relevanter Daten für die Pflegeforschung. Aus Sicht der Pflegewissenschaft ist die derzeitige Art der Datensammlung in vielen Krankenhausinformationssystemen nicht unproblematisch. Zu häufig sind diese Daten als Patientendatensätze formatiert und auch wieder abrufbar; die Abfrage zu Forschungszwecken wurde dagegen nicht berücksichtigt. Die Einführung relationaler Datenbankmanagementsysteme unterstützt eine klinische Dokumentation, die gleichzeitig der gesetzlichen Dokumentationspflicht genügt und auch Forschungszwecken gerecht wird.

Die derzeit verfügbare Technologie erlaubt es, zwischen Rechnern innerhalb einer Institution als auch zwischen Institutionen Datenaustausch zu betreiben. So kann man einen räumlich entfernten Rechner über Modem und Telefonleitung ansprechen, um bestehende Daten mit Daten zusammenzuführen, die von einem anderen Rechner aus eingegeben und verarbeitet wurden. Die Technologie der Kommunikation oder Vernetzung zwischen Rechnersystemen erlaubt es, größere und vielseitigere Datenbanken anzulegen. Zufallsstichproben, große Stichproben und Kontrollgruppen lassen sich mit einer Datenbankanbindung über das Netz einfacher realisieren.

Darüber hinaus machen Netze und E-Mail-Funktionen die Zusammenarbeit zwischen Kollegen möglich, die geographisch weit voneinander getrennt leben und arbeiten. Nachrichten können auf einem Arbeitsplatzcomputer geschrieben werden, der ein Modem oder eine andere Internetanbindung besitzt. Diese Nachrichten werden verschickt und sind sofort verfügbar, ob sich der Empfänger nun in Washington D. C., Amsterdam, London, Hamburg oder im Nachbarbüro befindet. Dies bedeutet schnelle Kommunikation zu reellem Preis. Wissenschaftler hängen nicht länger von langsamen Postdiensten ab. Sie müssen sich nicht den Kopf zerbrechen, wenn ihre Kooperationspartner in verschiedenen Zeitzonen über die ganze Welt verteilt leben. Darüber hinaus ist die Telefonnotiz „Es hat jemand angerufen" praktisch obsolet. Wenn sich der Empfänger das nächste Mal in seinen Computer einloggt, wird die Nachricht sofort übermittelt. Wissenschaftler können nun mit Kollegen, die gleiche Forschungsinteressen verfolgen und gleiche Erfahrungen gemacht haben, zusammenarbeiten – und das unabhängig davon, ob sie vielleicht in Regionen leben und forschen, die geographisch weit voneinander entfernt sind.

Mit Hilfe elektronischer Kommunikationsmittel können Dialoge und Ideen ausgetauscht werden, Protokolle korrigiert und Dateninterpretationen zeitgerecht erstellt werden. Früher gab es diese Formen der Interaktion zwischen Forschern nicht, es sei denn, sie lebten und arbeiteten in enger räumlicher Nähe. Das Aufkommen von Listservern mit spezifischen Themen, die für die Pflegewissenschaftler interessant sind (Lakeman 1997) und die E-Mail-Kommunikation über Computernetze macht multizentrische Forschung erst möglich. Die regelmäßige Interaktion und der regelmäßige Kontakt, die für das Resultat einer jeden Studie so wichtig sind, stehen nunmehr allen Forschern in einem Projekt unabhängig von ihrem Aufenthaltsort zur Verfügung. Aus diesem Grund profitieren sowohl die Datenerhebung als auch die Datenanalyse von Computernetzen und Telekommunikation.

Datenanalyse

Eine kritische Phase im Ablauf jeder Forschungsarbeit ist die Datenanalyse. Forschungsdaten können aus numerischen Informationen im Sinne von quantitativen oder statistischen Daten oder aus textlichen Berichten im Sinne von qualitativen Daten bestehen. Es gibt Softwarepakete, die die Behandlung beider Datentypen unterstützen.

Die meisten erfahrenen Pflegewissenschaftler benutzen den Computer zur statistischen Analyse. Hierfür gibt es Hunderte von Softwarepaketen. Die bekanntesten und verbreitetsten sind BMDP (Programme für die statistische Analyse von biomedizinischen Daten), EPINFO (Epidemiologische Informationen), SAS (Statistische Analyse Software) und SPSS (Statistische Pakete für die Sozialwissenschaften). Institutionen mit Forschungsbetrieb können mindestens eines dieser Pakete über das Rechenzentrum oder ähnliche Einrichtungen zugänglich machen. Die erwähnten Softwarepakete sind international weit verbreitet und auch über das Internet abrufbar. Sie besitzen die nötige Konsistenz und Stabilität, beinhalten viele statistische Verfahren, sind leicht zu erlernen und zu bedienen. Außerdem sind diese Programme leistungsfähig genug, um mit ihnen auch große Datenmengen verarbeiten zu können.

In zunehmendem Maß sind statistische Softwarepakete auch für die Nutzung auf dem PC erhältlich. Einige Pakete, wie EPINFO, können kostenlos über das

Internet bezogen werden (http://www.cdc.gov/epo/epiinfo.htm). Francis (1981) hat fünf grundlegende Kriterien identifiziert, die es dem Anfänger gestatten, die Nützlichkeit und Qualität eines Statistikpakets zu bewerten. Es sind: Funktionalität, Verfügbarkeit auf unterschiedlichen Computerplattformen, Bedienerfreundlichkeit und Erlernbarkeit, Zuverlässigkeit und die Kosten. Auch wenn einige Statistikpakete auf dem PC nicht so leistungsfähig sind wie auf einem Großrechnersystem, so kann es eine Reihe von Gründen dafür geben, dass ein Wissenschaftler die Datenanalyse lieber auf dem PC durchführt. Über die bereits erwähnten Kriterien hinaus sollte man in diesem Fall darauf achten, dass Hard- und Software mit dem eigenen System kompatibel sind. Ferner sollte die Benutzerdokumentation und die Verfügbarkeit neuer Softwareversionen im Falle von Modifikationen geprüft werden. Weitere wichtige Überlegungen betreffen mögliche Einschränkungen hinsichtlich der bearbeitbaren und abspeicherbaren Datenmenge und der Anzahl von statistischen Funktionen, die aufgerufen werden können.

Eine der stärker innovativen Anwendungen eines Rechners in der Datenanalyse ist der Gebrauch von Textverarbeitungssoftware in der qualitativen Forschung. Jeder Wissenschaftler, der schon einmal qualitative Studien durchgeführt hat, weiß, welche großen Volumina an Feldnotizen und Interviews transkribiert werden müssen, wie teuer das ist und wie häufig der Arbeitsaufwand den Forscher überfordert. Softwarepakete zur qualitativen Datenanalyse, wie Ethnograph oder NUDIST, ermöglichen es, diese Daten in Dateien einzutragen und die Maschine den Text nach bestimmten Wörtern oder Begriffen, die zu einer Kategorie oder zu einem Cluster gehören, durchsuchen zu lassen. Die Nutzung solcher Programme in der qualitativen Forschung ermöglicht es, beispielhafte Textpassagen zu kopieren und leicht in einer anderen Datei abzulegen, um sie dann für den Abschlussbericht zu nutzen.

Graphik

„Ein Bild sagt mehr als tausend Worte!" Vor der Zeit der Computergraphik sahen sich die Wissenschaftler mit Papierausdrucken konfrontiert, die die Resultate der statistischen Verarbeitung enthielten. Wollten sie nun diese Papierflut komprimieren und interpretieren, mussten sie Graphiken und Kurven der Ergebnisse per Hand skizzieren. Diese Grobskizzen waren notwendig, um die Daten überhaupt zusammenzufassen und auf eine handhabbare Dimension zu skalieren. Schließlich wurden diese Skizzen verbessert und an einen Zeichner weitergegeben, der daraus die zu veröffentlichende Version herstellte, die wiederum die Ergebnisse des Forschungsberichts illustrierte. Computerprogramme können schnell und preiswert Graphiken, XY-Diagramme, Häufigkeitsverteilungen und Kurven zusätzlich zur numerischen Datenanalyse produzieren. Als Mensch – und Wissenschaftler sind auch nur Menschen – kann man nur eine begrenzte Zahlenmenge erinnern. Die bildlichen Darstellungen helfen dem Untersucher bei der Interpretation der Daten. Gleichzeitig erhöht die Herstellung wissenschaftlicher Abbildungen durch Computergraphik auch die Geschwindigkeit, mit der sich die Ergebnisse zur Publikation aufbereiten lassen und reduziert deren Kosten.

Zusammenfassung

Die Vorteile des Computereinsatzes für den Wissenschaftler sind Geschwindigkeit, Genauigkeit und Flexibilität. Wie die Mehrheit aller Wissenschaftler muss heute auch der Pflegeforscher mit automatisierten Informationssystemen in allen Phasen der Datenerhebung, der Datenanalyse und der Verbreitung der Forschungsergebnisse umgehen können. Computeranwendungen ergänzen ein gut ausgeprägtes und kritisches Bewertungsvermögen und sind ein Werkzeug wissenschaftlicher Methodik. So eingesetzt erhöhen sie die Kreativität und helfen den Fundus wissenschaftlicher Erkenntnisse zu entwickeln, auf dem die Pflegetheorie, die Pflegepraxis und die Pflegeausbildung beruhen. Pflegewissenschaftler und Pflegepraktiker müssen in gleicher Weise Computertechnologien anwenden können, um so die Entwicklung und den Nutzen einer empirischen Basis an die Pflegepraxis weiterzugeben.

Literatur

Axford R, Grunwald G, Hyndman R (1996) Information technology in research. In: Hovenga E, Kidd M, Cesnik B (eds.) Health Informatics: An Overview. Churchill Livingstone Melbourne
Ball MJ, Hannah KJ (1984) Using Computers in Nursing. Reston, Va
Chalmers I, Altman DG (1995) Systematic Reviews. BMJ Publishing Group, London
Crombie IK (1996) The Pocket Guide to Critical Appraisal. BMJ Publishing Group, London
Degner LF (1986) The application of computers in clinical nursing research. In: Hannah KJ, Guillemin E, Conklin DN (eds.) Nursing Uses of Computers and Information Science. North-Holland Elsevier, Amsterdam
Francis I (1981) Statistical Software: A Comparative Review. North-Holland Elsevier, Amsterdam
Lakeman R (1997) Using the Internet for data collection in nursing. Computers in Nursing 15(5):269–275.
McGuiness B, Axford R (1997) Exploring nursing knowledge by using digital photography. In: Gerdin U, Tallberg M, Wainwright P (eds.) Nursing Informatics: The Impact of Nursing Knowledge on Health Care Informatics. IOS Press, Amsterdam, pp 281–287
Nicoll LH, Ouellette TH, Bird DC, Harper J, Kelley J (1996) Bibliographic database managers: A comparative review. Computer in Nursing 14(1):45–56
Peckham M, Smith R (1996.) Scientific Basis of Health Services. BMJ Publishing Group London
Polit DF, Hungler BP (1995) Nursing Research: Principles and Methods, 5th Ed. J. B. Lippincott, Philadelphia
Reilly SM (1985) Infants and colic. Unpublished study
Seaman CCH, Verhonick PJ (1982) Research Methods for Undergraduate Students in Nursing. Appleton Century-Crofts, Norwalk, Conn
Wurman RS (1989) Information Anxiety. Doubleday, Toronto

Weiterführende Quellen
CINAHLdirect, http//www.cinahl.com
International Health Care Research Guide, http//www.health.ucalgary.ca/
National Institute of Nursing Research (NINR), http//www.nih.gov/ninr
National Institutes of Health: Scientific Resources, http//www.nih.gov/science
SVR Nursing Connections Links to Nursing E-Journals, http//home1.inet.tele.dk/box4280/nursedk/journ.htm
Research Institutes, http//pie.org/E21224T3783
Newsgroups, Usenet newsgroup:sci.research

Teil IV

Umfeld von Informatikanwendungen

12 Anforderungsanalysen

Steven C. Ball

Einleitung

Zu den ersten kommerziellen Aufgaben, die von Computern übernommen wurden, zählte das Verarbeiten von Zahlen, zum Beispiel für die Darstellung in Form einer Tabelle. Später kam das Übertragen und Verbuchen von Daten, die sogenannten Transaktionen, hinzu. Als Beispiel seien Bestellsysteme genannt. Eine frühe Computeranwendung im Gesundheitsbereich war beispielsweise die Labordatenübermittlung. Heute werden Computer für erheblich komplexere Formen der Datenverarbeitung genutzt. Regelwerke zur Datenanalyse erlauben es beispielsweise, aus den gesammelten und verarbeiteten Informationen Entscheidungen auf einer höheren Ebene als der Ausgangsebene zu treffen. In der Folge wird der Prozess der Datenmanipulation immer filigraner. Auch aus diesem Grund müssen die Menschen, die Computersysteme entwickeln und die Anwender, die solche Systeme bezahlen, sehr genau wissen, was die Rechner und ihre Programme leisten sollen. In der Phase der Anforderungsanalyse definiert man genau diese Anforderungen.

Man sollte sich immer darüber im Klaren sein, dass keine einzige Systeminstallation existiert, die alle Funktionen der heute für den Gesundheitsbereich verfügbaren Systeme in sich integriert. Ein ganzheitlich orientiertes Gesundheitsinformationssystem wird dieses Ziel verfolgen, das aber in der Gegenwart noch nicht eingelöst werden kann. Vorrangige Aufgabe beim Neuentwurf von Systemen für den Gesundheitsbereich ist außerdem, dass die Pflege und die Pflegekräfte in stärkerem Ausmaß berücksichtigt werden. In der Vergangenheit jedenfalls wurde das Pflegeelement sträflich vernachlässigt. Schuld daran war sowohl die Ignoranz der Systementwickler, aber auch das ungenügende Engagement der Pflege selbst. Für die Pflege ist die Zeit gekommen, die ihr gemäße Rolle beim Planen und Entwickeln von Gesundheitsinformationssystemen zu übernehmen.

Abb. 12.1.
Phasen der Systementwicklung oder des Systemerwerbs

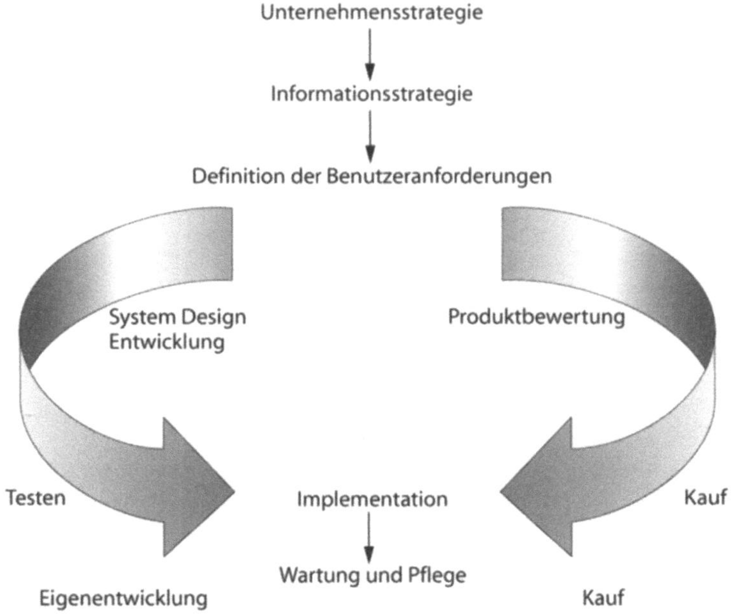

Unternehmensstrategie
↓
Informationsstrategie
↓
Definition der Benutzeranforderungen

System Design Entwicklung — Produktbewertung

Testen — Implementation — Kauf

Eigenentwicklung — Wartung und Pflege — Kauf

Phasen der Systementwicklung und des Systemerwerbs

Die Abb. 12.1 zeigt die wesentlichen Phasen im Prozess der Systementwicklung oder des Systemerwerbs. Unabhängig davon, ob ein System für den Endanwender programmiert oder aus der Palette existenter Systemlösungen erworben wird, entscheidet die Phase der Anforderungsanalyse darüber, welche Systemfunktionalitäten der Nutzer erhalten wird.

Anforderungsanalyse

In der Phase der Anforderungsanalyse erstellen Systemanalytiker und Unternehmensexperten die Konstruktionspläne des Computersystems. Der Endanwender prüft das Resultat der Analyse und kontrolliert, ob das System seinen Erwartungen entsprechen wird. Dieser Prozess ähnelt dem Vorgehen eines Bauherrn, der die Konstruktionszeichnungen seines Architekten begutachtet. Schließlich bestimmen Analyse und Entwurf, welche Aufgaben das System übernehmen und wie es sie lösen wird. In der Entwurfsphase fällt auch die Entscheidung darüber, wie und mit welchen anderen Systemen das eigene System interagieren kann. Gerade die letztgenannte Überlegung war kaum Bestandteil der Anforderungsanalyse und die gegenwärtige Realität in vielen großen Organisationen spiegelt dieses Manko:

Computersysteme werkeln allein vor sich hin, arbeiten Aufgaben zweifach ab und interagieren – wenn überhaupt – nur schwerfällig mit anderen Rechnern. So ist es durchaus nicht ungewöhnlich, auf einer Krankenhausstation drei verschiedene Terminals vorzufinden, die in drei unterschiedliche Computersysteme eingebunden sind.

Konstruktionspläne, die während der Phase der Anforderungsanalyse entwickelt werden, können verschiedene Formen besitzen:

- *Mündliche Vereinbarungen* stellen die einfachste Art dar, wie die Bedürfnisse des Endanwenders definiert sein können. Der Benutzer formuliert die erwarteten Leistungen im direkten Kontakt mit dem Systemanalytiker oder Programmierer und das System wird auf Basis dieser Gespräche kodiert. Um den Leistungskatalog präzise umsetzen zu können, muss dessen Definition im Detail erfolgen. Mündliche Vereinbarungen sind jedoch für Missverständnisse sehr anfällig. Auf diese Art und Weise können nur rudimentäre Systeme entwickelt werden.
- *Textdokumente* beschreiben die Anforderungen des Nutzers detailliert. Eine Sprache wie das Deutsche besitzt aber nicht die Präzision einer Computersprache, so dass auch Textdokumente fehleranfällig sind. Außerdem mag ein Textdokument in den Augen des Anwenders die geforderten Leistungen durchaus exakt formulieren; gleichwohl können für die Umsetzung und Programmierung wichtige Details fehlen.
- *Detaillierte funktionale Spezifikationen* des Leistungsspektrums sind Textdokumente, die die vorgenannten Probleme ausschließen wollen. Sie versuchen, den Anforderungskatalog des Nutzers tatsächlich exakt zu erfassen und bedienen sich dazu einer technisch geprägten Sprache. Solche Textdokumente sind sehr detailliert und entsprechen in ihrer Struktur den Bedürfnissen von Systementwicklern. Ihr Nachteil ist ihr Umfang. Die Menge der funktionalen Spezifikationen, die selbst ein System bescheidener Größe benötigt, kann das Ausmaß mehrerer gewichtiger Buchbände annehmen. Der Endanwender besitzt kaum die Zeit und verspürt auch kaum die Neigung, ein solches Mammutwerk gründlich zu kontrollieren.
- *Informationsmodelle* spiegeln in Form von Diagrammen und Grafiken das vom Anwender gewünschte Leistungsspektrum. Zusätzlich beschreibt ein Glossar die in den Diagrammen gezeigten Objekte. Diese Art der Leistungsdefinition besitzt die Präzision und Vollständigkeit einer detaillierten funktionalen Spezifikation, kommt aber im Gegensatz zu dieser mit einem deutlich geringeren Textanteil aus. Außerdem eignen sich Informationsmodelle hervorragend, um den Endanwender in einen konstruktiven Dialog einzubinden. Da der Nutzer nicht mit unnötigen Details belastet wird, können die wichtigen Anwendungsbereiche in den Vordergrund treten und von ihm kritisch begutachtet werden. Man unterscheidet zwei Modellarten, die während der Phase der Leistungsdefinition verwendet werden: dynamische und statische Modelle.
- *Prototypen* sind Attrappen des Informationssystems, welches der Anwender erhalten wird. Es handelt sich um Systemhülsen, die nicht wirklich arbeits-

und lauffähig sind. Gleichwohl demonstrieren sie dem Endanwender, wie das fertiggestellte System aussehen soll und wie sich mit ihm arbeiten lässt. Prototypen können also nicht den vom Anwender geforderten Leistungskatalog komplett abbilden, werfen aber sehr wohl sinnvolle Fragen zur Systemfunktionalität auf. Diese Fragen mögen die Systementwicklung wirkungsvoll befruchten.

Welche Vorteile bringt die Anforderungsanalyse?

Systementwickler erkennen zunehmend die Bedeutung einer Anforderungsanalyse. Statistische Untersuchungen zeigen, dass die Systempflege den größten Einzelposten für ein Computersystem über dessen gesamte Lebenszeit bildet. Heute noch betriebene Computersysteme wurden und werden kontinuierlich gepflegt. Die Maßnahmen zur Systempflege können ganz unterschiedlich sein: Ein System mag als Reaktion auf einen neuen Anwenderwunsch modifiziert werden (es kann auch sein, dass ein Entwickler einen Anwenderwunsch erst nach der Systeminstallation richtig verstanden hat); eine Änderung, um die Systemstabilität zu erhöhen; eine teilweise Überarbeitung, die das vorhandene System mit anderen Systemen interagieren lässt. Der Wert der Anforderungsanalyse besteht nun darin, dass es deutlich billiger ist, einen Systementwurf zu modifizieren als ein bereits eingeführtes System.

Funktionsmodelle

Ein Funktionsmodell spiegelt in Diagrammen und Grafiken die Arbeitsabläufe eines Unternehmens. Dabei werden alle Aufgaben der Organisation in die entsprechenden Aufgabenbestandteile heruntergebrochen. Der Systementwurf für ein Computersystem nutzt die aus dem Funktionsmodell hergeleiteten Aufgaben, um die Aufgabenbereiche zu beschreiben und zu definieren, die das System automatisieren soll. Sehen Sie sich das Funktionsmodell in Abb. 12.2 genau an. Die Mutter- oder Basisfunktion lautet „Betreibe das Krankenhaus". Diese Mutterfunktion wird in fünf Subfunktionen zerlegt. Jede Subfunktion beschreibt im Detail eine der Komponenten der Mutterfunktion. Zusammen formulieren die fünf Subfunktionen ihre gemeinsame Mutterfunktion.

Jede der fünf Unterfunktionen wird nun weiter zerlegt. Dieser Prozess setzt sich bis zur niedrigsten Funktionsebene fort. Auf dieser „Verzweigungsebene" werden die Elementarfunktionen identifiziert, die die Arbeit der Organisation für den Analysezweck hinreichend genau beschreiben. Die in Abb. 12.3 gelisteten Aufgaben sind Funktionen der „Verzweigungsebene". Sie werden meistens mit Referenznummern gekennzeichnet.

Jede Funktion innerhalb des Modells wird natürlichsprachlich beschrieben. Neben ihrer Definition finden sich hier reale Funktionsbeispiele. Die Textbeschreibungen werden gewöhnlich in einem Glossar zusammengefasst. Ein Beispiel:

Abb. 12.2.
Funktionen auf hoher Ebene, die „Stammfunktionen"

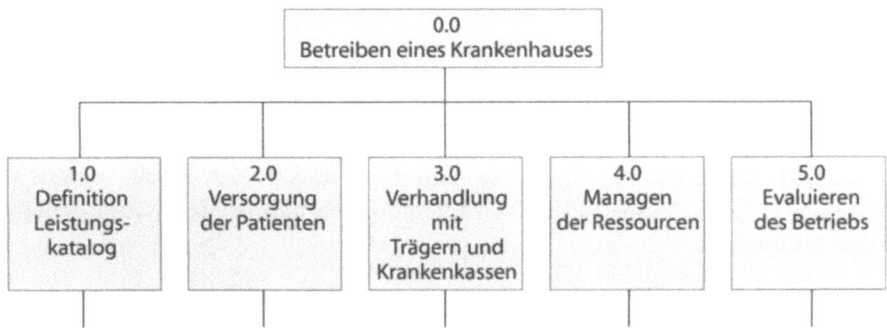

Abb. 12.3.
Funktionen auf niedriger Ebene, die „Astfunktionen"

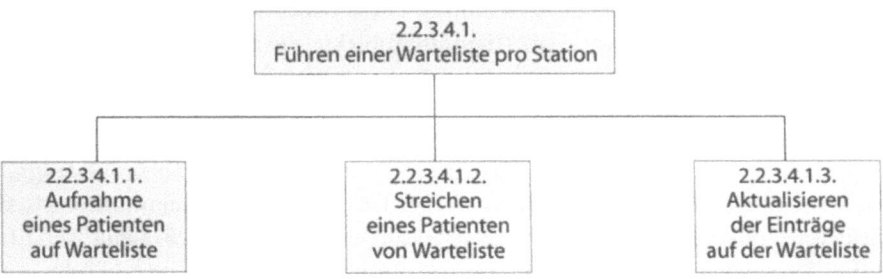

> 2.2.4.3.2 Entwickeln Sie einen Behandlungsplan. Auf Basis der speziellen Patientenbedürfnisse wird ein detaillierter Behandlungsplan erzeugt. Dieser kann die nachfolgend genannten Subfunktionen beinhalten:
> – Überweisung,
> – Anordnung neuer Behandlungsrichtlinien,
> – Beendigung oder Wechsel der zur Zeit durchgeführten Behandlung,
> – Planung der Entlassung.

Der Endanwender, der ein Funktionsmodell überprüft, sollte sein Augenmerk auf vier wesentliche Fragen richten:
1. Ist das Modell komplett?
2. Ist das Modell exakt?
3. Wie geht das Modell mit den Funktionsebenen um?
4. Wie verhält es sich mit Redundanzen?

Ein Funktionsmodell muss vollständig in dem Sinne sein, dass seine Subfunktionen die jeweilige Mutterfunktion ersetzen können. Wenn auch nur eine einzige Aufgabe einer Funktion von den definierten Subfunktionen nicht berücksichtigt wird, so ist das Modell fehlerhaft. Exakt müssen Funktionsmodelle insofern sein, als sie die im Glossar definierten Funktionen zutreffend beschreiben. Hier sind Anwendungsbeispiele aus dem „wirklichen Leben" sinnvoll, da sie dem Nutzer, wenn er oder sie das Funktionsmodell begutachtet, eine Systemfunktion verständlich machen können. Funktionen auf derselben Modellebene sollten auch ähnlich beschrieben sein. Höhere Funktionen repräsentieren dabei allgemeinere Aktivitäten, während niedrigere Funktionen detailliertere Aktivitäten beschreiben.

Unternehmensaufgaben sollten im Funktionsmodell nur jeweils einmal in Erscheinung treten. Modelle, die Aktivitäten doppelt und dreifach repräsentieren, sind nicht korrekt.

Datenmodelle

Ein Datenmodell spiegelt in Diagrammen und Grafiken alle Daten, die eine Organisation für ihren Geschäftsablauf benötigt. Diese Daten werden mit Hilfe von Diagrammserien beschrieben und die Diagrammobjekte werden in einem Glossar aufgelistet. Die aus dem Datenmodell abgeleiteten Objekte können und sollen in den Entwurfsplan für ein Computersystem eingehen. Hier beschreiben sie die Daten, die das System speichern und verarbeiten wird. Die Diagramme des Datenmodells zeigen, wie eine Organisation ihre Daten ordnet und gruppiert; solche Datengruppen werden als Entitäten bezeichnet. Außerdem zeigen die Diagramme, wie die Entitäten interagieren. Diese Wechselwirkungen nennt man Beziehungen. Die Abb. 12.4 zeigt ein Datenmodell mit den Entitäten „Patient" und „Probe" und der Beziehung „liefert".

Entitäten und Beziehungen sollten im Textglossar beschrieben sein. Ebenfalls im Glossar sollten sich die Informationen finden, die eine Entität definieren und ihr zugeschrieben werden. Solche Einzelinformationen werden Attribute genannt. Beispielsweise kann die Entität „Patient" die folgenden Attribute besitzen: Name, Geburtsdatum, Geschlecht. Eine Entität wird also von Datenkategorien definiert. Tatsächlich existente Daten bezeichnet man als Instanzen der zugeordneten Entität. Eine Instanz der Entität „Patient" mag beispielsweise die folgenden Werte besitzen: „Moira Halley", „31. Mai 1958" und „weiblich".

Der Endanwender, der ein Datenmodell prüft, sollte fünf wesentliche Qualitätskriterien kontrollieren: Vollständigkeit, Exaktheit, Redundanz, Vorhandensein abgeleiteter Daten und das Maß, in dem das Datenmodell die Anforderungen vorwegnehmen kann. Ein Datenmodell muss vollständig sein: die von den Entitäten und ihren Attributen repräsentierten Informationskategorien müssen komplett

Abb. 12.4.
Diagramm mit den Faktoren „Entität" und „Beziehung"

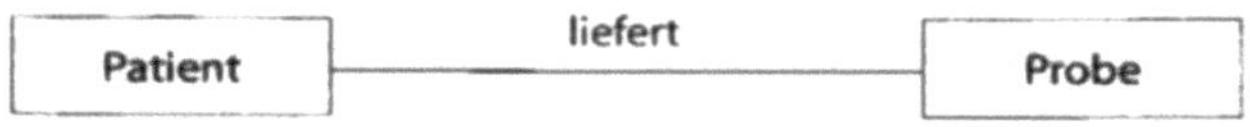

| Patient | liefert | Probe |

erfasst werden. Schließlich sind es diese Informationskategorien, die in Form von Daten die Arbeitsprozesse eines Unternehmens spiegeln und seine Arbeitsleistung definieren. Auch sollten Datenmodelle flexibel genug sein, um vorhersehbare Anforderungen an den Informationsbedarf eines Unternehmens umsetzen zu können. Hierunter mögen geplante Gesetzesänderungen fallen, sich wandelnde Beziehungen zu den Geschäftspartnern, Kunden und anderen Beteiligten, Änderungen der sozialen und ökonomischen Rahmenbedingungen, Wachstum oder Reduktion von Arbeitsbereichen.

Redundanzen zwischen verschiedenen Entitäten sollte ein gutes Datenmodell nicht aufweisen. Ein Beispiel: Wenn die Entität „Beschäftigte eines Unternehmens" die jeweiligen Einstellungsdaten abfragt, so sollte keine andere Entität im Modell nach genau diesen Daten fragen. Das Datenmodell sollte außerdem keine abgeleiteten Entitäten und Attribute besitzen. Verfügt das Modell beispielsweise bereits über Angaben zum Geburtstag einer Person, so sollte es an einer anderen Stelle nicht nach dem Alter fragen, da dieses ja aus dem Geburtsdatum abgeleitet werden kann. Das Glossar zu einem Datenmodell muss die dort genannten Begriffe exakt beschreiben. Wie auch beim Glossar von Funktionsmodellen gilt, dass Beispiele aus dem „wirklichen Leben" Anschaulichkeit und Präzision von Entitäten, Beziehungen und Attributen erhöhen.

Zusammenfassung

Per Computer erhobene und verarbeitete Daten sind heute mannigfaltig und umfangreich verfügbar. Entsprechend sind die Anforderungen an gegenwärtig installierte Computersysteme komplex. Die Anforderungen, die diese Systeme erfüllen sollen, müssen präzise und detailliert in den Programmentwurf eingehen. Dabei ist es unerheblich, ob ein Programm eigens erstellt oder eingekauft wird. Präzise definierte Anforderungen zahlen sich immer aus. Die Kosten hierfür werden bei der kontinuierlichen Systempflege mindestens wieder eingespart.

Mehrere Methoden existieren, um die Anforderungen und Wünsche der Anwender in den Systementwurf zu integrieren. Mündliche Vereinbarungen, Textdokumente und detaillierte Beschreibungen des Funktionsspektrums sind mögliche Methoden. Sie sind jedoch zumeist unpräzise und lassen sich vom Anwender kaum prüfen. Informationsmodelle besitzen die nötige Präzision und lassen sich vom Nutzer hinreichend gut beurteilen. Auch Prototypen unterstützen die gemeinsame Arbeit von Entwickler und Anwender, indem sie zu Rückmeldungen anregen. Entwürfe erzeugen den nötigen Zusammenhalt in der Systementwicklung. Mit ihrer Hilfe wird die Arbeit während der Systemkonstruktion koordiniert; sie verhindern Redundanzen und sie garantieren das Zusammenspiel mit anderen Systemen.

Funktionsmodelle repräsentieren die Arbeitsprozesse eines Unternehmens. Mit Hilfe von Diagrammen beschreiben sie die Organisationsfunktionen und deren Teilfunktionen. Zusätzlich wird jede einzelne Funktion im Glossar des Modells schriftlich niedergelegt. Der Systementwurf nutzt aus dem Funktionsmodell abgeleitete Funktionen und erklärt mit ihrer Hilfe sein Leistungsspektrum. Wer ein Funktionsmodell begutachtet, sollte die folgenden Punkte kontrollieren: Ist der Systementwurf komplett und präzise? Werden Redundanzen vermieden und stimmt die Verästelung? Datenmodelle spiegeln den Datenbedarf einer Einrichtung. Sie formulieren, wie eine Organisation ihre Daten kategorisiert und wie die als Entitäten bezeichneten Datengruppen sich zueinander verhalten. Im Glossar des Datenmodells finden sich Beschreibungen jeder Entität und ihrer Beziehungen zueinander. Zusätzlich sollten im Glossar die Attribute einer jeden Entität, also die für die Entität wichtigen Datenkategorien, genannt sein. Der Systementwurf nutzt die aus dem Datenmodell abgeleiteten Objekte oder Gegenstandsbereiche, um die Daten zu beschreiben, die das geplante System einmal verarbeiten wird. Bei der Kontrolle von Datenmodellen sollten die folgenden Punkte beachtet werden: Erfasst das Modell die gewünschten Leistungen komplett und genau? Werden Redundanzen vermieden und sind abgeleitete Daten ausgeschlossen? Und schließlich: In welchem Maß berücksichtigt das Datenmodell zukünftige Anforderungen?

Weiterführende Literatur

Barker R (1989) CASE Method Entity Relationship Modeling. Addison-Wesley, Reading, MA

Fleming CC, von Halle, B (1989) Handbook of Relational Database Design. Addison-Wesley, Reading, Mass

13 Die Auswahl von Software und Hardware

Unter Mitwirkung von Cheryl Plummer

Der Auswahlprozess und die Rolle der Pflege

Ein Krankenhausinformationssystem wird nicht einfach installiert. Von der Idee bis zur Einführung sind es mehrere Schritte: Oft geht die Initiative vom Verwaltungsdirektor oder einem Mitglied des Kuratoriums aus, durchläuft einen aufwendigen Entscheidungs- und Auswahlprozess und gipfelt schließlich in der Evaluation des gewählten Systems. Der Ablauf wird in Abb. 13.1 wiedergegeben. Auf jeder Stufe des Gesamtprozesses sollte die Pflege eine aktive Rolle spielen (Manning und McConnell, 1997; Mills, 1995).

Der erste Schritt des Installationsprozesses besteht im Versenden von Informationsgesuchen (Request for Information/RFI) an eine möglichst große Zahl von Anbietern. Diese Aufgabe übernimmt zumeist der Leiter der EDV-Abteilung im Auftrag des Verwaltungsdirektors. Informationsgesuche beinhalten allgemeine Angaben über die Einrichtung und resultieren in allgemein gehaltenen Antworten der Systemanbieter. Ein Informationsgesuch verfolgt also zwei Ziele: Erstens wird möglichen Anbietern mitgeteilt, dass ein Krankenhaus sich mit dem Gedanken trägt, ein Informationssystem einzuführen. Und zweitens erhält die Einrichtung eine schnelle, wenn auch grobe Übersicht über die Marktsituation. Informationsgesuche und die darauf eingehenden Antworten erleichtern die Arbeit des Findungsausschusses, der die geeigneten Kandidaten für die sich anschließende Ausschreibung (Request for Proposal/RFP) bestimmen muss.

Wenn eine Einrichtung sich mit der Bitte um Informationen an Systemlieferanten wendet, wird meistens zeitgleich ein Anwenderkomitee gegründet. Als Mitglieder des Anwenderkreises fungieren die Abteilungsleiter unter Einschluss der Pflegeleitung. Zu den Primäraufgaben des Komitees zählt das detaillierte Sammeln von Informationen und statistischen Angaben über das Haus. Hier wird beispielsweise die Art der Einrichtung beschrieben, das Patientenaufkommen, die Anzahl der Mitarbeiter und die Zahl der ausgegebenen Essen, die verabreichten Medikamente und die Pflegebedürftigkeit der Patienten. Weiterhin wird die Verwaltungsstruktur des Hauses erfasst, seine geographische Lage und Menge und Art der Spezialabtei-

Abb. 13.1.
Auswahlprozess für Hard- und Software

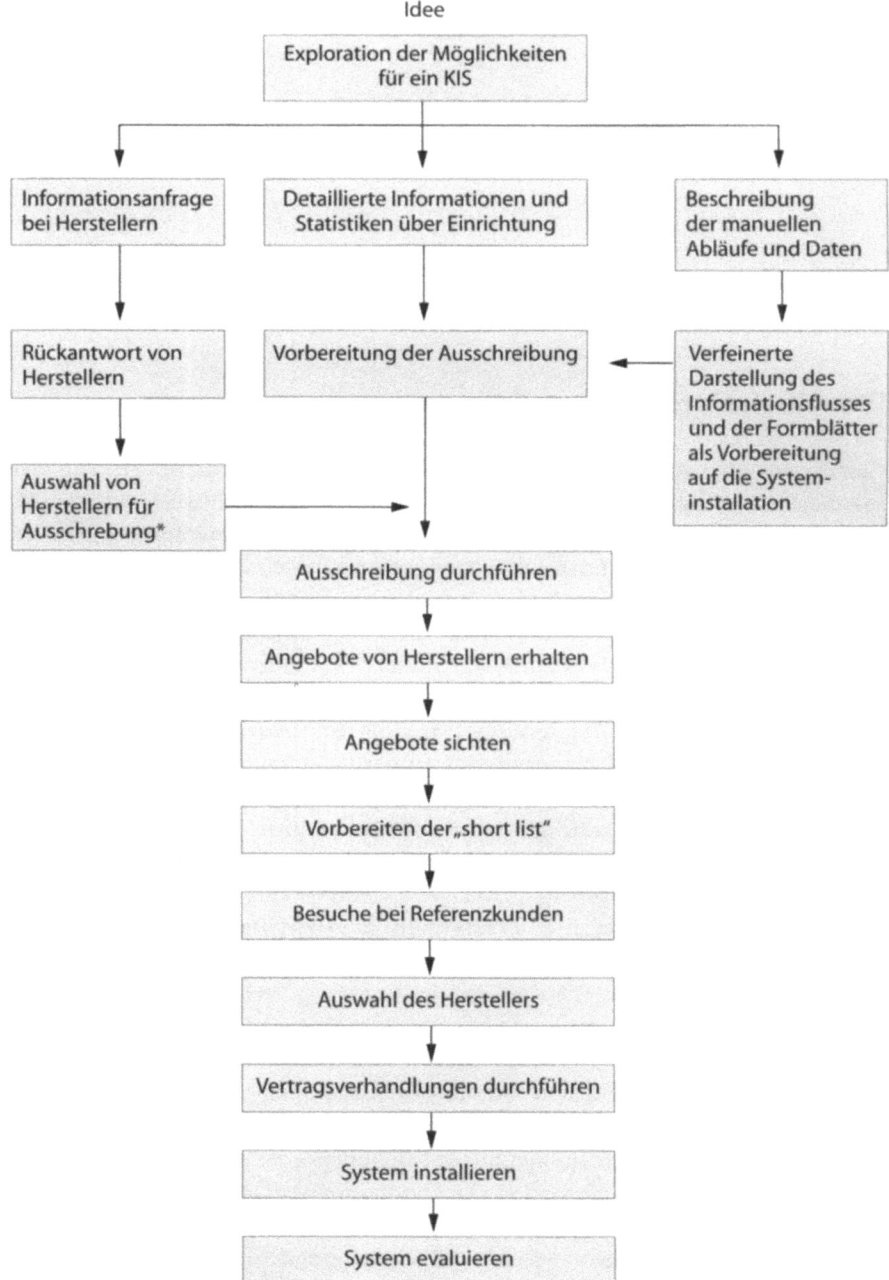

* gilt nur für geschlossene Ausschreibungen

lungen. Koordiniert wird diese wichtige Aufgabe meistens von der EDV-Abteilung des Hauses, doch auch freie Berater kommen hierfür infrage. Die Datensammlung sollte möglichst umfangreich sein, dient sie doch vielen Zwecken: Auf ihrer Basis wird das Anwenderkomitee die Spezifikationen definieren, die das Informationssystem beinhalten muss. Die Anbieter werden die Datensammlung heranziehen, um möglichst angemessene Systemvorschläge zu machen. Und schließlich wird das Auswahlkomitee die Primärdaten nutzen, um die Angebote der Systemlieferanten zu evaluieren, das ausgewählte System zu implementieren und seine Effizienz nach der Installation zu überprüfen. Es ist offensichtlich, dass in dieser frühen Phase des Auswahlprozesses die Pflege wichtige Informationen beisteuern kann.

In der Phase des Sammelns institutioneller Daten sollte der gegenwärtige Informationsfluss und Informationsgebrauch miterhoben werden. Ein papiergebundenes Informationssystem, welches schwerfällig und ineffizient ist, sollte nicht die Grundlage einer Computerinstallation bilden. Die Selbstevaluation kann nachweisen, wo verbessert, modifiziert oder in größerem Umfang revidiert werden muss. Wenn als Vorbereitung auf den Computereinsatz das manuell geführte Informationssystem verbessert wird, so lassen sich bereits bei dieser Gelegenheit Kosten einsparen. Durchgeführt wird die Evaluation vom Anwenderkomitee, der EDV-Abteilung des Hauses oder einem selbständigen Systemberater. Ein gut strukturiertes und dokumentiertes manuelles Informationssystem kann in ein gut funktionierendes computerisiertes Informationssystem überführt werden. Ein weiterer Vorteil einer frühen Evaluation des existenten Informationsmanagements liegt darin, dass Lücken und Ungenauigkeiten aufgedeckt werden können. Eine Evaluation liefert die Basis für Verbesserungen. Sollen beispielsweise Pflegepläne in das computerisierte Informationssystem aufgenommen werden, so kann die Analyse zeigen, dass es hierfür kein hausinternes Standardformat gibt oder dass die vorhandene Standardvorlage nicht von allen Stationen durchgängig verwendet wird.

Im Anschluss an das Informationsgesuch wird der Ausschreibungstext (Request for Proposal/RFP) erstellt. Hierbei helfen die Antworten auf das Informationsgesuch, die Beschreibung der Einrichtung und die Dokumentation des Informationsflusses (vgl. Kapitel 12). Systemlieferanten, die in die engere Wahl gekommen sind, erhalten den Ausschreibungstext. Wie ein solches Angebotsersuchen genau aussieht, hängt von der ausschreibenden Institution und den Autoren ab. Auf jeden Fall muss das Dokument aber alle verfügbaren Informationen enthalten, die das Haus und seine Informationsbedürfnisse beschreiben. Ein spezifischer und präziser Ausschreibungstext generiert ein entsprechendes Angebot. Die Ausschreibung selbst kann vom Verwaltungsdirektor zusammengestellt werden, der EDV-Abteilung des Hauses oder einem unabhängigen Systemberater. Sie basiert immer auf den Spezifikationen, die von den Abteilungsrepräsentanten des Anwenderkreises erarbeitet wurden. Jede Abteilung muss das Dokument vor seinem Versand prüfen, dies umso mehr, als die Arbeit in einem Krankenhaus Teamarbeit ist. So muss beispielsweise die Systemfunktionalität „Patientenaufnahme" mit der elektronischen Patientenakte abgestimmt sein, welche mit der Pflegefunktionalität interagieren muss, die wiederum auf die Dienstleistungsabteilungen wie Küche und Apotheke des Hauses zurückgreifen soll. Wie die Pflege am Entwurf eines Ausschreibungstextes beteiligt sein kann, wird im Anhang A beispielhaft demonstriert. Die nachfolgenden Abschnitte dieses Kapitels informieren in Kürze über die Systemkriterien, die der Vertreter der Pflege im Anwenderkomitee konkretisieren sollte.

Ärztliche Anordnungen oder pflegerische Bestellungen müssen im Bestell-, Berichts- und Kommunikationsmodul von jedem Bereich des Hauses aus möglich sein. Alle Stationen, Pflegebereiche und Dienstleistungsabteilungen müssen deshalb eigene Arbeitsplätze besitzen, die Dateneingaben und Abfragen erlauben. Sonderanforderungen und Anordnungen, die sich in der Warteschleife befinden, müssen vor ihrer Freigabe schriftlich bestätigt werden. Das Kommunikationsmodul sollte eine standardisierte Schnittstelle besitzen, über die sich zukünftige Subsysteme einbinden lassen. Die Subsysteme müssen untereinander den Datenaustausch erlauben, unabhängig davon, ob es sich um klinische oder abrechnungstechnische Daten handelt, und sollten einer zentralen patientenorientierten Datenbank zuarbeiten, die neben ihrer Speicherfunktion auch die Weiterleitung der Daten an das Rechnungswesen unterstützt. Das Gesamtsystem sollte so konzipiert sein, dass die problemorientierte elektronische Krankenakte eine realistische Zukunftsoption darstellt.

Der nächste große Aufgabenbereich, dem sich die Pflege beim Erstellen eines Ausschreibungstextes widmen muss, ist die Befundanforderung und -rückmeldung. Wird ein spezifischer Patient ausgewählt, so muss das System den direkten Befundeintrag erlauben. Weitere Systemanforderungen, die im Anhang detailliert nachzulesen sind, beinhalten ein Modul zur Planung von Pflegemaßnahmen und den dazugehörigen Terminen und einen Patiententerminkalender. Dieser Terminkalender sollte die Funktionsdiagnostik und verschiedene therapeutische Maßnahmen koordinieren, so dass für jeden Patienten ein vollständiger Tagesplan erstellt werden kann. Terminkonflikte zwischen den verschiedenen Abteilungen eines Hauses, wie Röntgen, Physiotherapie und Labor, lassen sich so vermeiden. Der Terminkalender sollte einen Planungszeitraum von sieben Tagen abdecken und abgeändert werden können. Änderungen sollten jedoch nur nach Verifikation der Zugriffsrechte möglich sein.

Wie der Ausschreibungstext formuliert wird, interessiert die Systemlieferanten sehr. Gleichwohl sollten Hilfsangebote von Herstellerseite abgelehnt werden. Schließlich fragt man auch nicht einen Anbieter von blauen Socken, welche Farbe man kaufen soll. Das Sammeln und Zusammenstellen der für die Ausschreibung notwendigen Informationen kostet Geld und Zeit. Hierfür kann man realistischerweise mit vier Personen-Jahren rechnen – dies entspricht der Arbeitszeit einer Person über vier Jahre. Je nach Größe der Einrichtung können es auch mehr werden.

Nach dem Versand der Ausschreibung gehen die Angebote der Systemlieferanten ein. Diese Angebote beschreiben, wie der Lieferant die Ausschreibungskonditionen erfüllen will. Das Angebot spezifiziert die Hard- und Software, nennt die Zahl der Rechner, ihre Art und den vorgesehenen Aufstellungsort; es finden sich Angaben zur Verkabelung, zu Lieferfristen und zu Einführungskursen; schließlich werden die Gesamtkosten auf die Kosten pro Station heruntergebrochen. In die Angebotserstellung investiert der Lieferant je nach Systemumfang eines Krankenhausinformationssystems eine erhebliche Summe. Beispiele aus den USA sprechen hier von bis zu 50.000 Dollar.

Sind alle Angebote eingegangen, muss die Institution eine Auswahl treffen, welche Anbieter in die engere Wahl genommen werden sollen. Zumeist nimmt das Anwenderkomitee die Evaluation vor. Auch dabei muss die Pflege zwingend vertreten sein. Einige Kriterien, die für den Evaluationsprozess wichtig sind, seien nachfolgend genannt:
- Ist der technische Ansatz des Systemlieferanten stimmig?
- Stimmen die Lösungsvorschläge mit den Prüfkriterien des Ausschreibungstextes überein?
- Entsprechen die Systemspezifikationen den Bedingungen der Ausschreibung?
- Wie hoch sind die Systemkosten über die erwartete Lebenszeit des Systems?
- Welche Erfahrungen besitzt der Anbieter mit ähnlichen Installationen?
- Sind die technischen Mitarbeiter und Berater des Systemhauses hinreichend qualifiziert?
- Ist die Finanzsituation des Anbieters gesund?
- Wie sieht die Kosten-Nutzen-Relation aus?

Ob ein Informationssystem effizient eingesetzt werden kann, wird nicht zuletzt von der Pflege bestimmt, die mit den Systemleistungen hinsichtlich Patientenversorgung, klinischer und administrativer Funktionen zufrieden sein muss. Am Ende des Evaluationsprozesses steht eine Rangliste der Angebote, die vom Auswahlkomitee möglichst einstimmig anhand der Bewertungskriterien verabschiedet werden sollte. Sie identifiziert zwei bis vier Anbieter, deren Systemvorschläge den Wünschen am nächsten kommen. Bei dieser Rangliste spricht man auch von „short list".

In der nächsten Phase der Evaluation werden Referenzinstallationen der Systeme begutachtet. Mitarbeiter der Pflege sollten zwingend an solchen Ortsterminen teilnehmen, schließlich sind es ja keine sight-seeing-Touren. Jedes Mitglied eines Besuchsteams erhält einen Fragenkatalog, der mit Hilfe des gesamten Anwenderkomitees vorbereitet wurde. Manning und McDonnell (1997) haben eine Fragenliste erstellt, die die Systembereiche Bedarf, Datensicherheit, Effizienz und Effektivität, ökonomische und soziale Wirkung abdeckt. Der Ortstermin kann das Verständnis für ein Informationssystem verbessern und die Behauptungen des Anbieters an der Realität messen. Normalerweise besteht das Besuchsteam aus vier bis sechs Personen, die der Führungsebene angehören und gleichzeitig Mitglieder des Anwenderkomitees sind. Zwar schlägt zumeist der Anbieter die zu besichtigenden Institutionen vor, doch die Terminvereinbarungen sollten direkt vom Interessenten vorgenommen werden. Jeder Ortstermin wird so strukturiert, dass Systemfunktionalitäten und Defizite ersichtlich werden. Nur so lassen sich Anbieter und ihre Lösungen vergleichen (Staggers u. Repko 1996). Der Ortstermin sollte aber nicht nur Detaileinblicke geben, sondern das Herausbilden einer Gesamtmei-

nung zum System fördern. Nachfolgend sind einige Punkte genannt, die beim Ortstermin beachtet werden müssen:
- Wie sieht der digitale Arbeitsplatz aus? Ein verlässlich arbeitendes System braucht keine Haftzettel mit handschriftlichen Notizen.
- Wie lang sind die Antwortzeiten des Systems? Besonders im Volllastbetrieb?
- Benutzt jeder Stationsmitarbeiter das System? Oder nur kaufmännische Angestellte?
- Fragen Sie die Mitarbeiter, ob sie sich ein Zurück zur herkömmlichen Arbeitsweise wünschen.
- Sprechen Sie nicht nur mit den Mitarbeitern, die Ihnen der Systemanbieter präsentiert.
- Fragen Sie die Mitarbeiter nach Systemabstürzen. Die beste Anwort ist: „Das System stürzt nicht oder nur selten ab."
- Fragen Sie, wer nach einem Absturz das System wieder arbeitsfähig macht. Die Anwort kann zeigen, wie viele Personen für den Systemsupport verfügbar sind.

Beim Ortstermin sollte auch nach dem Zeitbedarf gefragt werden, den das Personal für das Erlernen des Systems investieren musste und ob der Anbieter ein Mitarbeitertraining anbot.

Im Kapitel 16 dieses Buches werden die Kriterien diskutiert, die den Nutzen eines Systems erkennen lassen. Diese Kriterien können zur Vorbereitung von Ortsterminen dienen und auch bei Systempräsentationen des Anbieters hilfreich sein. Welcher Anbieter letztlich den Zuschlag erhält, entscheidet sich auf Basis der Informationen im Angebot und nach dem oder den Ortsterminen. Kaufvertrag, Systeminstallation und Evaluation sind die nächsten Schritte.

Methodik der Systemauswahl

Wenn ein Krankenhaus ein Informationssystem erwerben will, muss es mehrere Prozessschritte durchlaufen. Die im folgenden aufgezeigten Schritte entsprechen der Praxis in den Krankenhäusern und der gängigen Literatur. Die Auswahl soll relativ schnell und strukturiert vonstatten gehen. Die nachfolgend aufgelisteten Methoden zeigen den normalerweise beschrittenen Weg.

- Phase I: Eingrenzung
Alle Systemangebote, die unabdingbaren Forderungen nicht genügen, werden aussortiert. Die verbliebenen Angebote werden an die Mitglieder des Auswahlkomitees weitergeleitet. Jedes Komiteemitglied prüft die Angebote und entscheidet, ob das System den wesentlichen Bedingungen entspricht. Die Angebotszahl schrumpft auf drei bis vier. Anschließend werden die Prüfergebnisse einander gegenübergestellt und die Aspekte diskutiert, in denen die Meinungen divergieren.
- Phase II: Telefonumfrage
Wer hat welches System installiert. Bereits telefonisch lässt sich abfragen: Genügt das System den Anforderungen? Warum wurde ein spezieller Anbieter ausgewählt? Welche Hard- und Software benötigt das System? Ist der Telefonpartner mit einem Ortstermin einverstanden?

- Phase III: Ortstermine
  Sie können das Risiko einer falschen Systementscheidung mindern. Machen Sie davon Gebrauch.
- Phase IV: Performance-Test
  Identifizieren Sie einige Faktoren, die für einen effizienten Systemeinsatz in Ihrer Einrichtung wichtig sind. Vergeben Sie Punkte für jedes System.
- Phase V: Finanzanalyse
  Berücksichtigen Sie alle anfallenden Kosten. In die Kategorie der Primärkosten fällt die Installation, die Datenübernahme aus bereits vorhandenen Systemen, bauliche Änderungen und Trainingsbedarf. Betriebskosten umfassen den Preis für Hard- und Software, Systempflege, Versicherung, Weiterbildung und Personal. Ziel der Finanzanalyse ist es auch, die Systemangebote gerecht und angemessen zu vergleichen.
- Phase VI: Kosten-Leistungs-Vergleich
  Preis und Leistung müssen einander gegenübergestellt werden. Versuchen Sie den Anbieter zu bestimmen, der das günstigste Kosten-Nutzen-Verhältnis besitzt. Die Preisfrage allein ist für die Systemwahl aber nicht entscheidend; man sollte sich ihrer lediglich bewusst sein.

Die Auswahl eines Beraters

Wohl jede Pflegeleitung und jede Krankenhausverwaltung muss gelegentlich externe Hilfe in Anspruch nehmen. Da die Geschichte der Informationstechnik noch nicht sehr alt ist und demzufolge kaum eine heutige Pflegekraft mit Soft- und Hardware aufwuchs, gibt es unter dem Personal (noch) keine „natürlichen" Experten. Dieses Buch kann in gewissem Ausmaß Abhilfe schaffen. Gleichwohl bleibt festzuhalten, dass weder heute noch in Zukunft alle Pflegekräfte zu Computerexperten werden müssen. Denn Pfleger und Schwestern in Leitungsfunktion können den Rat eines Systemberaters suchen, der sich auf das Gesundheitswesen spezialisiert hat.

Was ist ein Systemberater im Gesundheitswesen?

Wer sich von einem Systemberater für das Gesundheitswesen unterstützen lassen will, sollte die vorhandenen Optionen kennen. Als Basiskriterium der Suche gilt die Frage, wer die gewünschte Hilfe am besten geben kann. Dies mag ein interner Berater sein, der als Mitglied der Einrichtung mit den institutionellen Abläufen vertraut ist und zwar insbesondere mit der Patientenversorgung oder mit der Aus- und Weiterbildung des Personals. Die zweite Option besteht darin, die Hilfe eines Systemanbieters zu suchen, der sich auf das Gesundheitswesen spezialisiert hat. Als dritte Option sei auf einen unabhängigen Systemberater verwiesen.

Aufgrund des intimen Wissens eines internen Beraters kann dessen Zusammenarbeit mit einem externen Systemberater durchaus produktiv sein. Alle drei genannten Optionen besitzen jedoch ihre eigene Berechtigung und jede Pflegeleitung beziehungsweise jeder Verwaltungsdirektor muss seine Wahl für sich treffen und abwägen, welche Art der Hilfe mit welchen finanziellen Mitteln zu realisieren ist.

Wann braucht man einen Systemberater für das Gesundheitswesen?
Nachfolgend seien einige der Gründe genannt, die für den Einsatz eines Beraters sprechen.
- Ein externer Berater sollte vom Verwaltungsdirektor oder der Pflegeleitung bemüht werden, wenn derzeitige Arbeitsabläufe einer Abteilung gerechtfertigt oder modifiziert werden sollen.
- Die Pflegeleitung mag ein sehr spezielles Managementproblem oder eine technische Frage haben. Eine Expertenmeinung kann zur Problemlösung beitragen.
- Fragen zur Großgeräteausstattung einer Abteilung, zu Reorganisationen oder zu finanziellen Verpflichtungen können externe Expertise erforderlich machen.
- Zusammen mit einem Berater kann der Ist-Zustand der Versorgung analysiert werden. Auf dieser Basis werden langfristige Ziele für das Haus formuliert.

Ein guter Berater trifft keine endgültigen Entscheidungen. Vielmehr unterbreitet er seinem Kunden Lösungsvorschläge. Die Rolle des Beraters ist einerseits die des Spezialisten, der bei speziellen Fragestellungen hilft und andererseits die eines Generalisten, der immer wieder eingeschaltet werden kann und Probleme in ihrem Frühstadium erkennt.

Drei weitere Gründe, die den Einsatz eines Beraters rechtfertigen, seien nachfolgend genannt:
- Sach- und fachgerechte Evaluation des Ist-Zustands eines Informationssystems.
- Analyse des Systembetriebs mit dem Ziel, Verbesserungsvorschläge umzusetzen.
- Wunsch nach Soforthilfe auf Bitten der Gesellschafter. Hier geht es zumeist um ein Auswechseln des Managements oder um Kostenreduktionsmaßnahmen, also Fälle, in denen drastische Taten folgen müssen.

Wer ist ein guter Berater für das Gesundheitswesen?
Diese Frage stellt sich jeder Pflegeleitung und jeder Verwaltung, die den Einsatz eines Beraters plant. Die nachfolgend genannten Kriterien sollten beachtet werden (Concordia u. Hammon 1995, S. 96):
- Professionelle Ausbildung
- Hinreichende Erfahrung
- Anerkannte Expertise
- Empfehlungen, die den Bedürfnissen des Kunden entsprechen
- Abliefern der Berichte im vorgegebenen Zeit- und Kostenrahmen
- Fähigkeit, Veränderungen umzusetzen
- Gute Kommunikationskompetenz
- Preise und Honrare im Rahmen der Mitbewerber

Wie findet man einen guten Berater?

Bei der Suche nach einem guten Systemberater kann es hilfreich sein, Kollegen einer anderen Einrichtung zu befragen, die schon einmal mit einem Beratungsunternehmen zusammengearbeitet haben. Erleichtert wird die Wahl auch, wenn man die Empfehlungsschreiben der Beratungsfirmen gewissenhaft prüft. Schließlich kann man die verschiedenen nationalen Berufs- und Standesorganisationen bemühen, die ja oft selbst mit Systemberatern zusammenarbeiten und darüber hinaus auf universitäre Kooperationspartner mit dem entsprechenden Know-How verweisen können.

Wer die Hilfe eines Beraters sucht, muss die Konditionen des Beratervertrages exakt definieren. Ohne vorbereitende Treffen, die den Zeit- und Kostenrahmen festlegen, ist das kaum möglich. Dabei sollten auch die erwarteten Arbeitsergebnisse grob skizziert und schriftlich fixiert werden. Der Auftraggeber muss sich im Klaren darüber sein, was er an Beratungsleistungen erwarten darf und was nicht. Ein kompetenter Systemberater kann auf jeden Fall ein installiertes Informationssystem evaluieren und zukünftige Anforderungen benennen. Normalerweise wird er Alternativlösungen für die verschiedenen technischen und organisatorischen Probleme unterbreiten und die mögliche Integration anderer Subsysteme im Auge behalten.

Ein Systemberater ist kein allmächtiger Problemlöser. Die letzte Entscheidung bleibt in den Händen von Pflegeleitung und Verwaltung. Insbesondere Schwierigkeiten im Management des Hauses kann ein Systemberater nicht beseitigen. Und auch für das Ausfechten privater politischer Kämpfe innerhalb der Einrichtung taugt er nicht.

Die Bedeutung eines guten Kaufvertrags

Der Kaufvertrag ist das entscheidende und juristisch verpflichtende Dokument, welches ein Krankenhausinformationssystem oder einen Abteilungsrechner für die Station, das Labor oder die Apotheke definiert. Unter dem juristischen Dach des Kaufvertrags finden sich der Anforderungskatalog, der Ausschreibungstext, der Implementationsplan und die Evaluationskriterien versammelt. Der Kaufvertrag besitzt erhebliches Gewicht und muss demzufolge präzise und umfassend formuliert sein. Für die Dauer ihrer Geschäftsbeziehung bestimmt er das Verhältnis von Käufer und Verkäufer.

Die nachfolgenden Anmerkungen gehen nicht ins Detail, sollen aber dem Leser die Bedeutung eines solchen Kontraktes vermitteln. Wer das erste Mal ein Computersystem für seine Einrichtung erwirbt, sollte die hier präsentierten Hinweise nutzen. Sie reduzieren größere Probleme, die derzeitige Kunden schmerzlich erfahren mussten, nachdem sie den Vertrag unterzeichnet hatten und dieser nicht mehr geändert werden konnte.

- Schalten Sie bereits zu Beginn der Kaufverhandlungen einen Anwalt ein – und zwar einen mit der Technik vertrauten Rechtsbeistand.

- Treten Sie in den Verhandlungen sicher auf.
- Für Ihre Einrichtung unabdingbare Forderungen müssen auch während der Vertragsverhandlungen unabdingbar bleiben.
- „In Acht nehmen muss sich der Käufer nicht, wohl Acht geben."
- Unterzeichnen Sie nicht den Standardvertrag des Anbieters. Dieser schützt seine Interessen, nicht die Ihren. Scheuen Sie sich nicht, den Vertrag abzuändern.
- Alle Vereinbarungen müssen schriftlich niedergelegt werden. Akzeptieren Sie keinesfalls mündliche Zusagen.
- Lesen Sie das Kleingedruckte.

Bevor Sie mit dem Anbieter eine Vertragsbeziehung eingehen, sollten Sie die nachfolgend genannten Kriterien gewissenhaft erfüllt haben:

- Formulieren Sie den Ausschreibungstext so präzise wie möglich. Die dort genannten Anforderungen werden zum Vertragsbestandteil.
- Bitten Sie den Systemanbieter, alle verpflichtenden Elemente in seinem Angebot, die in den Kaufvertrag einfließen sollen, zu kennzeichnen.
- Beim Systemvergleich und bei der abschließenden Evaluation der angebotenen Systeme sollten Sie daran denken, dass die hier bestimmten Auswahlkriterien wesentlicher Bestandteil des Kaufkontraktes sein werden.
- Vergessen Sie nicht, die Leistungsfähigkeit und Bonität des Anbieters zu überprüfen.

Man muss aber nicht nur wissen, welche Inhalte einen vernünftigen Kaufvertrag auszeichnen, sondern auch, wie man verhandelt. Das eigentliche Ziel des Kaufvertrages besteht für die Pflegeleitung und Verwaltung darin, die vom Systemlieferanten erbrachten Leistungen flexibel kontrollieren zu können. Mehr oder weniger problemlos funktioniert diese Kontrolle aber nur, wenn der Kaufvertrag vor der Systeminstallation unterzeichnet wurde, andernfalls kommen zusätzliche Probleme auf das Haus zu.

Zum Nachteil des Kaufinteressenten wirkt es sich aus, wenn in der Schlussrunde des Auswahlprozesses nur noch ein Anbieter ernsthaft in Erwägung gezogen wird. Der Bedeutung eines solchen Kaufvertrags entsprechend, sollten die Schlussverhandlungen beiderseits auf höchster Ebene geführt werden. Bereits vor diesem Zeitpunkt muss das Krankenhaus und auch die Pflege die eigenen Erwartungen und Wünsche genau kennen. Nur dann können sie Eingang in den Kontrakt finden.

Seien Sie sich der Position des Anbieters in den Vertragsverhandlungen bewusst. Jedes Computerunternehmen besitzt seinen eigenen Standardkontrakt, der von den Firmenanwälten sorgfältig im Interesse des Lieferanten entworfen wurde. Ihre eigenen Anwälte müssen Sie vor möglichen Nachteilen schützen.

Bitten Sie Ihren Rechtsbeistand, den Nutzen des Vertrages für den Anbieter zu bestimmen. Welchen Vorteil bringt die Kundenbeziehung dem Computerunternehmen? Berücksichtigen Sie auch in der Endphase Ihrer Auswahl den bislang betriebenen Aufwand. Wieviel Zeit hat der Anbieter in sein Angebot investiert? Wie aufwendig waren die Ortstermine und die Systempräsentationen? Bedient der Anbieter ausschließlich den Gesundheitsmarkt oder gehört er zu einem größeren Unternehmen, das im Gesundheitssektor nur rudimentär tätig ist? Die Antworten auf die hier gestellten Fragen können den Wert der Geschäftsbeziehung zu Ihnen deutlich werden lassen.

Mit Hilfe der vorgenannten Kriterien können Sie eine sichere Verhandlungsstrategie entwickeln. Achten Sie bitte auch auf die folgenden Punkte:
- Für den Kaufinteressenten ist es vorteilhaft, wenn er die Kontrolle über den Verhandlungsgegenstand und die Verhandlungsführung besitzt.
- Der Käufer sollte die Verhandlungsthemen, Orte und Zeiten bestimmen.
- Der Käufer entscheidet über die chronologische Reihenfolge der Verhandlungsgegenstände.
- Geben und Nehmen bestimmen eine ausgeglichene Verhandlungsführung.
- Der Kaufinteressent sollte hinsichtlich seiner Systemwünsche Alternativen besitzen. Seine Grundlinie darf dagegen nicht weiter verhandelbar sein.
- Bedenken Sie folgende Analogie: Wer an einer Versteigerung teilnimmt, muss sich sein eigenes Höchstgebot setzen. Bei einem Kaufvertrag ist das ganz ähnlich. Ohne Grenzen hat man das Spiel verloren, bevor es begonnen hat.

Das oberste Ziel von Kaufverhandlungen ist ein Kontrakt, der den Käufer befriedigt und der vom Verkäufer eingelöst werden kann. Selbst bei Schlüsselfragen sollte der Kaufinteressent kompromissfähig bleiben. Wird nämlich der Kontrakt für den Verkäufer zu eng geschnürt, kann die Geschäftsbeziehung mit juristischen Auseinandersetzungen einhergehen und ohne Vertragserfüllung enden. Verhandeln ist eine Kunst – und ein guter Kontrakt lässt beide Seiten gewinnen.

Natürlich definiert der Kaufgegenstand das Aussehen eines Kontraktes. Doch alle Kaufverträge ähneln sich in einem Punkt: sie sind ein Dokument wechselseitiger Übereinstimmung zwischen Käufer und Verkäufer. Der Kontrakt spiegelt die juristisch einklagbaren Verpflichtungen beider Parteien. Er sollte mögliche Probleme vorhersehen und ein Instrumentarium zu deren Lösung bereitstellen. Die nachfolgend genannten Punkte sollten in einem Kontrakt behandelt sein:
- Abnahme des Leistungskatalogs
- Eigentum am Quellcode der Software
- Finanzplan
- Eigentumsverhältnisse (Hard- und Software)
- Garantie und Haftung
- Verantwortlichkeit für Softwareentwicklung, Software- und Systempflege, Support auf Seiten beider Vertragspartner
- Technische und juristische Standards, die den Erfolg oder Misserfolg der Systemeinführung messbar machen

Das Verhältnis von Pflege und Gesundheitsinformationssystemen

In diesem Abschnitt soll Verständnis dafür geweckt werden, dass Schwestern und Pfleger heute gewisse Kenntnisse der Computertechnik besitzen müssen. Denn nur informationstechnisch geschultes Personal kann mit Computersystemen erfolgreich arbeiten.

Informationstechnische Projekte werden immer dann befriedigend realisiert, wenn die beteiligten Berufsgruppen wie Techniker, Berater und Verwaltungsfachleute effizient miteinander kommunizieren. Wir nennen nachfolgend einige Basisregeln, die Kommunikationsdefizite zwischen Schwestern und Pflegern einerseits und Computerfachleuten andererseits beseitigen helfen. In den vorangegangenen Kapiteln haben wir Informationskonzepte und Informationssysteme vorgestellt; nunmehr legen wir den Schwerpunkt auf das gegenseitige Verhältnis von Pflegespezialisten und Computerexperten.

Wer Informationssysteme grundsätzlich feindlich betrachtet, macht deren Einführung zum Hindernislauf. Wenn das Pflegemanagement den Wandel hin zur neuen Technik nur halbherzig unterstützt, wird der Übergang zum steinigen Weg, der nicht nur die Arbeitsmoral der Mitarbeiter beeinträchtigt. Selbst wenn alle Beteiligten den Wandel begrüßen, bleibt das Realisieren von Computerprojekten schwierig genug. Eines der größten Probleme dabei liegt in mangelndem gegenseitigen Verstehen von Pflegekraft und Informationsspezialist. Doch die mit Computerhilfe im Gesundheitsbereich zu erledigenden Aufgaben erfordern das Zusammenarbeiten beider Berufsgruppen. Nur wenn Zusammenarbeit und Kommunikation funktionieren, werden sich die komplexen Aufgaben lösen lassen.

Den typischen Informationsspezialisten mag man sich so vorstellen: Er oder sie besitzt Energie, will dem Anwender helfen, ist kreativ und überzeugt davon, dass sein System die gestellten Anforderungen erfüllen kann. Doch die wirklichen Probleme des Anwenders kennt er nicht. Die Frage ist: Wie macht sich die Pflegekraft im Interesse der Patientenversorgung diesen hoch motivierten, bestens ausgebildeten und talentierten Spezialisten zu Nutze?

Um mit Krankenhausinformationssystemen effektiv arbeiten zu können, müssen der Pflegekraft die Methoden und Grundlagen moderner Informationsverarbeitung bekannt sein. Schwestern und Pfleger sollten die Basiskonzepte der Computertechnik kennen. Sie sollten wissen, wie eine systemkompatible Dokumentation aussehen muss, wie sich natürlichsprachliche Formulierungen in ein computergestütztes System überführen lassen, sollten Vor- und Nachteile einer elektronischen Speicherung von klinischen Daten abwägen können. Eine befriedigende Arbeitsbeziehung stellt sich aber nur dann ein, wenn auch der Systemspezialist sich mit den Bedingungen des Pflegeberufs vertraut macht. Er muss Terminologie und Praxis moderner Pflege zumindest in ihren Grundzügen kennen beziehungsweise kennen lernen. Nachfolgend finden sich einige Hinweise, die das Einführen von Computersystemen erleichtern sollen.

1. Sie sollten genau wissen, wie Ihre eigene Abteilung funktioniert (Mills 1995). Nur wer die Arbeitsabläufe auf Station genau kennt, kann hierfür ein Computersystem einrichten. Deshalb müssen alle Aktivitäten dokumentiert und die Quellen und Empfänger von Transaktionen identifiziert werden (vgl. Kapitel 12). Das kleinste Detail muss erklärbar sein. Wer die Arbeitsabläufe auf Station nicht bewusst kennt, dem kann auch ein Computersystem nicht helfen. Mit dessen Installation käme vielmehr ein neues und noch größeres Problem hinzu. Erst wenn alle Systemeingaben präzise definiert wurden, kann die Informationstechnik zum hilfreichen Werkzeug werden.
2. Überlegen Sie, was Sie erreichen wollen. Auch die mit der Systeminstallation verbundenen Wunschergebnisse müssen wohl definiert sein. Soll beispielsweise die Pflegedokumentation in einem bestimmten Format abgelegt werden, so müssen Sie das dem Computerexperten erklären können. In der Analysephase des Systems brauchen Sie sich keine Gedanken um das technische Wie der Datenverarbeitung zu machen; kümmern Sie sich lieber darum, welche Leistungen das System für Sie erbringen soll. Zeichnen Sie ein Diagramm Ihrer Wunschergebnisse.
3. Denken Sie an die Ausnahmen. Dies ist der schwierigste Teil in der Konzeption eines jeden Systems. Das System muss alle Ausnahmen befriedigend handhaben können. So verringern Sie die Zahl der kleinen Katastrophen in der Einführungsphase. Präzise identifizierte Ausnahmen und deren gelungene Systemintegration werden die Akzeptanz des Gesamtsystems erhöhen.
4. Stellen Sie Fragen. Engagierte Computerexperten reden gerne über ihre Arbeit. Lassen Sie sich jedes Gerät erklären, das für Ihre Anwendung installiert wurde. Lassen Sie sich nicht mit einem „Das verstehen Sie nicht" abspeisen. Wer die Eigenschaften und Funktionen des Rechnersystems nicht versteht und nach dem Motto handelt „bloß nicht anrühren", kann die Fähigkeiten von Hard- und Software nicht vollständig nutzen. Denken Sie daran: „Halbwissen ist gefährlich." Ihre Fragen müssen nicht nur verständlich beantwortet werden; Sie müssen die Antworten auch verstehen.
5. Lassen Sie sich die installierte Anwendung genau erklären. Der Anwender sollte wissen, wie das System seine Daten erhält. So kann die Pflegekraft den traditionellen und den neuen Datenfluss vergleichen. Computerexperten denken sehr logisch. Deshalb können viele der in einem Rechnersystem realisierten Arbeitstechniken auch bei traditioneller Arbeitsweise hilfreich sein. Man sagt, die beste Methode zum Entwickeln guter herkömmlicher Arbeitstechniken bestehe darin, ein Computersystem zu planen. Man entwickle ein Computersystem, entwerfe ein manuelles System zum Zweck der Datensicherung, welches das Rechnersystem spiegelt und setze dann die manuelle Methodik um. Dies ist sicher sehr extrem, betont aber die Tatsache, dass das Verstehen einer Computerlösung generell hilfreich ist.
6. Machen Sie sich bemerkbar, wenn Ihre Wünsche nicht erfüllt werden. Auch nach der Installation sollten Sie mit den Computerexperten reden. Teilen Sie ihnen Ihre Änderungswünsche mit. Wenn Sie Ihren Unmut nur im Kollegen-

kreis äußern, wird das System nie zufriedenstellend laufen. Reden Sie mit den Leuten, die etwas ändern können. Ein gutes System ist niemals fertig. Es muss gepflegt und sich verändernden Bedingungen angepasst werden.
7. Machen Sie konstruktive Vorschläge. Eine Äußerung wie „Das Ding will mal wieder nicht" ist nicht konstruktiv. Sprechen Sie mit dem Programmierer oder Systemanalytiker, konkretisieren Sie das Problem und beteiligen Sie sich an der Problemlösung. Ein Computersystem, das zufriedenstellend arbeitet, basiert auf der Partnerschaft von Anwender und EDV-Spezialist (Clough 1997). Die Kommunikation zwischen den Berufsgruppen muss stimmen.
8. Seien Sie nicht über Gebühr ungeduldig. Von dem Gedanken, ein Informationssystem anzuschaffen, bis zur Realisation war es ein weiter Weg. Und Computersysteme werden nicht an einem Tag erschaffen. Systementwurf, Programmierung und die Konstruktion von Schnittstellen benötigen ihre Zeit. Fragen Sie die Experten nach dem Zeitbedarf, den sie für die Systemeinführung veranschlagen. Dann verdoppeln Sie die Schätzung. Denn Computerleute sind meistens zu optimistisch. Denken Sie an die Arbeitserleichterungen, die Ihnen das arbeitsfähige System bringen wird. Üben Sie aber gleichzeitig milden Druck auf die Systemexperten aus, um die Implementation voranzutreiben. Dies ist eine Gratwanderung. Eine überschnelle und „schmutzige" Systemeinführung erzeugt nicht das System, das Sie sich wirklich wünschen. Sie werden viel Zeit mit Korrekturen verlieren.
9. Vergessen Sie nicht, dass auch Computerexperten Probleme haben. Wie wir sind sie anfällig für emotionale Konflikte und Stress. Ein Familienmitglied kann krank werden, ihre Rechner können abstürzen und damit gerät der Zeitplan in Verzug. Nur weil sie mit hochtechnischen Maschinen arbeiten und mit Computerkauderwelsch um sich werfen, sind sie nicht immun gegen die Frustrationen des Alltags. Behandeln Sie also die Systemspezialisten so, wie Sie einen geschätzten Mitarbeiter behandeln würden. Dann wird die Welt gleich freundlicher.
10. Erkennen Sie die Grenzen des Systems. Wenn ein System erst einmal funktioniert, steigen die Wünsche leicht ins Uferlose. Wer die Limitierungen kennt, wird nicht das Unmögliche fordern. Dafür, dass ein Rechnersystem nicht alle Wünsche erfüllen kann, gibt es viele Gründe. Sprechen Sie darüber mit den Systemspezialisten. Vielleicht gibt es eine akzeptable Zwischenlösung. Belassen Sie Ihre Träume im Reich des Realistischen und verlangen Sie nicht das Unmögliche.

Wenn Sie frühzeitig ein Anwenderkomitee zur Kontrolle des Informationssystems und seiner Implementation einsetzen, kann davon das ganze Haus profitieren. Jede Abteilung der Gesundheitseinrichtung sollte in ihm vertreten sein. Finden Sie heraus, ob Ihre Einrichtung ein solches Komitee besitzt und wer der Ansprechpartner für die Pflege ist. Wenn Ihr Haus seine zukünftigen Pläne und Ziele genau definiert, so kann die Zusammenarbeit mit den Experten der Informationstechnik auch prospektiven Nutzen bringen.

Zusammenfassung

Dieses Kapitel behandelte mehrere Aspekte, die bei der Einführung einer Computeranwendung bedeutsam sind. Der Schwerpunkt lag dabei auf klinischen Anwendungen für die Pflegepraxis, doch die diskutierten Überlegungen gelten auch für Computersysteme, die in der Verwaltung, Ausbildung und Forschung eingesetzt werden sollen. Ein Leitfaden zur Kommunikation zwischen Anwender aus der Pflege und Systemspezialist wurde vorgestellt.

Manchmal hilft schon der gesunde Menschenverstand, um eine Systemauswahl effektiv zu gestalten. Die nachfolgenden Hinweise mögen in diesem Sinne verstanden werden:
- Schreiben Sie auf, was unklar ist.
- Melden Sie sich, wenn Sie etwas nicht verstanden haben.
- Versuchen Sie, alle Dokumente möglichst einfach zu formulieren.
- Realisieren Sie, dass Sie nicht alles wissen können.
- Ordnen Sie den Aufgaben verantwortliche Personen zu.
- Wenn jemand den roten Faden verloren hat, greifen Sie ihn wieder auf.
- Vermeiden Sie durch Umsicht zukünftigen Kummer.
- Vier Augen sehen mehr als zwei.
- Vermeiden Sie Ablenkungsmanöver.
- Brechen Sie die Aufgaben herunter. Arbeiten Sie der Reihe nach und arbeiten Sie nach Zeitplan.
- Seien Sie geduldig. Probleme löst man nicht im Schnelldurchgang.
- Haben Sie keine Angst vor Fehlern. Man lernt daraus.
- Nur wer handelt, verändert etwas.
- Stellen Sie Fragen, immer wieder.

Zu den klügsten Entscheidungen, die das Pflegemanagement im Zusammenhang mit dem geplanten Einsatz eines Informationssystems treffen kann, gehört das Hinzuziehen eines kompetenten Beraters. Man erhält die Hilfe von Spezialisten, die für ihre Aufgabe lange ausgebildet wurden und einen reichen Erfahrungsschatz besitzen. Für ein vergleichsweise geringes Honorar bekommt die Einrichtung kompetente und maßgeschneiderte Informationen. Gleichwohl müssen die Vorschläge eines Systemberaters mit der nötigen Umsicht betrachtet werden. Schließlich muss der freie Systemspezialist nicht mit seinen Lösungen leben. Hier ist die Pflegeleitung gefordert, die auf Basis des gesunden Menschenverstandes, ihres professionellen Wissens und ihrer institutionellen Kenntnisse die unterbreiteten Vorschläge hinsichtlich ihrer Umsetzbarkeit prüfen muss.

Damit Schwestern und Pfleger dem zunehmenden Einsatz von Informationssystemen nicht hilflos gegenüberstehen, muss dieses Thema in Aus- und Weiterbildung angemessen behandelt werden. Einige Pflegekräfte sind besonders intensiv zu schulen, damit sie als effiziente Schaltstelle zwischen Informationstechnik und Pflegepraxis fungieren können. Noch weitergehendes Informatikwissen benötigen diejenigen Schwestern und Pfleger, die sich aktiv an der Entwicklung, Implementation und Initiierung neuer Gesundheitsinformationssysteme beteiligen wollen.

Literatur

Clough GC (1997) Getting the right system: The CHIPS experience. In: Gerdin U, Tallberg M, Wainwright P (eds.) Nursing Informatics: The Impact of Nursing Knowledge on Health Care Informatics. IOS Press, Amsterdam, p 569

Concordia EE, Hammon GL (1995) How to select a nursing informatics consultant. In: Ball MJ, Hannah KJ, Newbold SK, Douglas JV (eds) Nursing Informatics: Where Caring and Technology Meet, 2nd edn. Springer-Verlag, New York, pp 95–98

Manning J, McConnell EA (1997) Technology assessment: A framework for generating questions useful in evaluating nursing information systems. Computers in Nursing 15(3):141–146

Mills ME (1995) Nursing participation in the selection of HIS. In: Ball MJ, Hannah KJ, Newbold SK, Douglas JV (eds) Nursing Informatics: Where Caring and Technology Meet, 2nd edn. Springer-Verlag, New York, pp 233–240

Staggers N, Repko KB (1996) Strategies for successful clinical information system selection. Computers in Nursing 14(3):146–147, 155

14 Datenschutz und Datensicherheit

Einleitung

Datenschutz, Datensicherheit und die informationelle Selbstbestimmung des Individuums stellen ein schwieriges Kapitel dar. Jeder Mensch besitzt das Grundrecht an seinen persönlichen Daten. Private und öffentliche Organisationen müssen jedoch zumindest auf einen Teil dieser Daten zugreifen dürfen, damit sie ihren Aufgaben nachkommen können. Komplizierter wird das Thema noch dadurch, dass der Begriff „informationelle Selbstbestimmung" noch nicht hinreichend präzise definiert wurde und deshalb auch noch keine allgemeine Akzeptanz findet. Handlungen, wie das Sammeln und Archivieren „überflüssiger" persönlicher Daten, die Weitergabe von Daten an Individuen oder Organisationen, die hieran keinen wirklichen Bedarf nachweisen oder das Nutzen vertraulicher Informationen für einen anderen als den ursprünglichen Zweck, können die Privatsphäre und das Recht auf informationelle Selbstbestimmung verletzen.

Mit der rasanten Verbreitung der Computertechnik seit den 60-er Jahren wächst die Skepsis gegenüber den sich auftürmenden Datenbergen, die mit Hilfe vernetzter Systeme gesammelt werden. Die in der Öffentlichkeit formulierten gesellschaftlichen und rechtlichen Bedenken lauten wie folgt:
- Wie werden Informationen gesammelt und was wird gesammelt?
- Wie werden die erhobenen Informationen genutzt; wer darf auf sie zugreifen?
- Wie können die Informationen kontrolliert und gegebenenfalls korrigiert werden?

Datenschutz und Datensicherheit spielten in der Pflegeprofession schon immer eine Rolle. Computertechnik und Internet haben aber die Bedenken der Pflegekräfte aus den folgenden Gründen noch gesteigert:
- Immer mehr Daten und Informationen werden erhoben.
- Die Fehleranfälligkeit der gesammelten Daten steigt.
- Ohne Informationssysteme können viele Organisationen wesentliche Aufgaben nicht mehr erledigen.

- Immer mehr Daten werden zwischen Organisationen, Institutionen und Einrichtungen ausgetauscht.
- Die öffentliche Sorge um Datenmissbrauch nimmt zu.

Bis vor kurzem war die Terminologie im Datenschutz keineswegs einheitlich. Doch gegenwärtig bilden sich Standards heraus, die auf den Kategorien der Arbeitsgruppe 4 der internationalen Vereinigung für Medizinische Informatik (International Medical Informatics Association / IMIA) beruhen (Hoy, 1997). Unter dem Dach der Datensicherheit werden drei Subkategorien aufgeführt:
- Integrität in der Datennutzung, auch als Vertraulichkeit bezeichnet
- Daten- und Programmintegrität
- Verfügbarkeit

Dieses Kapitel setzt sich mit den grundlegenden Konzepten auseinander, die hinter den vorgenannten Subkategorien liegen. Integrität in der Datennutzung beziehungsweise Vertraulichkeit bildeten bislang den Schwerpunkt in der Diskussion. Mit dem Aufkommen des Begriffes „Integrität" und den entsprechenden Maßnahmen zur Umsetzung wird nunmehr der Daten- und Programmintegrität und auch der Verfügbarkeit eine größere Aufmerksamkeit gewidmet.

Integrität der Datennutzung (Vertraulichkeit)

Ohne den Austausch von Informationen funktioniert die Gesundheitsversorgung nicht. Pflegekräfte benötigen Angaben ihrer Patienten zu deren Gesundheitsstatus, zum Arbeitsleben und zur privaten und sozialen Umgebung. Ein Patient, der diese Angaben macht, erwartet, dass sie nur einem begrenzten Personenkreis zugänglich werden. Genau diesen Umstand beschreibt die Kategorie „Vertraulichkeit". Formal kann Vertraulichkeit als die Achtung vor der Privatheit von gegebenen Informationen und das Verwenden dieser Angaben nur für den ursprünglichen Zweck definiert werden. Privatheit oder informationelle Selbstbestimmung bezeichnet dann das Recht von Individuen und Organisationen darüber zu entscheiden, wann, wie und in welchem Ausmaß ihre Daten weitergegeben werden.

Geistiges und auch physisches Wohlbefinden in unserer Gesellschaft erfordern ein gewisses Maß an Anonymität. Andererseits aber schränken gesellschaftliche Belange durchaus zu Recht die informationelle Selbstbestimmung des Bürgers ein. So wie sich computergestützte Datenbanken vermehren, so wachsen Ängste und Befürchtungen in der Bevölkerung. In einer Umfrage aus dem Jahr 1994 glaubten 52 Prozent der Befragten, dass Computeraufzeichnungen sicherer seien als handschriftlich geführte Akten. Dies glaubten bei einer Wiederholungsumfrage im Jahr 1995 nur noch 42 Prozent (McKenzie 1996). Die Zunahme automatisierter Informationssysteme erzeugt ein Missbrauchspotenzial, schränkt die informationelle Selbstbestimmung ein. So liefern die heute in den USA eingesetzten Krankenhausinformationssysteme einen aus der Patientenakte abgeleiteten einheitlichen Datensatz, der an lokale, regionale und bundesstaatliche Organisationen übermittelt wird. Auch der Austausch medizinischer Angaben zwischen Krankenhäusern und Versicherern wird durch den Computereinsatz erleichtert. Dieser Austausch wird in Zukunft noch wachsen.

Heutzutage werden beim Informationsaustausch die persönlichen Identitätskennzeichen dort, wo es möglich ist, entfernt. Gleichwohl besitzen automatisiert geführte medizinische Krankenakten ein Missbrauchspotenzial. Manche Mitarbeiter im Gesundheitswesen, viele Bürgerrechtsbewegungen und Personen mit direktem Bezug zum Thema „Elektronische Patientenakte" sehen die Basisrechte des Individuums bedroht. Sorge um die Integrität in der Datennutzung, nämlich um die Vertraulichkeit, ist hier das treibende Moment. Daten wurden allerdings auch schon vor dem Zeitalter der Computertechnik gesammelt. Aus praktischen Gründen begannen Ärzte bereits 1918 damit, Patienten- und Behandlungsdaten zu dokumentieren. Heute ist die Krankenakte das Werkzeug der Kommunikation unter den Angehörigen der Gesundheitsberufe schlechthin. Alle Beteiligten am Versorgungsprozess führen und nutzen die Krankenakte. Dabei unterstellen sie zu Recht, dass der Patient alle notwendigen Angaben machen wird, die für seine Behandlung nötig sind. Damit die Beziehung zwischen Patient und Gesundheitsdienstleister effizient ist, muss der Patient davon ausgehen können, dass seine Angaben vertraulich behandelt werden. Hat der Kranke hieran Zweifel, mag er für die Behandlung wichtige Informationen zurückhalten. Das Bedürfnis nach Vertraulichkeit existierte schon vor dem Gebrauch computerisierter Krankenakten, ist aber mit deren zunehmender Verbreitung stark in den Vordergrund gerückt.

Die Möglichkeiten der modernen Informationstechnik haben in der Öffentlichkeit das Bewußtsein für den potenziellen Verlust an Vertraulichkeit geschärft. Es sind nicht mehr ausschließlich Angehörige der Gesundheitsberufe, die Patientendaten archivieren und für deren Sicherheit zuständig zeichnen. Zum Zweck der Gesundheitsversorgung erhobene Daten werden im Rechnungswesen, in der Verwaltung und in der Forschung genutzt, da sie nunmehr leicht zugänglich sind. Im Flussdiagramm der Abb. 14.1 lässt sich die Vielzahl möglicher Einsatzgebiete für Gesundheitsdaten nachvollziehen. Die informationelle Selbstbestimmung ist tatsächlich gefährdet, da Computer Daten aus verschiedenen Quellen heute leicht zusammenführen können. Außerdem lassen sich große Datenmengen schnell verarbeiten und über große Zeiträume archivieren. Das Aufbewahren von Akten und ihr Schutz, also die Datensicherheit, sind nur Teile des Problems. Die Vertraulichkeit der Daten kann dadurch eingeschränkt werden, dass sie für Zweitverwertungen verfügbar sind. Im Zusammenhang mit der medizinischen Versorgung einer Person erhobene Informationen werden für die nachfolgend genannten Aufgaben gerne genutzt:

- Untersuchungen zur Nutzung und Auslastung einer Einrichtung; Kontrolle der Abteilungsstandards
- Epidemiologische Studien
- Programmevaluation
- Forschung in Biomedizin, Psychologie und Public Health
- Finanz- und Rechnungswesen

Abb. 14.1.
Mögliche Anwendungen persönlicher Gesundheitsdaten

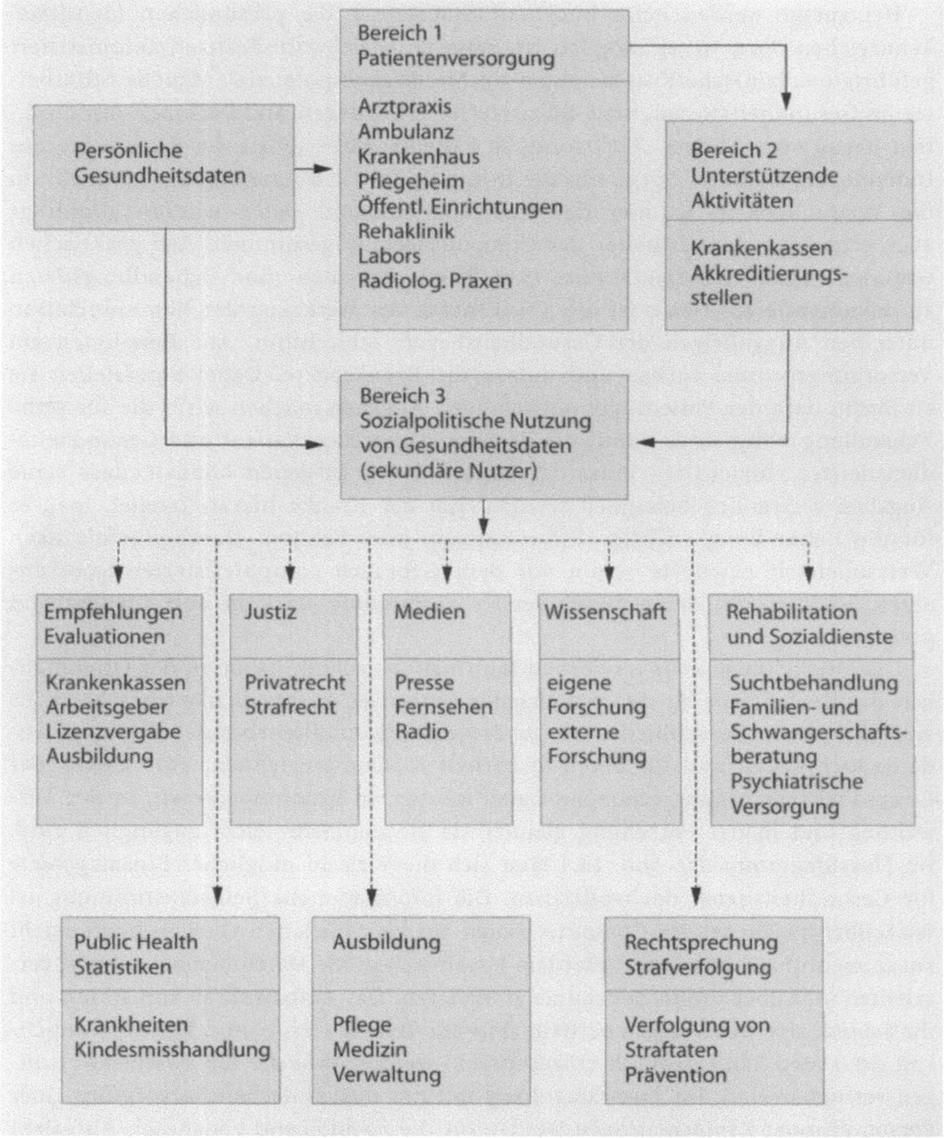

```
                              Bereich 1
                              Patientenversorgung

                              Arztpraxis
                              Ambulanz
    Persönliche                Krankenhaus              Bereich 2
    Gesundheitsdaten    →      Pflegeheim               Unterstützende
                              Öffentl. Einrichtungen    Aktivitäten
                              Rehaklinik
                              Labors                    Krankenkassen
                              Radiolog. Praxen          Akkreditierungs-
                                                        stellen


                              Bereich 3
                      →       Sozialpolitische Nutzung   ←
                              von Gesundheitsdaten
                              (sekundäre Nutzer)
```

Empfehlungen Evaluationen	Justiz	Medien	Wissenschaft	Rehabilitation und Sozialdienste
Krankenkassen Arbeitgeber Lizenzvergabe Ausbildung	Privatrecht Strafrecht	Presse Fernsehen Radio	eigene Forschung externe Forschung	Suchtbehandlung Familien- und Schwangerschafts- beratung Psychiatrische Versorgung

Public Health Statistiken		Ausbildung		Rechtsprechung Strafverfolgung
Krankheiten Kindesmisshandlung		Pflege Medizin Verwaltung		Verfolgung von Straftaten Prävention

Viele Versicherer in den Vereinigten Staaten können auf Patienteninformationen zugreifen. So besitzt beispielsweise das Medical Information Bureau (MIB) eine Datenbank. Im MIB sind mehr als 700 Lebensversicherer zusammengeschlossen. Die meisten dieser Lebensversicherer haben in ihren Büros Computerterminals und können für einen verschwindend geringen Preis pro Suche die Krankenakten von mehreren Millionen Personen durchforsten. Die Mitgliedsfirmen des

MIB können Kranken- und Unfallversicherungen verkaufen. Für einen bestimmten Zweck gesammelte Informationen werden so für einen anderen Zweck mit genutzt. Um die Kosten zu dämpfen, verlangen manche Versicherer, dass zuerst ihre Zustimmung für die Verschreibung einer medizinischen Behandlung eingeholt wird. Auf dem Weg des Case Managements erhalten sie Zugang zu weiteren sehr persönlichen Gesundheitsdaten.

Die Zweitverwertung persönlicher Informationen gefährdet die informationelle Selbstbestimmung und konfrontiert das Gesundheitswesen mit einem komplexen sozialen und ethischen Dilemma. Immer wieder wird in den Zeitungen hierüber berichtet. Da finden sich medizinische Akten im Müll und digitale Patientendaten wurden nicht anonymisiert. Nachlässigkeiten dieser Art verunsichern die Öffentlichkeit. Vernetzte Datenbanken, schnelle Informationsabfragen und die leichte Zugänglichkeit archivierter Daten tun ein Übriges. Die Informationsbedürfnisse von Nutzern wie Ärzten, Pflegekräften, Polizei oder Versicherern müssen gegenüber dem Recht auf Vertraulichkeit und informationelle Selbstbestimmung sorgfältig abgewogen werden.

Wenn die Datensicherheit verletzt wird

Wird die Datensicherheit nicht eingehalten, so kann das viele Auswirkungen haben:
- Öffentliche Empörung bis hin zum Verlust des öffentlichen Vertrauens
- Beeinträchtigung der persönlichen Sicherheit
- Verletzung des Rechts auf informationelle Selbstbestimmung
- Verletzung rechtlicher Verpflichtungen
- Verlust der geschäftlichen Glaubwürdigkeit
- Finanzielle Verluste
- Unterbrechung von Unternehmensaktivitäten (Barber 1997, S. 62)

Werden Patientenrechte verletzt, so kann das gravierende Folgen haben. Aber auch andere Auswirkungen wie juristische Verfahren, ökonomische Einbußen und der Verlust des öffentlichen Vertrauens sind nicht zu unterschätzen. Um solche Risiken vor ihrem Auftreten auszuschließen, müssen Vereinbarungen und Handlungsanweisungen zum Thema Datensicherheit erstellt werden. Zweckmäßigerweise sollten hieran Pflegekräfte beteiligt sein. Solche Vereinbarungen helfen Schwestern und Pflegern, wenn sie Entscheidungen über den Datengebrauch treffen müssen. Handlungsanweisungen und Vereinbarungen zum Datenschutz sollen die vorgenannten Bereiche von Verfügbarkeit, Datenintegrität und Vertraulichkeit abdecken. Wie Vereinbarungen zum Datenschutz einen umfassenden institutionellen Katastrophenplan ergänzen, wird im Kapitel 17 diskutiert. Ein Fragebogen, der Vertraulichkeitsrisiken konkretisiert, ist unter der folgenden Internetadresse abrufbar: http://www.ahima.org/publications/1a/Jan-Feb.inconf.html

Wie erreicht man Integrität in der Datennutzung?

Integrität in der Datennutzung kann auf drei Wegen erreicht werden: Hardwaremaßnahmen, Softwaremaßnahmen und institutionelle Ansätze.

Der Hardwareansatz

Hardwaresicherheit bezeichnet als Begriff alle Schutzvorrichtungen, die zur konstruktiven Architektur der Systemkomponenten zählen. Hierunter fallen auch alle Hilfs- und Kontrollmaßnahmen, die die operationale Integrität der Komponenten gewährleisten. Hardwaregebundene Sicherheitseigenschaften sind Kontrollnummern der Geräte, Trennung von anderen Geräten, Zugangskontrollen und Überwachungsmaßnahmen wie beispielsweise auch physikalische Barrieren, also Sicherheitstüren, abschließbare Systemkomponenten und Schutzmechanismen, die den Zugang zu Systemschnittstellen regulieren.

Der Softwareansatz

Softwaresicherheit ist eine der wesentlichen Aufgaben des Betriebssystems. Es stellt softwaretechnisch die Schutzmechanismen zur Verfügung, die auch die Hardware benutzt. Das Betriebssystem muss also den Benutzer identifizieren und die Echtheit seiner Angaben prüfen können (Authentizität), muss Module logisch voneinander getrennt halten, muss den Systemzugang kontrollieren und Kontrolleigenschaften besitzen. Sicherheitsmechanismen, die die Vertraulichkeit von Patienteninformationen schützen sollen, kombinieren zumeist Maßnahmen der Authentisierung, Autorisierung und Kontrolle (Bowen et al. 1997).

Authentisierung bezeichnet den Methodenkatalog, mit dem ein System die Identität und Echtheit eines Benutzers prüft. Hierfür werden Passwörter, aber auch physikalische Hilfsmittel eingesetzt. Passwörter sind kein schlechter Ansatz, bergen jedoch eigene Probleme. Nicht immer werden sie regelmäßig gewechselt; oft sind sie nicht spezifisch genug und wenn man sie sich nicht merken kann, werden sie mit einem Haftzettel an den Rechner geklebt.

Autorisierung ist eine Maßnahme der Zugangskontrolle. Sie prüft, ob ein Anwender spezifische Informationen abrufen darf. Systeme mit einer integrierten Autorisierungsfunktion versuchen normalerweise zu entscheiden, ob ein Benutzer die angeforderte Information wirklich benötigt. Hierzu verwendet das Autorisierungsmodul vorab definierte Benutzerrollen, verschiedene Typen von Datenbankinteraktionen und die Zweckbestimmung der nachgefragten Daten. Kommerzielle Autorisierungsprogramme sind übrigens am Markt erhältlich.

Als Auditierung bezeichnete Kontrollverfahren verfolgen den Weg eines Benutzers durch das System. Sie erzeugen Einträge in ein digitales Logbuch. Dies kann für den Benutzer unbemerkt geschehen. Kontrollaufzeichnungen dieser Art identifizieren unberechtigte Systemzugriffe und spiegeln die Art des Systemzugangs. Um unberechtigte Systemzugriffe zu unterbinden, reicht oft schon das Androhen von Sanktionen aus. Dies wirkt jedoch nur, wenn der Benutzer weiß, welche Folgen sein Handeln hat. Vorsätzliche und böswillige Systemeinbrüche kann ein

Auditierungsverfahren allerdings schwerlich verhindern, zumal es ja retrospektiv konzipiert ist (Bowen et al. 1997). Wieviel Zeit verstreicht, bevor unberechtigte Systemzugriffe dann auffallen, hängt von den Intervallen ab, in denen die Ergebnisse des Auditierungmoduls geprüft werden.

Institutionelle Maßnahmen
Unter dem Begriff „Betriebssicherheit" subsumiert man alle sicherheitstechnischen Maßnahmen bezüglich der Gesamtheit aller Rechner und Geräte, der Software und der Daten. Diese Maßnahmen sorgen für eine sichere Informationshandhabung während der Dateneingabe, der Verarbeitung und der Speicherung. Die administrative und organisatorische Komponente von Vertraulichkeit besteht darin, Handlungen und Verfahren zu entwickeln, die die informationelle Selbstbestimmung des Patienten schützen. Hierzu gehört auch das Erstellen eines Katalogs von Disziplinarmaßnahmen, der den Missbrauch von Patienteninformationen ahndet. Von institutioneller Seite ist vorrangig zu klären, welche Personen oder Personengruppen auf welche Informationssegmente zugreifen dürfen. Solche Entscheidungen sind nicht leicht. Die Informationsbedürfnisse eines jeden Anwenders und jeder Abteilung müssen festgelegt werden, auch die Bedürfnisse der Patienten nach Informationen sind dabei zu berücksichtigen. Diese Arbeit wird am besten einem Komitee übertragen. Aufgabe der Systemtechniker ist es dann, den Zugang zur gesamten Krankenakte oder zu Teilbereichen umzusetzen. Selbst die vorgenannten Maßnahmen schließen aber den Informationsmissbrauch nicht gänzlich aus. Ein Beispiel: Manche Einrichtungen beschäftigen Datentypisten, die schriftlich fixierte Informationen nachträglich in das Krankenhausinformationssystem eintippen. Die Datentypisten, oft freie Aushilfskräfte, können während der Dateneingabe auf die gesamte Krankenakte zugreifen. Im Gegensatz zu den klinischen Mitarbeitern sind sie aber nicht an und durch einen „ethischen Kodex" gebunden. Dies ist ein gewichtiges Argument gegen den Einsatz von Datentypisten. Vielleicht wäre es besser, wenn nur die professionellen Kräfte eines Hauses mit dem Informationssystem arbeiten und Daten eingeben dürften. Weitere Überlegungen zur Datenintegrität beziehen sich auf den Ort der Aufstellung von Bildschirmarbeitsplätzen, Druckern und Speichereinheiten. Tragbare Rechner und Computer in den Patientenzimmern können gestohlen werden. Außerdem erlauben sie Besuchern oder den Patienten selbst unberechtigte Informationszugriffe. Der Ort der Installation von Hard- und Software beeinflusst also alle Überlegungen zur Datensicherheit.

Die Integrität von Daten und Programmen

Wenn Daten gesammelt, gespeichert und übermittelt werden, so hat dies unter dem Gebot der Integrität zu geschehen. Präzises Sammeln zusammen mit Korrektur- und Prüfmechanismen bilden die Basis für Datenintegrität. Die im Kapitel 6 beschriebenen Methoden der Rohdatenerfassung erhöhen die Präzision der Informationssammlung. Datenintegrität ohne Exaktheit bei der Erfassung gibt es jedenfalls nicht. Dies ist umso wichtiger, da das Verlangen der Informationsgeber wächst, ihre persönlichen Daten einsehen und bei Bedarf korrigieren zu können. Lässt man die Korrektheit der Daten zum Zeitpunkt der Eingabe außer Acht, bleibt einem nur die strenge Überwachung der Speicherung und Übertragung übrig.

Wie gespeicherte Daten geschützt werden können, wurde schon immer diskutiert. Früher waren es natürliche Katastrophen wie Feuer, Erdbeben, Wirbelstürme und Überflutungen, die aber auch elektronisch gespeicherte Daten vernichten können. Heute denkt man zumeist an andere Gefahren, wenn man von Datenintegrität spricht. Man denkt an Fehlfunktionen des Systems, die sich entweder zufällig einstellen oder vorsätzlich herbeigeführt werden. Da gibt es Computerviren, die individuelle Daten oder ganze Systeme beschädigen. Sie können in das Informationssystem einer Einrichtung gelangen, wenn infizierte Dateien von einem anderen Rechner, zum Beispiel dem privaten PC, auf das Computersystem des Hauses überspielt werden. Belange des Datenschutzes werden weiterhin dann berührt, wenn Dateien am Arbeitsplatz kopiert und zur weiteren Bearbeitung mit nach Hause genommen werden. Auf nur teilweise gelöschten Datenträgern können vertrauliche Patienteninformationen verbleiben. Sie können gelesen werden, wenn man solche Datenträger weitergibt. Bestandteil eines umfassenden Programms zum Datenschutz müssen deshalb Bestimmungen sein, die den Transfer von Daten zwischen dem Krankenhausinformationssystem und dem privaten Personal Computer regeln.

Der Datenaustausch innerhalb einer Institution wie auch die Datenübermittlung an externe Organisationen sind hinsichtlich der Datensicherheit risikobehaftet. Deshalb arbeiten viele Einrichtungen mit Vereinbarungen, die den internen und externen Datentransfer regulieren. In Anbetracht der ungestüm wachsenden Internetnutzung sollten diese Vereinbarungen neu überdacht werden. Das Gefährdungspotenzial durch das Internet hängt natürlich vom Umfang und der Art ab, in der dieser Internetdienst genutzt wird. Selbst Organisationen, die keinen offiziellen Internetzugang besitzen, sind nicht vollständig geschützt. Mitarbeiter können das Informationssystem des Hauses nutzen und sich einen individuellen Zugang verschaffen. Wie eine Organisation mit dem Internet arbeitet, lässt sich in drei Kategorien fassen. Jede dieser Kategorien besitzt ihre eigenen Sicherheitsrisiken (Miller 1996).

1. Das Internet wird als Informationsquelle und Online-Bibliothek genutzt. Dabei sucht man beispielsweise in CINAHLDirect oder in anderen Datenbanken nach Fachartikeln und überspielt sie auf den eigenen Rechner. Hierbei braucht man sich keine Sorgen um einen sicheren Datentransfer zu machen, wohl aber um das Aufspielen eines Virus. Einen gewissen Schutz bieten Antivirenprogramme, die natürlich benutzt werden und auf dem neuesten Stand sein müssen.
2. Das Internet wird als Kommunikationsinstrument genutzt. Dazu zählt das Senden und Empfangen von elektronischer Post, die Teilnahme an Verteilerlisten und Diskussionsgruppen und das Veröffentlichen von Informationen auf

einer eigenen Website. Auch in seiner Funktion als Kommunikationsinstrument ist das Internet keineswegs sicher. E-Mail-Nachrichten gehen meistens unverschlüsselt über das Netz und können neben dem Adressaten auch von anderen Personen gelesen werden. Die Nachricht wird auf vielen Netzwerkrechnern zwischengespeichert, bevor der Empfänger sie erhält. Der Adressat kann Kopien erstellen und beliebig verbreiten. Diese Gründe belegen, dass der Datentransfer zwischen Dienstleistern im Gesundheitswesen unter Aspekten der Sicherheit reguliert werden muss. Schließlich sind auch Patientendaten betroffen, wenn diese via E-Mail zu Forschungs- oder Konsultationszwecken über das Netz verschickt werden. Auch die direkte Kommunikation mit Patienten via E-Mail ist nicht risikolos, insbesondere dann, wenn die elektronische Post an den Arbeitsplatz geleitet wird. Datenintegrität ohne Schutz des Datentransfers ist also nicht zu erreichen und bedarf aktueller Vereinbarungen zur Regelung des Transfers per Internet.

3. Das Internet wird als Erweiterung des institutionellen Netzes genutzt. Das Informationssystem des Hauses kann also mit den Rechnern anderer Organisationen gekoppelt werden, um beispielsweise gemeinsame Forschungsprojekte zu betreiben oder um externen Mitarbeitern den Systemzugang zu ermöglichen. Arbeitsgrundlage dafür ist das Versenden von Dateien per FTP. Doch auch der Dateitransfer birgt natürlich Risiken. Neben viraler Infektion mögen Copyright-Rechte missachtet werden, wenn Programmsoftware weitergereicht und heruntergeladen wird. Dateitransfer an externe Organisationen kann zum Missbrauch vertraulicher Patientendaten führen und die Eigentumsrechte der versendenden Institution verletzen. Die politische Diskussion um einen sicheren Datentransfer und den Schutz vertraulicher Patienteninformationen nimmt stark zu, wird doch in einigen Regionen und Versorgungsgebieten schon über den Gesundheitspass, also die umfassende Gesundheitsakte der Bewohner, nachgedacht beziehungsweise diese realisiert.

Systemverfügbarkeit

Ein System muss funktionieren: zur rechten Zeit und am rechten Ort. Überlastete Systeme erzeugen lange Antwortzeiten, ernsthaftere Probleme führen zum Absturz. Jeder Computeranwender kennt die Angst vor Fehlfunktionen und Stromausfällen. Notstromversorgung und Backup-Hardware im Standby-Betrieb schaffen Abhilfe. Wer Patientendaten nicht regelmäßig sichert, handelt fahrlässig. Auch bauliche Maßnahmen können Informationssysteme und ihre Technik schützen. Kapitel 17 beschreibt detailliert, wie ein Katastrophenschutzplan für Rechnersysteme aussehen kann.

Gesetzgebung und Standardisierung

Elektronisch geführte Krankenakten gehören bald zum Alltag in den Einrichtungen des Gesundheitswesens. Und mit wachsendem Bedarf an personenbezogenen Daten steigt die Sorge um deren Missbrauch. Institutionelle Informationsbedürfnisse und öffentliche Bedenken müssen miteinander vereinbart werden. In den USA und Kanada hat der Gesetzgeber Regelungen vorgeschlagen und teilweise in Kraft gesetzt, die das Erzeugen und Benutzen großer Datenbanken kontrollieren. Viele der Gesetzesvorschläge in diesen Ländern haben jedoch mehr Verwirrung als Klarheit gebracht, da sie mit existierenden Gesetzen kollidieren und die Zuständigkeiten auf den verschiedenen Verwaltungsebenen nicht scharf voneinander trennen. Deshalb setzt man auf Eigenverantwortlichkeit in der Informationsverarbeitung und insbesondere im Umgang mit der elektronischen Krankenakte. Standards und ethische Kodes sollen Datenschutz und Datensicherheit bringen. Als internationale Organisation äußert sich die OECD (Organization for Economic Cooperation and Development; 1981) hierzu wie folgt:

> » [...] obwohl nationale Gesetze und Richtlinien voneinander abweichen, haben die Mitgliedsländer ein gemeinsames Interesse daran, die informationelle Selbstbestimmung und Freiheit des Individuums zu schützen. Gleichzeitig sollen fundamentale, doch einander widerstreitende Werte wie der freie Fluss der Information und die Vertraulichkeit privater Daten zusammengeführt werden. «

Die hier wiedergegebene Überzeugung veranlasste die Mitgliedsländer der OECD, einem gemeinsamen Richtlinienkatalog zuzustimmen. Er formuliert den Mindeststandard, der im Umgang mit personenbezogenen Daten gelten soll und umfasst acht Richtlinien:

- Begrenzung von Datensammlungen:
  Das Erheben personenbezogener Daten sollte limitiert sein, sich im Rahmen gesetzlicher und fairer Vorgaben bewegen und wo immer möglich mit Wissen und Zustimmung des Informationsgebers geschehen.
- Datenqualität:
  Die erhobenen Daten müssen dem beabsichtigten Gebrauch entsprechen, präzise, vollständig und aktuell sein.
- Zweckbestimmung:
  Zum Zeitpunkt der Erhebung sollte der Zweck der Datensammlung bekanntgegeben sein und die sich anschließende Verwertung sollte nicht oder nur unerheblich vom konstatierten Verwendungszweck abweichen.
- Grenzen der Verwertung:
  Nur mit Zustimmung des Informationsgebers oder auf Basis gesetzlicher Bestimmungen dürfen Daten abweichend von ihrer spezifischen Zweckbestimmung veröffentlicht oder weitergegeben werden.

- Sicherheitsmaßnahmen:
  Personenbezogene Daten müssen mit Hilfe angemessener Sicherheitsmaßnahmen gegen Verlust, unberechtigten Zugriff, Zerstörung, unerlaubte Verwendung, Veränderung oder Veröffentlichung geschützt werden.
- Prinzip der Offenheit:
  Eine Politik der Offenheit sollte den Umgang mit personenbezogenen Daten begleiten. Dies bezieht sich auf alle Entwicklungen, Maßnahmen und Vereinbarungen im Zusammenhang mit dem Sammeln von Daten. Die Natur der gesammelten personenbezogenen Daten und ihr Verwendungszweck sollte jederzeit nachzuweisen sein. Gleiches gilt für die Identität des Erhebers der Daten.
- Individuelle Rechte des Informationsgebers:
  Das Individuum als Informationsgeber sollte die folgenden Rechte erhalten:
  1. Ihm muss mitgeteilt werden, ob zu seiner Person gehörende Daten existieren oder nicht.
  2. Der Informationsgeber muss auf Wunsch Zugang zu seinen Daten erhalten. Dies muss in angemessener Zeit, zu vernünftigen Kosten, auf vernünftige Art und Weise und in leicht nachvollziehbarer Form geschehen.
  3. Wird ein Auskunftsuchen auf Grundlage der beiden vorgenannten Rechte gestellt und abgelehnt, so müssen die Verweigerungsgründe mitgeteilt werden.
  4. Der Informationsgeber hat das Recht, zu seiner Person gespeicherte Daten anzufechten und im Falle, dass man ihm Recht gibt, diese löschen, berichtigen, ergänzen oder verbessern zu lassen.
- Prinzip der Verantwortlichkeit:
  Für alle Maßnahmen, die die vorgenannten Prinzipien wirksam werden lassen, sollte ein Datenschutzbeauftragter verantwortlich zeichnen.

Die vorgenannten OECD-Richtlinien zum Schutz der informationellen Selbstbestimmung wurden von vielen Mitgliedsstaaten juristisch umgesetzt und finden sich auch in den entsprechenden Statuten zahlreicher nationaler Berufsorganisationen.

Für die USA wird im *Health Insurance Portability and Accountability Act* aus dem Jahr 1996 so formuliert: „Das Gesetz soll die Tragbarkeit und Kontinuität des Krankenversicherungsschutzes bei Gruppen- und Individualpolicen verbessern; Verschwendung, Betrug und Missbrauch im Krankenversicherungswesen und bei den versicherten Leistungen sollen bekämpft, Kostensenkungsmodelle gefördert, der Zugang zu Diensten der Langzeitpflege verbessert werden; die Verwaltungen von Versicherungen sollen schlanker und einfacher werden" (CIHI 1997, S. 13). Als Bestandteil der Verwaltungsvereinfachung wird der Gesundheitsminister aufgefordert, Sicherheitsstandards einzuführen. Diese müssen den nachfolgend zitierten Bedingungen genügen:

» „*Die Standards* (d. Ü.) müssen den technischen Möglichkeiten der Speicherung der Krankenakte entsprechen; sie müssen die Kosten von Sicherheitsmaßnahmen und die Notwendigkeit von Schulungen für alle Personen mit Zugang zu Gesundheitsinformationen berücksichtigen; sie müssen die Bedeutung digitaler Logbücher spiegeln und die Bedürfnisse und Möglichkeiten kleiner und ländlicher Gesundheitsdienstleister anerkennen." Sicherheitsstandards müssen innerhalb von 18 Monaten nach Inkrafttreten dieses Gesetzes eingeführt sein. Eine vom American National Standards Institute (ANSI) anerkannte Standardisierungsorganisation muss die gewählten Sicherheitsstandards entwickelt, eingeführt oder modifiziert haben. Werden Standards für Bereiche eingeführt, die bislang keinen Standardisierungsregeln unterlagen, so muss dies formal korrekt nach Konsultation aller Beteiligten geschehen sein. Der Gesetzgeber stellt das unberechtigte Veröffentlichen personenbezogener Gesundheitsinformationen unter Strafe. Das Strafmaß bewegt sich zwischen 50.000 Dollar oder einem Jahr Haft oder beidem und bis zu 250.000 Dollar oder zehn Jahren Haft oder beidem. Wer personenbezogene Gesundheitsinformationen zu seinem eigenen ökonomischen oder persönlichen Vorteil oder aus böswilligem Vorsatz verkauft, weitergibt oder verwendet, wird mit der höchstmöglichen Strafe belegt (CIHI 1997, S. 13). «

In Kanada haben acht Gesetzgebungsbehörden, und zwar die Bundesregierung als auch sieben Provinzregierungen, Gesetze zur Informationsfreiheit und zum Schutz der informationellen Selbstbestimmung für den öffentlichen Sektor erlassen. Diese Gesetze beinhalten Richtlinien zum Sammeln, Verwenden und Offenlegen personenbezogener Daten. In Quebec greift die Gesetzgebung sogar in den privaten Sektor ein. Der Schutz der informationellen Selbstbestimmung auch im privaten Sektor ist in anderen kanadischen Gerichtsbezirken in die bereichsspezifische Gesetzgebung eingearbeitet und wird von Ethikrichtlinien der Berufsverbände und freiwilligen Vereinbarungen unterstützt. Die Canadian Organization for the Advancement of Computers in Health (COACH) verpflichtet ihre Mitglieder hinsichtlich Vertraulichkeit und Sicherheit der elektronischen Krankenakte auf die nachfolgend genannten Grundsätze (1979):

- Elektronisch geführte Gesundheitsakten müssen zum Schutz der Vertraulichkeit zumindest die Sicherheitsbestimmungen erfüllen, die auch für schriftlich geführte Akten gelten.
- Das Erzeugen, Bereithalten und Benutzen elektronisch geführter Gesundheitsakten ist ethischen und juristischen Bedingungen unterworfen.
- Die mit elektronischen Gesundheitsinformationssystemen verfolgten Ziele müssen definiert werden. Die Systeme sind in Übereinstimmung mit diesen Zielen zu betreiben. Nur formal korrekte Ergänzungen sind zulässig.
- Einrichtungen, die elektronisch geführte Gesundheitsakten erzeugen und archivieren sind Gegenstand regelmäßiger, unabhängiger Inspektion und werden hinsichtlich der eingesetzten physikalischen und operationalen Sicherheitsmaßnahmen kontrolliert.

- Das Management von Einrichtungen, die elektronische Krankenakten erzeugen und speichern, stellt sicher, dass physikalische und operationale Sicherheitsmaßnahmen zusammen mit schriftlich fixierten Sicherheitsbestimmungen angemessen eingesetzt werden. Weiterhin garantiert das Management die zeitgerechte und sorgfältige Wartung der Aufzeichnungen und verpflichtet sich, den vorab definierten Verwendungszweck nicht zu ändern.
- Diese Richtlinien gelten für alle Organisationen, die mit zentralen Rechnern, verteilten Computersystemen, Standalone-Lösungen und Arbeitsplatzrechnern arbeiten. Die Umsetzung der vorgenannten Richtlinien hängt davon ab, wie die Ergebnisse verschiedener Verarbeitungsweisen den gesamten Prozess der Datenverarbeitung beeinflussen.

Die meisten kanadischen Provinzen haben Aspekte von Vertraulichkeit und informationeller Selbstbestimmung in Gesetze integriert, die den Gesundheitsbereich berühren. Dies gilt beispielsweise für Gesetze zur Gesundheitsstatistik oder für die Rechte geistig kranker Menschen. Darüber hinaus gibt es Verwaltungsbezirke, die mit ihrer Gesetzgebung einen allgemeinen Schutz von Gesundheitsinformationen anstreben (CIHI 1997).

Seit Beginn der 80-er Jahre verpflichtet eine Konvention des Europarats seine Mitglieder, Gesetze zum Schutz der informationellen Selbstbestimmung zu erlassen. Im Jahr 1995 wurde hierzu die Datenschutzdirektive 95/46/EC erlassen (http://www.echo.lu/legal/en/dataprot/dataprot.html). Die Direktive bezieht sich auf das Verarbeiten personenbezogener Daten und auf den freien Fluss der Information. Einige Länder haben diese allgemein gehaltene Vorschrift um Gesetze ergänzt, die strenge Sicherheitsbestimmungen für medizinische Daten formulieren. So definiert der *Data Protection Act* in Großbritannien Informationen zur physischen oder mentalen Gesundheit als sensible Daten, deren Vertraulichkeit besonders streng zu sichern ist (CIHI 1997).

Datenschutz und die Verantwortung der Pflege

Die einzelnen Sicherheitskomponenten, die die informationelle Selbstbestimmung und Vertraulichkeit in einem Gesundheitsinformationssystem ermöglichen sollen, sind eng miteinander verwoben. Als Anwälte ihrer Patienten müssen sich Schwestern und Pfleger um den Schutz auch dieser Rechte kümmern. Die Pflegekräfte müssen sich unter dem Gesichtspunkt der informationellen Selbstbestimmung des Patienten am Evaluationsprozess neuer und bereits eingesetzter Krankenhausinformationssysteme beteiligen, müssen diesen Prozess vielleicht sogar anstoßen. Die nachfolgend aufgelisteten Fragen mögen bei einem solchen Evaluationsprozess hilfreich sein.

- Gibt es Schutzvorkehrungen, die den Zugang zu dem Raum der Zentralrechner eines Hauses einschränken?
- Wie sind die Bildschirmarbeitsplätze gesichert – Schlüssel, Karte oder Passwort?

- Wie sind die Räume gesichert, in denen Speichermedien aufbewahrt werden? Gibt es jemanden, der den Zugang kontrolliert? Dürfen Computermedien aus den Räumlichkeiten mitgenommen werden?
- Wie sind die Daten gegen Feuer, Zerstörung oder andere „natürliche" Gefahren geschützt?
- Welche Regelungen bestimmen, wer Daten einsehen, eingeben oder ändern darf?
- Gibt es Bildschirmarbeitsplätze, die den Zugang nur zu ganz spezifischen Datensätzen erlauben (beispielsweise Daten nur für die Diätküche)?
- Wird auf der Ebene der Abteilung, der Station oder des Individuums selbst unterzeichnet? Sind Kodewörter eine Kombination aus alphanumerischen Symbolen?
- Gibt es ein digitales Logbuch, das die Zeit und das Kodewort bei jedem Systemzugriff dokumentiert?
- Gibt es Mechanismen, mit denen personenbezogene Daten verschlüsselt werden?
- Gibt es Mechanismen zur Identifikation eines Bildschirmarbeitsplatzes vor der Datenausgabe?
- Sind statistische Auswertungen hinreichend anonymisiert?
- Ist ein Schweigegebot oder eine schriftliche Verpflichtung zur Verschwiegenheit für das Personal erforderlich, das Daten sammelt und speichert und aufgrund seiner Berufszugehörigkeit nicht automatisch einem Ethikkodex unterliegt?
- Geht die Pflicht zur Verschwiegenheit automatisch von den klinischen Mitarbeitern auf die Mitarbeiter über, die Computerdaten verarbeiten?
- Wie wird das datenverarbeitende Personal ausgesucht? Wie wird diesen Personen ihre Verantwortung für den Datenschutz vermittelt? Welches sind die Folgen, wenn der Datenschutz verletzt wird?
- Was passiert mit den Passwörtern der Personen, die die Einrichtung verlassen?
- Wer oder welches Unternehmen prüft die Systemsicherheit?
- Wer meldet wem Verletzungen des Datenschutzes? Wer ist in solchen Fällen disziplinarisch zuständig?
- Welcher Mitarbeiter der Einrichtung trägt die Gesamtverantwortung für den Datenschutz?
- Wer informiert die Öffentlichkeit über Zweck, Gebrauch und Existenz der elektronischen Akten?
- Wer etabliert schriftlich fixierte Sicherheitsbestimmungen und Maßnahmen, wer kümmert sich um deren Durchsetzung und Anwendung?

Mit dem Thema vertraute Pflegekräfte können ihre Einrichtung darin unterstützen, das Recht der informationellen Selbstbestimmung für den Patienten einzulösen. Hierfür nennt die Literatur Kriterien, die sich sowohl auf neue als auch auf bereits eingeführte Gesundheitsinformationssysteme beziehen.

- Passwörter und Zugangskennungen sind wesentliche Elemente des Datenschutzes. Zusammen mit den hier beschriebenen Maßnahmen sind Zugangskontrollen zu den Bildschirmarbeitsplätzen sicher sinnvoll. Sie allein garantieren aber

keinen umfassenden Datenschutz. Passwörter müssen bei Bedarf und in regelmäßigen Intervallen gewechselt werden. Sie dürfen nicht mehrfach hintereinander benutzt werden, denn alte Passwörter können einen unberechtigten Systemzugang generieren.
- Das Erheben und Speichern von Informationen muss Grenzen unterliegen. Jede Einrichtung muss dazu Vereinbarungen treffen. Schwestern und Pfleger müssen die Bedeutung der von ihnen gesammelten Informationen abschätzen können.
- Wir müssen uns sicher sein, dass die erhobenen Informationen in sich korrekt sind und korrekt eingegeben werden. Das war immer so. Doch die neuen Qualitäten elektronisch geführter Krankenakten können bei nachlässiger Dokumentation im Vergleich zu früher größeren Schaden anrichten.
- Wenn Handlungsstrategien zum Schutz der informationellen Selbstbestimmung und der Vertraulichkeit von Daten entwickelt werden, so muss das Patienteninteresse im Vordergrund stehen. Ein „Patientenanwalt", der aus dem Mitarbeiterkreis benannt wird, kann ein großer Gewinn sein.
- Man sollte die Öffentlichkeit informieren, wenn ein Krankenhausinformationssystem eingeführt wird. Dabei sollten auch die Auswirkungen auf die informationelle Selbstbestimmung des Patienten thematisiert werden. Die Öffentlichkeit erhält so Kenntnis über die Systemeinführung und die damit verbundenen positiven und negativen Aspekte. Je mehr über ein solches System bekannt ist, umso eher wird es akzeptiert.
- Bevor personenbezogene Daten in ein System eingespeist werden, muss der Patient über das Führen seiner elektronischen Krankenakte informiert werden. Wer diese Information zurückhält, verletzt das informationelle Selbstbestimmungsrecht des Patienten.
- Werden Daten für Forschungszwecke genutzt, so muss die Zustimmung des Patienten unbedingt eingeholt werden. Benutzte Daten sind zu anonymisieren.
- Das System und seine Sicherheitseinrichtungen müssen in regelmäßigen Abständen überprüft werden. Die Kontrolle ist einem unabhängigen Dritten zu übertragen.
- Einige Einrichtungen arbeiten mit einer „zweigeteilten" elektronischen Krankenakte. Ein Teil der Akte enthält unkritische Daten, während der andere Teil für vertrauliche Angaben wie beispielsweise Drogenabhängigkeit oder Teenagerschwangerschaft reserviert ist. Solche Informationen können, müssen aber nicht elektronisch gespeichert sein und sind dann nur autorisierten Personen zugänglich. Die „zweigeteilte" elektronische Krankenakte ist in der Theorie attraktiv, lässt sich aber nur schwer in die Praxis umsetzen.
- In Kanada gilt gegenwärtig die Regelung, wonach medizinische Akten Eigentum des Krankenhauses sind. Eine US-amerikanische Studie zur informationellen Selbstbestimmung empfiehlt, dass Patienten ihre Akten einsehen und bei Bedarf korrigieren können. Nur der Gesetzgeber kann die Eigentumsansprüche an der Akte zum Patienten hin verschieben. Ist der Patient Eigentümer seiner medizinischen Daten, kann er jederzeit deren Korrektheit prüfen. Natürlich

müssten Vorkehrungen getroffen werden, die solche Korrekturen überhaupt möglich machen. Ob Patienten das Eigentum an ihren Akten zugesprochen werden soll, ist ein Thema für sich und wird hier nicht weiter diskutiert.

- Stellt eine Einrichtung ihre Dokumentation auf die elektronische Krankenakte um, so erhält eine neue Abteilung mit neuen Mitarbeitern, nämlich die Systemadministratoren und Anwendungsbetreuer, Zugang zu personenbezogenen medizinischen Daten. Auch für die Systemtechniker sollte ein Ethikkodex formuliert werden, der die Vertraulichkeit und informationelle Selbstbestimmung der zu bearbeitenden Informationen schützt. Die Betreuer des Informationssystems sollten eine entsprechende Vereinbarung unterschreiben, um die Bedeutung von Vertraulichkeit zu dokumentieren.
- Der Gesetzgeber ist gefordert, um das Verknüpfen von Datenbanken und den dadurch möglichen Datentransfer zu regulieren. Ungerechtfertigter Datengebrauch schadet dem Patienten und der Institution. Informationszugang und Informationsgebrauch müssen deshalb strengen Richtlinien folgen.
- Personal, das mit vertraulichen Patienteninformationen arbeitet, muss angemessen ausgebildet sein. Dies gilt insbesondere für alle Systembetreuer, für die ja das Krankenhaus und die elektronische Patientenakte ein zumeist unvertrautes Umfeld darstellt. Mitarbeiter im Gesundheitswesen, die der elektronischen Datenerhebung und Informationsverarbeitung traditionell kritisch gegenüberstehen, werden Krankenhausinformationssysteme eher akzeptieren, wenn sie Kenntnisse im Datenschutz besitzen. Regelmäßige Weiterbildung soll die Mitarbeiter über neue Entwicklungen auf diesem Gebiet informieren.

Literatur

Barber B (1997) Security and confidentiality issues from a national perspective. In: Patient Privacy, Confidentiality and Data Security: Papers from the British Computer Society Nursing Specialist Group Annual Conference. The British Computer Society, Lincolnshire, pp 61–72

Bowen JW, Klimczak C, Ruiz M, Barnes M (1997) Design of access control methods for protecting the confidentiality of patient information systems in networked systems. Journal of the American Medical Informatics Association: Symposium Supplement, Hanley & Belfus, Nashville, pp 46–50

Canadian Institute for Health Information (CIHI). Working Group 3 (1997) Privacy, Confidentiality, Data Integrity, and Security, Background Document. CIHI, Ottawa, Canada

Canadian Organization for the Advancement of Computers in Health – COACH (1979) Guidelines to promote the Confidentiality and Security of Automated Health Records. COACH, Edmonton, Canada

Hoy D (1997) Protecting the individual: Confidentiality, security and the growth of information systems. Sharing Information: Key Issues for the Nursing Profession. The British Computer Society, Lincolnshire, pp 78–87

McKenzie DJP (1996) Healthcare trend improves security practices. In Confidence. May-June. 3 pg. Online. Available: http://www.ahima.org/publications/1a/May-June.inconf.html

Miller DW (1996) Internet security: What health information managers should know. Journal of AHIMA. 1996, September, 4 pg. Online. Available: http://www.ahima.org/publications/2f/sept.focus.html

Organization for Economic Cooperation and Development – OECD (1979) Draft Recommendations of the Council concerning Guidelines Governing the Protection of Privacy and Transborder Flows of Personal Data. OECD, Paris

Weiterführende Literatur/Quellen

Dalander G, Willner S, Brasch S (1997) Turning a dream into reality: The evolution of the electronic health record. Journal of AHIMA. 1997, October. 6 pg. Online. Available: http://www.ahima.org/publications/2f/focus.2.1097.html

Dennis JC (1997) Asking tough questions: Assessing top management support for confidentiality. In Confidence. 1997, Jan/Feb, 2 pg. Online. Available: http://www.ahima.org/publications/1a/inconf.1.1998.html

Miller DW (1997) Current technology: Confidentiality risks and controls. In Confidence. 1997, July/Aug, 6 pg. Online. Available: http://www.ahima.org/publications/1a/july.inconfidence.html

Mills ME (1997) Data privacy and confidentiality in the public arena. Journal of the American Medical Informatics Association: Symposium Supplement. Hanley & Belfus, Nashville, USA, pp 42–45

Murray PJ (1997) „It'll never happen to me." Revisiting some computer security issues. Computers in Nursing 15(2):65–66, 70

Nelson D (1997) Information security: A holistic approach to network system security. Journal of AHIMA. 1997, May, 6 pg. Online. Available: http://www.ahima.org/publications/2f/focus.1.597.html

Sanchez-Swatman L (1997) Nurses, computers and confidentiality. Canadian Nurse August:47–48

Vincze LS (1997) Confidentiality and compliance: Political and public interests. In Confidence. 1997, Nov/Dec, 3 pg. Online. Available: http://www.ahima.org/publications/1a/inconf.nov.dec.1997.html

Zakoworotny C, Rutz C, Zwingman-Babley C (1997) Information security: A team approach to managing an information security program. Journal of AHIMA. 1997, May, 7 pg. Online. Available: http://www.ahima.org/publications/2f/focus.597.html

American National Standards Institute Home Page: http://www.ansi.org

Canadian Institute for Health Information: http://www.cihi.ca

Canadian Information Highway Advisory Council: http://www.info.ic.gc.ca/info_highway/ih.html

Links to selected security standards (Informationen über Sicherheitsstandards; d. Ü.): http://www.zeuros.co.uk/firewall/standard.html

List of selected security websites and bulletin boards (Liste ausgewählter Webseiten und Infobretter zur Datensicherheit; d. Ü.): http://www.carelink.ca/sites.html

European Data Protection Directive (Wortlaut der neuen europäischen Datenschutzdirektive): http://www.echo.lu/legal/en/dataprot/dataprot.html

United States Privacy Laws by State (Bundesgesetze der USA zur informationellen Selbstbestimmung; d. Ü.): http://www.epic.org

15 Ergonomie

Einleitung

Auch in der Pflegeinformatik spielen ergonomische Fragen eine Rolle. Ergonomie ist die Wissenschaft von den Gesetzen der Arbeit. Der Begriff stammt aus dem Griechischen. Hier bedeutet „ergo" Arbeit und „nomos" Gesetz. Die noch junge Disziplin erforscht physiologische, psychologische und technische Gesetzmäßigkeiten in der Interaktion von Mensch und Maschine. Dabei sollen die Arbeitsbedingungen definiert werden, die den größtmöglichen Nutzen für die individuelle Gesundheit, Wohlbefinden, Sicherheit und Produktivität erbringen. Zu diesem Zweck müssen drei Sachverhalte betrachtet werden: die physiologischen, anatomischen und psychologischen Möglichkeiten und Grenzen des Menschen, die von ihm benutzten Werkzeuge und die Umgebungen, in denen diese Werkzeuge eingesetzt werden.

Da sich Pflegeinformationssysteme rasant verbreiten, werden auch Schwestern und Pfleger in ihrer Doppelfunktion als Gesundheitsdienstleister und als Systembenutzer zunehmend mit ergonomischen Fragen konfrontiert. Informationssysteme beeinflussen die Art und Weise der Patientenversorgung (vgl. Kapitel 7 und 8), beeinflussen aber auch die individuelle Pflegekraft. Hier sind die wichtigsten Einflussfaktoren physiologische Aspekte wie das körperliche Wohlbefinden, kognitive Aspekte wie das Verstehen der angezeigten Systeminformationen und praktische Aspekte wie beispielsweise das Desinfizieren von Terminals im Krankenzimmer. Ergonomische Standards spielen eine Schlüsselrolle, wenn der Nutzen eines Systems bestimmt werden soll und decken auch viele der hier genannten Gesichtspunkte ab. Mit ihrer Hilfe lassen sich Systeme und Systemkomponenten beschaffen, die ein effektives, sicheres und komfortables Arbeiten erlauben. Einen guten Systementwurf können sie zwar nicht garantieren, sehr wohl lässt sich mit ihnen aber die Qualität einer Vielzahl von Schnittstellen identifizieren. Die Schnittstellen betreffen das Design, die Beschaffung und den Betrieb. Hier kommt der International Organization for Standardisation (ISO) eine bedeutende Rolle zu. Sie entwickelt beispielsweise die Richtlinien für Bildschirmgeräte wie

Monitore. Die Empfehlungen der ISO werden von Arbeitsgruppen erstellt, deren Mitglieder die beteiligten nationalen Standardisierungsgesellschaften repräsentieren. Allein der Standard, der das Arbeiten mit optischen Anzeigegeräten beschreibt, umfasst 17 Kapitel und ist längst noch nicht abgeschlossen. Wer sich für weiterführende Informationen zu ISO-Standards interessiert, wird unter http://www.iso.ch fündig.

Nachfolgend werden die Kapitelüberschriften der ISO-Richtlinie 9241 wiedergegeben. Sie beschreibt die Anforderungen an Bildschirmarbeitsplätze im Büro (*Ergonomics requirements for office work with visual display terminals / VDTs*):

- Kapitel 1: Allgemeine Einführung
- Kapitel 2: Leitfaden für Anforderungen an Aufgaben
- Kapitel 3: Anforderungen an Datensichtgeräte
- Kapitel 4: Anforderungen an Tastatureingabegeräte
- Kapitel 5: Gestaltung des digitalen Arbeitsplatzes
- Kapitel 6: Umgebungsbedingungen
- Kapitel 7: Anforderungen an die Datenanzeige einschließlich Reflexionseigenschaften
- Kapitel 8: Anforderungen an die Farbdarstellung
- Kapitel 9: Anforderungen an Dateneingabegeräte (außer Tastaturen)
- Kapitel 10: Anforderungen an den Systemdialog
- Kapitel 11: Leitfaden zur Spezifikation des Gebrauchs und der Kennzahlen
- Kapitel 12: Darstellung von Informationen
- Kapitel 13: Benutzerführung
- Kapitel 14: Menüorientierte Dialoge
- Kapitel 15: Kommandoorientierte Dialoge
- Kapitel 16: Dialoge durch direkte Handhabung von Geräten
- Kapitel 17: Formularorientierte Dialoge

Im Detail können ergonomische Fragen und ISO-Standards hier nicht diskutiert werden. Gleichwohl vermittelt das Kapitel Kenntnisse in ausgewählten Bereichen, die die Arbeit von Schwestern und Pflegern mit Computersystemen direkt tangieren. Wie man den Nutzen eines Systems evaluiert, wird im Kapitel 16 dieses Buches ausführlich dargelegt.

Der Computerarbeitsplatz in der Pflege

Zwei Komponenten definieren den Computerarbeitsplatz auch in der Pflege: Hardware, die Summe aller Geräte, und Software, die Gesamtheit der Programme zur Eingabe, Suche, Verarbeitung und Ausgabe. Beide Bestandteile berühren das Niveau der Patientenversorgung und beeinflussen das physische und psychische

Abb. 15.1.
Kathodenstrahlröhre

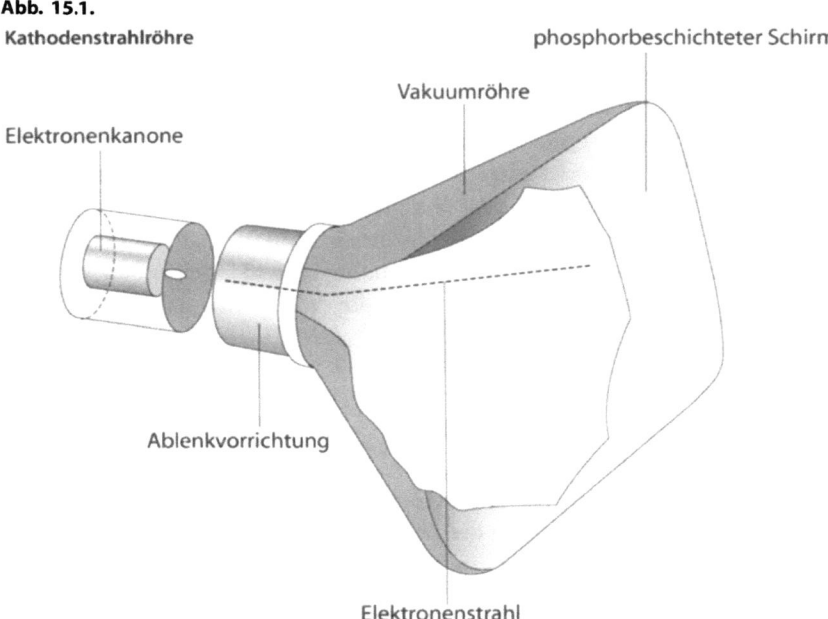

Wohlbefinden der Pflegekraft. Mit Hilfe der Hardware werden Daten und Systembefehle eingegeben und nach der Verarbeitung angezeigt. Ein- und Ausgabeprozeduren stellen die Faktoren dar, die in erster Linie das körperliche Empfinden beeinflussen. Wie präzise Daten eingegeben und wie leicht die verarbeiteten Informationen verstanden und interpretiert werden können, prägt die Qualität der Patientenversorgung. Ob und wie Monitore im Krankenzimmer die Beziehung zwischen Patient und Pflegekraft verändern, wurde noch nicht hinreichend untersucht.

Bildschirmgeräte bilden üblicherweise die Schnittstelle zwischen Informationssystem und Pflegekraft. Sie machen die eingegebenen und die ausgegebenen Daten sichtbar. So kann der Anwender die Dateneingabe am Bildschirm verifizieren, die gerade eingegeben werden. Anschließend werden auch die verarbeiteten Daten optisch präsentiert. Abbildung 15.1 zeigt den Aufbau einer Kathodenstrahlröhre. Sie ist ein wesentlicher Bestandteil der heute üblichen Computermonitore.

Physiologische Beeinträchtigungen

Intensiv hat sich die Forschung um die physiologischen Aspekte von Computerbildschirmen gekümmert. Die Begriffe „Bildschirm", „Monitor", „Kathodenstrahlmonitor" und „Videodisplay" werden dabei synonym verwendet. Benutzer von Videomonitoren beklagen immer wieder ergonomische Beeinträchtigungen wie Verspannungen der Muskulatur durch falsche Sitzposition, zu geringe Leuchtkraft der dargestellten Zeichen und ungünstige Beleuchtungsverhältnisse am Computerarbeitsplatz. Diese Beschwerden können Symptome einer Gesundheitsgefährdung sein. Das amerikanische Nationalinstitut für Sicherheit und Gesundheit (National Institute for Safety and Health / NIOSH) hat zahlreiche Forschungsvorhaben zu den hier angesprochenen ergonomischen Themen gefördert. Die Ergebnisse können von der NIOSH-Webseite abgerufen werden: http://www. cdc.gov/niosh/homepage.html. Referenzartikel, aktuelle Zeitschriftenaufsätze und zum ergonomischen Themenkreis ausgerichtete Konferenzen sind im Netz unter der ERGO-WEB-Seite zugänglich: http://www.ergoweb.com. In den nachfolgenden Kapitelabschnitten werden ergonomische Themen, die auch die Pflegeinformatik berühren, im Überblick dargestellt.

Augenbelastung

Die Größe der Zeichen

Die Größe der am Bildschirm dargestellten Zeichen kann ein Faktor sein, der die Augen belastet. Normalerweise werden die Zeichen von einer Kathodenstrahlröhre erzeugt. Diese Technik entspricht der in Fernsehgeräten eingesetzten Verfahren zur Bilderzeugung. Im wesentlichen besteht die Kathodenstrahlröhre aus einem Blei ummantelten Glaskolben. An dessen einem Ende befindet sich die Elektronenkanone und am anderen Ende ein mit Phosphor oder einem anderen Leuchtmittel beschichteter Schirm. Wird an die Elektronenkanone Hochspannung angelegt, so erzeugt sie einen Elektronenstrom. Dieser lässt sich an jede Stelle des Leuchtschirms lenken, wo er die Phosphorpartikel zum Leuchten bringt. Eine Abtasteinrichtung erzeugt Buchstaben und Zeichen auf der Basis einer Punktmatrix. Wie fein die Zeichen dargestellt werden, wie hoch also ihre Auflösung ist, wird von der Anzahl der zum Leuchten gebrachten horizontalen und vertikalen Punkte bestimmt. Alphanumerische Zeichen sind dann gut aufgelöst und gut lesbar, wenn zumindest eine 7 × 9 Punktmatrix verwendet wird (TFMS 1996).

Flimmern

Auch ein flimmernder Bildschirm belastet die Augen. Hier spielen im wesentlichen zwei technische Eigenschaften von Monitoren eine Rolle: nämlich die Leuchtdauer und die Auffrisch- beziehungsweise Wiederholrate. Unter Leuchtdauer versteht man den Zeitraum, in dem die zur Lichtabgabe angeregten Phosphorpartikel nach ihrer Anregung auch tatsächlich leuchten. Die Wiederholfrequenz bezeichnet die Häufigkeit, mit der die Leuchtpunkte des Schirms erneut zur Lichtabgabe angeregt werden. Da die Leuchtintensität des Phosphors über die Zeit sinkt, ist eine erneute und oft wiederholte Partikelanregung unerlässlich. Die Frequenz muß hoch genug sein, um eine für unsere Sinneswahrnehmung konstant erscheinende Leuchtkraft zu erzeugen. Ist die Auffrischrate zu niedrig, flimmert der Bildschirm und die dargestellten Zeichen dunkeln ab. Der Anwender hat den Eindruck, dass der Monitor pulsiert. Dieses Phänomen belastet nicht nur die Augen, sondern beeinträchtigt auch die Konzentrationsfähigkeit. Für weiße Zeichen auf schwarzem Grund gilt, dass Bildwiederholraten von 70 Hertz (Schwingungen pro Sekunde) ein für unser Auge konstantes und flimmerfreies Bild erzeugen (ISO 9241, Teil 3, 1996).

Farbe

Die Farbe des gewählten Leuchtmittels scheint aus physiologischer Sicht kein gravierender Faktor zu sein. Welches Leuchtmittel der Monitorhersteller einsetzt, wird von dessen Leuchtkraft, der spezifischen Leuchtdauer und der Farbe bestimmt. Ohne eindeutiges Ergebnis stritt man sich früher darüber, ob bernsteinfarbene oder grüne Leuchtstoffe eine bessere Lesbarkeit und höheren Farbkontrast garantieren. Allgemeine Zustimmung fand die Ansicht, dass die Wahl des Leuchtmittels von den Lichtverhältnissen am Arbeitsplatz abhängen sollte. Danach war grüner Phosphor die erste Wahl für hell erleuchtete Räume und bernsteinfarbener Phosphor für schwach beleuchtete Räumlichkeiten. Insgesamt scheint aber die Farbwahl mehr durch persönliche Vorlieben als durch wissenschaftliche Erkenntnisse definiert zu sein. Die hier geführte Farbdiskussion ist nur mehr von historischem Interesse, da heute nur noch reine Farbmonitore eingesetzt werden.

Blendung

Auch grelles Licht kann den Augen schaden. Die Lichtverhältnisse am Arbeitsplatz mögen die Farbwahl des Leuchtmittels nicht beeinflussen; unter dem Gesichtspunkt der Blendbelästigung spielen sie aber sehr wohl eine bedeutende ergonomische Rolle. Wenn die Bandbreite der Lichtquellen, die sich im Gesichtsfeld des Monitorbenutzers befinden, zu groß ist, können Blendungen auftreten. Heller Lichteinfall durch Fenster und deren Spiegelungen auf dem Bildschirm erzeugen Überstrahlungen, die die Erkennbarkeit der dargestellten Zeichen mindern. Licht, das blendet, reduziert die Sehfeldschärfe, erzeugt spürbares Unbehagen, mindert die Lesbarkeit und erzeugt Ablenkung. Es gibt drei Methoden, um Blendungen am Bildschirm zu vermeiden beziehungsweise zu verringern: geätzte Glasscheiben und Filter, optische Beschichtungen und die Positionierung des Monitors. Filter und geätzte Mattscheiben reduzieren Blendungen, senken aber gleichzeitig die Lesbarkeit der Zeichen, die abgedunkelt und defokussiert werden. Es gibt sogar Filter, die den Monitorbenutzer auf Blendungen erst richtig aufmerksam machen! Optische Beschichtungen der Mattscheibe sind wirksam aber teuer. Der wirksamste und billigste Blendschutz besteht jedoch im korrekten Positionieren des Bildschirms. Hierbei achtet man darauf, dass der Monitor im rechten Winkel zur Blendquelle aufgestellt wird. Monitor und Tastatur müssen deshalb frei bewegliche Computerkomponenten sein.

Kontrast

Die Ergonomie untersucht, wie sich der Farbkontrast im Zusammenhang mit Überstrahlung und Blendung auf die menschliche Leistungsfähigkeit auswirkt. Die richtige Farbkombination kann das Leistungsvermögen unterstützen. Normalerweise findet man helle Zeichen auf dunklem Hintergrund. Diese sogenannte negative Darstellung – also weiße Zeichen auf schwarzem Grund, weiß auf blau oder bernsteinfarbig auf schwarz – ist unter Gesichtspunkten des Kontrastes besser als eine Positivdarstellung. Bildschirme mit positiver Zeichendarstellung, also mit schwarzen Zeichen auf weißem Grund, scheinen weniger zu flimmern. Hier ist der Kontrast zwischen Zeichen und Hintergrund jedoch geringer, was letztlich an der Überstrahlung der Zeichen durch die helle Umgebung liegt. Der Kontrast zwischen der Helligkeit des Bildes und der Helligkeit des Hintergrundes beeinflusst ganz wesentlich die Lesbarkeit von Zeichen, die mit einem Kathodenstrahlmonitor erzeugt werden. Das Kontrastverhältnis von Zeichen zu Hintergrund an Röhrenbildschirmen sollte groß sein. Gefordert wird ein Verhältnis von mindestens 3:1 bis hin zu 15:1 (ISO 9241, Teil 3, 1996). Da die individuellen Vorlieben für Helligkeit und Kontrast variieren, sollten die Einstellmöglichkeiten frei veränderlich sein und auch die Lichtverhältnisse am Arbeitsplatz berücksichtigen können.

Körperhaltung

Ermüdungsfreies Arbeiten wird gefördert, wenn sich der Bildschirm drehen, neigen und kippen lässt. Abbildung 15.2 illustriert die Empfehlungen des amerikanischen Nationalinstituts für Sicherheit und Gesundheit im Berufswesen (National Institute for Occupation, Safety, and Health/NIOSH) für die ergonomische Gestaltung von Computerarbeitsplätzen. Hiernach sollte die Höhendifferenz zwischen Fußboden und Tastatur 73 bis 79 Zentimeter betragen. Das Zentrum des Bildschirms sollte 10 bis 20 Grad unter der vertikalen Augenachse des Anwenders

Abb. 15.2.
NIOSH-Empfehlungen für Ergonomie an Computerarbeitsplätzen mit Kathodenstrahlmonitoren: *1* Höhe der Tastatur 73–79 cm, *2* optimale Distanz zwischen Augen und Bildschirm 43–63 cm, *3* Zentrum des Bildschirms 10–20 Grad unterhalb der Augenhöhe, *4* Winkel zwischen Ober- und Unterarm 80–120 Grad, *5* Handgelenkwinkel weniger als 10 Grad, *6* Tastatur in Höhe der Ellenbogen oder unterhalb, *7* geräumiger Fußraum. (Aus Computer and Medicine 2:5, September 1982)

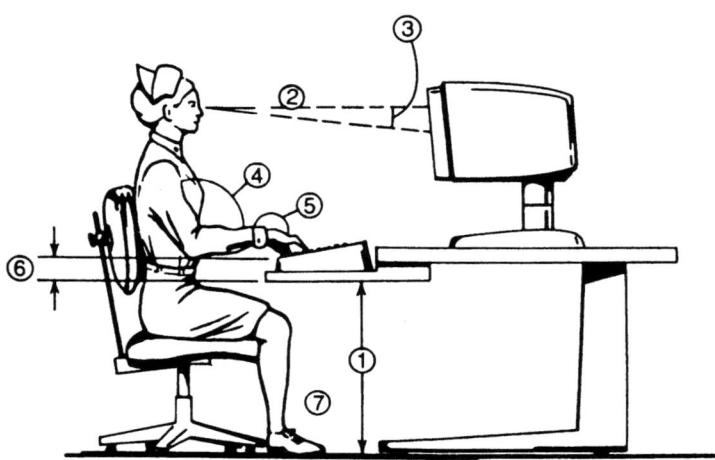

liegen und der Winkel zwischen Unter- und Oberarm bei der Tastaturarbeit sollte zwischen 80 und 120 Grad betragen. Für den Handgelenkswinkel werden weniger als 10 Grad empfohlen. Zusätzlich muss auf genügend Fuß- und Beinfreiheit geachtet werden.

Drehstühle mit einstellbarer Sitzhöhe und hiervon unabhängig regulierbarer Rückenunterstützung sind heute die Norm. Werden die genannten Empfehlungen berücksichtigt, können schmerzhafte Verspannungen im Hals-, Schulter- und Lendenwirbelbereich reduziert oder ganz vermieden werden.

Abhängig vom Sehvermögen des Anwenders sollte der Monitor-Augenabstand 43 bis 63 Zentimeter betragen. Um unnötige Augenbelastungen durch häufiges Refokussieren zu vermeiden, sollte der Sichtabstand zwischen Bildschirm und Tastatur und gegebenenfalls einer Textvorlage möglichst wenig differieren. Nicht unterschätzen sollte man weiterhin Augenirritationen, die einhergehen können mit Jucken, Brennen und Austrocknen und die durch die auf das Gesicht gerichtete warme Abluft des Computerlüfters erzeugt werden können.

Die vorgenannten Richtlinien zur Körperhaltung beziehen sich nur auf die Arbeit mit und an stationären Workstations. Ergonomische Fragen, die die Notebook-Technologie oder der Einsatz mobiler Rechner im Krankenzimmer mit sich bringt, sind noch nicht hinreichend erforscht.

Weitere gesundheitliche Auswirkungen

In der Debatte um Kathodenstrahlmonitore kontrovers diskutiert wird die Frage nach potenziellen Strahlenschäden. In Nordamerika hat hierzu NIOSH grundlegende Untersuchungen vorgelegt. Sie decken die folgenden Bereiche ab: Messungen ionisierender und nichtionisierender Strahlung, Analyse der Luftbelastung in Computerarbeitsräumen, Herausgabe von Fragebögen zum Ermitteln gesundheitlicher Beschwerden und die Prüfung ergonomischer Aspekte am Computerarbeitsplatz. Murray et al. (1981) konstatieren auf Basis dieser Studien, dass „die Testergebnisse bei den untersuchten Anwendern keine gefährliche Strahlenbelastung und keine übermäßige Gefährdung durch chemische Substanzen erbrachten". NIOSH stufte deshalb das routinemäßige Kontrollieren von Kathodenstrahlmonitoren als unnötig ein. Eine ähnliche Position bezieht die kanadische Schwesterorganisation Consumer and Clinical Radiation Hazards Division, Health and Welfare Canada (Charboneau 1982).

Trotz dieser Unbedenklichkeitserklärungen bleiben manche Forscher, Gewerkschaften, Arbeitgeber und Körperschaften des öffentlichen Rechts skeptisch. Benutzer von Kathodenstrahlmonitoren begründen manche körperlichen Beschwerden mit ihrer Bildschirmarbeit. Gegenwärtig gibt es aber keine Studien, die einen eindeutigen Ursache-Wirkungs-Zusammenhang zwischen Kathodenstrahlung und gesundheitlichen Beeinträchtigungen der Anwender belegen könnten. Gleichwohl sind weitere Forschungsarbeiten zum Effekt ionisierender, nichtionisierender und niederfrequenter elektromagnetischer Strahlung erforderlich. Dabei sollte das mögliche synergistische Zusammenwirken der vorgenannten Faktoren berücksichtigt werden.

Verantwortlich denkende und handelnde Pflegekräfte werden auch weiterhin die Literatur zum Thema verfolgen. Nur so werden sie in die Lage versetzt, im Sinne einer professionellen Entscheidungsfindung zwischen medial erzeugter Hysterie und interessengeleitetem Abwiegeln zu differenzieren.

Psychologische Aspekte

Psychologische Gesichtspunkte der Ergonomie am Computerarbeitsplatz wurden in erheblich geringerem Ausmaß untersucht, als dies für die physiologischen Aspekte der Fall ist. Das ist allerdings auch nicht anders zu erwarten, da physiologische Kriterien sich einfach leichter messen und quantifizieren lassen. Mit dem Sinken der Hardwarepreise, dem vermehrten Einsatz neuer und verbesserter Software und dem zunehmenden Wissen um die physiologischen Aspekte der Ergonomie ändert sich jedoch die Situation: Psychologische Fragen zur Mensch-Maschine-Beziehung drängen in den Vordergrund. Unglücklicherweise werden sie jedoch gelegentlich höchst subjektiv und emotionsbeladen angegangen.

Die Mensch-Maschine-Schnittstelle

Wer heute Computerprogramme entwickelt, berücksichtigt die kognitiven Fähigkeiten und Möglichkeiten des Anwenders, das heißt die Gedächtnisleistung und das visuelle Abtastvermögen des Nutzers, und bezieht sich unter Umständen auf mentale Modelle. Auf diese Weise konzipierte Programme erleichtern die Dateneingabe und das Verstehen der abgerufenen Informationen. Nachfolgend werden einige der Bereiche aufgelistet, die die beschriebene Programmiertechnik spiegeln:
- Dialogdesign: intelligente oder angepasste Schnittstellen
- Eingabemethoden: Fenster-, Bild-, Maus- und Cursorumgebung
- Bildschirmdesign: graphische Benutzerschnittstellen
- Techniken, die den Anwender auf eine Systemmeldung hinweisen: Einsatz von Farbe
- Einheitliches Erscheinungsbild der Anzeigen am Monitor, von Fehlermeldungen und Systemstatus

Natürlich gilt es zu bedenken, dass die hier genannten Techniken das subjektive Empfinden ihrer Befürworter und Anwender spiegeln. Ob die psychologischen und ergonomischen Bedürfnisse anderer Anwender gleichfalls abgedeckt werden, muss noch weiter erforscht werden. Im Kapitel 16 wird ein Verfahren vorgestellt, welches im Rahmen der Soft- und Hardwareauswahl beim Evaluieren des Nutzens von spezifischen Schnittstellen hilft.

Vielfalt bei Eingabe- und Ausgabemedien

Die Tastatur zur Dateneingabe wird heute von einer Vielzahl von Geräten und Verfahren ergänzt, während der monochrome Monitor zur Datenausgabe weitgehend überholt ist. So kann die Ein- und Ausgabe natürlichsprachlich erfolgen, Farbbildschirme, Computermäuse und physiologische Merkmale wie zum Beispiel der

Fingerabdruck unterstützen und erleichtern den Gebrauch der Tastatur. Der Hardwaremarkt offeriert berührungsempfindliche Bildschirme und Notebook-Systeme mit Eingabemöglichkeiten über Spezialstifte. Spracherkennungsprogramme unterstützen eine „natürlichere" Ein- und Ausgabe. Es gibt durchaus Anwender, die sich im Umgang mit Rechnern wohler fühlen, wenn sie zumindest beim Erstkontakt keine ausgeprägten Tippkenntnisse benötigen (im Kapitel 2 dieses Buches sind die vorgenannten Eingabemedien näher beschrieben).

Forschungsbedarf

Ergonomische Untersuchungen zur Computerarbeit haben bislang ein psychologisches Phänomen kaum berührt, nämlich die Frage nach den Auswirkungen automatisierter Arbeitsumgebungen auf das Verhalten eines Individuums in seiner Organisation. Verringert der zunehmende Einsatz von Rechnern die Sozialkontakte des Anwenders, mindert sogar seinen Wunsch danach? Ändern sich zwischenmenschliche Beziehungen und gruppendynamische Abläufe? Sinkt die Stressbelastbarkeit und steigt das Ausmaß an Angstgefühlen? Wird die Produktivität der Beschäftigten beeinflusst? Wir wissen es nicht. Doch Antworten hierauf sollten gesucht und gefunden werden.

Auch ob und wie Computer am Krankenbett die Pflege-Patient-Beziehung verändern, muss noch untersucht werden. Neue Technologien sind nicht nur hinsichtlich ihrer technischen Effizienz zu evaluieren, sondern auch hinsichtlich ihrer ergonomischen Effekte auf Patient und Pflegekraft.

Literatur

Charbonneau L (1982) The VDT controversy. The Canadian Nurse October:30
ISO 9241 Part 3. Online. Available: http://www.iso.ch
Murray WE, Cox C, Moss C, Parr W (1981) A Radiation and Industrial Hygiene Survey of Video Display Terminal Operation. National Institute of Occupational Safety and Health, Cincinnati
TFMS (1996) „Understand display screnn ergonomics." System Concepts Ltd. 18 pg. Online. Available: http://www.system-concepts.com/stds/hse4.html

Weiterführende Literatur
Bragg TL (1996) An ergonomics program for the health care setting. Nursing Management 27(7):58–62
Hasler RA (1996) Human factors design: What it is and how it can affect you? Journal of Intravenous Nursing 19(3 S):S5–8
TFMS. Using ergonomics standards for procurement and design. System Concepts Ltd. 15 pg. Online. Available: http://www.system-concepts.com/stds/hse5.html
Swanson NG, et al. NIOSH exploratory study on keyboard design finds no major differences in user comfort, fatigue. 2 pg. Online. Available: http://www.cdc.gov/niosh/keyboard.htmlStewart T. (1995) Ergonomics standards concerning human-system interaction: Visual displays, controls and environmental requirements. Applied Ergonomics 26(4):271–274

16 Usability – Systemnutzen

Kathy Momtahan

Einleitung

Systemnutzen – auf Englisch „usability" – wird definiert als „das Ausmaß, in dem ein Produkt von spezifischen Anwendern für deren Ziele mit der größtmöglichen Effektivität, Effizienz und Zufriedenheit in einem definierten Anwendungsrahmen eingesetzt werden kann" (ISO 1994, S. 2). Der von der ISO vorgelegte Standard zum Bestimmen des Systemnutzens umfasst 17 Kapitel, von denen viele keineswegs abgeschlossen sind (vgl. Kapitel 15). Hier nun sollen einige Methoden vorgestellt werden, die den Nutzen von Systemen konkreter werden lassen. Ausführlicher wird ein als heuristische Evaluation bezeichnetes Testverfahren diskutiert, welches in einer Krankenhausumgebung eingesetzt wurde. Auf themenbezogene Webseiten wird im Text verwiesen.

Arten von Testverfahren

Es existieren mehrere Methoden, die das Bestimmen des Systemnutzens erlauben. Zu den heute gebräuchlichsten Verfahren zählen anwenderorientierte Testmethoden, objektive Evaluationsprozesse und heuristische Evaluierungen, die gelegentlich auch als Inspektion des Nutzens klassifiziert werden (Nielsen u. Mack 1994) und schließlich Fragebögen.

Anwenderorientierte Testmethoden

Den zur Zeit „goldenen Standard" im Bestimmen des Systemnutzens bilden anwenderorientierte Testverfahren (Landauer 1995). Hierbei werden Aufgaben vorgegeben, die der Anwender am und mit dem System bearbeiten muss. Die Untersuchungsleiter beobachten den Systemnutzer, notieren Fehler und protokollieren den Testablauf über die Zeit. Man fordert die Testpersonen auf, ihre Gedanken beim Abarbeiten der Aufgabe laut zu formulieren. Natürlich gibt es verschiedene Wege, um anwenderorientierte Tests durchzuführen; sie alle stützen sich aber auf Methoden der Beobachtung. Anwenderorientierte Testverfahren und deren Methodik sind im Detail bei Nielsen (1997) beschrieben.

Objektive Evaluationsmethoden
Auch „objektive" Evaluationsmethoden kommen ohne von Menschen gemachte Vorgaben nicht aus. Sie formalisieren aber den Kontrollprozess, indem sie den Prüfer während der Evaluation anleiten. Die hierbei eingesetzten Richtlinien stimmen oft mit denen des ISO-9241-Standards überein. Der ISO-Prüfstandard 9241 wurde von Oppermann und Reiterer (1997) entwickelt und ist ein gutes Beispiel für eine objektive Evaluationsmethode.

Die heuristische Evaluation
Landauer (1995) beurteilt die heuristische Evaluation mit Bezug auf das Bestimmen des Nutzens von Systemen als „gute zweite Wahl". Die heuristische Evaluation stellt nach Nielsen (1992) eine inspizierende Prüfmethode dar. Sie arbeitet mit Prüfexperten, die den Nutzen einer Computerschnittstelle beurteilen. Dabei stützen sie sich auf Expertenwissen, Erfahrung und Heuristiken, also auf begründete Prinzipien und Hypothesen zum Untersuchungsgegenstand. Nachfolgend wird ein Kriterienkatalog mit Nützlichkeitsprinzipien wiedergegeben, den Nielsen (1994) als angemessenes Prüfinstrument für das Beurteilen einer gut konzipierten Schnittstelle vorschlägt. Nielsen (1994) hat diesen Katalog aus einer Faktorenanalyse abgeleitet, die 249 Fragen zum Systemnutzen behandelte.
1. *Informationen über den Systemstatus:*
Die Software sollte den Anwender jederzeit über den Systemzustand informieren. Dies muss durch angemessene Rückmeldungen innerhalb einer vernünftigen Reaktionszeit geschehen.
2. *Kongruenz zwischen System und Wirklichkeit:*
Das System sollte die Sprache des Anwenders benutzen. Worte, Phrasen und Konzepte, die der Anwender kennt, sind besser als systemorientierte Begriffe. In der realen Welt benutzte Konventionen sollten auch für das System gelten. Die Informationen müssen in einer natürlichen und logischen Ordnung angeboten werden.
3. *Systemkontrolle durch den Anwender und Verhalten bei Fehleingaben:*
Anwender machen bei der Wahl von Systemfunktionen gelegentlich Fehler und benötigen dann klar markierte „Notausgänge" ohne zähes Abarbeiten extensiver Dialoge. Das System muss Funktionen bereitstellen, die den zuletzt eingegebenen Befehl annullieren beziehungsweise wiederholen.
4. *Einheitlichkeit und Standardisierung:*
Der Anwender sollte sich nicht fragen müssen, ob unterschiedliche Begriffe, Situationen oder Handlungen ein und dasselbe bedeuten. Das System sollte den vorhandenen Plattformkonventionen folgen. Dies sind Richtlinien, die die Systementwickler beim Entwurf einheitlicher Benutzerschnittstellen unter einem spezifischen Betriebssystem über verschiedene Softwareprodukte hinweg unterstützen. Ein Beispiel hierfür ist der Leitfaden für einheitliche Benutzer-

schnittstellen von Microsoft (Microsoft User Interface Style Guide, Microsoft 1995).
5. *Fehlerprävention:*
Ein sorgfältiges Systemdesign sollte Fehlbedienungen von vornherein unterbinden. Dies ist besser als noch so gute Fehlermeldungen.
6. *Wiedererkennung ist besser als Erinnerung:*
Das System sollte Objekte, Aktionen und Optionen sichtbar machen. Der Anwender sollte nicht Informationen über mehrere Dialogboxen hinweg erinnern müssen. Anweisungen und Hilfen zum Systemgebrauch sind klar erkennbar anzuzeigen und sollten bei Bedarf leicht abrufbar sein.
7. *Flexibilität und Effizienz im Systemgebrauch:*
Kurzbefehle, die dem Neuanwender noch unbekannt sind, können die Interaktionen des Computerkundigen erheblich beschleunigen. Ein System sollte also so ausgelegt sein, dass neue und fortgeschrittene Anwender davon profitieren. Häufig benutzte Funktionsketten sollten in ihrem Ablauf automatisierbar sein.
8. *Ästhetisches und minimalistisches Design:*
Dialogboxen sollten auf irrelevante und selten genutzte Informationen verzichten. Jede zusätzliche Information konkurriert mit unbedingt notwendigen Informationen und reduziert deren leichte Erkennbarkeit.
9. *Unterstützung des Anwenders beim Erkennen, Diagnostizieren und Beseitigen von Fehlern:*
Fehlermeldungen sollten klar und präzis formuliert sein und nicht aus Zahlenkodes bestehen. Sie müssen das Problem genau beschreiben und einen konstruktiven Lösungsvorschlag anbieten.
10. *Hilfefunktion und Dokumentation:*
Am besten ist es, wenn sich ein System ohne Dokumentation nutzen lässt; manchmal sind Hilfefunktion und Dokumentation dennoch erforderlich. Informationen dieser Art müssen leicht zu suchen und zu finden sein, sollten sich auf die vom Benutzer durchgeführten Aufgaben beziehen und nachvollziehbare Bearbeitungsschritte vorschlagen. Hilfen und Dokumentationsmaterial dürfen nicht zu umfangreich sein.

Die hier vorgestellten Konzepte zum Bestimmen des Systemnutzens ähneln den Vorschlägen von Lowery und Martin (1990). Sie wurden von den Autoren als wichtige Instrumente bei der Evaluation von Software für den Gesundheitssektor eingestuft. Doch weder Nielsen (1992, 1994) noch Lowery und Martin ordnen ihre Konzepte nach dem Grad der Wichtigkeit. Nielsen (1997) empfiehlt, die heuristische Evaluation mit anderen Methoden der Bestimmung des Nutzens zu kombinieren. In Frage käme beispielsweise ein anwenderorientierter Test mit Personen, die mit dem zu testenden System tatsächlich arbeiten müssen. Beispiele für weitere heuristische Prüf- und Kontrollfragen sind die „ergonomischen Kriterien", wie sie von Scapin und Bastien (1997) entwickelt wurden. (Vergleichen Sie hierzu: http://www.cc.gatech.edu/classes/cs6751_97_winter/Topics/heur-eval und http://www.inria.fr/PRRT/RR-2326.html.)

Fragebögen

Fragebögen eignen sich, um Urteile über ein System aus Benutzersicht zu erhalten. In den letzten Jahren wurden zahlreiche solcher Fragebögen entwickelt. Nachfolgend seien einige Beispiele genannt:
- Der von Norman und Shneiderman (1989) entwickelte Fragebogen zum Bestimmen der Systemzufriedenheit von Anwendern (Questionnaire for User Interaction Satisfaction/QUIS 5.0):
http://www.lap.umd.edu/QUISFolder/quisHome.html
- Der von Lin, Choong und Salvendy (1997) entwickelte Fragebogen zum Test des Nutzens von Systemen (Purdue Usability Testing Questionnaire/PUTQ)
- Das Messinventar zum Bestimmen des Nutzens von Software (Software Usability Measurement Inventory/MUSiC 1992):
http://www.ua.ac.be/MAN/WP51/t38.html

Beispiel für einen Usability-Test in einer Krankenhausumgebung

Mit Hilfe der heuristischen Evaluation (Nielsen u. Molich 1990; Nielsen 1992) wurde die Mensch-Maschine-Schnittstelle eines automatisierten Medikamentenausgabe- und Verteilsystems an einer Krankenhausapotheke getestet (Momtahan 1997). Aufgrund ihrer Praktikabilität wurde die heuristische Evaluation einem anwenderorientierten Testverfahren vorgezogen. Die durchführenden Wissenschaftler mussten vier Monate ihrer Arbeitszeit investieren; jeder der am Verfahren beteiligten freiwilligen Testexperten hatte einen Zeitaufwand von acht Stunden. Das Zeitbudget der Apothekenmitarbeiter wurde dagegen kaum belastet. Aus Universität und Industrie konnten zehn Testexperten für die Evaluation gewonnen werden. Das automatisierte Medikamentenabgabesystem der Apotheke wurde von zwei Computern gesteuert. Der so genannte Systemrechner 2 steuerte die Ausgabemaschine und der so genannte Systemrechner 1 rief aus dem Großrechner des Krankenhauses alle Patienten- und Verordnungsinformationen ab. Diese Angaben wurden dann vom Systemrechner 1 in ein Format umgesetzt, das vom Systemrechner 2 gelesen werden konnte.

Da die Testexperten nicht direkt in die Maschinensoftware eingreifen durften, wurde ein Dokument mit Bildschirmaufnahmen der zwei Computerschnittstellen angelegt. In diesem Dokument wurden auch die Arbeitsabläufe der Apothekenmitarbeiter im Umgang mit der Ausgabe- und Verteilsoftware beschrieben. Die Testexperten konnten so die täglichen Arbeitsschritte der Mitarbeiter nachvollziehen. Erstellt wurde dieses Dokument von dem die Maschine betreuenden verantwortlichen Techniker zusammen mit der Apothekenleitung. Das Dokument wird übrigens auch weiterhin benutzt. Es dient neu eingestellten Apothekenmitarbeitern als Schulungsmaterial. Um die heuristische Evaluation der Apothekensoftware sowohl quantitativ als auch qualitativ durchführen zu können, wurde zusätzlich ein Fragebogen entworfen. Die nachfolgend aufgelisteten Beispielfragen basieren auf den von Nielsen (1994) entwickelten heuristischen Kategorien. Die vollständige Liste der in dieser Erhebung benutzten Fragen kann bei Momtahan (1997) nachgelesen werden.

Sichtbarkeit des Systemstatus
Das System informiert den Anwender

mangelhaft	ausreichend	befriedigend	gut	sehr gut
1	2	3	4	5

über seine aktuellen Arbeitsprozesse.

Entsprechungen zwischen System und Wirklichkeit
Das System präsentiert Informationen in ihrer logischen Ordnung.
Diese Aussage ist:

sehr richtig	richtig	weder noch	falsch	sehr falsch
1	2	3	4	5

Wiedererkennung im Vergleich zur Erinnerung
Stützt sich das System hinsichtlich der Funktionalitäten eher auf Wiedererkennung oder auf das Erinnerungsvermögen des Anwenders?

Erinnerung				Wiedererkennung
1	2	3	4	5

Erlernbarkeit des Systems im Vergleich zu seiner Bedienung nach der Lernphase:
Wenn Sie nur an die tägliche Routinearbeit des Dateientransfers und der Dateneingabe denken, wie leicht lassen sich dann nach Ihrer Meinung die Systemfunktionalitäten von neuen Mitarbeitern erlernen?

sehr schlecht	schlecht	weder noch	leicht	sehr leicht
1	2	3	4	5

Wie leicht geht einem Apothekenmitarbeiter die Dateiübertragung von der Hand, nachdem er die hierzu benötigten Systemfunktionalitäten beherrscht?

sehr schlecht	schlecht	weder noch	leicht	sehr leicht
1	2	3	4	5

Die Ergebnisse der Expertenbeurteilung

Das Rechnersystem 1 der Apothekenlösung lief auf einem Personal Computer unter Windows. Auch das Rechnersystem 2 war auf einem PC installiert, benutzte aber das alte DOS-Betriebssystem. Die Evaluationsexperten benannten als Hauptproblemfelder der System-1-Schnittstelle:

- Namen und Graphiken der Hauptmenüs sind verwirrend.
- Die Benutzeroberfläche der Schnittstelle enthält nichtfunktionale Informationen.
- Es wird nicht mitgeteilt, wie Aufgaben abzuschließen sind.
- Es gibt keine Strategien zur Fehlerprävention.

Als Hauptprobleme der System-2-Schnittstelle wurden die folgenden Mängel benannt:
- Überzogen hierarchisch aufgebaut
- Schlecht organisiert
- Schlecht und verwirrend gekennzeichnete Menüs und Funktionstasten
- Keine Unterstützung von Maßnahmen zur Fehlerprävention

Mensch-Maschine-Interaktion: Methoden zum Bestimmen des Systemnutzens und andere Techniken, die die Effizienz, Effektivität und Zufriedenheit im Systemgebrauch erhöhen

Der hier vorgestellte Fragebogen zeigt einen Weg, wie Softwareprodukte hinsichtlich des zu erwartenden und tatsächlichen Nutzens evaluiert werden können. Computerschnittstellen werden am aussagekräftigsten von „Doppelexperten" beurteilt. Sie kennen sich einerseits mit dem Einsatzfeld der zu testenden Software aus und haben Kenntnisse auf dem Sektor „Einfluss von menschlichen Faktoren". Solche Doppelexperten sind jedoch nur schwer zu finden. Die weiter oben beschriebene heuristische Evaluation der Apothekensoftware hatte ihre Schwachstellen. Eine davon war die Tatsache, dass die freiwilligen Evaluierer zwar Experten für das Prüfen von Mensch-Maschine-Schnittstellen waren, aber die Aufgaben und die Arbeitsumgebung einer Krankenhausapotheke nicht kannten. Hierzu mussten sie sich ausschließlich auf die Angaben des Untersuchungsleiters verlassen.

In Ergänzung zu Nielsens (1994) heuristischer Evaluationsmethode existieren zahlreiche andere Prüffragebögen, Checklisten und Kontrollprotokolle. Einige von ihnen werden in einem Sonderheft des Journals für *Behaviour & Information Technology* (1997) vorgestellt, das sich schwerpunktmäßig mit Evaluationsverfahren zum Bestimmen des Systemnutzens beschäftigt. Darüber hinaus gibt es zahlreiche Style Guides, so genannte Stilrichtlinien von Softwareproduzenten, die das Evaluieren einer Computerschnittstelle erleichtern (zum Beispiel: *Microsoft User Interface Style Guide*, Microsoft 1995). Solche Stilvorlagen unterstützen auch das Prüfen von Software für das Gesundheitswesen, die auf den entsprechenden Plattformen entwickelt wurde. Programmentwickler, die sich an die von Apple und Microsoft formulierten Konventionen zur Einheitlichkeit von Benutzeroberflächen halten, erleichtern dem Anwender das Wechseln von einem Programmpaket zu einem anderen. Wer beispielsweise mit der Textverarbeitung *Word for Windows* vertraut ist, sollte ohne neuerliches Erlernen der Softwareumgebung auch mit anderen Programmen arbeiten können, die für Windows entwickelt wurden. Einheitliche Benutzerschnittstellen auch der Softwarepakete, die in Krankenhäusern eingesetzt werden, garantieren einen effizienten Systemgebrauch. Der Weg hin zu einheitlichen Schnittstellen von Gesundheitsinformationssystemen ist jedoch noch lang.

Wenngleich effizienten Schnittstellen und Benutzeroberflächen von Software für den Gesundheitsbereich eine große Bedeutung zukommt, so ist der Nutzen der Software selbst noch höher zu veranschlagen. Dies heißt: Übernimmt die Software eine Funktion, die von den Anwendern auch tatsächlich als nutzbringend erachtet wird? Davis (1993) entwickelte einen Fragebogen, der den empfundenen Nutzen von Informationssystemen prüf- und nachvollziehbar macht. Die Ergebnisse seiner Untersuchungen zeigen, dass der empfundene Nutzen eines Systems in der Gesamtbeurteilung um 50 Prozent höher veranschlagt wird als eine leichte Bedienerführung.

Wichtige, hier nicht vorgestellte Forschungsansätze zur Interaktion von Mensch und Maschine, die gleichwohl von Interesse für Beschäftigte im Gesundheitswesen sein mögen, umfassen die folgenden Bereiche: Mentale Modelle (Norman 1983; Liu 1997; Wickens u. Carswell 1997), Aufgabenanalysen (Gilbreth 1914; Luczak 1997) und die Zuweisung von Funktionen (Fitts 1951; Sharit 1997). Durch die Umstellung auf computergestützte Informationsverarbeitung im Krankenhaus oder durch die Einführung neuer Systeme entsteht die Chance, Arbeitsabläufe und Arbeitszuweisungen neu zu bestimmen. Ebenso bietet sich die Möglichkeit, die Organisation von Informationen neu zu bewerten. Dies betrifft insbesondere die Krankenakte.

Zusammenfassung

In diesem Kapitel wurden Konzepte zum Bestimmen des Systemnutzens vorgestellt. Als Beispiel eines Evaluationsprozesses wurde das automatisierte Medikamentenabgabe- und Verteilsystem einer Krankenhausapotheke beschrieben, das mit zwei interagierenden Rechnersystemen arbeitet. Deren Mensch-Maschine-Schnittstellen wurden heuristisch evaluiert. Vor einer Kaufentscheidung durchgeführte Untersuchungen zum Systemnutzen können Probleme aufzeigen und vermeiden helfen, denen der Anwender möglicherweise sonst begegnet wäre. Evaluierungen liefern also für die Kaufentscheidung wichtige Zusatzinformationen. Nützlichkeitsprüfungen eröffnen ferner die Option, mit den Herstellern des Softwarepaketes oder den hausinternen Entwicklern sach- und problembezogen zu kommunizieren. Mit Hilfe einer Aufgabenanalyse sollte bestimmt werden, welches die beste Arbeitsmethode ist und welche Aufgabenteile sinnvollerweise von klinischen Mitarbeitern beziehungsweise vom Informationssystem übernommen werden. Geschieht dies unter Kenntnis von Evaluationsmethoden, die den Nutzen einer Software bestimmen helfen, und wird demzufolge eine von Mitarbeitern als nützlich erachtete Software eingekauft, so wird diese Software auch benutzt werden. Denn Software, die nicht oder nur unzureichend genutzt wird, ist eine Fehlinvestition, die sich mit den beschriebenen Maßnahmen vermeiden lässt.

Literatur

Davis FD (1993) User acceptance of information technology: System characteristics, user perceptions and behavorial impacts. International Journal of Man-Machine Studies 38:475–487

Fitts PM (1951) Human engineering for an effective air-navigation and traffic-control system. Report No. 593420. National Research Council, Washington, DC

Gilbreth LE (1914) The Psychology of Management: The Function of the Mind in Determining, Teaching and Installing Methods of Least Waste. Sturgis, New York

International Standards Organization (1994) Ergonomic requirements for office work with visual display terminals (VDTs), Part 11: Guidance on usability (draft standard). ISO/DIS 9241-11. Geneva: International Organization for Standardization

Landauer TK (1995) The Trouble with Computers: Usefulness, Usability, and Productivity. MIT Press, Cambridge, USA

Lin HX, Choong Y, Salvendy G (1997) A proposed index of usability: A method for comparing the relative usability of different software systems. Behaviour & Information Technology 16(4/5):267–278

Liu Y (1997) Software-user interface design. In: Salvendy G (ed.) Handbook of Human Factors and Ergonomics, 2nd edn. Wiley, New York, pp 1689–1724

Lowery JC, Martin JB (1990) Evaluation of healthcare software from a usability perspective. Journal of Medical Systems 14(1/2):17–29

Luczak H (1997) Task analysis. In: Salvendy G (ed.) Handbook of Human Factors and Ergonomics, 2nd edn. Wiley, New York, pp 340–416

Microsoft (1995) The Windows Interface Guidelines for Software Design. Microsoft Press, Redmond, WA

Momtahan KL (1997) Introducing new technology into hospitals – A case study of pharmacy automation during hospital restructuring. Doctoral dissertation, Carleton University, Ottawa

MuSiC (1992) Metrics for usability standards in computing (ESPRIT II Project 5429). National Physical Laboratory, UK

Nielsen J (1992) Finding usability problems through heuristic evaluation. Proceedings ACM CHI '92 Conference (Monterey, CA, May 3–7), pp 373–380.

Nielsen J (1994) Enhancing the explanatory power of usability heuristics. Proceedings ACM CHI '94 Conference (Boston, MA, April 24–28

Nielsen J (1997) Usability testing. In: Salvendy G (ed.) Handbook of Human Factors and Ergonomics, 2nd Ed. Wiley, New York, pp 1543–1568

Nielsen J, Mack RL (1994) Usability Inspection Methods. Wiley, New York

Nielsen J, Molich R (1990) Heuristic evaluation of user interfaces. Proceedings ACM CHI '90 Conference (Seattle, WA, April 1–5), 249–256

Norman DA (1983) Some observations on mental models. In: Gentner D, Stevens AL (eds) Mental Models. Erlbaum, Hillsdale, N.J.

Oppermann R, Reiterer H (1997) Software evaluation using the 9241 evaluator. Behaviour and Information Technology 16(4/5):232–245

Scapin DL, Bastien JMC (1997) Ergonomic criteria for evaluating the ergonomic quality of interactive systems. Behaviour Information Technology 16(4/5):220–231

Sharit J (1997) Allocation of functions. In: Salvendy G (ed.) Handbook of Human Factors and Ergonomics, 2nd edn. Wiley, New York, pp 301–339

Wickens CD, Carswell CM (1997) Information processing. In: Salvendy G (ed.) Handbook of Human Factors and Ergonomics, 2nd edn. Wiley, New York, pp 89–129

Weiterführende Literatur
Carroll JM (1997) Human-computer interaction: Psychology as a science of design. Annual Review of Psychology 48:61–83
Salvendy G (1997) Handbook of Human Factors and Ergonomics, 2nd edn. Wiley, New York
Scapin DL, Berns T (1997) Usability evaluation methods. Behaviour Information Technology 16(4/5) (Special issue)

17 Notfallplanung für und in der Informationstechnik

Einleitung

Was Notfallplanung ist, kann sehr unterschiedlich aufgefasst werden. Dies können Pläne zum Ersatz beschädigter Computersysteme und zum Wiederherstellen ganz oder teilweise vernichteter Daten sein. Man versteht darunter aber auch Maßgaben, die das Funktionieren wesentlicher Aufgaben von Krankenhaus und Pflege selbst bei Systemausfällen garantieren. Auch Pläne, die der Prävention von IT-Ausfällen dienen, können unter den Begriff Notfallplanung fallen. Und schließlich kann hierzu jeder Maßnahmenkatalog zählen, den eine Organisation für Krisensituationen bereit hält.

Notfallplanung ist dies alles und noch mehr. Es sollen hier darunter alle Maßnahmen verstanden werden, die die Arbeitsfähigkeit einer Organisation bei natürlichen oder von Menschen verursachten Katastrophen sichern und den Einfluss eines solchen Ereignisses auf Patient, Personal und Gebäude minimieren. Wer Notfallpläne erstellt, findet sich mit einem angsterregenden Begriffsarsenal konfrontiert. Man liest von *hot sites* (Schutzräume mit vollständiger IT-Ausstattung, die das Duplizieren funktionskritischer Datenbestände erlaubt), *warm sites* (Schutzräume mit unvollständiger IT-Ausstattung), *cold sites* (Schutzräume ohne IT-Ausstattung, die jedoch für die Aufnahme von IT-Geräten vorbereitet sind), Notstromversorgung, elektronischem Überlastschutz, Hochgeschwindigkeitsnetze, Satellitenkommunikation, externen Datenbunkern und mobiler Datenrettung...! Was hat das alles mit Pflegeinformatik zu tun?

Bislang wurde die Pflege in die IT-Notfallplanung nicht einbezogen. Dies wird sich ändern, da auch die Pflegekraft zunehmend von Informationssystemen abhängt, und es muss sich ändern, um die Patientenversorgung auch wirklich sicher zu stellen. IT-Notfallpläne beschreiben alle Aktionen, die vor, während und nach einem ernsten Zwischenfall durchzuführen sind. Die dokumentierten Maßnahmen müssen regelmäßig getestet und auf den letzten Stand gebracht werden. Nur so lässt sich im Fall des Falles die Funktionsfähigkeit einer Einrichtung und die Verfügbarkeit notwendiger Daten gewährleisten. Das Ziel aller Planungen besteht darin, auch im Notfall die Arbeitsfähigkeit einer Institution zu erhalten und ein geordnetes Wiederherstellen beschädigter oder verlorener Daten zu ermöglichen (Wold 1997). Selbst in kleinen oder kleinsten Einrichtungen müssen Notfallpläne mit formaler Strenge erstellt werden, wenn sie den Aufgaben angemessen, komplett und wirkungsvoll sein sollen. Maßnahmen, die nur informell und beiläufig besprochen wurden, stellen keine wirkliche Hilfe dar. Am schlimmsten ist jedoch eine Vogel-Strauß-Politik. Denken Sie auch immer daran, dass Notfallplanung ein kontinuierlicher Prozess ist, der Änderungen in einer Organisation miterfassen muss.

Der Planungsprozess

Notfallpläne entstehen unter Berücksichtigung der nachfolgend genannten Einzelschritte:
- Risikoidentifikation: Mit welchen Problemen ist zu rechnen?
- Risikoanalyse: Welche Auswirkungen haben die identifizierten Probleme?
- Risikoreihung: Welche Probleme wiegen am schwersten?
- Risikoverminderung: Wie lassen sich die Auswirkungen identifizierter Probleme verringern?
- Risikomanagement: Wie lassen sich die vorgenannten Punkte im Notfallplan umsetzen?
- Risiko- und Plankontrolle: Sind unsere Maßnahmen zur Risikokontrolle effizient?

Abb. 17.1.
Der Prozess der Notfallplanung

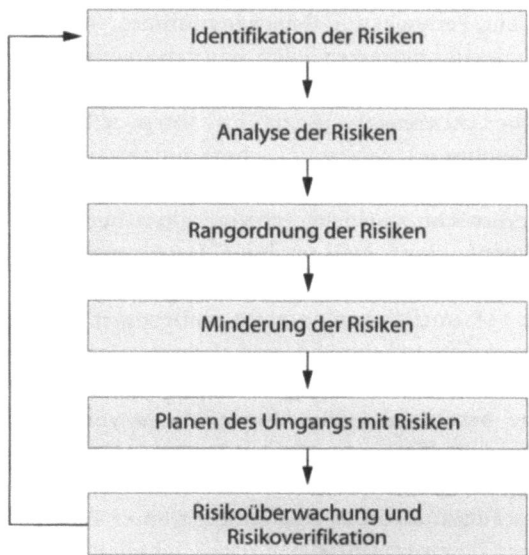

Das Flussdiagramm in Abb. 17.1 zeigt, wie die vorgenannten Überlegungen zusammenwirken.

Das Planungsteam

Wie für alle Planungen gilt auch für die Notfallplanung: die hierfür notwendigen Konzepte werden am besten von denen entwickelt, die sie im Fall des Falles auch umsetzen müssen. Als Mitglieder des Planungskomitees sollten der geschäftsführende Direktor, der EDV-Leiter und Vertreter aller Arbeitsbereiche einer Organisation fungieren. Dieses Team kann um einen von der Organisation benannten Schutzbeauftragten ergänzt werden. Notfallpläne lassen sich komplett in Eigenregie, mit Hilfe eines fachlich spezialisierten Softwareherstellers oder auch unter Einbeziehung eines externen Notfallberaters erstellen. Zumeist bringt eine Kombination der vorgenannten Strategien den größten Nutzen. Zahlreiche kommerziell erhältliche Softwareprodukte können das Planungsteam in seiner Arbeit unterstützen. Darüber hinaus existieren nationale und regionale Berufsverbände für Notfallplaner, die der Neuling auf diesem Gebiet kontaktieren kann. Die Webseiten des *Disaster Recovery Journal*, einer Zeitschrift für Notfallplanung, unter der Adresse http://www.drj.com informieren über die Fachterminologie, weisen auf Konferenzen hin, stellen Beispielpläne bereit und verweisen auf themenbezogene Aktivitäten anderer Organisationen.

Risikoidentifikation

Am Beginn eines Notfallplans steht die Risikoabschätzung. Das Planungsteam versammelt sich und definiert potenzielle Gefahrenquellen und Gefahrensituationen. Dies ist allerdings für eine Risikoabschätzung kein guter Ausgangspunkt. Das Verfahren begrenzt die identifizierten Risiken auf diejenigen, die zum Zeitpunkt der Erhebung individuell vorgebracht wurden. Themen, die nicht als Risiken erkannt wurden, werden nicht diskutiert. Aber auch auf den ersten Blick unkritische Risiken können im Zusammenspiel eine kritische Masse erreichen und dann in einen Notfall münden. Man vermeidet diese Falle, indem man alle Ideen zum Thema assoziativ sammelt und auch vordergründig abwegige Gedanken zulässt.

Aus der so erstellten Gefahrenliste werden die offensichtlichen Risiken herausgenommen, während die verbleibenden Themen weiter analysiert werden. Auch in der Institution umlaufende Projektpläne sollten auf mögliche Risiken hin durchgesehen werden. Eine besondere Technik, die Gefahrenquellen erkennen lässt, betrachtet die Zeitpunkte in einem Projekt, an denen Entscheidungen getroffen werden. Man versucht herauszufinden, wann die Entscheidungen unangemessenen und nicht sachgerechten Einflüssen unterliegen. Mit Hilfe der vorgenannten Methoden sollten sich die meisten Risiken inklusive der kritischen Gefahrenquellen dingfest machen lassen. Die nachfolgend wiedergegebene Risikocheckliste benennt Risiken, auf die die Anwender von Pflegeinformationssystemen ihr Augenmerk richten sollten (Regierung der kanadischen Provinz Alberta 1987; Wold u. Shriver 1997).

Potenzielle Gefahrenquellen

Natürliche Risiken
1. Klima: Welche im Bereich Dokumentation und Archivierung eingesetzten Materialien reagieren besonders empfindlich auf extreme klimatische Veränderungen und Temperaturschwankungen? Befindet sich die Einrichtung in einem Gebiet mit besonders schweren und langen Schneefällen, Stürmen und Regen?
2. Topographie: Befindet sich das Gebäude an einem See oder Fluss? Gefährdet der Wasserpegel das Kellergeschoss? Spielen Lawinen, Erdbeben und Erdrutsche in der Region eine Rolle?

Technische Risiken
1. Baustruktur: Besitzt das Gebäudedach Oberlichtöffnungen, Zugänge und Wasserdränagen? Gibt es Wasser- und Kanalisationsleitungen im Archivbereich?
2. Gefahrgüter: Sind Druckflaschen mit medizinischen Gasen, Lösungsmittel oder Farben in Archivnähe gelagert? Ist das Personal im Umgang mit Gefahrgütern geschult?
3. Gebäudetechnik: Werden Wasser- und Stromleitungen, Feuermelder, Feuerlöscher und andere Geräte der Sicherheitstechnik regelmäßig gewartet? Sind die Lagezeichnungen zur Sicherheitstechnik auf dem aktuellen Stand? Existieren Duplikate dieser Pläne und sind sie sicher untergebracht?
4. Hausdienste: Für welche Hausdienste sind Sie verantwortlich? Was ist mit Kaminen und Telefonschächten? Gibt es aktuelle Lageskizzen? Sind in diesen auch die Hauptschalter eingezeichnet? Gibt es hiervon Duplikate? Reicht der Wasserdruck zur Feuerbekämpfung?
5. Informationssysteme: Gibt es ein Sekundärsystem, das die Funktionen des Primärsystems übernehmen kann? Welche Hilfen gibt es beim Versagen der Systemsoftware oder beim Ausfall der Anwendungssoftware?

Vom Menschen zu verantwortende Risiken
Können nicht autorisierte Personen die zentralen EDV-Räume betreten oder sich Zugang zum Informationssystem verschaffen? Gibt es Sicherheitsvorkehrungen und Bestimmungen für den Fall von Bombendrohungen, Erpressung, Einbruch, Streik und Computerkriminalität?

Risikoanalyse

Dokumente

Wer eine Risikoanalyse durchführt, muss den Wert der Dokumente bestimmen, die es zu schützen gilt. Die nachfolgend genannten Faktoren sollten berücksichtigt werden:
1. Wie teuer war es, die zu schützenden Dokumente zu erzeugen? Wie hoch sind die Kosten, wenn diese Dokumente jetzt neu erstellt werden müssten?
2. Berühren die gespeicherten und archivierten Informationen schutzwürdige Rechte von Einzelpersonen oder von Forschergruppen. Sind Geschäftsinteressen der Einrichtung betroffen?
3. Sind die abgelegten Informationen komplet oder müssten bei einer eventuellen Neuanlage Zusatzdokumente beschafft werden?
4. Wie verfügbar sind die abgelegten Informationen? Können gespeicherte Informationen ohne großen Zeitaufwand auch von einer anderen Quelle geliefert werden, so reduziert sich ihr Wert.

Es gibt zwei Ansätze, um den Wert wichtiger Dokumente für Versicherungszwecke zu bestimmen:
- Neuanlage der Information: Kalkulieren Sie die Kosten, wenn Informationen aus Papierdokumenten wie Forschungsunterlagen, Erhebungen und Entwürfen zusammengeführt werden müssen und die Kosten, die für die Informationserstellung auf dieser Basis entstehen. Man multipliziert hierzu die Anzahl der geschätzten Personenstunden mit dem Preis pro Arbeitsstunde.
- Reproduktion der Dokumente: Kalkulieren Sie die Kosten für das Duplizieren Ihrer unabdingbaren Informationen für ein geschütztes Außer-Haus-Archiv oder die Kosten für die Reproduktion Ihres Außer-Haus-Archivs für den Einsatz nach einem Notfall. Einer solchen Schätzung am leichtesten zugänglich sind Papierdokumente, dicht gefolgt von Magnet- und Filmaufzeichnungen.

So viel ist sicher: Das Duplizieren von Dokumenten ist billiger als ihre Neuanlage nach Zerstörung oder Verlust. Wer beispielsweise hundert Kubikmeter dokumentiertes Material verliert, wird für eine Wiederbeschaffung mindestens einen fünfstelligen Betrag ausgeben müssen. Wer dagegen außer Haus gelagerte Sicherungskopien besitzt, kommt mit den Kosten für deren Transport aus. Gleichwohl sollte die Duplikation von Dokumenten sich in einem eng definierten Rahmen bewegen und auf die preiswertesten Reproduktionsmaterialien zugreifen, die aber ein einwandfreies Arbeiten mit den kopierten Dokumenten erlauben. Denken Sie daran: Sie versichern die Information, nicht das Speichermedium. Und berücksichtigen Sie die nachfolgend aufgelisteten Fragen:
1. Können die Originaldokumente ohne größere Beeinträchtigungen an einem sichereren Ort untergebracht werden?
2. Ist das Dokument in identischer Form noch an einem anderen Ort verfügbar? Beispielsweise in einem Außenbüro, einer anderen Abteilung oder bei einer Regierungsstelle?

3. Reichen Dokumentenauszüge oder Zusammenfassungen für eine sinnvolle Arbeit aus oder muss das komplette Originaldokument herangezogen werden?
4. Lässt sich mit einer Zusammenfassung des Dokumentes arbeiten oder ist das detaillierte Original erforderlich? Wird beispielsweise die vollständige Personalakte benötigt oder reicht ein kurzer Lebenslauf?
5. Wie werden die Dokumente vorgehalten? In gedruckter Form, maschinenlesbar, in aufbereiteter Form als Jahresbericht oder als zusätzlich angefertigte Kopie?

Prozessdatenverarbeitung

Auch mit Computerhilfe realisierte technische Dienstleistungen können in Notsituationen ausfallen, stellen also ein zu berücksichtigendes Risiko dar. Hierunter fallen beispielsweise rechnergestützt applizierte Infusionen und computergestützte Medikamentenverteilsysteme. Auch Licht, Heizung und Aufzüge werden vielerorts automatisch gesteuert. Schwestern und Pfleger wissen was es bedeutet, wenn auch nur ein computerbasierter IV-Infusomat ausfällt. Größere Störungen in der Stromversorgung oder anderweitig bedingte Systemausfälle können für eine Intensivpflegeeinheit zur Katastrophe werden. Sorgfältig ausgearbeitete Notfallpläne sind deshalb ein unverzichtbares Muss.

Das Einstufen von Risiken

Risikoeinstufung beschäftigt sich mit dem Bestimmen der Risikoexposition beziehungsweise der Risikoeinflüsse (Baxter 1991):

Risikoexposition = (Wahrscheinlichkeit eines ungünstigen Ausgangs) × (Verlust bei ungünstigem Ausgang)

Welches sind nun die Bestandteile eines „ungünstigen Ausgangs"? Dies können Kostensteigerungen sein, Zeitverzögerungen, reduzierte Qualität der erbrachten Leistung oder sogar eine unbefriedigende Entwicklung des Gesamtsystems. Mit dem Ordnen und Einstufen der Risikoquellen erhält der Notfallmanager eine Rangliste der Gefahrenquellen. Risiken mit oberster Priorität verlangen sofortiges Handeln, während als niedrig eingestufte Risiken zwar auch Verluste mit sich bringen, aber relativ unwahrscheinlich sind. Am unteren Ende der Risikoskala finden sich solche Gefahren, die zwar in einer Notsituation sehr wahrscheinlich sind, jedoch keine oder nur geringe Kostenwirkung besitzen. Ebenfalls am unteren Ende der Risikoliste befinden sich sehr unwahrscheinliche Risiken. Welche Risikominimierungsstrategien verwendet werden, hängt ganz von der Art der durchgeführten Risikoanalyse ab. Wurde ein quantitatives Analyseverfahren gewählt, so kann man Maßzahlen festlegen, die die Risikoebene einer avisierten Lösung beschreiben. Der Projektmanager mag dann unter diesen Werten seine Wahl treffen.

Risikoreduktion kostet Geld. Wie viel Geld, kann mit Hilfe einer Verhältnisgröße kalkuliert werden. Diese Größe erfasst die Risikoexposition vor und nach der Risikominimierung und setzt sie in ein Verhältnis zu den Kosten dieses Prozesses. Man erhält ein relatives Kosten-Nutzen-Maß, welches die Rangliste der

Risiken näher spezifiziert. Die im Rahmen der Risikominderung vorzunehmenden Aktivitäten werden fassbarer. Vielleicht entscheidet sich das Planungsteam dann sogar dafür, mit bestimmten Risiken leben zu wollen.

Risikoreduktion

Wer seine Dokumente schützen will, kann auch mit einfachen Mitteln schon einiges erreichen. Nachfolgend werden offensichtliche, gleichwohl oft missachtete Vorschläge hierzu genannt (Regierung der kanadischen Provinz Alberta 1992).

Prävention
- Durch- und Zugänge im Archivbereich dürfen nicht zugestellt werden.
- Dokumente dürfen nie auf dem Fußboden gelagert werden.
- Originaldokumente dürfen nicht über Nacht auf dem Schreibtisch bleiben.
- Filmdokumente auf Zellulose-Nitrat-Basis müssen von den anderen Aufzeichnungen getrennt aufbewahrt werden und sind mit oberster Priorität auf ein ungefährlicheres Medium zu kopieren. Zellulose-Nitrat-Filme sind leicht entflammbar und zerfallen allmählich unter normalen Lagerungsbedingungen. Sie setzen Gase frei, die Papier und Filmmaterialien zerstören.
- Dokumente dürfen nicht zu dicht gepackt werden. Unter Wassereinfluss können sie sonst so stark schwellen, dass sie aus dem Regal herausfallen.
- Regalbretter sollen nicht bis zum Rand mit Dokumenten voll gepackt werden. Man verhindert beziehungsweise erschwert so das vertikale Übergreifen von Flammen.
- Kellerräume sind ein schlechtes Archiv. Wasser sucht sich immer den niedrigsten Punkt.
- Überprüfen Sie alle Archivbereiche, in denen Röhren und Fenster Kondenswasserspuren zeigen.
- Regale müssen mindestens 30 Zentimeter von den Außenwänden, 8 Zentimeter von Innenwänden und 10 Zentimeter vom Boden entfernt montiert sein.
- Wertvollere Dokumente werden auf den höheren Regalböden und in den oberen Geschossen untergebracht.
- Archivräume dürfen nicht mit Teppichboden ausgelegt sein, denn er zieht Wasser und behindert eine wirkungsvolle Dränage. Die Raumtemperatur und die relative Luftfeuchtigkeit lassen sich nur schwer konstant halten.
- Installieren Sie Feuermelder und Feuerlöscher. Vergessen Sie nicht deren Wartung.

Vorgehensweisen bei der Risikoreduktion
Präventive Maßnahmen zur Risikominderung beziehen sich auf den Schutz von Dokumenten und auf ihre Wiederherstellung nach Beschädigung oder Verlust. Dabei unterscheidet man täglich, monatlich und jährlich durchzuführende Aktionen. Einige Beispiele: Von allen Computerdateien müssen jeweils aktuelle

Sicherungskopien angelegt werden; Benutzerkennungen und Passwörter sind jährlich zu überprüfen; Sicherungskopien dürfen nicht in dem Raum archiviert werden, in dem sich das System mit den Originaldateien befindet; Arbeitsplatzbesichtigungen sind regelmäßig durchzuführen; gleiches gilt für die Kontrolle von Rauchmeldern, Sprinklersystemen und Feuerlöschern. Das Ziel aller präventiven Handlungen besteht darin, unterschiedlichen Notsituationen vorzubeugen und den korrekten Ablauf gegebenenfalls notwendiger Maßnahmen zu sichern.

Wie sich Dokumente wiederherstellen lassen
Das Planungsteam muss alle Optionen zum Wiederherstellen verlorener oder beschädigter Daten prüfen, bevor ein formalisierter Notfallplan aufgestellt werden kann. Die folgenden Optionen seien hier genannt:
- Ausgelagerte Datenarchivierung in *hot sites, warm sites* oder *cold sites* (Räume mit vollständiger, teilweiser und ohne Informationstechnik)
- Wechselseitige Verträge zur Datenarchivierung mit anderen Organisationen
- Archivierung in mehreren Datenzentren und auf mehreren Rechnern
- Vereinbarungen mit vielen Organisationen zur gemeinsamen Datenarchivierung

Man sollte versuchen, diejenige Strategie zum Wiederherstellen von Daten zu wählen, die den Bedürfnissen der eigenen Institution am besten gerecht wird und nicht unbedingt auf die neusten und modernsten technologischen Lösungen setzen.

Der Notfallplan

Erarbeiten Sie einen schriftlich fixierten Plan. Notfallplanung bedeutet mehr als Außer-Haus-Archivierung und Datensicherung. Vollständige Notfallpläne berücksichtigen alle wesentlichen Abläufe und Funktionen einer Organisation. Handelt es sich um eine Einrichtung des Gesundheitswesens, müssen Pflegekräfte an der Notfallplanung beteiligt sein. Sie wissen, welche Funktionen für die Patientenversorgung unverzichtbar sind.

Notfallpläne müssen alle notwendigen Informationen bereitstellen, die sowohl das Weiterentwickeln des Plans als auch seine Durchführung erlauben. Werden Standardvorlagen für abteilungsbezogene Planungen verwendet, so wird die Informationssammlung erleichtert und eine effiziente Fortschreibung des Notfallplans unterstützt. Nachfolgend werden einige Hinweise für das Erstellen eines solchen Dokuments abgedruckt (Regierung der kanadischen Provinz Alberta 1992; Wold 1997; Wold u. Shriver 1997; Hussong 1997).
- Kapitel 1: Einführung und Zweck
  Formulieren Sie, warum der Plan entwickelt wurde und welche Ziele er verfolgt. Nennen Sie die Mitglieder des Planungsteams und erklären Sie, wie der Plan aktualisiert wird.

- Kapitel 2: Zuständigkeiten
  Beschreiben Sie die Zuständigkeiten sowohl für die Planerstellung als auch für seine Durchführung. Hier sollten auch die Personen benannt werden, die während eines Notfalls für die Dokumente verantwortlich sind, das heißt die Personen, die die Durchführung des Planes koordinieren einschließlich ihrer Stellvertreter.
- Kapitel 3: Anwendungsbereiche
  Dieser Teil des Plans besteht zumeist aus drei Abschnitten.
  a) Ereignisse, die der Plan abdeckt: Nennen Sie jede Notfallart, die im Plan berücksichtigt wird. Beschreiben Sie für jede Notfallart die Umstände, die ihn herbeiführen können und verweisen Sie auf die potenziellen Wirkungen des Notfalls auf die Einrichtung oder Abteilung. Die folgenschwersten beziehungsweise wahrscheinlichsten Notfälle werden zuerst genannt.
  b) Orte und Räume, die der Plan berücksichtigt: Sind die Akten einer Abteilung nur an einem einzigen Ort archiviert, so können die nachfolgenden Ausführungen unberücksichtigt bleiben. Existieren aber Archive in mehreren Räumen oder Gebäuden, so beschreiben Sie jetzt, welche Bereiche der Plan abdeckt und unter welchen Umständen der Plan auf welchen Archivort anzuwenden ist. Alternativ können Notfallpläne getrennt für jeden Archivort erstellt werden. Die nachfolgend genannte Informationstechnik ist auf jeden Fall zu berücksichtigen: zentrale Server, Personal Computer, Rechnersysteme im Krankenzimmer, Daten- und Sprachkommunikation.
  c) Beziehung zu anderen Plänen: Besitzt eine Organisation weitere Notfallkonzepte wie zum Beispiel einen Brandschutzplan oder Richtlinien für die medizinische Notversorgung, so empfiehlt es sich, das Zusammenwirken dieser Pläne zu beschreiben. Auch sollte gesagt werden, wann diese Pläne einzeln oder zusammen durchzuführen sind.
- Kapitel 4: Notfallmaßnahmen
  Theorien, die sich mit der Wiederaufnahme des Geschäftsbetriebs nach einem Störfall beschäftigen, empfehlen das Duplizieren wichtiger Dokumente und deren Lagerung außer Haus. Manche Akten aber sind zu umfangreich oder auch zu wertvoll, um ohne Aufwand kopiert werden zu können. Manchmal muss es einfach das Original sein. Darüber hinaus ändern sich die Dokumente ja auch ständig. Realistisch abgefasste Notfallpläne berücksichtigen deshalb, dass Akten auch aus beschädigten und evakuierten Gebäuden zu bergen sind. In dieses Kapitel des Notfallplans sollten noch die folgenden Punkte aufgenommen werden:
  - Wer bestimmt, wann und unter welchen Bedingungen Notfallmaßnahmen durchgeführt werden müssen? Wer koordiniert die Umsetzung?
  - An welchem Ort befinden sich die Räume der Einsatzleitung? Dies ist gleichzeitig der Treffpunkt für das Notfallteam.

- Es muss ein Gebäudeplan existieren, der die Lagerstätten aller wichtigen Dokumente lokalisiert.
- Die Durchführungsanweisungen des Notfallplans müssen an einem zweiten, geschützten Ort hinterlegt werden. Dies kann beispielsweise ein Schutzraum außerhalb des Hauptgebäudes sein oder eine mobile Einrichtung.
- Wie nach einem Notfall die Sprach- und Datenkommunikation wiederhergestellt wird, ist detailliert zu beschreiben und muss die Kommunikation mit einem IT-Notraum berücksichtigen.
- Notfallpläne müssen getestet werden. Benennen Sie deshalb Testverfahren, Testteilnehmer und Testverantwortlichkeiten.
- Ergänzen Sie den Plan um Maßnahmen, die seine Aktualität garantieren.

Wer für den Fall des Falles vorbeugen will, sollte sich die folgenden Fragen stellen (DRIE Digest 1992).

- *Speicherung*
  Werden alle wichtigen Dokumente in feuersicheren Räumen/Kellern/Schränken archiviert? Ist die jeweilige Brandschutzkategorie ausreichend? Sind die Räume zum Archivieren magnetisch gespeicherter Dokumente geeignet und sind sie gegen Wasserschäden geschützt?
- *Sicherheit*
  Werden die Räume/Keller/Schränke bei einem Notfall verschlossen? Wie werden Dokumente, die gerade ausgeliehen sind, gesichert?
- *Zugang*
  Wie wollen Sie sich zu abgesperrten Gebäuden oder Gebäudeteilen Zugang verschaffen? Wer übernimmt die Bergung des Materials?
- *Identifikation*
  Wenn Sie nur wenige Archivmaterialien bergen dürfen: Wie bestimmen Sie, was wichtig und was unwichtig ist?
- *Wiederherstellung*
  Wissen Sie, wie man angekohlte oder durchnässte Dokumente wieder lesbar macht?

Ergänzungen

Scheuen Sie sich nicht, dem Notfallplan Anlagen beizufügen. Anlagen behandeln Themenfelder, die den Erfolg des Plans sichern sollen, sich aber so oft ändern, dass sie sinnvollerweise nicht in die Kapitel 1 bis 4 des Notfallplans integriert werden. In Anlagen werden typischerweise die folgenden Themen behandelt:

- Personallisten; Organigramme, die die Beziehungen einer Abteilung zu anderen Verwaltungseinheiten zeigen (zum Beispiel zur Stadtverwaltung oder zu Regionalbehörden); Organisationsschema des Notfallteams innerhalb einer Abteilung. Weitere Graphiken können die Beziehungen einer Abteilung zu lokalen Hilfsdiensten, wie beispielsweise dem Roten Kreuz, nachzeichnen.
- Telefonliste von Personen, die für das Durchführen des Notfallplans bedeutsam sind. Neben der Telefonnummer sind hier Name, Titel, Adresse und spezifische Zuständigkeit zu notieren.

- Kontaktlisten zu Organisationen außerhalb der Einrichtung: Feuerwehr, Polizei, Stadtwerke, Telefongesellschaften, Krankenhäuser und ambulante Hilfsdienste, Installateure, Elektriker und Glasereien, private Sicherheitsdienste, Kammerjäger und Anwälte. Begründen Sie, warum welche Personen zu kontaktieren sind und welche Hilfsdienste von ihnen erwartet werden. Kontaktlisten müssen mindestens jährlich aktualisiert werden.
- Bestandslisten wichtiger Dokumente und Ranglisten ihrer Schutzwürdigkeit. Hier sind die Kosten für Reproduktion beziehungsweise Neuanlage hilfreich.
- Zusammenfassung der Vereinbarungen, die das Neuarchivieren geborgener Dokumente beschreiben. Wurden die Räumlichkeiten des ursprünglichen Archivs beschädigt oder zerstört, so benötigen Sie Zwischenlager. Benennen Sie die in diesem Fall anzusprechenden Kontaktpersonen.
- Anweisungen für den Notbetrieb der Haustechnik.
- Die wohl wichtigste Anlage eines Notfallplans ist eine Liste der benötigten Hilfsmittel und der örtlichen Lieferanten. Spezifizieren Sie Vorräte und Materialien, begründen Sie die Aufstellung und benennen Sie Personen, die für den Einkauf zuständig sind. Sollen Personen, Materialien und technische Geräte von anderen Abteilungen ausgeliehen werden, so dokumentieren Sie die dazu getroffenen Vereinbarungen. Machen Sie Spezialisten ausfindig, die beschädigte Dokumente wiederherstellen können.
- Letztendlich sollte ein Glossar der benutzten Fachausdrücke dem Notfallplan beigefügt werden. Dies ist die Basis für einen einheitlichen Sprachgebrauch.

Test und Aktualisierung

Viele Organisationen glauben, dass ein mit großer Mühe erstellter Notfallplan ein abgeschlossenes Konzept darstellt. Dieser Gedanke ist falsch. Notfallpläne müssen regelmäßig überprüft werden. Nur so kann man sicher gehen, dass die erarbeiteten Handlungsschritte auch tatsächlich die archivierten Dokumente schützen und den Notbetrieb der Einrichtung garantieren.

Da sich Organisationen ändern, müssen auch ihre Notfallpläne dynamisch sein. Aktualisierungen stehen regelmäßig an, Neuauflagen etwa alle fünf Jahre. Anlässlich einer solchen Neufassung sollten die definierten Maßnahmen verfeinert und der Nutzen technischer Neuerungen geprüft werden. Manchmal gibt es sogar neue Lösungen für alte Probleme. Wird ein Notfallplan regelmäßig getestet und jährlich überprüft, so sind die Voraussetzungen für den Erhalt wichtiger Daten und Dokumente auch im Katastrophenfall gegeben.

Zusammenfassung

Feuer, Erdbeben, Stürme, Überschwemmungen und Stromausfälle wird es immer geben. Aber auch weniger dramatische Notfälle wie Überspannungen oder gebrochene Wasserrohre bedrohen Daten und Dokumente, die für die Patientenversorgung wichtig sind. Notfallpläne, welche die Informationstechnik einschließen, können Verluste begrenzen. Einrichtungen der Gesundheitsversorgung müssen deshalb maßgeschneiderte Notfallpläne entwickeln, müssen die Krankenhausleitung auf den Plan verpflichten und ihn schließlich in Kraft setzen. Die Pflege muss dafür Sorge tragen, dass für die Patientenversorgung wichtige Informationen im Notfallplan angemessen berücksichtigt werden.

Literatur

Baxter K (1991) Avoiding the inevitable. The British Journal of Health Care Computing 8(2):33-34
Government of Alberta (1992) Disaster planning for Government of Alberta records. Unpublished document
Hussong WA (1997) So you're the company's new contingency planner! Disaster Recovery Journal 1997, 8 pg. Online. Available: http://www.drj.com/new2dr/w3_001.htm.
Points to Ponder. DRIE Digest 1992;1(2):2.
Wold GH (1997) Disaster recovery planning process: Parts I, II, & III. Disaster Recovery Journal. 19 pg. Online. Available: http://www.drj.com/new2dr/w2_002.htm.
Wold GH, Shriver RF (1997) Risk analysis techniques. Disaster Recovery Journal 7(3) 8 pg. Online. Available: http://www.drj.com/new2dr/w3_030.htm.

18 Benutzerakzeptanz

Unter Mitwirkung von Cheryl Plummer

Einleitung

Wer ein Pflegeinformationssystem erfolgreich einführen will, muss dessen Akzeptanz bei den Anwendern sicherstellen. Dieses Kapitel konzentriert sich auf die Widerstände gegen Informationssysteme und Computer in der Pflege und erläutert, wie man solche Veränderungen begleitet.

Quellen des Widerstands gegen Informationssysteme in der Pflege

Warum Angehörige von Gesundheitsberufen, wie Pflegekräfte, Ärzte und Therapeuten nur zögerlich Computerinformationssysteme einsetzten, wurde intensiv erforscht und oft diskutiert. Sieben wesentliche Gründe konnten ermittelt werden (Ball u. Snelbecker 1982). Die Ergebnisse dieser klassischen Studie besitzen auch heute noch Gültigkeit (Adderly et al. 1997; Doyle u. Kowba 1997; FitzHenry u. Snyder 1996; Marasovic et al. 1997).

Unseriöse Versprechungen der Lieferanten
Der erste Grund für geringe oder keine Systemakzeptanz liegt darin, dass manche Verkäufer und Lieferanten die Qualitäten ihres Produkts über Gebühr preisen. Natürlich gilt das nicht für alle Anbieter. Will man aber das Verhalten von Lieferanten im Umgang mit ihren Kunden aus Pflege und Gesundheitsversorgung überschlägig kennzeichnen, so versprechen die meisten das Blaue vom Himmel – wenn man sich für ihr Produkt entscheidet. Nur zu oft wird das Computersystem als Heilmittel für alle Probleme im Gesundheitswesen und im Gesundheitsmanagement gelobt.

Wer ungeschult und unerfahren im Umgang mit Rechnersystemen ist, glaubt gerne den Versprechungen des Anbieters. Dies war nur zu oft der Fall. Auch delegierten die Gesundheitsfachkräfte oft die Entscheidung über ein Informationssystem an das IT-Personal des Hauses, welches aber die Informationsbedürfnisse von Schwestern und Pflegern nicht hinlänglich einschätzen konnte. Eine solche Praxis führt zu ernsten Verständigungsproblemen zwischen den Anwendern und den IT-Verantwortlichen. Kommunikatives Versagen dieser Art mindert die Qualität des ursprünglichen Systemkonzepts und behindert einen Fortschritt in der alltäglichen Anwendung von Rechnern im Krankenhaus.

Unrealistische Erwartungen von Seiten der Pflege
Eine zweite Ursache ungenügender Akzeptanz besteht in einer überzogenen Erwartungshaltung hinsichtlich der möglichen Leistungen des Systems. Das führt nicht nur zu unangemessenen Vorstellungen über den Nutzen von Computersystemen, sondern kann gewünschte und sogar machbare Funktionen maskieren.

Zahlreiche Beispiele illustrieren dieses Thema. Und nur zu oft wurden Computersysteme zum Wundermittel im Kampf gegen politische und administrative Probleme in der Pflegepraxis stilisiert. Unerfüllt gebliebene Versprechen und Hoffnungen ließen die Anwender auch an den tatsächlichen Systemleistungen zweifeln. Oft lösten die Systeme aber ein Problem zu 40 bis 60 Prozent, was für sich genommen als ein gewaltiger Fortschritt zu interpretieren gewesen wäre. Die unrealistische, aber zugesagte 100-Prozent-Lösung verstellt den Blick auf die Hilfe, die das System wirklich zu leisten vermochte. In der Folge wurde das installierte Programm in Gänze missachtet und auf eine bessere zukünftige Lösung gesetzt.

Ein typisches Beispiel für eine unrealistische Erwartungshaltung ist die computergestützt arbeitende Analysediagnostik beim EKG. Der EKG-Computer als Diagnosewerkzeug liefert heute bei weitgehend normalen EKG's durchaus zuverlässige Interpretationen, versagt jedoch noch oft bei der spezifischen Diagnostik von Anormalitäten. Wer nun auf ein 100-prozentig korrekt arbeitendes Werkzeug warten will, verneint die vorhandene 60-Prozent-Lösung, die Routineaufgaben durchaus befriedigend erledigt.

Überzogene und unrealistische Erwartungen führen dazu, dass Informationssysteme mit Skepsis und Widerstand betrachtet werden. Gegenwärtig können nur wenige Pflegekräfte und Krankenhausmanager den Nutzen von Computern und Informationstechnik zuverlässig abschätzen. Aufgrund dieses Unvermögens delegieren sie ihre Verantwortung entweder an Systemspezialisten oder widersetzen sich jeglicher Nutzung der Informationstechnik.

Tradiertes Verhalten und Wandel
Computer- und Informationstechnologie stellen durchaus althergebrachte und vernünftige Handlungsweisen der Pflege in Frage. Schließlich besitzt die Pflege auf Tradition beruhende Gesetze, Richtlinien und ethische Vorgaben und Vereinbarungen hinsichtlich der Vertraulichkeit von Daten. Man kann es nicht leugnen: Die Einführung von Computersystemen berührt die traditionelle Pflege, so wie jede technische Innovation zumindest anfänglich als Bedrohung empfunden wird.

Skepsis und Vorsicht sind in den meisten Fällen positive Charakterzüge pflegerischer Arbeit. Wer dem Wohlergehen seiner Patienten verpflichtet ist, sollte neue Moden durchaus kritisch betrachten und Veränderungen in der Pflegepraxis mit der nötigen Skepsis begleiten. Wenn nun Pflegekräfte die Zuverlässigkeit und den Nutzen eines Informationssystems bezweifeln, so wird das System als Bedrohung des Patientenwohls wahrgenommen. Es wird als besonders bedrohlich empfunden, wenn man als Mitarbeiter die neue Technologie nicht hinreichend versteht und sich diese Tatsache negativ auf das Wohlergehen des Patienten auswirkt, für das man ja die Verantwortung übernimmt. Manche Experten für Gesundheitsinformationssysteme halten es für unrealistisch, dass die zur Zeit tätige Generation von Schwestern und Pflegern, die Rechnersysteme noch nicht als natürlichen Bestandteil ihrer Ausbildung erleben, den massiven Einsatz dieser Technik in der Pflege als positive Ergänzung akzeptieren können.

An dieser Stelle muss auf die Bandbreite des Einsatzes von Informationstechniken hingewiesen werden (Ball u. Snelbecker 1982). So finden sich Informationssysteme sehr oft im Finanzmanagement eines Krankenhauses, deutlich seltener jedoch in der Patientenversorgung und in der Ausbildung.

Ungenügende Einbindung der Pflege

Pflegemanagement und Pflegekräfte werden in die Entscheidungen über Informationssysteme oft nicht hinreichend einbezogen. Naivität der Krankenhausleitung in dieser Frage wirkt sich auf die erfolgreiche Einführung von Rechnersystemen zumeist nachteilig aus. Bei der kurz- und mittelfristigen Planung, Auswahl und Installation von Informationssystemen lassen zudem viele Verwaltungsleiter und Geschäftsführer von Krankenhäusern das notwendige Engagement vermissen.

Gelegentlich behandelt das Management die Installation eines klinischen Informationssystems oder eines Patienteninformationssystems wie die Anschaffung einer neuen Telefon- oder Klimaanlage. Rechnersysteme beeinflussen aber erheblich das Finanz- und Patientenmanagement bis hin zur Reorganisation der technischen Dienste und bis hin zur Ausstattung der Abteilungen mit Mitarbeitern. Die Entscheidungsträger der Gesundheitseinrichtung müssen die Verantwortung für den Einsatz dieses neuen Werkzeugs übernehmen. Ohne sachkundige Berater, präzise Kaufverträge, umfassende Systemanalyse und ohne eine engagierte Verwaltung wird das Potenzial eines Informationssystems für Administration, Patientenversorgung, Forschung und Ausbildung niemals vollständig ausgeschöpft.

Systemverbesserung kontra neue Technik

Widerstand äußert sich oft im Festhalten an gewohnten Handlungsweisen und in Unwillen gegenüber neuen Ansätzen. Natürlich ist etwas Neues nicht automatisch besser; die Vorzüge eines neuen Systems für Pflege und Patientenversorgung lernt man so allerdings auch nicht kennen. Gewöhnlich werden spezifische Funktionen eines Informationssystems mit den eingeführten Arbeitsweisen verglichen. Bessere Alternativentwürfe, wie sie das neue System bieten mag, werden gar nicht entdeckt. Der Nutzen neuer Technologien besteht jedoch nicht nur darin, alte Aufgaben schneller zu erledigen (vgl. Kapitel 12). Managementansätze, die den Wandel zum Thema machen, wie TQM (Total Quality Management) oder Konzepte zum vollkommenen Neuentwurf von Geschäftsprozessen (Business Process Redesign) unterstützen das Pflegepersonal bei dessen Aufgabe, Informationstechnologien für die Patientenversorgung und andere Aufgaben möglichst effizient zu nutzen.

Als typisches Beispiel sei auf die Probleme mit der Krankenakte verwiesen. Deren Hauptfunktion besteht darin, Daten zu speichern und wieder zugänglich zu machen. Letzeres ist im wesentlichen ein Problem von Kommunikationssystemen. Diese Aufgabe wird nicht einfach dadurch gelöst, dass man das alte, unpräzise manuelle Verfahren auf das Informationssystem überträgt. Schließlich führte das zu Datenbergen und war mit nicht unerheblichen Kosten verbunden. Das Kommunikations- und Datenmanagement von Rechnersystemen erlaubt nämlich im Vergleich zur „Handakte" einen flexibleren und umfassenderen Umgang mit medizinischen Dokumenten. Die Computer- und Systemtechnik muss allerdings das Personal bei seiner Suche nach dem bestmöglichen Informationszugang unterstützen.

Die Krankenakte muss Informationen über den Behandlungs- und Versorgungsprozess zugänglich machen, so dass Diagnostik und Therapie auf dem höchstmöglichen Standard erbracht werden können. Dieses Ziel erfordert eine Datenhaltung und einen Datenzugang, der die Kommunikation unter den Gesundheitsdienstleistern fördert. Unglücklicherweise sind elektronische Krankenakten jedoch oft nach dem Muster existenter Dokumentation angelegt. So besitzen manuelle Systeme eigene Charakteristiken, die die Datenhaltung und den Datenzugang spezifisch regulieren. Weed (1991) hat sich mit diesem Thema beschäftigt und das Konzept der problemorientierten Krankenakte (problem-oriented medical record/POMR) und der Wissensverknüpfung entworfen. Weeds Ansatz, der für das Führen medizinischer Krankenakten auch computergestützte Methoden berücksichtigt, eröffnet Arzt und Pflegepersonal Zugang zu wichtigen Patienteninformationen, die das Resultat der Versorgung deutlich verbessern. Nur dadurch, dass Weed einen neuen Weg zum Bestimmen der Ziele und Probleme in Dokumentationsfragen fand, konnten neuartige Informationstechnologien so früh und so erfolgreich auf die medizinische Krankenakte angewendet werden. Auf Basis seines Konzepts können Computersysteme heute Patientendaten zur rechten Zeit und am rechten Ort bereitstellen.

Angst vor dem Ende der Gutenberg-Zeit

Eine andere Quelle des Widerstands gegen automatisierte Informationssysteme ist eng verknüpft mit dem Einfluss des gedruckten Wortes und der daraus resultierenden Bedeutung schriftlich fixierter Akten. Gelegentlich übersehen wir jedoch, dass das gedruckte Wort neben seinen unstrittigen Werten auch Einschränkungen mit sich bringt. So ermöglichen automatisierte Informationssysteme nicht nur eine effiziente Datenhaltung und einen schnellen Datenzugriff, sondern eröffnen auch Chancen für einen Wissenszuwachs. Interaktives Umgehen mit Informationen kann Konsequenzen für die Art und Weise haben, wie Informationen genutzt werden. Dazu ist jedoch ein Wandel unserer Sicht von Informationen und Informationsprozessen nötig, die traditionell vom Einfluss des gedruckten Wortes geprägt sind. Gabrieli (1981) formuliert dazu:

> » Wissen ist ein formalisiertes und strukturiertes Abbild wissenschaftlicher Fakten. Computer können solche Fakten besser speichern und wieder abrufen als der Mensch. Wir können heute ein synergistisch arbeitendes Mensch-Maschine-System für den Einsatz in der klinischen Medizin planen und bauen, das eine Vielzahl von Fakten in leicht zugänglicher Form in einem Computer speichert, wobei das System vom menschlichen Anwender vollständig kontrolliert wird. In einem solchen System stellt die Maschine nur eine elektronische Erweiterung des menschlichen Gedächtnisses dar. Elektronische Informationssysteme dieser Art können die wesentliche Einschränkung der Gutenberg-Kultur überwinden, die Begrenztheit der menschlichen Gedächtnisleistung. «

Die Furcht vor dem Unbekannten
Auch Furcht und Angst vor dem Wandel können Widerstände gegen Informationssysteme hervorrufen. Eine auch heute noch gültige prägnante Analyse zur Akzeptanz oder Bestätigung des Wandels innerhalb eines traditionellen Systems liefert Machiavelli (1513). Er beschreibt die Begleitumstände der Einführung eines neuen Systems wie folgt:

> » Es muss daran erinnert werden, dass nichts schwieriger zu planen ist, nichts zweifelhaftere Erfolgsaussichten besitzt und gefährlicher zu handhaben ist, als die Einführung eines neuen Systems. Denn der Initiator macht sich diejenigen zum Feind, die vom Erhalt der alten Institutionen profitieren und gewinnt die nur lauwarme Freundschaft derer, die das neue System vielleicht begünstigt. «

Management des Wandels

Widerstand resultiert hauptsächlich aus der persönlichen und vertraulichen Beziehung zwischen Patient und Pflegekraft. Schwestern und Pfleger fürchten in einem nicht unerheblichen Maß, dass unberechtigte Personen sich Zutritt zu Patienteninformationen verschaffen, wenn diese in elektronischer Form abgelegt sind. Berichte über Systemausfälle und Systemversagen in den Massenmedien nähren diese Furcht. Latente Befürchtungen dieser Art gewinnen persönliche Bedeutung, wenn die Pflegekraft das Informationssystem als Eindringling in ihre Patientenbeziehung empfindet. Werden angemessene Sicherheitsmaßnahmen getroffen, so vergrößern Informationssysteme aber den Schutz vertraulicher Patientendaten (vgl. Kapitel 14) und schaffen Freiräume für den professionellen Aufbau und Erhalt einer persönlichen Beziehung zum Patienten.

Die vorgenannten Probleme lassen sich lösen, wenn Pflegekräfte, Ärzte und Angehörige anderer Gesundheitsberufe und Computerspezialisten beim Systementwurf und der Pflege solcher Systeme zusammenarbeiten, die eine kostengünstige und qualitativ hochwertige Versorgung ermöglichen. Es bedarf keiner Prophetie vorherzusagen, dass die Zahl der Informationssysteme in Einrichtungen des Gesundheitswesens rapide wachsen wird und dass damit komplexe Wert- und Rangverschiebungen einhergehen werden, die mit althergebrachten Privilegien konkurrieren. Machiavellis Einschätzung gilt jedenfalls noch immer.

Aufgaben, die mit der Einführung von Informationssystemen verbunden sind, werden leider nur zu oft zum Mittelpunkt der Betrachtung. Der Schwerpunkt sollte aber auf dem Prozess der Einführung liegen und nicht auf der Diskussion der Aufgaben um ihrer selbst willen. Wenn ein Informationssystem installiert wird, muss die Akzeptanz des Systems und der damit verbundene Wandel die oberste Priorität genießen. Hilfreich sind dabei empirisch untermauerte Kenntnisse mit Bezug zu den Theorien des Wandels, wie sie in den vorangegangenen Kapiteln diskutiert wurden. Eine ausführliche Erörterung dieser Konzepte kann hier jedoch nicht geleistet werden.

In Lewin's klassischer Arbeit (1969) wird festgehalten, dass das Verhalten in einer institutionellen Umgebung kein statisches Muster darstellt, sondern einer dynamischen Balance zwischen einander entgegengesetzten Kräften innerhalb des soziopsychologischen Raums der Institution entspricht (vgl. Abbildung 18.1). Lewin beschreibt dann drei Phasen der Verhaltensänderung: In der ersten Phase wird das vorhandene Gleichgewicht der Kräfte aufgelöst, in der zweiten Phase wird auf ein neues Gleichgewicht zugestrebt und in der dritten Phase erhält das neue Gleichgewicht seine Stabilität. Drei Strategien werden vorgeschlagen, um das Auftauen des vorhandenen Gleichgewichts einzuleiten:

Abb. 18.1.
Lewins dynamisches Gleichgewicht der Kräfte

Ablehnende oder Widerstand leistende Kräfte

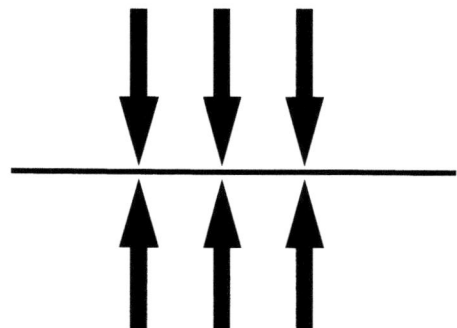

System in quasi-stationärem Gleichgewicht

Unterstützende Kräfte

- Erhöhen Sie die Zahl der Kräfte, die den Wandel begünstigen
- Vermindern Sie die Zahl der Kräfte, die dem Wandel entgegenstehen
- Kombinieren Sie die vorgenannten Strategien

Allmählich erfahren die Pflegeberufe die gewaltigen Verschiebungen, die die Einführung von Computern und Informationssystemen für ihre Arbeit und die Patientenversorgung bedeuten. Bislang konnten Schwestern und Pfleger nur wählen, ob sie gemäß der Pflegetradition handeln wollten. Veränderungen dagegen wurden ihnen von Berufsfremden durch eine Steigerung des Außendrucks aufgezwungen.

Eine solche Form des Widerstands – hier: Widerstand gegen die Einführung von Gesundheitsinformationssystemen – stärkt letztlich nur die Kräfte, die den Wandel begünstigen, wie beispielsweise gesellschaftliche Trends, Verwaltungs- und Regierungsentscheidungen. Da die den Wandel stützenden Kräfte zumeist Macht und Autorität besitzen, wird die Veränderung auch gegen Widerstände durchgesetzt. Spannungen, Instabilität und Unberechenbarkeit für Pflege und Patientenversorgung werden aber höchstwahrscheinlich einen auf diese Weise eingeleiteten Wandel begleiten. Pflegekräfte, die als Anwälte ihrer Patienten auf die bestmögliche Versorgung ihrer Klientel verpflichtet sind, dürfen den hier beschriebenen Weg nicht akzeptieren. Schließlich sind Computer und Informationssysteme nur ein Werkzeug von vielen, um dieses Ziel zu erreichen. Ob die Pflegeberufe sich der Automatisierung widersetzen sollten, darf heute also keine Frage mehr sein. Unter den gegenwärtigen gesellschaftlichen, technischen und politischen Bedingungen ist die weitere Verbreitung von Gesundheitsinformationssystemen unabdingbar. Deshalb lautet die aktuelle Frage, wie man mit den Elementen des Widerstands in der Berufsgruppe umgeht und ein stabiles, planbares und rationales Resultat erreicht, welches einer besseren Pflegepraxis und Patientenversorgung dient.

In einer weiteren klassischen Referenzuntersuchung beschreiben Benne und Chin (1969) mehrere Modelle des Wandels. Nach unserer Einschätzung stellt ihr normativ-pädagogischer Ansatz einen umfassenden und geeigneten Rahmen dar, um die hier und in den vorhergehenden Kapiteln diskutierten Konzepte umzusetzen. Benne und Chin beschreiben den normativ-pädagogischen Prozess des Wandels wie folgt:

> » Gemäß unserem Konzept werden Handlungsmuster sich nur dann ändern, wenn die betroffenen Personen ihre normative Orientierung an alten Mustern aufgeben und Bezüge zu neuen Mustern aufbauen. Veränderungen in der normativen Orientierung gehen einher mit Veränderungen in den Einstellungen, Werten, Fähigkeiten und wichtigen professionellen Bezügen. Wandel, der Handlungsmuster prägt und die Berufspraxis beeinflusst, ist also mehr als ein Zuwachs an Wissen, Information und logischen Grundlagen. «

Dieser Ansatz in der Theorie des Wandels betont, dass sowohl Gefühls- als auch Wissenselemente das individuelle Verhalten beeinflussen. Mit Bezug auf die Handlungen einer Person spielen also deren Werte, Einstellungen und soziale Normen eine genauso bedeutende Rolle wie ihr Faktenwissen. Veränderungen lassen sich also nur dann erfolgreich umsetzen, wenn Wissen und Gefühl als gleichberechtigte Partner individuellen Verhaltens behandelt werden. Konzepte, wie sie in der Erwachsenenbildung eingesetzt werden, unterstützen Veränderungen im Wissensbereich. Und Konzepte, die dem Bestimmen von Werten dienen, treiben Veränderungen im Einstellungsbereich voran.

Aber auch Gruppenfaktoren beeinflussen das individuelle Verhalten. Hierunter fallen Gruppennormen und -werte, Machtverhältnisse und Rollentheorie, formelle und informelle Führungsstrukturen. Wer die in diesem Buch diskutierten technologischen Anwendungen erfolgreich einführen will, sollte sich mit den Theorien des Wandels gründlich auseinandersetzen.

Innerhalb aller Gesundheitseinrichtungen kommt der Pflege allein aufgrund ihrer Größe eine herausragende Rolle zu. Kann also die Pflegeprofession gegenüber computerbasierten Informationssystemen positiv gestimmt werden, so ist ein großer Schritt in Richtung auf eine erfolgreiche Systemeinführung getan. Aufgrund ihrer Geschichte ist die Pflege eng mit dem Militär verknüpft. Man denke an die Feldzüge der Kreuzritter, an die quasi-militärisch organisierten Pflegeorden und natürlich an den Einsatz Florence Nightingales in den Krimkriegen. Die militaristische Struktur der Pflege brachte es mit sich, dass Veränderungen befohlen und nicht kooperativ erarbeitet wurden. Bessere Berufsabschlüsse und bessere Ausbildung prägen jedoch das Selbstbewusstsein der modernen Pflegekraft, die das Diktat eines von oben herab verordneten Wandels nicht länger akzeptiert. Schwestern und Pfleger wollen heute an Veränderungen beteiligt werden. Sie erwarten zu Recht, dass Wandel in ihrem Berufsfeld auf Wissen, Logik und Forschung fußt und nicht auf Lust und Laune. Sie verlangen darüber hinaus ein besseres Verständnis ihrer Führungselite für die Strategien, die das Einführen einer Veränderung unterstützen. Zahlreiche Autoren der Pflegewissenschaft haben von ihren Erfahrungen mit den Prozessen des Wandels berichtet. Aus der Praxis heraus werden die nachfolgend genannten Faktoren als bedeutsam eingestuft (Adderly et al. 1997; Doyle u. Kowba 1997; FitzHenry u. Snyder 1996; Marasovic et al. 1997):

- Beziehen Sie Pflegekräfte aller Abteilungen frühzeitig in den Planungsprozess ein.
- Der Anwender muss im Planungsprozess eine aktive Rolle spielen.
- Bestimmen Sie eine Pflegekraft auf Ebene des leitenden Managements, die die Systemeinführung innerhalb der Pflegeabteilung koordiniert.
- Bestimmen Sie eine koordinierende Pflegefachkraft, die als Bindeglied zwischen bettenführenden und anderen Abteilungen fungiert.
- Bilden Sie ein Anwenderkomitee innerhalb der bettenführenden Abteilungen unter Vorsitz der die Systemeinführung koordinierenden Pflegekraft. Berücksichtigen Sie die überzeugten Befürworter, die Gleichgültigen und die Kritiker.

- Kümmern Sie sich um Berater, die der koordinierenden Pflegekraft und dem Anwenderkomitee zur Verfügung stehen.
- Entwickeln Sie ein Trainingsprogramm, welches die folgenden Punkte berücksichtigt: Grundlagen des Systems; Verantwortlichkeiten der Pflegekräfte mit Bezug auf das neue System; Auswirkungen des Systems auf die Pflegekraft und Pflegepraxis; Übungen zur Anwendung des Systems.
- Nutzen Sie das Wissen erfahrener Berufskollegen für das Training unerfahrener Pflegekräfte.
- Das Training sollte kurz vor Inbetriebnahme des neuen Systems stattfinden; bemessen Sie die Trainingszeit nicht zu kurz; sorgen Sie dafür, dass alle Mitarbeiter im Schichtdienst am Training teilnehmen können.

Zusammenfassung

Computer und Informationssysteme sind heute unverzichtbare Bestandteile der Pflegepraxis. Widerstände unterschiedlichster Natur lassen sich überwinden, wenn Pflegefachkräfte und Spezialisten der Informationstechnologie gemeinsam ihr Ziel verfolgen. So gestaltete Kooperation und derartiger Austausch von Ideen führt dazu, dass die Technologie von Informationssystemen der Versorgung des Patienten nutzt.

Literatur

Adderly D, Hyde C, Mauseth P (1997) The computer age impacts nurses. Computers in Nursing 15(1):43–46
Ball MJ, Snelbecker GE (1982) Overcoming resistances to telecommunications innovations in medicine and continuing medical education. Computers in Hospitals 3(4):40–45
Benne KD, Chin R (1969) General strategies for effecting changes in human systems. In: Bennis WG, Benne KD, Chin R (eds) The Planning of Change. Holt, Reinhart, Winston, New York, pp
Doyle K, Kowba M (1997) Managing the human side of change to automation. Computers in Nursing 15(2):67–68
FitzHenry F, Snyder J (1996) Improving organizational processes for gains during implementation. Computers in Nursing 14(3):171–180
Gabrielli ER (1981) Memorized versus computerized medical knowledge. Annual Harry Goldblatt Lecture, Mt. Sinai Hospital, Cleveland, Ohio
Lewin K (1969) Quasi-stationary social equilibria and the problem of permanent change. In: Bennis WG, Benne KD, Chin R (eds) The Planning of Change. Holt, Reinhart, Winston, New York, pp 235–238
Machiavelli N (1513) The Prince . Translated by George Bull New York: Penguin Books, 1961
Marasovic C, Kenney C, Elliott D, Sindhusake D (1997) Attitudes of Australian nurses toward the implementation of a clinical information system. Computers in Nursing 15(2):91–98
Weed LL (1991) Knowledge Coupling. Springer-Verlag, New York

Teil V

Pflegeinformatik als Beruf

19 Pflegeinformatik in der Ausbildung: damals, jetzt und morgen

Unter Mitwirkung von Jo Ann Klein und Judith V. Douglas

Einleitung

Wer heutzutage Gesundheits- und Pflegeaufgaben wahrnimmt, muss in stetig wachsendem Maß Daten und Informationen übermitteln, weitergeben und erzeugen. Dies geschieht mit Hilfe von Informationssystemen – und zwar mit und ohne Computerunterstützung (Chapman et al. 1994; Ngin u. Simms 1996). Pflegekräfte, die um Informationssysteme wissen und Computerkenntnisse besitzen, können die Fähigkeiten solcher Systeme zum Verbessern der Patientenversorgung und zum Gestalten der Pflegepraxis einsetzen.

Als Fachkräfte mit Computerkenntnissen werden examinierte und weitergebildete Schwestern und Pfleger bezeichnet, die fundiertes Wissen von Hardware, Software, Betriebssystemen und der dazugehörigen Terminologie besitzen (Saba u. McCormick 1996). Im Zeitalter der Informationstechnik darf auch von Pflegekräften erwartet werden, dass sie mit den rasanten Entwicklungen Schritt halten. Schließlich unterstützten Computer und Informationssysteme ihre Anwender beim Fällen abgewogener Entscheidungen sowohl im Pflegemanagement als auch in der Patientenversorgung. Pflegeausbildung und die entsprechenden Curricula auf den unterschiedlichsten Ebenen müssen deshalb Themen der Pflegeinformatik angemessen aufgreifen.

Die Lehrkräfte in der Pflege müssen vermitteln können, wie sie elektronisch gespeicherte Daten zum Nutzen klinischer Pflegeentscheidungen mit heranziehen können. Gleichzeitig sollten die Ausbilder Konzepte besitzen, die ihnen den Umgang mit und den Zugang zu neuestem Pflegewissen eröffnen. Das theoretische und praktische Wissen der Lehrkräfte muss also auf dem jeweilig modernsten Stand der Dinge sein.

Sinn und Zweck dieses Kapitels bestehen darin, die Entwicklung der Ausbildung in Pflegeinformatik auf akademischem Niveau von ihren Anfängen bis zur Gegenwart nachzuzeichnen. Dabei steht die Entwicklung in Nordamerika im Zentrum der Betrachtungen. Als Bestandteil des Ausbildungsprogramms wird dabei der Stellenwert von praktischen Computerkenntnissen betont. Nachdem die

Anfänge der Ausbildung in Pflegeinformatik diskutiert wurden, wird ein Modell der Pflegeinformatik vorgestellt. Schließlich werden die Zielpunkte abgesteckt, an denen sich die zukünftige Ausbildung in Pflegeinformatik orientieren sollte.

Eine Aufarbeitung der Literatur beleuchtet historische Aspekte der Ausbildung. Ferner wird beschrieben, wie die Pflegeinformatik als eigenständiges Fach von der Berufsvereinigung amerikanischer Schwestern und Pfleger (American Nurses Association/ANA) anerkannt wurde und wie das Studium dieses Spezialgebiets durch die Prüf- und Zeugnisstelle der ANA (American Nurses Credentialing Center) zertifiziert wird. Die Anerkennung des Faches durch die ANA hat dem Fach Standards beschert, die in die Basislehrpläne der Pflegeinformatik aufgenommen werden sollten. Letztendlich werden Untersuchungen vorgestellt, die die Ausbildungsbedürfnisse in Pflegeinformatik umreißen.

Blick in die Literatur

Pflegeinformatik in der Ausbildung: Erste Ansätze

Schwestern und Pfleger mit Informatikkenntnissen waren in den 80-er Jahren des letzten Jahrhunderts zumeist reine Autodidakten, da Ausbildungsprogramme für dieses Spezialgebiet kaum existierten. Die wenigen Lehrkräfte der Pflegeinformatik konnten sich noch ohne Mühe hinsichtlich ihrer Kursinhalte austauschen. Vermittelt wurde der Gebrauch von Computern für Textverarbeitung, Tabellenkalkulation, Präsentationsgraphik und Statistik (Arnold, 1996). Diese frühen Ausbildungsprogramme informierten über die Grundlagen von Informationssystemen und die Möglichkeiten ihrer Anwendung für die Pflegepraxis (Graves et al. 1995; McGonigle 1991).

Es war im Jahr 1988, als Dr. Barbara Heller das erste akademische Programm zur Pflegeinformatik an der School of Nursing der Universität von Maryland in Baltimore einrichtete. Inhaltlich vermittelte das Programm eine Einführung in die Wissenschaft der Pflegeinformatik und die Systemtheorie mit Bezug zu Klinik und Management. Schwerpunktmäßig wurden die Einflüsse auf die Pflegepraxis berücksichtigt (Romano u. Heller 1990).

Dieses Maryland-Programm wurde in enger Zusammenarbeit mit dem universitären Rechenzentrum und dessen Leiterin Dr. Marion J. Ball entwickelt. Sie unterstützte die School of Nursing in ihrem Bemühen, die hauseigenen Lernzentren mit der notwendigen Technik auszustatten, berief ein externes Beratungsgremium für das Programm und beteiligte sich an der Neugestaltung der Lehrpläne. Zusammen mit Dr. Kathryn Hannah erarbeitete sie die ersten Lehr- und Arbeitstexte für die Veranstaltungen (Ball u. Hannah 1984; Ball et al. 1988; Ball et al. 1995; Hannah et al. 1994).

Ein zweites akademisches Programm zur Pflegeinformatik wurde im Jahr 1990 an der Universität von Utah aufgelegt. Mit ihm sollte Wissen vermittelt werden, um Pflegedaten in Informationen überführen zu können, die die klinische Entscheidungsfindung unterstützen. Die folgenden Themen wurden den Studenten vermittelt: Theorie der Pflegeinformatik; Analyse und Entwurf klinischer Pflegeinformationssysteme; Entwurf klinischer Pflegedatenbanken und Systeme zur Entscheidungsfindung (Arnold 1996). Dieses Graduiertenprogramm schloss sich an eine mit Drittmitteln finanzierte Sommerschule für Pflegeinformatik an, die vom Sommer 1988 bis zum Beginn der formellen universitären Ausbildung abgehalten wurde.

Das an der Universität von Utah aus der Taufe gehobene Studium für Pflegeinformatik fand kaum Nachahmer, da die Finanzierung ähnlicher Programme durch die US-Bundesbehörden stets knapp bemessen war. Ausbildungsprogramme zur Pflegeinformatik verursachen jedoch hohe Kosten für Hard- und Software, für Systembetreuung und Lehrkräfte. So wurden die Geldmittel für den Aufbau einer weiteren Ausbildungsstätte erst kürzlich bewilligt. Die der New Yorker Universität angeschlossene School of Nursing unter Leitung von Dr. Barbara Carty bietet ein Studium der Pflegeinformatik an. Theoretische und klinische Anwendungen, ergänzt um betreute Praktika, sollen möglichst viele Aspekte des Faches abdecken.

Obwohl neue Ausbildungsprogramme aufgrund ungenügender Finanzierung Mangelware sind, haben zahlreiche Schools of Nursing den Bedarf an Informatikkursen erkannt. Sie integrieren solche Kurse in das Grund- und Hauptstudium und ergänzen ihre Lehrpläne um Pflicht- und Wahlveranstaltungen, um Vorträge und Workshops. Fernstudium, Telemedizin und Weiterbildungsangebote kommen hinzu. Das Regents College in New York bietet beispielsweise ein staatlich anerkanntes Fernstudium der Pflege. Lehrbriefe per Post und Unterricht über das Internet ermöglichen den Bachelor-Abschluss im Fach Pflege.

Die Anerkennung der Pflegeinformatik als Spezialfach

1992 wurde die Pflegeinformatik als eigenständiges Fach vom Berufsverband amerikanischer Pflegekräfte (American Nurses Association/ANA) zugelassen. Dem folgend formulierte man verbindliche Qualitätsstandards, die die ANA im Jahr 1995 veröffentlichte. Schwestern und Pfleger, die als Fachkräfte für Pflegeinformatik anerkannt werden wollen („informatics nurse"/nachfolgend als Pflegeinformatiker bezeichnet – d. Ü.), müssen demnach Kenntnisse in der Pflegeinformatik erwerben und kontinuierlich aktualisieren (ANA 1995). Um diesen Forderungen zu genügen, muss der Pflegeinformatiker an entsprechenden Ausbildungsprogrammen, Konferenzen, Workshops und interdisziplinären Arbeitstreffen teilnehmen und autodidaktische Weiterbildung nachweisen. Kompetente und fachlich gut ausgebildete Lehrkräfte sind also ein Muss. In den Qualitätsstandards wird übrigens empfohlen, dass der Pflegeinformatiker seine Ausbildungsaktivitäten dokumentiert und sich um deren formelle Anerkennung bemüht, sobald die vorgeschriebenen Leistungen erbracht sind.

Die Ausbildung zum Pflegeinformatiker wird seit 1995 vom Prüfausschuss amerikanischer Pflegekräfte (American Nurses Credentialing Center/ANCC) zertifiziert. Folgende Themen werden abgefragt:
1. Systemanalyse und Systementwurf,
2. Systemeinführung und Wartung,

3. Systemtest und Evaluation,
4. Personalführung während der Systemeinführung,
5. Computertechnologie,
6. Informations- und Datenbankmanagement,
7. Berufspraxis: Aufgaben und Entwicklungen,
8. theoretische Konzepte (American Nurses Credentialing Center, 1995).

Wer sich in den USA zum Pflegeinformatiker zertifizieren lassen will, muss den Bachelor oder einen höherwertigen Abschluss in Pflege besitzen, eine gültige Pflegekonzession vorlegen und mindestens zwei Jahre Berufserfahrung als zugelassene Pflegekraft („registered nurse"/RN) nachweisen. Zusätzlich werden zweitausend Stunden praktische Tätigkeit in der Pflegeinformatik innerhalb der letzten fünf Jahre vor der Prüfung verlangt. Ersatzweise akzeptiert der Prüfungsausschuss auch den Nachweis von zwölf Informatiksemesterwochenstunden im Rahmen eines Studiums und eintausend Stunden praktischer Arbeit in Pflegeinformatik (American Nurses Credentialing Center 1995). Seit 1997 kann das Zertifizierungsexamen per Computer an 55 Prüfzentren US-weit abgelegt werden. Es ist übrigens das erste computerisierte Prüfverfahren des ANCC.

Aktueller Stand der Ausbildung zum Pflegeinformatiker

Während viele Schools of Nursing und Krankenhäuser sich darauf beschränken, ihre Auszubildenden im Umgang mit automatisierten Systemen zu trainieren, schulen andere Einrichtungen ihre Studierenden zu Spezialisten für Gesundheitsinformationssysteme. Obwohl die reine Anwendung von Computersystemen in der Pflegeinformatik zunimmt, hat das Wissen um grundlegende Themen des Informationsmanagements, wie es beispielsweise von Graves und Corcoran (1989) verstanden wird, nichts an Bedeutung verloren. Der Student der Pflegeinformatik wird also auch weiterhin darin unterrichtet, „wie er zum Nutzen der Systemanwender möglichst effizient Daten sammeln, zusammenfassen, organisieren, anordnen und darstellen kann" (Graves u. Corcoran 1989).

Studenten der Pflegeinformatik können heute auch in virtuellen Klassenzimmern ausgebildet werden. Technische Einrichtungen der Telekommunikation wie Intra- und Extranet und das Internet erlauben den Einsatz multimedialer Unterrichtsmaterialien. Lehr- und Lernmethoden dieser Art bringen all den Studenten Vorteile, die aufgrund von Familie und Arbeit auf flexible Unterrichtszeiten angewiesen sind. Das virtuelle Klassenzimmer erlaubt interaktives Arbeiten. Die Studenten der Pflege und ihre Lehrkräfte nutzen dabei Anwendungen der Telekommunikation wie interaktives Video, E-Mail, elektronische Infobretter, newsgroups und chats als Lernwelten. Zusätzlich werden die Studenten an den sinnvollen Gebrauch des Internet herangeführt. Hier lernen sie, wie Datenbanken mit Pflege- und Gesundheitsinhalten gefunden und genutzt werden. Vor diesem Hintergrund erklärt sich die Verpflichtung der Lehrkräfte, ihre Studenten im Umgang mit der wachsenden Zahl virtueller Lernwerkzeuge zu schulen und sie bei der Anwendung dieser Hilfsmittel zu begleiten.

Untersuchungen zum Ausbildungsbedarf in Pflegeinformatik

Bereits 1990, als noch kein etabliertes Ausbildungsprogramm zur Pflegeinformatik existierte, empfahl die EDV-Kommission (Computing Advisory Council/CAC) des Health Science Center School of Nursing der Universität Texas in San Antonio die Integration des Faches in die Graduiertenausbildung (Noll u. Murphy 1993). Unabhängig von ihrem Hauptfach, sollten die Studenten mit Abschluss des Graduiertenprogramms Kenntnisse auf folgenden Gebieten erworben haben: (1) Analyse und Auswahl wichtiger Informationsquellen, (2) Zugang zu Quellen der Pflegewissenschaft und verwandter Disziplinen im Internet, (3) Management und Organisation von Daten, (4) Rolle der Pflegekraft in den Bereichen Datensicherheit und Datenintegrität, (5) Auswirkungen der Einführung von Pflegeinformationssystemen, (6) Bewertung und Nutzen ausgewählter Software für die Pflegepraxis, (7) Kenntnisse über den Informationsaustausch mit Computersystemen (Noll u. Murphy 1993).

Aus den Ausbildungsprogrammen, die die Pflegeinformatik in die Lehrpläne des Graduiertenstudiums integrieren, geht hervor, dass der Erwerb von Computerwissen nicht für alle Studenten eine leicht zu nehmende Hürde ist. Magnus et al. (1994) berichten von ihren Erfahrungen mit einem Pflegeinformatikkurs an der Hunter-Bellevue School of Nursing, der schwerpunktmäßig den Nutzen von Computern und Informationstechnik für die Pflegepraxis und die Patientenversorgung behandelte, insbesondere hinsichtlich des Managements und der Verarbeitung von Daten, Information und Wissen. Zu der Zeit als Magnus an dem Kurs teilnahm, gab es noch deutliche Widerstände gegen den Einsatz von Computersystemen in der Pflege. Zusammen mit ihren Kommilitonen kam Magnus zu der Überzeugung, dass die Teilnahme am Kurs die 'mysteriösen' Computerängste zerstreuen half (Magnus et al. 1994). Noll und Murphy berichteten 1993, dass eine mit aktiven Anwendungen gekoppelte Ausbildung in Pflegeinformatik den Lernprozess erleichtere. Außerdem erkannten die Studenten den Nutzen von Informationen über Anwendungssoftware. Und das Wissen um bibliographische Datenbanken erleichterte so manchem Kandidaten das Erstellen seiner Abschlussarbeit.

Saranto und Leino-Kilpi (1997) benennen und beschreiben die für die Pflegepraxis und die Pflegeausbildung benötigten Computerkenntnisse. Mit Hilfe eines dreistufigen Delphiverfahrens ermittelten sie die Meinungen von Experten der Pflegepraxis und der Pflegeausbildung, von Pflegestudenten und potenziellen Patienten. Die befragten Experten stimmten darin überein, dass Schwestern und Pfleger Textverarbeitungssoftware beherrschen, aber auch im Umgang mit Krankenhausinformationssystemen und E-Mail-Techniken vertraut sein müssen. Außerdem werden Kenntnisse in Datensicherheit und eine grundsätzlich positive Haltung gegenüber Computersystemen eingefordert. Krankenhausinformationssysteme und Pflegeinformatik, so das Resümee der Untersuchung, sollten in die theoretische und praktische Ausbildung von Schwestern und Pflegern aufgenommen werden (Saranto u. Leino-Kilpi 1997).

Dr. Jean Arnold vom Rutgers College of Nursing an der Universität des Bundesstaates New Jersey führte 1996 in Großstädten des Nordostens eine Umfrage zum Informatikausbildungsbedarf für Pflegekräfte durch. Bei den Befragten handelte es sich in erster Linie um Informatikspezialisten, um Pflegelehrkräfte und Personen aus dem Pflegemanagement, von denen viele Masterabschlüsse besaßen oder sogar promoviert waren. Die Umfrageteilnehmer machten Angaben zu ihrem aktuellen Wissensstand in Pflegeinformatik und zu ihren Bildungswünschen, wobei sie sich an den 23 Themenbereichen orientierten, die im Pflegeinformatikexamen des Zertifizierungszentrums ANCC behandelt werden.

Auf Basis von 497 Rückläufen ermittelte Arnold, dass 73 Prozent an einer zertifizierten Informatikweiterbildung interessiert wären und 59 Prozent sogar einen akademischen Abschluss anstreben würden (Arnold 1996). Die nachfolgend genannten Themengebiete wurden von den befragten Pflegeinformatikern als besonders wichtig eingestuft: Entscheidungsunterstützung und Analyse, Integration der Pflegeinformatik, graphische Ergebnispräsentation und Pflegeinformatik für Fortgeschrittene. Zusätzlich wurde gefordert, Trends der Informatik und neuere Entwicklungen der Informationswissenschaft in der Ausbildung zu berücksichtigen. Die Umfrageergebnisse differierten zwischen Pflegeinformatikern und Pflegelehrkräften beziehungsweise Pflegemanagement. Unterschiedliche Positionen und Verantwortlichkeiten prägen also die individuelle Interessenlage auch hinsichtlich der Ausbildungswünsche (Arnold 1996).

Als Ergebnis ihrer Befragung empfahl Arnold, die folgenden Themen in die Lehrpläne der Pflegeinformatik aufzunehmen: „Graphische Datenpräsentation, Entscheidungsunterstützung, elektronische Kommunikation, Vermittlung der Pflegeinformatik in Basis- und Spezialkursen, kritische Diskussion von computergestützt gewonnenen klinischen Daten und Erwerb von Expertenwissen" (Arnold 1996). Weiterhin befürwortete Arnold, Übungs- und Wiederholungskurse für den Erwerb des Informatikzertifikats anzubieten und die Zahl der Fort- und Weiterbildungsprogramme einschließlich von Studienangeboten zu erhöhen, um dem steigenden Bedarf gerecht zu werden.

Pflegeinformatik in der Ausbildung: Die Zukunft

Unbestreitbar ist, dass die Lehrpläne zur akademischen Ausbildung im Fach Pflegeinformatik standardisiert werden müssen. Dies kann auf Basis der Normen geschehen, die die ANA für die Praxis der Pflegeinformatik und das Zertifizierungszentrum ANCC für seine Abschlussprüfung empfiehlt. Das von Riley und Saba entwickelte Modell der Pflegeinformatik kann die notwendigen Anpassungen liefern.

Damit die Lehrkräfte das Fach Pflegeinformatik angemessen unterrichten können, gehören Computersysteme zur Grundausstattung aller Praxis- und Ausbildungsinstitutionen. Die Studenten sind im Umgang mit den entsprechenden Anwendungsprogrammen zu schulen, wobei der Einsatz virtueller Lehrmethoden durchaus hilfreich sein kann.

Es gibt allerdings Barrieren, die den Einsatz virtueller Unterrichtsmethoden erschweren. Hierzu zählt die rasante technische Entwicklung mit immer kürzeren Produktzyklen. Wer auf dem aktuellen Stand bleiben will, muss regelmäßig in neue Hard- und Software investieren. Viele Einrichtungen können diese finanziellen Belastungen jedoch nicht tragen. Vielleicht wird diese Situation durch die tendenziell fallenden Preise für Rechner- und Anwendungssysteme entschärft.

In den USA wird empfohlen, die Minimalstandards für Curricula zur Pflegeinformatik auf akademischer Ebene an den Praxisnormen des Berufsverbandes amerikanischer Schwestern und Pfleger zu orientieren und auch die Vorgaben des Zertifizierungszentrums ANCC zu berücksichtigen.

Diese Ziele werden nur erreicht, wenn die vermittelten Informations- und Systemtheorien auch praktisch angewendet werden. Übungen im Rahmen der Ausbildung reichen nicht. Lehrpläne sollten handfeste aktive Erfahrungen zum Beispiel in Form von Praktika festschreiben. Nur so können Teilnehmer von akademischen Kursen in der Pflegeinformatik ein hohes Maß theoretischer und praktischer Kompetenz erwerben. Computeranwendungen und Themen der Pflegepraxis, Pflegemanagement, Pflegeausbildung und Pflegewissenschaft gehören deshalb auch weiterhin zu den Lehr- und Lernschwerpunkten der Pflegeinformatik.

Ein Ausbildungsmodell für die Pflegeinformatik an Hochschulen

Wir brauchen nicht nur eine größere Zahl von Ausbildungsprogrammen zur Pflegeinformatik, sondern auch einen Rahmen, der den Curricula die notwendige Form und Struktur verleiht. Da die Pflegeinformatik als eigenständige Disziplin noch sehr jung ist, wurden von der Forschung bislang kaum Modelle entwickelt, die konzeptionell auf die Lehrbedürfnisse des Faches abgestimmt sind. Ein solches Modell könnte aber den für die theoretische Lehre und die praktische Anwendung benötigten Rahmen liefern.

Riley und Sabas Modell der Pflegeinformatikausbildung (Nursing Informatics Education Model/NIEM) richtet sich zwar zuerst an Pflegeschülerinnen und Pflegeschüler der pflegerischen Erstausbildung, kann aber auch an die Bedürfnisse eines Studiums angepasst werden. Über den theoretischen und praktischen Rahmen hinaus erfüllt es die Forderungen der Pflegeinformatiker, die an Arnolds oben zitierter Fragebogenaktion teilnahmen (Saba u. McCormick 1995).

Riley und Sabas Ausbildungsmodell entwickelte sich zusammen mit den Fortschritten der Informatik im Gesundheitswesen. Abbildung 19.1 zeigt, wie das Modell die drei Inhaltsbereiche von Pflegeinformatik, nämlich Informatik, Informationswissenschaft und Pflegewissenschaft anordnet. Darüber hinaus berücksichtigt NIEM die Ausbildungsziele in den Lernbereichen Wissen, Gefühl und Psychomotorik. Sobald die Lernziele in jedem der drei Lernbereiche erreicht sind, können die Studenten die jeweiligen Kenntnisse der Pflegeinformatik in ihre Rolle als Pflegekraft einbeziehen. Sollen Wissen und Handlungskompetenz dieser Art Eingang in die Pflegeausbildung finden, so müssen die Lehrpläne den hierfür

Abb. 19.1.
Riley und Sabas Ausbildungsmodell für Pflegeinformatik (NIEM). (Mit freundlicher Genehmigung übernommen aus: Saba V, McCormick K (1995) Essentials of Computers fpr Nurses. MCGraw-Hill, New York, p 558)

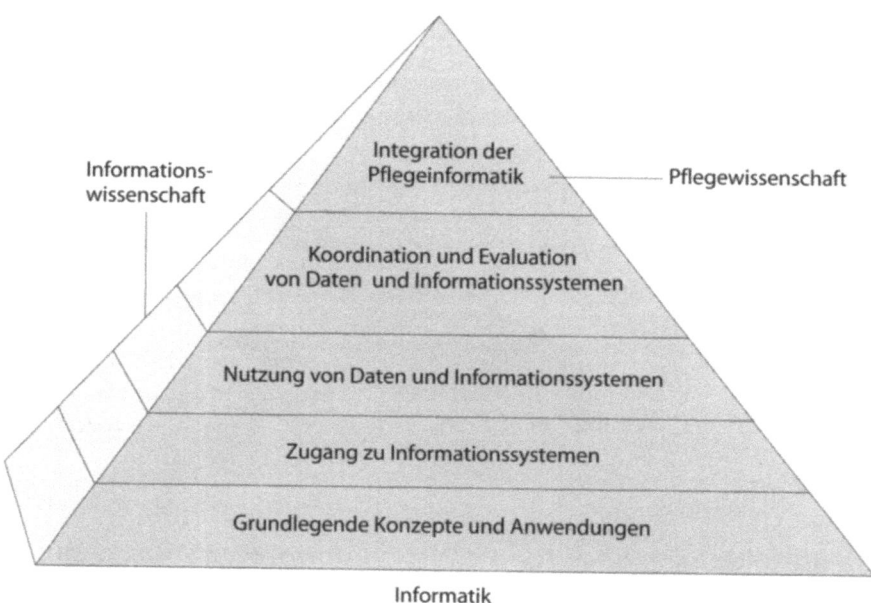

notwendigen Inhalt, aktive Anwendungen und Verhaltenseinstellungen berücksichtigen. Das vorgestellte Modell fördert den Einbezug der Computertechnik in die Pflegeausbildung, um kritisches Denken und aktives Lernen zu unterstützen. Wachsendes Selbstbewusstsein, psychomotorische Fähigkeiten und Wissenszunahme begleiten den Lernprozess. Ein weiterer Vorteil dieses Modells besteht darin, dass der Student der Pflegewissenschaft anhand von Fallstudien Entscheidungen treffen und einüben kann, ohne den Patienten zu gefährden (Saba u. McCormick 1995).

Wie in Anhang E ausführlich dargestellt wird, sollen die Lehr- und Lernziele des Modells vier Stufen durchlaufen. Wir geben hier eine kurze Zusammenfassung dieser Ausbildungsstufen:

Stufe 1

In der ersten Stufe werden den Studenten die für eine effektive Pflegearbeit notwendigen fundamentalen Computerfertigkeiten vermittelt (Lawless, 1993; Saba u. McCormick 1995). Hierunter fallen Kenntnisse von Hard- und Software und von Systemkomponenten. Die Studenten müssen die ihnen gestellten Hausarbeiten mit Hilfe von Textverarbeitungsprogrammen bearbeiten und die Ergebnisse in einem Format vorlegen, das vom Berufsverband amerikanischer Psychologen (American Psychological Association/APA) definiert wurde. Im Bereich der Systeminhalte werden die Studenten im Gebrauch von Datenbanken und Suchmaschinen geschult (Saba u. McCormick 1995). Studenten, die ein Studium in Pflegeinformatik aufnehmen, sollten die beschriebenen Basisfertigkeiten besitzen. Wer hier jedoch mangelhafte Kenntnisse aufweist, kann in diesem Ausbildungsabschnitt die benötigten Kenntnisse nachträglich erwerben.

Im Anhang F ist nachzulesen, dass die erste Ausbildungsstufe die folgenden Themen abdecken sollte: Textverarbeitung, Datenbanken, Präsentations- und Tabellenkalkulationssoftware; zusätzlich: Literatursuche über CD-ROM und Internet. Die Schüler bzw. Studenten erhalten außerdem E-Mail-Adressen und müssen an elektronischen Diskussionsforen teilnehmen, die dem Erfahrungsaustausch und dem Bearbeiten von Hausarbeiten dienen. Pflegeliteratur und E-Mail als informelles Kommunikationsmedium helfen den Computeranfängern beim Umgang mit der neuen Technik und bei deren kritischer Einschätzung (Magnus et al. 1994; Todd 1998).

Stufe 2

Die zweite Ausbildungsstufe in Rileys und Sabas Modell empfiehlt den Einsatz von Computertechnik, um Informationen, die der Einstufung der Pflegebedürftigkeit von Patienten dienen, zu dokumentieren und abzurufen. In der pflegerischen Erstausbildung wird das Klassifikationsschema der Pflegediagnosen und Pflegemaßnahmen für die häusliche Gesundheitsversorgung (Saba Home Health Care Classification of Nursing Diagnosis and Intervention) nach Riley und Saba vorgestellt. Mit seiner Hilfe entwickeln die Studenten Pflegepläne und dokumentieren die Pflegemaßnahmen im Krankenhausinformationssystem (Saba u. McCormick 1995).

Im Rahmen eines Studiums kann die Stufe 2 des Modells um Organisationslehre und verwandte Computeranwendungen wie Microsoft Project zur Simulation des Projektmanagements oder ähnlicher Software ergänzt werden. Zusätzlich sollten die Studenten Kurse belegen können, in denen Computeranwendungen im Finanzmanagement praktiziert und Themen wie Personalbedarf, Kosten-Nutzen-Rechnung und Budgetierung behandelt werden. Auf dieser Ausbildungsstufe soll auch die elektronische Krankenakte („computerized patient record"/CPR) eingeführt werden. Schwerpunktthemen im Zusammenhang mit der elektronischen Akte sind Klassifikationsschemata und Taxonomien, Managed Care und die sozialen, rechtlichen und ethischen Fragen, die mit dem Einsatz der elektronischen Akte verbunden sind.

Stufe 3

Auf der dritten Stufe des Ausbildungsmodells von Riley und Saba werden die Schülerinnen und Schüler in der pflegerischen Erstausbildung im Umgang mit vorhandenen klinischen Informationssystemen geschult. Ziel ist es, Strategien zur Patientenversorgung zu entwickeln und umzusetzen (Saba u. McCormick 1995). Studenten an einer Hochschule werden darüber hinaus in die Bedeutung der Telekommunikation für das Gesundheitswesen eingeführt und diskutieren die politischen Gründe dafür, dass Telemedizin und Telepflege heute ein so hohes Gewicht besitzen. Wissen um Systemanforderungen, Systementwurf und Entwicklungsumgebungen sollte möglichst konkret im Rahmen von Praktika bei Systemanbietern, EDV-Abteilungen von Krankenhäusern oder Unternehmensberatungen erworben werden.

Stufe 4
Während der vierten und letzten Stufe des Modells müssen die Studenten ihr Wissen um Computertechnologie in die Pflege einbeziehen. Hierunter wird die Bewertung und Qualitätsverbesserung der Pflege verstanden, die fachübergreifende Zusammenarbeit und der effiziente Gebrauch von Informationsquellen. Ferner stehen soziale, rechtliche und ethische Fragen, die der Einsatz moderner Informationstechnologien mit sich bringt, auf dem Lehrprogramm (Saba u. McCormick 1995).

Die letztgenannte Ausbildungsstufe und ihre Inhalte wurden an die Bedürfnisse eines Studiums angepasst. Hier finden sie sich in den vorgelagerten Ausbildungsschritten wieder. Die Autoren des Modells empfehlen deshalb, die vierte Stufe für ein Studium so zu modifizieren, dass zusätzlich eine vollständige Systemanalyse in den Lehrplan aufgenommen wird. Dieses Ziel lässt sich nur dann erreichen, wenn der Student der Pflegeinformatik während eines betreuten Praktikums im Rahmen einer einjährigen Assistenzzeit an dem Entwicklungszyklus eines Informationssystems teilnehmen kann. Unter Anleitung eines erfahrenen Praktikers erwirbt der Student also konkretes Systemwissen. Dieses Wissen in Kombination mit den Erfahrungen aus Kurzzeitpraktika qualifiziert den Studenten der Pflegeinformatik für anspruchsvolle Tätigkeiten nach seinem Examen.

Rileys und Sabas Ausbildungsmodell kann Unterschiede in den Ausbildungsniveaus abgleichen und lässt sich für alle Schwierigkeitsgrade der Pflegeinformatik einsetzen. Da die Inhalte der Pflegeinformatik überall dort eine Rolle spielen können, wo Pflege praktiziert wird, besitzt dieses Modell in allen Praxisumgebungen seine Berechtigung (Lange 1997). Es ist also ein realistisches Modell, das die Ausbildungsmethoden und Lernziele in der Pflegeinformatik standardisieren kann.

Zusammenfassung

Das Wissen um die Inhalte der Pflegeinformatik ist in unserer Zeit für die Entwicklung der Pflege als Beruf unerlässlich. Will die Pflege an der Einbindung neuzeitlicher Informationstechnologien in die Gesundheitsversorgung teilhaben, so muss die Zahl der Studienangebote wachsen. Aus diesem Grund müssen alle an der Pflegeinformatikausbildung Beteiligten ihr Fach zu einem Forum machen, auf dem sich Studenten und Lehrkräfte im Rahmen von modernen Curricula um die Integration von Computerkenntnissen in die Pflege bemühen.

Bestrebungen dieser Art stellen keineswegs die Bedeutung nichtcomputerisierter Pflegesysteme in Frage, sondern spiegeln das Bemühen, mit dem technologischen Wandel Schritt zu halten. Wir benötigen ein Pilotprogramm für die Pflegeinformatikausbildung, welches die von Riley und Saba vorgeschlagenen Elemente berücksichtigt. Mit seiner Hilfe wird eine akademische Ausbildung im Fach Pflegeinformatik den wachsenden Bedarf an Computerkenntnissen abdecken können. Die Forschung muss Antwort darauf geben, ob ein solches Programm den erwarteten Nutzen bringt. Sie muss untersuchen, ob (1) das Ausbildungsprogramm Computerkenntnisse und informationstechnische Kompetenzen tatsächlich erhöht. Sie muss beurteilen, ob (2) sich ein solches Programm entwickeln und umsetzen lässt und muss Aussagen darüber treffen, ob (3) die neu entwickelten Lehrpläne die zur Zeit vorhandene Wissensbasis in der Pflegeausbildung maßgeblich vergrößern.

Wird das Programm durch die Forschung bestätigt, so kann das vorgeschlagene Modell den ausbildenden Einrichtungen als Richtlinie dienen, die sich in der Planung, Entwicklung oder Umsetzung von Curricula für eine akademische Ausbildung im Fach Pflegeinformatik befinden.

Literatur

American Nurses Association (1995) Standard of Practice for Nursing Informatics. American Nurses Publishing, Washington, D. C.
American Nurses Credentialing Center (1995) Informatics Certification Catalog. American Nurses Credentialing Center, Washington, D. C.
Arnold J (1996) Nursing informatics educational needs. Computers in Nursing 14(6):333-339
Ball MJ, Hannah KJ (1984) Using Computers in Nursing. Reston Publishing, Reston, Va
Ball MJ, Hannah KJ, Gerdin Jelger U, Peterson H (1988) Nursing Informatics: Where Caring and Technology Meet. Springer-Verlag, New York
Ball MJ, Hannah KJ, Newbold SK, Douglas JV (1995) Nursing Informatics: Where Caring and Technology Meet, 2nd edn. Springer-Verlag, New York
Chapman R, Reiley P, McKinney J, Welch K, Toomey B, McCauslan M (1994) Implementing a local area network for nursing in a large teaching hospital. Computers in Nursing 12(2):82-87
Graves J, Corcoran S (1989) The study of nursing informatics. Image: Journal of Nursing Scholarship 21(4):227-231
Graves J, Amos L, Hueber S, Lange L, Thompson C (1995) Description of a graduate program in clinical nursing informatics. Computers in Nursing 13(2):60-69
Hannah KJ, Ball MJ, Edwards MJA (1994) Introduction to Nursing Informatics. Springer-Verlag, New York
Lange L (1997) Informatics Nurse specialist: Roles in health care organizations. Nursing Administration Quarterly 21(3):1-10
Lawless K (1993) Nursing informatics as a needed emphasis in graduate nursing administration education: The student perspective. Computers in Nursing 11(6):263-268
Magnus M, Co M Jr, Cerkach C (1994) A first-level graduate studies experience in nursing informatics. Computers in Nursing 12(4):189-192
McGonigle D (1991) Establishing a nursing informatics program. Computers in Nursing 9(5):184-189
Ngin P, Simms L (1996) Computer use for work accomplishment. Journal of Nursing Administration 26(3):47-53

Noll M, Murphy M (1993) Integrating nursing informatics into a graduate research course. Journal of Nursing Education 32(7):332–334

Romano C, Heller B (1990) Nursing Informatics: A model curriculum for an emerging role. Journal of Nursing Education 15(2):16–19

Saba V, McCormick K (1995) Essentials of Computers for Nurses. McGraw-Hill, New York

Saranto K, Leino-Kilpi H (1997) Computer literacy in nursing: Developing the information technology syllabus in nursing education. Journal of Advanced Nursing 25(2):377–385

Todd N (1998) Using e-mail in an undergraduate nursing course to increase critical thinking skills. Computers in Nursing 16(2):115–118

20 Gesundheitsinformatik und die Zukunft der Pflegeberufe

Einleitung

Mit dem neuen Jahrtausend wandeln sich auch die Umrisse und Schwerpunkte in der Gesundheitsinformatik. Zunächst verschob sich der Blickwinkel von der Hardware hin zur Software. Wachsende Vertrautheit mit den Möglichkeiten der Gesundheitsinformatik ordnet nun Hard- und Software als reine Hilfsmittel der Datenerfassung, des Datentransports und der Transformation von Daten in Informationen ein. Wer Dienstleistungen im und für das Gesundheitswesen erbringt, nutzt diese Werkzeuge, um die bestmögliche Qualität zu erreichen. Die heute zahlreich verfügbaren Informationsquellen und entsprechende Werkzeuge unterstützen Erbringer und Empfänger von Gesundheitsdienstleistungen, erleichtern gesundheitsbezogene Entscheidungen und schaffen neues Gesundheitswissen und Bewusstsein. Kenntnisse in Kognitions- und Organisationswissenschaften sind unerlässlich, um zu verstehen, wie Menschen Informationen suchen und mit ihnen umgehen (Tang u. Patel 1992; Lorenzi et al. 1995).

Ein Blick in die Zukunft

Haux (1998) beschreibt die Zukunft der medizinischen Informatik. Ball et al. (1997) haben die Bedeutung seiner Thesen für die Pflege herausgearbeitet.

These 1: Diagnostik
Der gläserne Körper. Der ortsunabhängige Zugriff auf digitale Bilder erzeugt neue Möglichkeiten für die Pflege (Dayhoff u. Siegel 1998; Zimmermann 1995). Digital abgelegte Aufnahmen lassen sich verkleinern, vermitteln Fach- und Spezialwissen und schaffen neue Ansätze für Koordination und Management in der Gesundheitsversorgung. EDV-technisch können Bilder unterschiedlichster Art in die elektronische Krankenakte integriert werden. Fortschritte dieser Art vergrößern das Informationsspektrum aller Gesundheitsdienstleister, auch der Pflegekräfte, und

beeinflussen die Art und Weise der Patientenversorgung. Der „gläserne Mann" und die „gläserne Frau", ein digitaler Atlas der US-amerikanischen Zentralbibliothek für Medizin (National Library of Medicine/NLM), ist über das Internet und auf CD-ROM verfügbar. Der Atlas vermehrt das Wissen über den Körper und seine Funktionen und kann in letzter Konsequenz beim Einschätzen der Pflegebedürftigkeit und der zu ergreifenden Pflegemaßnahmen helfen.

These 2: Therapie

Die Belastung des Patienten durch medizinische Eingriffe ist so gering wie noch nie. Nichtinvasive diagnostische und minimalinvasive chirurgische Verfahren verzeichnen dank Laparoskopie und computergestützter Bildgebung eine deutliche Zunahme. Hiervon sind natürlich die Schwestern und Pfleger betroffen, die an der Durchführung solcher Eingriffe beteiligt sind; aber auch die für den sich anschließenden Pflegeprozess verantwortlichen Mitarbeiter. Zusammen mit anderen Faktoren, die die Verweilzeiten der Patienten senken sollen, beeinflussen die genannten therapeutischen Entwicklungen die Rollendefinition der Pflegekräfte im Krankenhaus.

These 3: Simulation therapeutischer Verfahren

Simulationsübungen zur Ausbildung ihrer Studenten sind den Lehrkräften der Pflege seit langem bekannt und werden zum Einüben von Basisfertigkeiten eingesetzt. Mit neuen und erweiterten Simulationstechniken wird auch das Spektrum der zu vermittelnden und vermittelbaren Fähigkeiten größer. Multimedial unterstütztes Lernen wird den Erfahrungsschatz nochmals erweitern.

These 4: Früherkennung und Prävention

Die Zahl der im Primärsektor tätigen Pflegekräfte steigt kontinuierlich. In den USA sind von Pflegekräften geführte Tageskliniken das Instrument der Wahl, wenn es um bezahlbare Basisversorgung im ambulanten Bereich geht. Beide Entwicklungen lassen erkennen, dass die Pflege vermehrt Aufgaben im Bereich von Patientenerziehung, Krankheitsprävention und Gesundheitsförderung übernehmen wird.

These 5: Hilfe bei körperlichen Gebrechen

Patienten, die über längere Zeit von medizintechnischen Geräten abhängen, werden mittelfristig kaum auf die Unterstützung von Pflegekräften verzichten können. Die für das Leben mit technischen Hilfen notwendigen Fertigkeiten werden den Patienten schon seit langem von der Pflege vermittelt. Da Medizintechnik heute in zunehmendem Maß auch Computertechnik ist, muss das Pflegepersonal entsprechendes Wissen besitzen.

These 6: Gesundheitsberatung

Der informierte Patient. Patienteninformation und Erziehung erhält ein neues Gewicht. So existieren Multimediaprogramme, die dem Patienten helfen, Entscheidungen über die Behandlung von Prostatakrebs zu treffen. Apotheken bieten ein breites Spektrum an Videofilmen, die zum Beispiel über Alkoholismus oder Magen-Darm-Geschwüre informieren. Auch über das Internet lassen sich immer mehr Gesundheitsinformationen abrufen. Vor diesem Hintergrund wird verständlich, dass der Patient Hilfe bei der Auswahl und Bewertung der angebotenen Informationen benötigt. Diese Hilfe wurde und wird von Pflegekräften angeboten. Als Berater und Lehrer ihrer Patienten und Klienten werden sie diese Aufgabe in Zukunft noch stärker wahrnehmen müssen.

These 7: Gesundheitsberichte
Hinsichtlich der Verbreitung und Kontrolle von Krankheiten konnte sich unser Gesundheitswesen nur an retrospektiven Meldungen orientieren. Die heute verfügbaren Informationstechniken erlauben jedoch ein frühzeitigeres Eingreifen durch kontinuierliche Überwachung und eigens eingerichtete Kontrollprogramme, z. B. das klinische Warnsystem der US-amerikanischen Zentralbibliothek (National Library of Medicine). Das führende US-amerikanische Forschungsinstitut im Bereich Medizin und Gesundheitswesen, das National Institute of Health (NIH), hat durch seine Projekte zur Erforschung des menschlichen Genoms und die darauf aufbauende Gendatenbank die Kontrollmöglichkeiten noch erweitert. Welcher Nutzen sich aus den Ergebnissen umfassender Gesundheitsstatistiken ziehen lässt, kann heute nur erahnt werden. Die Pflege wird aber auf jeden Fall die Resultate von Gesundheitsberichten und Statistiken nutzen müssen und können, um das Management und die Qualität der Versorgung zu steigern.

These 8: Gesundheitsinformationssysteme
Seit langer Zeit nutzt die Pflege Informationssysteme für die Gesundheitsversorgung. Bedauerlicherweise haben manche dieser Systeme das Verhältnis der Pflegekräfte zu ihren Patienten eher be- als entlastet. Deshalb muss die klinische Informatik Informationswerkzeuge bereitstellen, die als selbstverständliche Komponente im Pflegeprozess akzeptiert werden. Dass diese Werkzeuge vorhanden sind, darf man nur bei ihrer Abwesenheit registrieren. Technik muss Freiräume schaffen, muss von lästiger Doppelarbeit bei der Datenerfassung befreien. Es wird in zunehmendem Maß Aufgabe von technologischen Verfahren sein, alle Mitarbeiter im Gesundheitswesen und natürlich auch Pflegekräfte in ihren jeweiligen Arbeitsumgebungen im Rahmen großflächiger integrierter Gesundheitsnetze zu unterstützen. Auch weiterhin werden Schwestern und Pfleger eine Schlüsselposition in der Versorgung ihrer Patienten und Klienten besetzen – und dies gilt auch unter den Bedingungen von Telehealth und Telemedizin.

These 9: Medizinische Dokumentation
Die computerbasierte Krankenakte (computer based patient record/CPR) und die elektronische Gesundheitsakte (electronic health record/EHR) wird sich, wenn auch langsamer als erwartet, durchsetzen. Die Gründe für die Verzögerung sind nicht technischer Natur: so sind Fragen der medizinischen Wissensrepräsentation

und der inhaltlichen Struktur der Akte noch nicht vollständig geklärt. Doch hieran wird gearbeitet. Die einheitliche Pflegetaxonomie (Unified Nursing Language System/UNLS) wird von der US-amerikanischen Zentralbibliothek für Medizin (National Library of Medicine) in den einheitlichen Katalog medizinischer Begriffe (Unified Medical Language System/UMLS) eingebunden; es gibt eine Initiative zur internationalen Standardisierung der Pflegepraxis (International Classification of Nursing Practice), vorangetrieben vom internationalen Dachverband der Pflegeverbände, dem International Council of Nurses (ICN), zusammen mit anderen internationalen und nationalen Projektgruppen, insbesondere dem Telenurse Projekt der Europäischen Union. All diese Initiativen lassen eine verbesserte Pflegedokumentation erwarten. Kritische Fragen bleiben dabei natürlich der Datenschutz, die Vertraulichkeit der Patienteninformationen und die Vorgaben für den Datenzugang.

These 10: Umfassende Dokumentation medizinischen Wissens und wissensbasierte Entscheidungssysteme für das Case Management
Hier spielen Ergebnis- und Qualitätssicherung eine wichtige Rolle. Selbstlernende Systeme wie APACHE stützen sich auf Daten, die während des Versorgungsprozesses eingegeben werden, und erzeugen dabei kontinuierlich eigene Datenbanken. Auf dieser Basis formulieren und korrigieren solche Systeme die Wahrscheinlichkeitsaussagen, an denen sich die Anwender für ihre Arbeit orientieren. Neue Fragen ethischer Natur sind die Folge. Ist es zulässig, dass diese Systeme klinische Entscheidungen und Verantwortlichkeiten beeinflussen? Die Pflegeberufe werden sich mit diesen Fragen beschäftigen müssen, in Theorie und Praxis.

Neue Aufgaben in Pflege und Gesundheitsinformatik

In einer Zeit, in der sich die Pflegeinformatik im Kontext einer Gesundheitsinformatik entwickelt (vgl. Kapitel 1), muss man sich nach dem Beitrag fragen, den Pflegekräfte zur Nutzung von Informationstechnologie für die Patientenversorgung leisten. Wie können und sollen sich die Pflegeberufe am Einsatz von Informationstechnologien für die Gesundheitsversorgung beteiligen? Die Antwort lautet: in Forschung, Ausbildung und Praxis.

Schwestern und Pfleger mit entsprechenden Vorkenntnissen haben sich an Entwicklungsprojekten beteiligt. Alle wichtigen Hersteller und Anbieter von Krankenhausinformationssystemen beschäftigen Angehörige der Pflegeberufe als Berater, Vertriebsbeauftragte, Projektleiter und Systemanalytiker. Unter Leitung von Pflegekräften stehende Forschungsinitiativen untersuchen den Nutzen des Internet und des World Wide Web für die Patientenversorgung und die Patienteninformation. In öffentlich geförderten Projekten beobachten Angehörige der Pflegeberufe, wie elektronische Informationssysteme die Gesundheitsversorgung und die Pflegepraxis beeinflussen. Und auch im internationalen Rahmen finden sich Mitglieder der Pflegeprofession, die Standards für Gesundheits- und Pflegedaten erarbeiten.

Zur Zeit werden von Pflegekräften Methoden und Werkzeuge zum Informationsmanagement entwickelt, um Gesundheits- und Pflegedaten in sinnhaltige Informationen umzuwandeln. Fachlich kompetente Schwestern und Pfleger erforschen die Möglichkeiten des Einsatzes von Multimedia- und Internetinhalten für Aus- und Weiterbildung. Sie entwickeln und bewerten Hardware, Software und multimediale Anwendungen, die zur Patientenversorgung und zum Unterricht eingesetzt werden. Zukünftig sollte die Pflegeforschung vermehrt Studien zu den ergonomischen Aspekten des Einsatzes von Informationstechnologien in Praxis und Ausbildung initiieren.

In der Pflegepraxis sind Schwestern und Pfleger traditionell die Schnittstelle zwischen Klient und Gesundheitssystem. In der Praxis der Pflegeinformatik sollen Pflegekräfte mit universitären Abschlüssen wie dem MA (Masterabschluss) oder dem BA (Bachelorabschluss) deshalb an der Auswahl und Einführung elektronischer Informationssysteme beteiligt sein. Parker und Gassert (1996) sind zu dem Schluss gekommen, dass Pflegeinformatikspezialisten (Informatics Nurse Specialists/INS) hervorragend dazu befähigt sind, die Gesundheitsindustrie beim Einführen der klinischen Standards zu unterstützen, die von der US-amerikanischen Zertifizierungsstelle für Gesundheitsorganisationen (Joint Commission on the Accreditation of Healthcare Organizations/JCAHO) vorgeschrieben werden (Joint Commission on the Accreditation of Healthcare Organizations 1994). Parker und Gassert (1996) betonen sogar, dass als Systemanalytiker eingesetzte Pflegeinformatikspezialisten bessere Arbeit leisten als Systemanalytiker mit einer Ausbildung in Informatik, Ingenieurwesen oder einem anderen Fach, aber ohne klinische Erfahrung. Es sind die Pflegekräfte, die den Programmierern und Systemingenieuren gegenüber formulieren müssen, was die Angehörigen der Gesundheitsberufe und was die Patienten von einem Informationssystem erwarten. In ähnlicher Rolle können Pflegeinformatiker als Agenten des Wandels auftreten, die eine Neuordnung der Geschäftsprozesse durchsetzen, die die Patientenversorgung betreffen. Sie helfen also Organisationen und ihren Mitarbeitern – auch den Pflegekräften – beim effizienten Einsatz und Gebrauch elektronischer Informationssysteme. Schließlich wird die zunehmende Verbreitung von Telehealth-Anwendungen dem Pflegeinformatiker einen weiteren Arbeitsbereich öffnen.

Welche Rolle werden die Pflegeinformatikspezialisten in der Aus- und Weiterbildung spielen? Sie werden die Informatikspezialisten in die Begriffe und Grundzüge moderner Pflege einweisen und natürlich ihre Berufskollegen in Grund- und Weiterbildungsprogrammen auf den Einsatz elektronischer Informationssysteme vorbereiten. Wenn Einrichtungen der Gesundheitsversorgung ein Informationssystem einführen oder erweitern, so obliegt ihnen das Training der Anwender. Der Berufsverband amerikanischer Pflegekräfte (American Nurses Association/ANA) erkannte im Jahr 1992 die Fachausbildung zum Pflegeinformatiker offiziell an und hat in der Folge die entsprechenden Zertifizierungsmaßnahmen verabschiedet (Newbold 1996).

Die neu entstehenden Rollen und Arbeitsfelder für Schwestern und Pfleger dienen alle einem Ziel: dem Verwirklichen von patientenorientierten Gesundheitsinformationssystemen, die die tatsächlichen Bedürfnisse der Anwender abdecken. Schließlich dürfen die Mitarbeiter im Gesundheitswesen nicht gezwungen werden, ihre Handlungen den Bedingungen des Computersystems zu unterwerfen. Um Systemunterstützung für pflegerische Entscheidungen und die bestmögliche Patientenversorgung zu erreichen, muss die Pflegeinformatik Informationen aus der Pflegepraxis erhalten und hierauf angemessen reagieren. Pflegemitarbeiter und Informationsspezialisten müssen gemeinsam Systeme erarbeiten, die genau die Informationen bereitstellen, die die Pflegepraxis benötigt. Ohne Dialog und ohne Verständnis für die in beiden Gruppen herrschenden Zwänge lässt sich ein befriedigendes Resultat nicht erzielen.

Bereits 1971 formulierte Singer die Warnung: Je komplexer ein System, desto teurer in der Modifikation und desto starrer und unflexibler wird es. Deshalb ist Vorsicht beim Entwurf und bei der Einführung eines jeden Informationssystems das oberste Gebot. Das ausgewählte System muss flexibel genug sein, um vorhersehbare zukünftige Bedürfnisse der Pflege einbinden zu können. Dazu bedarf es wiederum eines allgemeinen Konsenses zwischen den Mitarbeitern der Pflege und den Informatikspezialisten über Möglichkeiten und Grenzen der Softwarefunktionalitäten und über die dynamische Entwicklung der Pflegepraxis. Nur so lässt sich flexible Hardware auswählen und lassen sich befriedigende Softwarelösungen entwickeln. Ohne Mitarbeit der Pflege bleiben Gesundheitsinformationssysteme jedenfalls Stückwerk.

Je mehr die Pflegeinformatik in die Einrichtungen des Gesundheitswesens vordringt, desto bedeutsamer und vielgestaltiger wird die Rolle von Schwestern und Pflegern. Mit der Pflegeinformatik wird die Pflegepraxis in Teilen neu definiert, verändert und verbessert und damit auch die Funktion der am Pflegeprozess Beteiligten. Aufgrund der Beschäftigungsmöglichkeiten in der Pflegeinformatik erweitert sich das Spektrum der Berufsfelder. Die Pflege kann die weitere Entwicklung in der Gesundheitsinformatik prägen und wird ihren Beitrag für eine Ausweitung und Weiterentwicklung des Faches leisten. Wenn Schwestern und Pfleger die auf sie zukommenden Führungsaufgaben annehmen, wird die Pflegeinformatik zum Wohl der Patienten beitragen und die Qualität der Gesundheitsversorgung positiv beeinflussen.

Die Rolle der Berufsverbände

Schwestern und Pfleger, die die Entwicklung des Informationsmanagements in ihrem Berufsfeld positiv gestalten wollen, sehen sich mit einem stetig wachsenden Wissensfundus konfrontiert, der zudem schnell veraltet. „State-of-the-art"-Technologie von heute ist morgen bereits überholt. Wer also neuen technologischen Entwicklungen nicht die gebührende Aufmerksamkeit schenkt, dessen Wissensschatz besitzt bald nur noch historischen Wert.

Wie bleibt man aber auf dem neuesten Wissensstand? Ganz offensichtlich kommt den Fachzeitschriften und den handelsüblichen Zeitschriften eine bedeutende Rolle zu. Doch wer neue Technologien und ihre Anwendungen entwickelt, ist oft zu beschäftigt, um über seine Aktivitäten in Zeitschriften zu berichten. Es zeigt sich ein eigentümliches Phänomen: Der Austausch über die letzten Entwicklungen in der Informationsverarbeitung findet mehr und mehr auf informeller Ebene statt.

Hier kommen die Berufsverbände ins Spiel. Sie erleichtern den Informationsaustausch. Die in Berufsorganisationen zusammengeschlossenen Spezialisten der Gesundheitsinformatik begrüßen neue Mitstreiter mit neuen Ideen. Und auch mit der Weitergabe ihres Wissens haben sie zumeist keine Probleme. Persönliche Kontakte lassen sich auf den Jahrestreffen der Verbände leicht herstellen und in ein informelles Netzwerk von Kollegen überführen, das die Kommunikation und den Erfahrungsaustausch auch zwischen den Treffen ermöglicht. Darüber hinaus stellen Berufsverbände mit ihren Konferenzen grundsätzlich ein Forum für den Austausch von Ideen dar. Hier hört man die Vorträge führender Fachleute, spricht miteinander auf den Fluren und beim gemeinsamen Abendessen. Berufsverbände veröffentlichen Fachinformationen, Journale und Kongressbände. Diese Medien beschleunigen den Informationsaustausch über Methoden des Informationsmanagements, über Hard- und Software und über deren Anwendung.

Es existieren drei Organisationsarten, denen sich die an Gesundheitsinformatik interessierte Pflegekraft anschließen kann:
- Zuerst zu nennen ist die Mitgliedschaft in multidisziplinär zusammengesetzten Vereinigungen, deren Schwerpunkt die Gesundheitsinformatik ist. Hier können Schwestern und Pfleger ihr Fachwissen auf dem neuesten Stand halten und ergänzen.
- An zweiter Stelle sei die Mitgliedschaft in Berufsverbänden der Pflege genannt. Eine solche Mitgliedschaft verfolgt zwei Ziele: Sie dient dazu, Einfluss zu nehmen und erfüllt den Zweck, Ideen und Informationen zum Thema Gesundheitsinformatik innerhalb der Pflege auszutauschen.
- An dritter Stelle sei auf die Mitgliedschaft in Anwendergruppen verwiesen, die vom Hersteller eines Systems unterstützt werden.

Multidisziplinär zusammengesetzte Berufsvereinigungen

Obwohl bislang nur wenige Schwestern und Pfleger eine formalisierte Ausbildung in der Pflegeinformatik erhalten haben, steigt doch die Zahl derjenigen Berufskollegen, die an Fragen der Gesundheitsinformatik interessiert sind. Der Wert der Mitgliedschaft in einer multidisziplinär besetzten Vereinigung besteht in der Informationstiefe und den Perspektiven, die sich aus dem Kontakt mit Experten der Gesundheitsinformatik ergeben können. Für die USA sei die Vereinigung amerikanischer Medizinischer Informatiker (American Medical Informatics Association/AMIA) genannt. Diese Organisation ist auf folgenden Gebieten aktiv:
- Die AMIA veranstaltet Treffen und Konferenzen mit Schwerpunkten in Wissenschaft, Technik und Ausbildung. Hierzu gehört das jährlich stattfindende Herbstsymposium, ehemals unter dem Namen SCAMC (Symposium für Computeranwendungen in der Medizin/Symposium on Computer Applications in Medical Care) bekannt.

- Die AMIA veröffentlicht und verbreitet Textsammlungen, Berichte und Kongressveröffentlichungen und andere einschlägige Schriften. Sie ist hierbei unabhängig.
- Die AMIA übernimmt für ihre Mitglieder Beratungs- und Koordinierungsfunktionen.
- Die AMIA initiiert und fördert Forschungsprojekte im Bereich der Anwendung und Evaluation technologischer Systeme, soweit sie der Gesundheitsversorgung und der Medizin dienen. Sie führt auch Projekte auf diesen Gebieten selbst durch.
- Die AMIA vertritt die Vereinigten Staaten von Amerika in den internationalen Medizin- und Informatikvereinigungen.

Im Jahr 1982 bildeten die Angehörigen der Pflege innerhalb der Vorläuferorganisation der AMIA eine Pflegefachgruppe (Nursing Professional Specialty Group/ PSG). Die Fachgruppe trifft sich regelmäßig auf ihrem Frühjahrskongress und auf dem Jahrestreffen der AMIA. Sie erleichtert und fördert den Gedankenaustausch ihrer Mitglieder zwischen den Zusammenkünften. Ihre Ziele stellen sich wie folgt dar:

- Basiswissen über Computer und Systeme soll verbreitet werden.
- Vermittlung von Informationen über Computeranwendungen in der Pflege.
- Einbindung von Wissen über den Pflegeprozess in Gesundheitsinformationssysteme.
- Wissenszuwachs durch den Einsatz von Computersystemen für die Pflegeforschung.
- Einsatz von Rechnersystemen für die Berufsausbildung und die Patientenschulung.
- Austausch von Informationen über Pflegesysteme mit anderen Anwendern.

Auch die Berufsvereinigung kanadischer Gesundheitsinformatiker (COACH) ist multidisziplinär zusammengesetzt. Ihre Mitglieder sind Spezialisten für Informationsverarbeitung mit Tätigkeitsschwerpunkten in Medizin- und Gesundheitsinformatik. So wie AMIA für die USA, so fördert COACH den Austausch von Konzepten, Ideen und Entwicklungen für das kanadische Gesundheitswesen und hat sich folgende Ziele gesetzt:

- Förderung des Dialogs zwischen den Einrichtungen, Verbänden und Verwaltungsbehörden des Gesundheitswesens über alle Themen der Gesundheitsinformatik.
- Verbreitung relevanter Informationen über Anwendungen und Ansätze mit Hilfe von Seminaren, Arbeitstreffen, Konferenzen und Mitteilungen. Hierüber soll ein breites Spektrum von Bereichen im Gesundheitswesen mit Informationen und Erfahrungswissen angesprochen werden.

Die Zahl der in COACH organisierten Pflegekräfte wächst. Die Fachgruppe Pflegeinformatik formuliert ihre Ziele wie folgt:

- Errichtung einer Kommunikationsplattform auf nationaler Ebene
- Errichtung von Pflegeinformatikfachgruppen auf Ebene der Provinzen
- Förderung der Ausbildung zum Pflegeinformatiker

- Kontaktstelle für Institutionen und Berufsgruppen, die an Pflegeinformatik interessiert sind
- Schnittstelle zu den Pflegeinformatikfachgruppen der Provinzen
- Kommunikationsschnittstelle zum Berufsverband kanadischer Pflegekräfte (Canadian Nurses' Association)
- Errichtung eines Netzwerkes von Pflegeinformatikern auf nationaler und internationaler Ebene zum wechselseitigen Erfahrungs- und Ideenaustausch
- Förderung der Pflegeinformatik als eigenständiges Fach

In den beiden vorgenannten nationalen Organisationen können Einzelpersonen Mitglied werden. Entsprechende Vereinigungen existieren in weiteren 38 Ländern. Auf internationaler Ebene haben sich die nationalen Informatikorganisationen zur IMIA zusammengeschlossen, der International Informatics Association. Die IMIA ist eine politisch unabhängige, international tätige Wissenschaftsorganisation, die den Informationsaustausch in der Gesundheitsinformatik zwischen den Mitgliedsstaaten vorantreibt. Sie definiert sich selbst als weltumspannende Föderation nationaler Gesellschaften der Gesundheitsinformatik und verwandter Disziplinen. Einzelpersonen können in der IMIA nicht Mitglied werden, obwohl natürlich jedes Land mehrere Delegierte als Beobachter entsendet. In der IMIA gilt das Prinzip: pro Land ein Abgeordneter und eine Stimme.

Die IMIA vertritt die Position, dass „der Begriff 'Medizinische Informatik' einen Kompromiss zwischen mehreren möglichen Bezeichnungen darstellt und als Synonym zur 'Gesundheitsinformatik' verstanden werden darf." In erster Linie verfolgt IMIA das Ziel des Erwerbs und der Förderung von Wissen. Sie will insbesondere das Wissen über Methoden der Informationsverarbeitung im Gesundheitswesen verbreiten. Um dieses Ziel zu erreichen, organisiert IMIA folgende Veranstaltungen:

- Organisation der im Drei-Jahres-Turnus stattfindenden MEDINFO-Konferenzen. Bisherige Veranstaltungsorte waren: Stockholm (1974), Toronto (1977), Tokio (1980), Amsterdam (1983), Washington, D. C. (1986), Beijing/Singapur (1989), Genf (1992), Vancouver (1995), Seoul (1998) und London (2001). Diese großen Konferenzen geben einen hervorragenden Überblick über den aktuellen Stand der Medizinischen Informatik. Informationen über die nächsten MEDINFO-Konferenzen findet man unter: http://www.hon.ch/medinfo.
- IMIA besitzt Fachgruppen für die Bereiche Pflege, Ausbildung, EKG-Auswertung, Datenschutz und Datensicherheit.
- Mehr als 30 Arbeitstreffen wurden in den letzten 15 Jahren von IMIA organisiert.

Für den Sektor Gesundheitsinformatik vertritt die IMIA die internationale Föderation für Informationsverarbeitung (International Federation of Information Processing/IFIP) gegenüber solchen Organisationen wie der WHO und der World Medical Association und nimmt an Konferenzen zur Gesundheitsversorgung im primären Sektor wie der WHO/UNICEF-Konferenz in Alma Ata teil. Und schließlich gibt die IMIA eigene Publikationen heraus und veröffentlicht die Ergebnisse von MEDINFO und ihrer Arbeitskonferenzen. Weitere Informationen finden sich auf der Web-Site der IMIA (http://www.imia.org).

Im Anschluss an ein von der IMIA gefördertes Arbeitstreffen über den Einfluss von Computern auf die Pflege, akzeptierte die IMIA-Generalversammlung im Herbst 1982 den Vorschlag, eine international besetzte Pflegefachgruppe einzusetzen (vgl. Kapitel 3). Es entstand die Arbeitsgruppe 8 mit dem Schwerpunkt Pflegeinformatik aus internationaler Sicht. Die hier versammelten Personen kommen weltweit aus verschiedenen Ländern und wollen die von der IMIA für die Pflege formulierten Zielsetzungen realisieren. 1985 fand das erste Treffen dieser Arbeitsgruppe im kanadischen Calgary statt. Die Fachgruppe richtet im Drei-Jahres-Rhythmus ein internationales Symposium aus und veröffentlicht die Ergebnisse dieser Arbeitskonferenzen. Informationen über die Fachgruppe und über die von ihr ausgerichteten Symposien zur Pflegeinformatik finden sich im Netz (http://www.gl.umbc.edu/ãbbott/nurseinfo.html).

In der Pflegeausbildung tätige Personen können sich der Vereinigung für die Entwicklung computerbasierter Ausbildungssysteme (Association for the Development of Computer Based Instructional Systems/ADCIS) anschließen. ADCIS versteht sich als „internationale, nicht kommerzielle Organisation mit Mitgliedern aus den Vereinigten Staaten, Kanada und mehreren anderen Ländern. Die Mitglieder repräsentieren Schulen der Grund- und Weiterbildung, Colleges und Universitäten, Unternehmen und Industrie, als auch Einrichtungen des Militärs und der Regierung." Die von ADCIS verfolgten Ziele sind:
- Förderung und Erforschung des Einsatzes computerbasierter Unterrichtsmethoden und computerbasierten Managements.
- Austausch von Informationen, Programmen und Unterrichtsmaterialien in bester wissenschaftlicher Tradition.
- Vermeiden von Doppelentwicklungen.
- Beschreibung von Hard- und Softwarespezifikationen, Empfehlungen hinsichtlich vorrangiger Entwicklungsziele und deren Förderung und Umsetzung.

Innerhalb von ADCIS sind die meisten der in der Pflegeausbildung tätigen Personen in der Fachgruppe Gesundheitsausbildung (Health Education Special Interest Group/HESIG) organisiert.

Berufsverbände der Pflege

An Gesundheitsinformatik interessierte Schwestern und Pfleger sollten sich auch den einschlägigen Berufsverbänden der Pflege anschließen. Die Bedeutung einer solchen Mitgliedschaft liegt in der Verpflichtung aller Berufsangehörigen, ihr Wissen und ihre Erfahrungen an die Kollegen weiterzugeben. Wenn in den nationalen Berufsverbänden auch ausgewiesene Pflegeinformatiker mitarbeiten, so schärft dies das Bewusstsein der anderen Mitglieder für diesen Aspekt der Pflege. Darüber hinaus fungieren die Berufsverbände als Kontaktbörse für alle Pflegekräfte, die im Bereich Pflegeinformatik Wissen erwerben wollen.

Herstellerabhängige Anwendergruppen

Praktisch alle Hersteller und Anbieter professioneller Software für das Gesundheitswesen fördern auf ihr Produkt bezogene Anwendergruppen. Sie dienen dem Erfahrungsaustausch von Anwendern, die ein System des Herstellers benutzen. Die Zugehörigkeit zu einer Anwendergruppe kann den praktischen Einsatz einer Software erleichtern. Hier gilt das Prinzip: gleiche Software – gleiche Probleme. Außerdem können auf den Anwendertreffen diskutierte Änderungs- und Erweiterungswünsche direkt an den Systemanbieter weitergegeben werden.

Zusammenfassung

Wer Informationsverarbeitung und Informationstechnik in den Pflegeberufen fördern will, wird in den verschiedenen Berufsorganisationen ein nützliches Instrument finden. Wir empfehlen die Mitgliedschaft in den drei vorgestellten Organisationsarten: multidisziplinären Fachvereinigungen, Berufsverbänden der Pflege und herstellerabhängigen Anwendergruppen.

Als zwangsläufige Folge der zunehmenden Verbreitung von Krankenhaus- und Gesundheitsinformationssystemen wurde in diesem Kapitel auch das Entstehen neuer Rollenbilder und Aufgabenfelder für die Pflegeberufe diskutiert. Diese Entwicklung ist keineswegs abgeschlossen. Doch auch das heute noch aktuelle Rollenverständnis von Schwestern und Pflegern ändert sich. Das Überleben und der Fortschritt des Berufsstandes wird nur dann gelingen, wenn die Pflegeberufe ihre bislang eher passive und reaktive Haltung gegenüber der Pflegeinformatik aufgeben und durch vorausschauendes und aktives Handeln ersetzen. Die Pflege muss bereit sein, Informationstechnologie zu ihren Gunsten zu nutzen und muss aktiv am Informationsmanagement teilhaben. Nur so kann sie die Zukunft der Pflegepraxis positiv gestalten.

Literatur

Ball MJ, Douglas JV, Hoehn BJ (1997) New challenges for nursing informatics. In: Gerdin U, Tallberg M, Wainwright P (eds.) Nursing Informatics: The Impact of Nursing Knowledge on Health Care Informatics. IOS Press, Amsterdam, pp 39–43

Dayhoff RE, Siegel EL (1998) Digital imaging within and among medical facilities. In: Kolodner RM (ed) Computerizing Large Integrated Health Networks: The V. A. Experience. Springer-Verlag, New York

Haux R (1998) Aims and tasks of medical informatics. International Journal of Biomedical Computing

Joint Commission on the Accreditation of Healthcare Organizations (1994) Accreditation for Hospitals. JCAHO, Oakbrook Terrace, Ill.

Lorenzi NM, Riley RT, Ball MJ, Douglas JV (1995) Transforming Health Care Through Information: Case Studies. Springer-Verlag, New York

Newbold SK (1996) The informatics nurse and the certification process. Computers in Nursing 14(2):84–88
Parker CD, Gassert C (1996) JCAHO's Management of information standards: The role of the Informatics Nurse Specialist. Journal of Nursing Administration 26(6):13–15
Singer JP (1971) Hospital computer systems: Myths and realities. Hospital topics 4:9 (January)
Tang PC, Patel VL (1992) Major issues in user interface design for health professional workstations: Summary and recommendations. International Journal of Biomedical Computing 34:139–148
Zimmermann KL (1995) Clinical imaging: Applications and implications for nursing. In: Ball MJ, Hannah KJ, Newbold SK, Douglas JV (eds) Nursing Informatics: Where Caring and Technology Meet, 2nd edn. Springer-Verlag, New York, pp 320–330

Teil VI

Pflegeinformatik im deutschsprachigen Raum

21 Überblick über die Pflegeinformatik im deutschsprachigen Raum

Begriffsklärung

Die Bezeichnung „Pflegeinformatik" ist die wörtliche Übersetzung des englischen Begriffs „Nursing Informatics", sie ist jedoch nicht die alleinige deutsche Bezeichnung dieses Gegenstandes. So gibt es synonym den Ausdruck „Informationsverarbeitung in der Pflege" oder „Computer beziehungsweise EDV in der Pflege" und ähnliche Formulierungen. An dieser Stelle sei erwähnt, dass „informatics" nicht vollständig den deutschen Begriff „Informatik" widerspiegelt, sondern eher die Anwendung von Computertechnologie und Informationswissenschaft in einer Wissensdomäne. Die „Informatik" als Grundlage entspricht dagegen eher dem Fach „Computer Science" im englischsprachigen Raum. Jenseits aller sprachlichen Diskussionen liegt jedoch ein Vorteil des Begriffes „Pflegeinformatik" in seiner Prägnanz.

Definitorisch hat man sich laut IMIA Working Group 8 „Nursing Informatics" 1998 in Seoul darauf verständigt, „Pflegeinformatik" wie folgt zu beschreiben: „Pflegeinformatik ist die Integration des Faches Pflege, des pflegespezifischen Wissensschatzes und des pflegetypischen Informationsmanagements mit Informations- und Kommunikationstechnologie mit dem Ziel, Gesundheit weltweit zu fördern." (www.langara.bc.ca/vnc/nursemap.htm). Diese Definition gilt damit auch für den deutschen Begriff. Sie bildet den Rahmen für weitere Verfeinerungen und Diskussionen.

Ein weiterer Begriff, der bislang im deutschsprachigen Raum keine eindeutige Übersetzung erfahren hat, ist die „informatics nurse" oder „informatics nurse specialist". Da es sich laut der nordamerikanischen Auffassung um eine Person handelt, die sich im Bereich Pflegeinformatik weitergebildet beziehungsweise ein entsprechendes Studium absolviert hat, wurde der amerikanische Begriff neutral mit „Pflegeinformatiker" übersetzt. Gleichwohl gibt es Überlegungen (Daus 2001), eine Pflegekraft, die im Umfeld von Informationsverarbeitung tätig ist, als „DV-KoordinatorInnen in der Pflege (DVP)" zu bezeichnen. Die Diskussion um die Berufsbezeichnung und die inhaltliche Ausgestaltung (vgl. Hübner

2000) einer solchen Stelle ist im deutschsprachigen Raum keineswegs abgeschlossen.

Entwicklung der Pflegeinformatik im deutschsprachigen Raum

Schrieben Bessai et al. (1991) noch nach einer systematischen Marktanalyse im Rahmen des Arbeitskreises „Einsatzmöglichkeiten der EDV in der Krankenpflege" an der Fachhochschule Osnabrück, dass es mit Stand 1989/1990 keine den Pflegeprozess ausreichend unterstützende Software in Deutschland gäbe, so haben sich seit dieser Zeit eine Reihe von Entwicklungen, Aktivitäten und Trends ergeben, die die Lebendigkeit dieses Bereiches dokumentieren.

1989 wurde das Länderprojekt „Pflege im Krankenhaus (PIK)" ins Leben gerufen, das sich in der ersten Phase vornehmlich mit der Definition der Benutzeranforderungen beschäftigte, bevor es dann eine Software primär zur Unterstützung des Pflegeprozesses (PIK – „Pflegeinformations- und -kommunikationssystem", früher „Pflegedienst im Krankenhaus") entwickelte, die Mitte der 90er Jahre als Prototyp zur Verfügung gestellt wurde und nunmehr in einer weiterentwickelten Version vorliegt.

Fast zeitgleich gab es Überlegungen der Fa. Hinz in Zusammenarbeit mit der Medizinischen Hochschule Hannover, ein Pflegedokumentationssystem zu entwickeln. Dieses System steht nunmehr als klinischer Arbeitsplatz in Form des Produktes NANCY zur Verfügung. Weitere Entwicklungen, die durch Firmen und akademische Einrichtungen getragen wurden, kamen hinzu und deckten weitere Bereiche wie Dienstplan, Stationskommunikation und Dokumentation von Pflege in Heimen und im ambulanten Sektor ab (vgl. Kapitel 24).

1993 veröffentlichte Trill von der Fachhochschule Flensburg das Buch „Der Computer in der Krankenpflege", das eine erste deutsche umfassende Auseinandersetzung mit den verschiedensten Einsatzfeldern von Informationstechnologie in der Krankenpflege darstellt und frühere Arbeiten (z. B. Semrau et al. 1988) zusammenfasst. Von der Praxis geleitet thematisiert Trill (1993) den Einführungsprozess, zeigt Beispiele, diskutiert Problemfelder und bietet eine Checkliste an. Ebenfalls 1993 stellten Bürkle et al. (1994 veröffentlicht) von der Universität Gießen eine internationale Literaturübersicht zum Thema Systeme zur Unterstützung des patientennahen Bereiches in der Pflege zusammen. Sie kamen zu dem Schluss, dass Software für die pflegerischen Tätigkeiten am Patienten den Einsatz von Computernetzen, eine mobile Datenerfassung und die Bereitstellung von Pflegestandards voraussetzte. Themen wie Client-Server-Architekturen, Verbreitung des Kommunikationsprotokolls TCP/IP, offene industrielle Betriebssysteme (UNIX, Windows), graphische Benutzeroberflächen, die in der Arbeit von Bürkle et al. (1994) unter Zukunftsperspektiven diskutiert wurden, sind heute fest in der Alltagsroutine verankert. Andere Bereiche, wie Pflegestandards, befinden sich noch in der Diskussion.

Insbesondere die Pflegestandards haben jedoch seit der Veröffentlichung der Alpha-Version der ICNP (International Classification of Nursing Practice) eine neue Perspektive im Sinne einer standardisierten Terminologie erhalten. Die europäischen Aktivitäten zur ICNP im Rahmen der EU-Projekte Telenursing und Telenurse liefen zunächst ohne deutsche Beteiligung ab, bis sich die TU Dresden des Themas annahm (Dörre et al. 1997; Hinz et al. 1999) und nunmehr die Übersetzung der ICNP ins Deutsche und die deutschsprachige User Group koordiniert. Da in Deutschland eigene standardisierte Klassifikationen zu Pflegediagnosen, Pflegemaßnahmen oder Pflegeresultaten – im Gegensatz zu Nordamerika – völlig fehlten, kommt der ICNP eine besondere Bedeutung zu (vgl. Kapitel 22). Welche Tragweite eine solche Klassifikation haben kann, wird in der Schweiz im Rahmen eines Projektes zu einer pflegerischen Basisdokumentation (Nursing Minimal Data Set) erörtert.

Ein weiteres Signal in Richtung Etablierung von Pflegeinformatik in Deutschland wurde gesetzt, als Mitte der 90er Jahre das multidisziplinäre BMFT Verbundprojekt „Unterstützung des Pflegeprozesses durch Informations- und Kommunikationstechnologie" der Universitätskliniken Heidelberg und Dresden mit der TU Dresden bewilligt wurde, das 1999 seinen Abschlussbericht veröffentlichte (Hacker et al. 1999). Wie im Kapitel 25 ausgeführt wird, behandelt die Forschung zur Pflegeinformatik eine wissenschaftliche Begleitung der Konzeption, Einführung und Erprobung zum einen von entsprechenden Dokumentationssystemen, zum anderen von Systemen zur Wahrnehmung administrativer und betriebswirtschaftlicher Aufgaben. Hierbei werden sowohl Aspekte der medizinischen Informatik, der Arbeits- und Organisationspsychologie, der Arbeits- und Sozialmedizin sowie der Betriebswirtschaftslehre berücksichtigt.

In den 90er Jahren entwickelten sich vornehmlich an den deutschen Fachhochschulen eine Vielzahl eigener Studiengänge im Umfeld Pflege, die eine akademische Ausbildung – vorwiegend im Anschluss an eine pflegerische Erstausbildung (Examen) – anbieten. Mit der Einrichtung solcher Studiengänge in den Fächern Pflegewissenschaft, Pflegemanagement und Pflegepädagogik und mit der Einbeziehung von Pflege in gesundheitswissenschaftliche Studiengänge entstand auch der Bedarf, den Bereich „EDV" abzudecken. Dies geschieht, wie in Kapitel 25 dargestellt, in recht unterschiedlichem Maße was die Definition des Faches und die personelle Ausstattung betrifft.

Auch die Berufsverbände haben sich dem Thema Pflegeinformatik nicht verschlossen. So befasst sich die Deutsche Gesellschaft für Medizinische Informatik, Biometrie und Epidemiologie (GMDS) seit Anfang der 90er Jahr zunächst als Projektgruppe „Medizinische Informatik in der Pflege" dann als Arbeitsgruppe „Informationsverarbeitung in der Pflege" unter der Leitung von Ulrich Schrader, Fachhochschule Frankfurt/M mit dem Thema. Der DBfK (Deutscher Berufsverband für Pflegeberufe e. V.) besitzt eine zentrale Arbeitsgruppe Informatik und ist Partner der alle zwei Jahre stattfindenden Tagung „Multimedia in der Pflege" (www.nursing.de). Die Arbeitsgemeinschaft Deutscher Schwesternverbände und Pflegeorganisationen e. V. (ADS), das Agnes-Karll-Institut für Pflegeforschung des DBfK, sowie die Zentrale Arbeitsgruppe Informatik des DBfK haben zusammen mit der GMDS eine Arbeitsgruppe „Informationsverarbeitung in der Pflege" gegründet und über diese eine Checkliste für Pflegeinformationssysteme (ADS et al. 1996) erarbeitet. Im Schweizerischen Berufsverband der Krankenschwestern und Krankenpfleger (SBK) gibt es eine Interessensgruppe Pflegeinformatik, die zusammen mit dem Weiterbildungszentrum für Gesundheitsberufe (WE'G) des Schweizerischen Roten Kreuzes das Netzwerk Pflegeinformatik betreibt.

Zusammenfassung

Gab es in den 80er und frühen 90er Jahren im deutschsprachigen Raum vorwiegend nur theoretische Überlegungen, Tätigkeiten der Pflege durch Informations- und Kommunikationstechnologie zu unterstützen, so erschienen Mitte der 90er Jahre in zunehmendem Maße Softwareprodukte zur Unterstützung von administrativen Tätigkeiten von Pflegekräften, so genannte Stationskommunikation und dezentrales Patientenmanagment innerhalb von Krankenhaussoftware, und Software zur Unterstützung des Pflegeprozesses. Entsprechende wissenschaftliche Projekte begleiteteten die Einführungsphase. Mittlerweile kann man auf einen mehr als zehnjährigen substanziellen Wissens- und Erfahrungsschatz auch im deutschsprachigen Raum zurückgreifen.

Literatur

ADS, AKI, DBfK, GMDS (1996) Checkliste für die Projektierung eines DV-gestützten Pflegeinformationssystems. DBfK-Verlag, Eschborn

Bessai B et al. (1991) Software für die Krankenpflege. Deutsche Krankenpflege-Zeitschrift 3:197–203

Bürkle T, Prokosch HU, Dudeck J (1994) Pflegeinformationssysteme- Eine Literaturübersicht. Informatik, Biometrie und Epidemiologie in Medizin und Biologie 25(3):199–215

Daus S (2001) Aufgaben der DV-Koordination Pflege – Eine Stellenbeschreibung. PR-Internet 1/01, Pflegeinformatik:15–20

Dörre F, Hinz M, Edelmann-Noack A, Urban M (1997) Konzept zur Nutzung der ICNP für die Pflegedokumentation in Deutschland. In: Muche R, Büchle G, Harder D, Gaus W (Hrsg) Medizinische Informatik, Biometrie und Epidemiologie GMDS'97. MMV Medizin Verlag, München, S 70–74

Hacker W, Scheuch K, Kunath H, Haux R (1999) Computer in der Krankenpflege. Roderer Verlag, Regensburg

Hinz M, Dörre F, Edelmann-Noack A, Kunath H, Urban M (1999) Implementation der Elektronischen Patientenakte im Pflegebereich von Krankenhäusern – Konzepte, Voraussetzungen und Erfahrungen. In: Victor N, Blettner M, Edler L, Haux R, Knaup-Gregori P, Pritsch M, Wahrendorf J, Windeler J, Ziegler S (Hrsg.) Medical Informatics, Biostatistics and Epidemiology for Efficient Health Care and Medical Research. Urban & Vogel, München, S 300-302

Hübner U (2000) Pflegeinformatik. In: Eiff W von et al. (Hrsg) Der Krankenhausmanager. Band 1, Teil 5, Kapitel 10, S 1–35

Semrau M, Schiemann D, Haubrock M, Bessai B (1988) Einsatzmöglichkeiten der EDV in der Krankenpflege. Berichte des Arbeitskreises „Einsatzmöglichkeiten der EDV in der Krankenpflege" an der Fachhochschule Osnabrück. Deutsche Krankenpflegezeitschrift – Beilage: Pflegepraxis 5: 2–17

Trill R (1993) Der Computer in der Krankenpflege: Grundlagen, Einsatzfelder, Einführungsstrategien. Schlütersche Verlagsanstalt, Hannover

22 Daten- und Prozesskonzepte

Konzepte bezogen auf Daten und Dokumentation

Einleitung

In Kapitel 6 wurden internationale Entwicklungen hinsichtlich standardisierter Pflegedatensätze und hinsichtlich der verfügbaren Klassifikationen vorgestellt. Dabei wurde den Entwicklungen in Nordamerika ein breiter Raum gewidmet – nicht ohne Grund, denn solche Ansätze wurden erstmals dort entwickelt und eingesetzt. Lange Zeit befand sich der deutschsprachige Raum diesbezüglich in einem selbst gewählten Dornröschenschlaf.

Diese Situation schlug sich auch in puncto Dokumentation nieder (vgl. Kapitel 23), schließlich benötigt man für eine datenbankbasierte Dokumentation Daten, die in geeigneter Art und Weise aufbereitet sind. Solche Daten bezeichnet man als strukturiert. Man versteht darunter Daten, die nach einem logischen Schema eingegeben wurden und über dieses Schema auswertbar sind. Ein solches Schema besteht aus Tabellen mit Tabellenelementen oder Attributen.

Die logische Struktur eines Patientendatensatzes ist beispielsweise die Gliederung in „Name", „Vorname", „Geschlecht", „Geburtsdatum", „Geburtsort". Nach diesen Attributen kann in einer entsprechenden Datenbank gesucht werden.

Unstrukturierte Daten dagegen sind zunächst nicht weiter logisch auflösbar und werden informationstechnisch als ein zusammenhängender Block betrachtet.

Beispiele für unstrukturierte Daten sind medizinische Bilder, elektrophysiologische Signale (z. B. EKG, EEG), aber auch freier beziehungsweise natürlichsprachlicher Text, wie eine Pflegeanamnese.

Wo es möglich ist, werden strukturierte Daten per Katalogauswahl eingegeben und liegen dann in textlicher und/oder codierter Form vor. Dies gilt insbesondere für Diagnosen, Maßnahmen und Resultate. Solche Kataloge können einen gemeinsamen Sprachschatz oder eine Klassifikation enthalten.

Klassifikationen

ICNP

Da im deutschsprachigen Raum solche Ansätze fehlten, verfolgt man die durch den International Council of Nurses (ICN) gestarteten Aktivitäten zu einer International Classification of Nursing Practice (ICNP) mit Aufmerksamkeit.

Die ICNP bildet eine Klassifikation sowohl für Pflegephänomene (Pflegediagnosen) als auch für Pflegehandlungen (Pflegeinterventionen) entlang multipler Achsen. 1996 wurde die ICNP in der Alphaversion zunächst einachsig ausgeliefert, 1999 wurde dann die mehrachsige Betaversion veröffentlicht (www.icn.ch). Sowohl für die Phänomene wie die Handlungen gibt es entsprechende Achsen, das heißt Skalen zur detaillierten Beschreibung.

Pflegephänomene werden durch die Ausprägungen der folgenden Achsen (Beispiele für mögliche Ausprägungen in Klammern) beschrieben:

A	*Fokus*	(Schmerz, Selbstkontrolle: Aggression)
B	*Beurteilung*	(Ja, zu einem geringeren/mittleren/hohen Grad)
C	*Häufigkeit*	(sehr oft, oft, manchmal, selten, sehr selten, niemals)
D	*Dauer*	(akut, chronisch)
E	*Topologie*	(oben rechts, oben links)
F	*Körperregion*	(Bauchraum, Gehirn, Rücken)
G	*Wahrscheinlichkeit*	(Risiko, Chance)
H	*Träger*	(Person, Familie, Gruppe)

Tabelle 22.1 zeigt ein Beispiel für die Beschreibung des Phänomens „Hohes Risiko zu aggressiven Handlungen, die oft auftreten" nach ICNP.

Pflegehandlungen werden anhand von Ausprägungen der folgenden Achsen (Beispiele für Ausprägungen in Klammern) klassifiziert:

A	*Handlungstyp*	(Beobachten, Leiten, Ausführen, Sorgen, Informieren)
B	*Ziel*	(Person, Körper)
C	*Mittel*	(Instrument, personelle Ressourcen)
D	*Zeit*	(bei der Entlassung, vor der Operation)
E	*Topologie*	(oben rechts, oben links)
F	*Ort*	(Körperteil, am Ort)
G	*Route*	(oral, subkutan)
H	*Pflegeempfänger*	(Person, Familie, Gruppe)

Tabelle 22.2 zeigt ein Beispiel für die Beschreibung der Handlung „Beraten in richtiger Ernährung (Diät) nach dem standardisierten Verfahren A1.2 im Rahmen einer Familienberatung" nach ICNP.

Über die Pflegephänome und -interventionen thematisiert die ICNP folgende drei Bereiche:
- Pflegediagnosen
- Pflegeresultate
- Pflegeinterventionen

Tabelle 22.1.
Beispiel für ein Pflegephänomen

Achse	Ausprägung
Fokus	Selbstkontrolle: Aggression
Beurteilung	Ja, zu einem hohen Grad
Häufigkeit	oft
Wahrscheinlichkeit	Sehr hohes Risiko für

Tabelle 22.2.
Beispiel für eine Pflegehandlung

Achse	Ausprägung
Handlungstyp	Beraten
Ziel	Diät
Mittel	Leitlinie
Ort	Kindertagesstätte
Pflegeempfänger	Familie

Dabei wird unter einer Pflegediagnose ein Komplex von Konzepten verstanden. Diese Konzepte werden über die Achsen der Pflegephänomene vermittelt. Den ICNP-Empfehlungen zufolge enthält eine Diagnose je einen Ausdruck aus den Achsen „Fokus", „Beurteilung" und „Wahrscheinlichkeit". Pflegeresultate sind Beschreibungen der Pflegephänomene beziehungsweise Pflegediagnosen nach einer Pflegeintervention. So definiert sind sie ein Maß für Veränderung beziehungsweise fehlende Veränderung des beschriebenen Pflegephänomens. Die Klassifikation der Pflegehandlungen innerhalb der ICNP bildet die Grundlage für die zusammengesetzte Beschreibung von Pflegeinterventionen, die zwingendermaßen einen Ausdruck aus der Achse „Handlungstyp" enthalten und durch Ausdrücke der anderen Achsen ergänzt werden kann.

Die ICNP wurde in Europa maßgeblich durch die EU-Projekte Telenursing, Telenurse und Telenurse ID vorangetrieben, die unter Leitung des Dänischen Instituts für Gesundheits- und Pflegeforschung (DIHNR) standen. Klinische Partner auf deutscher Seite waren die Medizinische Hochschule Hannover und die Klinik für Tumorbiologie in Freiburg/Breisgau. Die technische Koordination übernahm die TU Dresden. Aus den EU-Projekten ging eine deutschsprachige ICNP User Group hervor, die maßgeblich die Übersetzung der Alpha- und Betaversion in die deutsche Sprache durchführte und deren Ziel die Verbreitung und der klinische Einsatz der ICNP ist. Die User Group ist in Regionalgruppen organisiert und wird durch die TU Dresden koordiniert (Dörre et al. 1998). Sie hat sich zum Ziel gesetzt,

- eine abgestimmte Übersetzung der jeweils aktuellen ICNP-Version bereitzustellen,
- deren arbeitsteilige Erprobung in der Praxis voranzubringen und
- an der Weiterentwicklung der nächsten englischen Version mitzuwirken.

Da die sprachlichen Benennungen für ein und denselben Begriff zwischen Krankenhäusern, zwischen Nord- und Süddeutschland und zwischen den deutschsprachigen Ländern erheblich variieren, hat man in der ICNP im Rahmen der deutschen Übersetzung eine Synonymliste erstellt. Sie ergänzt die Definition und erlaubt Pflegenden bei ihrer sprachlichen Variante zu bleiben, ohne auf die Einheitlichkeit und Vergleichbarkeit verzichten zu müssen. Damit wurde einer wesentlichen Forderung an die ICNP (Hinz et al. 1998) nachgekommen.

Dass die Erprobung der ICNP in der Praxis einen „steilen Berg" darstellen würde, sagten Krause u. Zimmermann (1999) von der Medizinischen Hochschule Hannover (MHH) aus eigener Erfahrung voraus. Die Autorinnen hatten bereits seit dem Beginn der 90er Jahre Pflegeleitlinien entwickelt und diesen eindeutig definierte Interventionen und Probleme zugeordnet. Diese Daten wurden nun den ICNP-Begriffen zugeordnet. In Übereinstimmung mit anderen Arbeitsgruppen (Pohl et al. 2000) zeigte sich, dass eine Problembeschreibung mittels Alpha-Version aufgrund fehlender Achsen nicht sinnvoll in der Praxis umsetzbar ist. Diese Schwachstelle wurde aber bereits mit der Beta-Version behoben, so dass man nun an der MHH die Pflegephänomene auf der Basis dieser Version in dem Dokumentationsprogramm NANCY (vgl. Kapitel 24) beschreiben kann.

ICIDH-2

Neben der ICNP hat die von der WHO herausgegebene International Classification of Functioning, Disability and Health (ICIDH-2) hierzulande Beachtung gefunden. Sie ist eine Weiterentwicklung der International Classification of Impairments, Disabilities and Handicaps. Die ICIDH-2 ist eine Klassifikation von Gesundheit und von gesundheitsrelevanten Zuständen. Sie beschreibt sowohl negative wie positive Aspekte eines Gesundheitszustandes aus der Sicht des Körpers, des Individuums und der Gesellschaft. Mit *Functioning* werden die positiven, mit *Disability* die negativen Gesichtspunkte bezeichnet. Die Beschreibung erfolgt anhand einer Beurteilung der Körperfunktion (das heißt Physiologie/Pathophysiologie) und Körperstruktur (das heißt Anatomie) einerseits und der Aktivitäten und Partizipation (das heißt Teilhabe am Leben) andererseits. Diese wird ergänzt durch die Betrachtung des Umfeldes, in dem sich eine Person mit ihrem Gesundheitszustand befindet. Das Umfeld gliedert sich in die Umwelt und in den persönlichen Bereich.

Sowohl die ICIDH-2 wie die ICD-10 (International Classification of Diseases 10th Revision) berücksichtigen körperliche Gesichtspunkte. Die ICD aus der Perspektive der Krankheitslehre, die ICIDH-2 aus der Perspektive eines allgemein zu beschreibenden Gesundheitszustandes ohne Bezug zu Kausalitäten. Beide Klassifikationen sind komplementär einzusetzen. Die ICIDH-2 ist insofern für die Pflege interessant, als sie im Umfeld von chronischen Erkrankungen und Behinderungen eingesetzt werden kann, also in Bereichen, die besonders pflegeintensiv sein können. Die deutsche Fassung der ICIDH-2 wird koordiniert von dem Verband Deutscher Rentenversicherungsträger (VDR). An dem Beta Test beteiligten sich aktiv die Deutsche Vereinigung für die Rehabilitation Behinderter (DVfR) und die Bundesarbeitsgemeinschaft für Rehabilitation (BAR).

Nordamerikanische Klassifikationen

In den letzten Jahren haben neben den internationalen auch nordamerikanische Klassifikationen im deutschsprachigen Raum Beachtung gefunden. Insbesondere die NANDA Diagnosen und die Nursing Intervention Classification (NIC) beziehungsweise die Nursing Outcome Classification (NOC) gehören hierzu. Dieser Trend liegt vorallem daran, dass Pflegediagnosen in der Pflegewissenschaft und Pflegepraxis stärker als früher diskutiert werden (z. B. Wittig u. Bauer 1997; Kürzl 1998; Hayer 1999) und die Übersetzung der NANDA-Diagnosen ins Deutsche vorliegt (Stefan u. Allmer 2000). In Österreich wurde der Begriff „Pflegediagnose" ausdrücklich im Gesundheits- und Krankenpflegegesetz von 1997 (§ 14 Abs. 2) zur Beschreibung des eigenverantwortlichen Tätigkeitsbereiches herangezogen. Pflegediagnosen werden somit zu einem möglichen Instrument der Professionalisierung in der Pflege (Höhmann 1999; Abderhalden 1999). Die gesetzliche Forderung stimulierte in Österreich eine Reihe von Aktivitäten. So wurde beispielsweise der *Verein für Systematische Entwicklung Professioneller Pflege* (www.vereinsepp.at) in Wien gegründet, dessen Arbeiten zur Veröffentlichung des Buches „Praxis der Pflegediagnosen" (Stefan u. Allmer 2000) führte.

Dass amerikanische Entwicklungen wie die NANDA-Diagnosen allerdings nicht problemlos übersetzt und in einen anderen Kulturkreis übernommen werden können, zeigt van Maanen (1999) auf. Vor diesem Hintergrund stellt die ACENDIO (Association for Common European Nursing Diagnoses, Interventions and Outcomes – www.acendio.net) eine europäische Plattform zur Förderung einer gemeinsamen Sprache für Diagnosen, Interventionen und Resultate dar.

Verpflichtung zur Dokumentation

Mit der Verfügbarkeit von standardisierten Begriffen und von Klassifikationen wurde die technische Grundlage zu einer auswertbaren Dokumentation geschaffen. Darüber hinaus gibt es jedoch weitere Aspekte, die eine Dokumentation fördern. Dazu zählt die Verpflichtung zur Dokumentation. Schon 1986 wurde in einem Urteil des Bundesgerichtshofes (BGH 1986) konstatiert, dass es im Fall einer Klage zu einer Beweiserleichterung zugunsten des Patienten kommt, wenn die ärztliche und – mit Einschränkungen – die pflegerische Dokumentation lückenhaft beziehungsweise unzulänglich ist.

Trotz dieser Sachlage wird Dokumenation in ganz unterschiedlicher Art, Ausführlichkeit und Konsequenz durchgeführt oder ganz vernachlässigt. Mit der Diskussion um eine geeignete Qualitätssicherung in der Patientenversorgung ist eine Verpflichtung zur Dokumentation stärker ins Bewusstsein gerückt. Erst eine gut geführte Dokumentation erlaubt nämlich die Evaluation von qualitätssichernden Maßnahmen und sichert die Transparenz pflegerischen und ärztlichen Handelns. Dabei ist festzuhalten, dass eine Dokumentation die Qualität im Sinne einer Strukturqualität und einer Ergebnisqualität nur mittelbar sicherstellt. Es ist die Prozessqualität, die unmittelbar von einer Dokumentation betroffen ist.

Im Krankenhausbereich wird die Dokumentation von Patientendaten ausdrücklich zum Kriterium einer Begutachtung nach KTQ (KTQ Manual 2000) gemacht. KTQ steht für *Kooperation für Transparenz und Qualität im Krankenhaus* und ist ein Projekt des Verbandes der Angestelltenkrankenkassen zusammen mit der Bundesärztekammer, der Deutschen Krankenhausgesellschaft und weiterer Krankenkassen zur Zertifizierung von deutschen Krankenhäusern. Dem Verfahren zufolge stellt die Erfassung, Dokumentation und Verfügbarkeit der Patientendaten allgemein einen wichtigen Teilaspekt des Informationswesens dar. So wird im Zusammenhang mit den Richtlinien zur Führung und Dokumentation von Patientendaten nach einer kontinuierlichen berufsübergreifenden Nutzung der Dokumentation gefragt. Im Zusammenhang mit der Dokumentation selbst wird erhoben, ob alle pflegerelevanten Daten in der Pflegedokumentation erfasst werden und ob bei der Archivierung der Patientendokumentation auch der Pflegebericht vorliegt. Aus der Dokumentation soll hervorgehen, welchen Grund und welche Wirkung pflegerische Maßnahmen hatten. Pflegerische Dokumentation hat dabei einen gleichen Stellenwert wie ärztliche Dokumentation. Darüber hinaus wird gefordert, dass die Dokumentation lesbar, verständlich, zeitnah und verfügbar ist. Gerade diese Kriterien weisen in Richtung einer elektronischen Dokumentation. Diese wird dann in einem gesonderten Punkt, der „Nutzung einer Informationstechnologie", hinterfragt. In der Frage nach krankenhausspezifischer Software für die Steuerung der Patientenversorgung werden explizit die computergestützte Durchführung des Pflegeprozesses und die Hinterlegung von Pflegestandards und Leitlinien als Beispiel aufgeführt. Auch in dem Aspekt der zeitnahen und umfassenden Auswertung wird Pflege mit der Nennung von Pflegecontrolling berücksichtigt. Dies macht deutlich, dass Krankenhäuser mit Interesse an der Beteiligung an einem Zertifizierungsverfahren nach KTQ sich diesen Fragen stellen und hierfür Antworten bereithalten müssen.

Für vollstationäre Pflegeeinrichtungen einigten sich 1996 in Deutschland die Vereinigungen der Träger der vollstationären Pflegeeinrichtungen auf Bundesebene, die Spitzenverbände der Pflegekassen, die Bundesvereinigung der kommunalen Spitzenverbände und die Bundesarbeitsgemeinschaft der überörtlichen Träger der Sozialhilfe auf gemeinsame Grundsätze und Maßstäbe in der Qualitätssicherung (Gemeinsame Grundsätze 1996). Dies war erforderlich geworden durch den Paragraphen 80 SGB XI (Pflegeversicherung), der die betroffenen Verbände zu einer solchen Vereinbarung verpflichtet. Laut den gemeinsamen Grundsätzen und Maßstäben ist die Pflegefachkraft unter anderem verantwortlich für die „fachgerechte Führung der Pflegedokumentation". Zur Umsetzung der Prozessqualität wird ausdrücklich auf den Pflegeprozess und eine geeignete Dokumentation verwiesen. Diese sei sachgerecht und kontinuierlich zu führen. Aus ihr soll das Leistungsgeschehen und der Pflegeprozess ableitbar sein. Es ist ferner vorgesehen, dass eine Qualitätsprüfung durch den Medizinischen Dienst der Krankenversicherung oder einen bestellten Sachverständigen durchgeführt wird. Die gemeinsamen Grundsätze sprechen nicht ausdrücklich von einer maschinenlesbaren Dokumentation, sondern verlangen lediglich eine fach- und sachgerechte Führung.

In Österreich ist die Verpflichtung, den Pflegeprozess zu dokumentieren, Bestandteil der gesetzlichen Definition des eigenverantwortlichen Tätigkeitsbereiches der Pflege (ß 14 Abs. 2 Gesundheits- und Krankenpflegegesetz 1997).

Eine Dokumentationspflicht lässt sich immer dann leicht umsetzen, wenn an die Dokumentation Konsequenzen geknüpft werden.

Dokumentation zur Leistungserfassung und Personalbemessung

Eine solche mögliche Konsequenz von Dokumentation stellt die Personalbemessung dar. Diese kann direkt erfasst werden durch die Erhebung der erbrachten Leistung und der damit verbundenen Zeitwerte (Pflegeaufwand) oder sie kann geschätzt werden über eine Erhebung der Patientenmerkmale, der Behandlungsziele oder der Behandlungsmerkmale (Pflegebedarf). Sowohl die Aufwands- wie die Bedarfsermittlung erlauben eine Klassifikation beziehungsweise Gruppierung von Patienten. Sie gehen davon aus, dass jeder Patient einer bestimmten Kategorie vergleichbare Leistungen in einem bestimmten zeitlichen Umfang erhält. Im folgenden werden die wesentlichen Verfahren dargestellt, die im deutschsprachigen Raum Bedeutung gewonnen haben. Eine ausführliche Zusammenstellung findet sich bei Fischer (1995). Für alle verschiedenen Verfahren gilt, dass sie sich aufgrund der Datenfülle nur rechnergestützt umsetzen lassen. Dies gilt insbesondere für die Auswertung der Daten.

Akutbereich

Mit der *Pflegepersonalregelung* (PPR) wurde erstmals in Deutschland ein Konzept der Einstufung von Pflegebedürftigkeit im Akutbereich umgesetzt, um darüber eine bedarfsorientierte Einsatzplanung von pflegerischen Mitarbeitern zu ermöglichen. In den Bereichen Allgemeinpflege (A) und Spezialpflege (S) wurden jeweils drei Schweregrade zur täglichen Einstufung vorgesehen, aus denen sich dann die benötigten Pflegeminuten ableiten ließen. Die Allgemeinpflege umfasst die Körperpflege, Ernährung, Ausscheidung und Bewegung/Lagerung. Die Spezialpflege bezieht sich auf Leistungen im Zusammenhang mit Operationen, medikamentöser Behandlung und mit Haut- und Wundbehandlung. Die Einstufung gemäß PPR wurde in fast allen Softwarepaketen für das Krankenhaus ermöglicht. 1993 eingeführt wurde die PPR allerdings schon 1996 wieder außer Kraft gesetzt beziehungsweise ihre Nutzung den Institutionen freigestellt. Der so ermittelte Bedarf an Pflegeminuten und seine personelle Umsetzung hätte sich finanziell nicht realisieren lassen (Bartholomeyczik u. Hunstein 2000).

Auch mit der Abschaffung der PPR bleibt der Bedarf, Pflegebedürftigkeit zu quantifizieren, pflegerische Maßnahmen zu begründen und aus den erforderlichen Maßnahmen und ihrer zeitlichen Dauer Personalforderungen abzuleiten, weiter bestehen. Geeignete Verfahren für den Akutbereich befinden sich weiterhin in der Diskussion.

Im Gegensatz zur PPR, die eine bedarfsorientierte Personalbemessung darstellt, ist die Methode der *Leistungserfassung in der Pflege*, LEP, ein Instrument zur Erfassung des Pflegeaufwandes. Täglich werden relevante pflegerische Tätigkeiten am Patienten erfasst (Maeder et al. 1999) und darüber wird der Pflegeaufwand pro Patient, pro Station und Einrichtung dokumentiert und der Personalausstattung (Personalzeit) gegenübergestellt. Patientenferne Tätigkeiten werden über einen hausspezifischen Korrekturfaktor berücksichtigt. Der Ausbildungsgrad einzelner Mitarbeiter geht über einen Gewichtungsfaktor in die Gesamtpersonalzeit pro Einheit ein. LEP wurde am Universitätsspital in Zürich und am Kantonsspital St. Gallen entwickelt und dient als Managementinstrument zur Steuerung des Personaleinsatzes beziehungsweise der Belegung und zur Strukturüberprüfung (Brosziewski u. Brügger 2001). Veränderungen über die Zeit hinweg werden transparent und der Zusammenhang zwischen Therapieform und Pflegeaufwand wird untersuchbar. Darüber hinaus erhält die Pflege ein Werkzeug zur Generierung von Zahlen, die die Pflegearbeit charakterisieren (Maeder 2000). LEP ist für verschiedene Bereiche der Akutversorgung, wie Normal- und Intensivstationen, Psychiatrie und Sonderbereiche (z. B. Aufwachstation) erhältlich und wurde mittlerweile in 75 Einrichtungen und auf 30 Intensivstationen in der Schweiz eingesetzt. In Deutschland wird es von ausgewählten Universitätskliniken für den Intensivbereich erprobt (www.vpu-online.de).

Langzeitpflege
In der häuslichen Pflege und in der Pflege in vollstationären Pflegeeinrichtungen gelten in Deutschland die Stufen der Pflegebedürftigkeit nach Paragraph 15 SGB XI (Pflegeversicherung). Derzeit sucht man auch hierfür nach Alternativen. Für die Langzeitpflege gibt es ein aus dem PRN (vgl. Kapitel 9) in Qubec entwickeltes Verfahren, *PLAISIR* (Planification Informatise des Soins Infirmiers Requis), das in Mitteleuropa in Pilotversuchen zum Einsatz kam. PLAISIR besteht aus einem Fragebogen (FRAN – Formulaire de Relev des Actions Nursing) mittels dessen der bio-psycho-soziale Zustand eines Heimbewohners/Patienten ermittelt und sogenannte Pflegeaktionen in den Bedürfniskategorien Respiration, Ernährung, Ausscheidung, Hygiene, Mobilisierung, Kommunikation, Medikation, i. V.-Therapie, Behandlung und Diagnostik angegeben werden. Über die Einstufung hinsichtlich des Zustandes und der Bedürfnisse werden dann Zeitwerte für den Pflegebedarf errechnet. Dies erfolgt mittels einer Software des Entwicklers in Qubec (EROS). Resultat der Auswertung sind Verteilungen und durchschnittliche Werte verschiedener Variablen, z. B. Beeinträchtigungsgrad pro Station und daraus abgeleitete Angaben, wie z. B. zur Anzahl des täglich erforderlichen Pflegepersonals pro Schicht.

1996 wurden in der Westschweiz in den Kantonen Bern, Genf, Jura, Neuenburg, Freiburg und Wallis in 26 Einrichtungen der Altenpflege, Geriatrie und Gerontologie insgesamt 1461 Evaluationen gemäß PLAISIR durchgeführt. Das Projekt wurde vom Schweizerischen Institut für das Gesundheitswesen (IfG) koordiniert. Projektverantwortliche war Anne Berthou. Eine begleitende Befragung der evaluierenden Personen ergab, dass sich die Mehrzahl der Befragten PLAISIR als geeignetes Instrument zum Pflegepersonalmanagement vorstellen können. PLAISIR erfasse die einzelnen Aspekte der Bewohner mit geeigneter Genauigkeit, dem Aufwand der Methode stehe ein Nutzen entgegen. Als Mängel von PLAISIR wurden die Komplexität und die Zeitverzögerung bedingt durch eine offline-Auswertung in Kanada genannt (CHORUS Schlussbericht 1997).

In Deutschland wurde PLAISIR im Rahmen eines Pilotprojektes in Einrichtungen der Arbeiterwohlfahrt (AWO) erprobt. Die wissenschaftliche Begleitung erfolgte durch das Kuratorium Deutsche Altenhilfe (KDA). 1999/2000 wurden 1354 Evaluationen in 11 Altenheimen vorgenommen. Ähnlich wie in der Westschweiz wurden die Kategorien überwiegend als sehr genau und umfassend beurteilt. Das erzeugte Profil eines Bewohners stimme auch gut mit dem persönlichen Urteil der Mitarbeiter über einen Bewohner überein (Gennrich 2000).

An PLAISIR wurde seine Intransparenz hinsichtlich der Berechnung der Personalbemessung kritisiert. In Deutschland wie auch in der Schweiz wurden die Daten bei dem Entwickler von PLAISIR (EROS in Qubec) verarbeitet. Auch aus pflegewissenschaftlicher Sicht ergeben sich Ansätze zu Kritik und Hinweise auf alternative Verfahren (Bartholomeyczik u. Hunstein 2000). So wurden mit Hilfe von REFA-Methoden in PERSYS (vom Endt et al. 1999) und in dem Osnabrücker Modell (Zapp et al. 2000) Zeitmessungen für Tätigkeiten der Grund- und Behandlungspflege durchgeführt und den Pflegeklassen zugeordnet. Darüber lässt sich eine Leistungsrechnung aufbauen und der Personalbedarf ableiten.

Trotz geäußerter Kritik konnten in den beiden Pilotprojekten zu PLAISIR wichtige Erfahrungen mit einem Instrument zur Erfassung der erforderlichen Pflege gesammelt werden. Eine auf die Einstufungskriterien des MDK beschränkte Pflegedokumentation vernachlässige gerade den Aspekt des Erforderlichen (Gennrich 2000).

Ein ebenfalls für den Langzeitbereich entwickeltes System ist das *Resident Assessment Instrument (RAI)*, das in den USA entwickelt wurde und zunächst der Erfassung des Zustands eines Heimbewohners anhand von Diagnosen (pflegerische und medizinische) und Pflegemaßnahmen dient (Garms-Homolova u. Gilgen 1999). Typischerweise wird diese einmal pro Jahr durchgeführt. Der Zustand wird mit RAI sehr ausführlich (350 einzelne Positionen) erfasst. So kann auf dieser Basis eine fundierte Pflegeplanung (Ziele, Maßnahmen) durchgeführt und die Qualitätssicherung geregelt werden. Die mit RAI erfassten Daten können zur Gruppierung von Patienten dienen, um darüber den Pflegeaufwand und die Personalbemessung zu ermitteln. Dies geschieht mit RUG-III (Ressource Utilization Groups), das 44 Patientengruppen zur Verfügung stellt und über diese die Personalzeiten schätzt. RAI wird in Senioren- und Pflegeheimen im deutschsprachigen Raum eingesetzt.

Nursing Minimal Data Set: Daten für Entscheidungsträger

In Kapitel 6 wurde ausführlich über internationale Ansätze zur Definition und Nutzung einer pflegerischen Basisdokumentation, des *Nursing Minimal Data Set*

(NMDS) berichtet. Ausgehend von den detaillierten Fakten des pflegerischen Alltags werden Daten unter verschiedenen Gesichtspunkten selektiert, zu Datengruppen zusammengefasst und über unterschiedliche Erhebungsorte und Erhebungszeiträume gemittelt. Daten, die einer unmittelbaren Entscheidung bezüglich eines individuellen Patienten oder Klienten dienen, sind idealtypisch in der Krankenakte verankert. Daten, die der operativen, strategischen und politischen Entscheidung dienen, werden im Idealfall aus den Daten der Krankenakten abgeleitet und weiter verdichtet. Auf der Ebene einer Institution spricht man dann von Controlling-Kennzahlen. Sie dienen der Geschäftsführung einer Institution oder eines Institutionsverbundes zur Planung und Steuerung, das heißt zum Führen der Einrichtung oder des Verbundes. Auf politischer Ebene interessiert man sich für weiter aggregierte Daten bis hin zu Minimum Data Sets, zu denen auch die NMDS gehören. In letzter Konsequenz gehen diese in die Bevölkerungsstatistik ein.

Dieses Modell (Abb. 22.1) liegt konkret dem Projekt NURSING data in der Schweiz zugrunde, dessen Ziel die Konzeption eines Informationssystems ist, das unterschiedlich verdichtete Daten den Führungsebenen bereitstellt. Motivation für dieses Projekt ist das Fehlen einheitlicher, flächendeckender Daten auf nationaler Ebene zu den Leistungen der Pflege und deren Begründung (Pflegediagnosen). Bislang liegen in der Schweiz, wie übrigens auch in Deutschland, Österreich und anderen Ländern, keine Daten vor, die eine empirisch quantitative Beurteilung der Pflege jenseits der reinen Kostenbetrachtung erlauben. Grund hierfür

Abb. 22.1.
Modell zur Verdichtung von pflegerischen Daten. (Berthou u. Junger 2000, mit freundlicher Genehmigung)

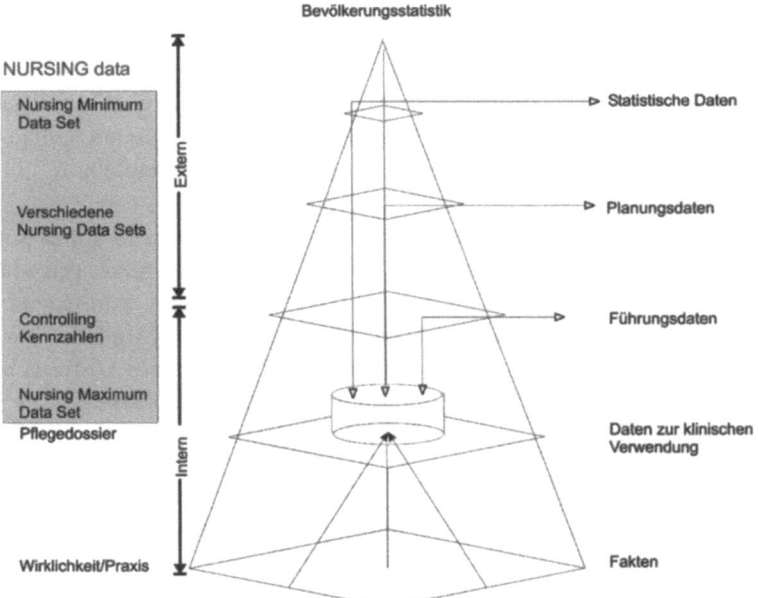

ist die Tatsache, dass im deutschsprachigen Raum bislang eine einheitliche Sprache zur Formulierung von Leistungen und Pflegediagnosen fehlte. Vor diesem Hintergrund befasste sich NURSING data in einer zweijährigen Pilotphase vornehmlich mit der Erarbeitung einer theoretischen Grundlage verschiedener Data Sets, eines Vorschlags für die konkrete Ausgestaltung der Variablen in einem Data Set und schließlich eines Planes zur standardisierten Formulierung der Variableninhalte (Berthou u. Junger 2000). Zunächst war die Aufgabenstellung an der Definition eines NMDS ausgerichtet. Man stellte jedoch fest, dass auch die Daten für ein NMDS am Ort des Geschehens, nämlich in der Einrichtung des Gesundheitswesens selbst, erhoben werden sollten. Daraus ergab sich notwendigerweise die Entwicklung eines maximalen pflegerischen Data Sets (CH-NMaxDS), der für die Nutzung auf der Ebene der Krankenakte beziehungsweise Klientenakte landesweit in der Schweiz geeignet ist und der die Übermenge aller relevanten Variablen darstellt. Das CH-NMDS, das schweizerische Nursing Minimum Data Set, ist folglich eine Untermenge des CH-NMaxDS. Beide Data Sets orientieren sich an einem Modell der relevanten Gegenstände der Betrachtung (Entitäten). Diese sind:
1. der Patient
2. die Episode bzw. der Fall
3. der Gesundheitszustand
4. die Leistungen
5. die leistungserbringende Stelle
6. die Institution, der die Stelle angehört
7. der oder die Angestellte

Für diese Entitäten wurden nun entsprechende Variablen (Merkmale) definiert. So wird der Gesundheitszustand beispielsweise durch eine Medizinische Diagnose, durch Haupt- und sekundäre Pflegephänomene und durch erzielte Resultate in Bezug auf die verschiedenen Pflegephänomene beschrieben. Die Leistungen beinhalten die Hauptleistung und sekundäre Leistungen, sowie deren Häufigkeit (Frequenz) und Angaben zum Pflegeaufwand, das heißt z. B. die Pflegedauer. Die Variablen der Entitäten sind mit Ausnahme von Angaben zur Anamnese und zum Pflegeziel identisch mit den Informationen des Pflegeprozesses.

Zunächst sollen die Variablen des CH-NMaxDS sowie des CH-NMDS einer schweizerischen Klassifikation der Pflegephänomene und Pflegeleistungen folgend inhaltlich gefüllt und codiert werden. Diese Klassifikation soll jedoch stufenweise auf die ICNP abgebildet werden.

NURSING data wird nicht nur in der Schweiz mit Interesse verfolgt, sondern im gesamten deutschsprachigen Raum, da es bislang das erste Projekt dieser Art ist und auch Modellcharakter jenseits der Schweiz haben kann.

Pflegerische Dokumentation und DRGs

In immer mehr Ländern setzt man Diagnostic Related Groups (DRGs) zur Vergütung, Budgetierung und zum Vergleich zwischen Krankenhäusern ein oder plant eine Umstellung auf leistungsorientierte Vergütung nach DRGs wie in Deutschland. DRG-Systeme sind ärztlich-ökonomische Patientenklassifikationssysteme unter Berücksichtigung von ärztlichen Diagnosen und Prozeduren. Unter Maßgabe dieser klinischen Informationen sollen Patienten Gruppen (DRGs) zugeordnet werden, die bezogen auf die Kosten möglichst einheitlich sind. In einer solchen Fallgruppe werden die Hauptdiagnose und die Nebendiagnosen (Definition der Komplexitätsstufe) berücksichtigt. Eine Fallpauschale nach DRG ergibt sich aus der Multiplikation des landesspezifischen Basispreises mit dem DRG spezifischen Kostengewicht.

Für die Pflege entsteht damit das Problem, dass bislang keine noch so gut dokumentierten Fakten, wie Pflegediagnosen/Phänomene und Maßnahmen/Interventionen, in den Kostensatz einer DRG einfließen. Typischerweise wird für jede DRG ein Abteilungspflegesatz mit der mittleren Verweildauer multipliziert. Auf diesem Weg wird die pflegerische Leistung nur sehr ungenau zur Berechnung der Kostengewichte herangezogen (Fischer 2001). Fischer (2001) diskutiert eine Reihe von Ansätzen, um den Kostenfaktor Pflege präziser zu berücksichtigen. Zu den Ansätzen gehören:
- Der Pflegeaufwand wird in Form von PPR- Minuten berücksichtigt oder
- er wird als LEP- oder PRN- Minuten einbezogen.
- Pflegediagnosen oder Phänomene werden den Komplikationsstufen (CCL) zugeordnet.
- Pflegediagnosen bilden separate Fallgruppen, die mit den medizinischen DRG kombiniert werden.

Dies kann dazu beitragen, ein wesentliches Problem der DRGs, nämlich ihre große Streuung zu reduzieren und damit ihre Aussagekraft zu stärken.

Konzepte bezogen auf Prozesse

Eine Betrachtung der Daten und damit auch der Dokumentation wird ergänzt durch die Betrachtung der Prozesse. Dadurch kommen zu den statischen dynamische Aspekte hinzu. Prozesse können nun ihrerseits Inhalte im Sinne von medizinisch-pflegerischen Leitlinien oder formale Aspekte im Sinne der Organisationslehre widerspiegeln.

Medizinisch-pflegerische Leitlinien und Workflow

Medizinisch-pflegerische Leitlinien sind eng verknüpft mit einer Ablaufsteuerung von Tätigkeiten und deren Unterstützung durch Rechner. Man spricht hier von *Workflow* und meint eine automatische oder halbautomatische Ablaufsteuerung. Beispielsweise können mit einer Einweisung in ein Krankenhaus über die Verdachtsdiagnose (Einweisungs- und Aufnahmediagnose) bestimmte diagnostische und therapeutische Verfahren vorgeschlagen und ausgelöst werden. Die Vorbereitung und Durchführung solcher Verfahren läuft rechnergestützt ab. Systeme, die ein Vorgangsmodell oder eine Vorgangsbeschreibung beinhalten und diese rechnergestützt umsetzen, heißen Workflow-Management-Systeme (z. B. Schulze u.

Böhm 1996) und können isoliert existieren oder in ein Informationssystem integriert sein. In der medizinischen Diagnostik können beispielsweise die Stammdaten aus dem Patientenmanagement zusammen mit der Verdachtsdiagnose automatisch an das Labor- oder das Radiologiesystem weitergeleitet werden und von dort bei positivem Befund an das System in der Nuklearmedizin gehen. Solche Überlegungen werden zunehmend in Informationssystemen im Krankenhaus (vgl. Kapitel 24) realisiert. Voraussetzung für die Akzeptanz solcher Informationssysteme ist das Vorhandensein und die Akzeptanz der Leitlinien.

In Europa gibt es einige Ansätze zum Einsatz von Workflow-Management-Systemen. An der Universitätsklinik in Lille hat man auf der Basis eines flexiblen Workflowsystems die Medikationspläne auf Intensivstation abgebildet und die Kommunikation zwischen ärztlichen und pflegerischen Mitarbeitern in Form eines elektronischen post-it Mechanismus unterstützt (Bricon-Souf et al. 1999). In Pavia hat man sowohl medizinisches Wissen wie organisatorische Erfahrungen in einem Patienten-Workflow-Management-System genutzt, um multidisziplinären Teams Hilfe für den Patientenversorgungsprozess zu geben (Stefanelli et al. 1998). In Ulm wurde Workflow-Technologie (Dadam u. Reichert 2000) zunächst auf ihre Einsatzmöglichkeit in der klinischen Praxis geprüft und ein umfangreicher Prototyp (ADEPT) für einen flexiblen Workflow entwickelt. Der prototypische Einsatz an unterschiedlichen Stellen verdeutlicht, dass starre Workflowsysteme mit fester und nicht veränderbarer Rollen- und Aufgabendefinition keine Akzeptanz finden. Dies gilt besonders für solche kritischen Anwendungsfelder wie auf der Intensivstation mit kurzfristigen, manchmal auch rollenübergreifenden Entscheidungen und Handlungen.

Geschäftsprozessanalyse

Jenseits der Inhalte können Prozesse anhand von formalen Kriterien betrachtet und beurteilt werden. Unter einem Geschäftsprozess versteht man ein Bündel von Aktivitäten, das mit dem Kerngeschäft eines Unternehmens oder einer Einrichtung in Beziehung steht. Im Zusammenspiel der einzelnen Prozesse wird die Leistung eines Unternehmens oder einer Einrichtung erzeugt (Becker u. Vossen 1996).

Eine Betrachtung solcher Prozesse nennt man Geschäftsprozessanalyse, deren Ziel die Optimierung der Prozesse in einer Institution darstellt. Da in Einrichtungen des Gesundheitswesens das Kerngeschäft die Patientenversorgung ist, untersucht man in einem solchen Zusammenhang die medizinischen und pflegerischen Versorgungsprozesse und die dazu nötigen unterstützenden Prozesse. Wichtig ist, dass die Prozesse anhand formaler Kriterien, wie Prozesszeiten, Liegezeiten, Unterbrechungszeiten und Kosten, analysiert werden. Da zur Prozessoptimierung häufig Informationstechnik eingesetzt wird, besteht eine enge Verbindung zwischen Geschäftsprozessanalyse und Informatik.

Eine typische Geschäftsprozessanalyse sieht eine Untersuchung des Istzustandes vor, insbesondere eine Analyse der Schwachstellen, und die Entwicklung eines Sollkonzeptes vor dem Hintergrund der identifizierten Mängel. Dabei können je nach Vorgehen die alten Prozesse radikal neu gestaltet (Business Process Reengineering - BPR - nach Hammer u. Champy 1993) oder evolutionär modifiziert werden. Nicht selten führt die Implementation einer neuen Software alleine zu einer radikalen Änderung der Abläufe, da die in der Software vorgesehenen Abfolgen übernommen werden müssen.

Schwachstellen können an verschiedenen Stellen auftreten (Krallmann 1996). Es kann sich dabei um

- primär organisatorische Mängel (z. B. unklare Zuständigkeiten oder sehr fraktionierte Tätigkeiten),
- informationelle Schwachstellen (z. B. Medienbrüche, das heißt Daten werden zunächst in ein Informationssystem eingegeben, dann ausgedruckt und per Hand weiterverarbeitet) oder
- technische Schwachstellen (z. B. für die computergestützte Dokumentation steht für mehrere Stationen nur ein Rechnerarbeitsplatz zur Verfügung)

handeln. Sie äußern sich in Problemen, die bei einer Geschäftsprozessanalyse zutage treten. Solche Probleme können Terminprobleme sein und sich beispielsweise in Form von Warteschlangen, Stoßbelastungen und Arbeitsrückständen manifestieren.

Zur Darstellung von Prozessen bedient man sich entsprechender Modelle, ähnlich den Modellen, die in Kapitel 12 vorgestellt wurden. Dabei dient das Modell der Abstraktion der Realität zum Zweck der Vereinfachung, Verständlichkeit, Visualisierung und Simulation. Es gibt eine Reihe von Prozessmodellen. Hierunter fällt die Ereignis-Prozess-Kette (EPK), die im Rahmen der Architektur Integrierter Informationssysteme (ARIS) an der Universität Saarbrücken entwickelt wurde (Scheer 1998). Sie beinhalten sowohl Aspekte der verarbeiteten Daten wie Aspekte von Funktionen und stellen damit ein Verbindungsglied zwischen diesen beiden Sichten dar. Über eine entsprechende Software (ARIS Toolset) lassen sich EPK-Modelle erzeugen und weiterverarbeiten.

Unter einem Ereignis in einer EPK wird ein zeitloser Auslöser einer Funktion beziehungsweise ein Resultat einer Funktion verstanden. Eine EPK-Funktion beschreibt einen Vorgang, eine Tätigkeit oder einen Teilprozess und hat eine zeit-

Abb. 22.2.
Notation einer EPK: Ereignis, Funktion und logische Verknüpfungen

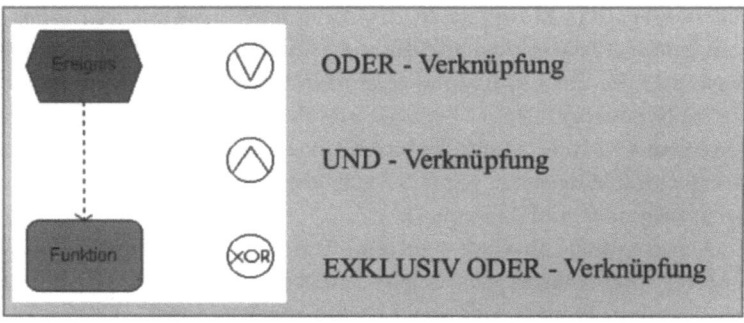

liche Dimension, z. B. Minuten oder Stunden. Für die Verkettung von Ereignissen und Funktionen bestehen Regeln. Einem Ereignis muss immer eine Funktion folgen und umgekehrt. Ereignisse und Funktionen können mit logischen Operatoren (UND, ODER, XOR) verknüpft werden. Dabei ist das ODER im einschließenden Sinn zu verstehen, also entweder Ereignis A oder B oder beide zusammen, während das XOR das ausschließliche Oder darstellt, also entweder Ereignis A oder B.

Der Grundgedanke von EPKs ist die Beschreibung von ereignisgetriebenen Handlungsketten (Abb. 22.2). Damit sind z. B. Engpässe über das Fehlen eines

Abb. 22.3.
Übersichtsmodell für die ambulante OP-Vorbereitung. (Aus Semrau et al. 1999, mit freundlicher Genehmigung)

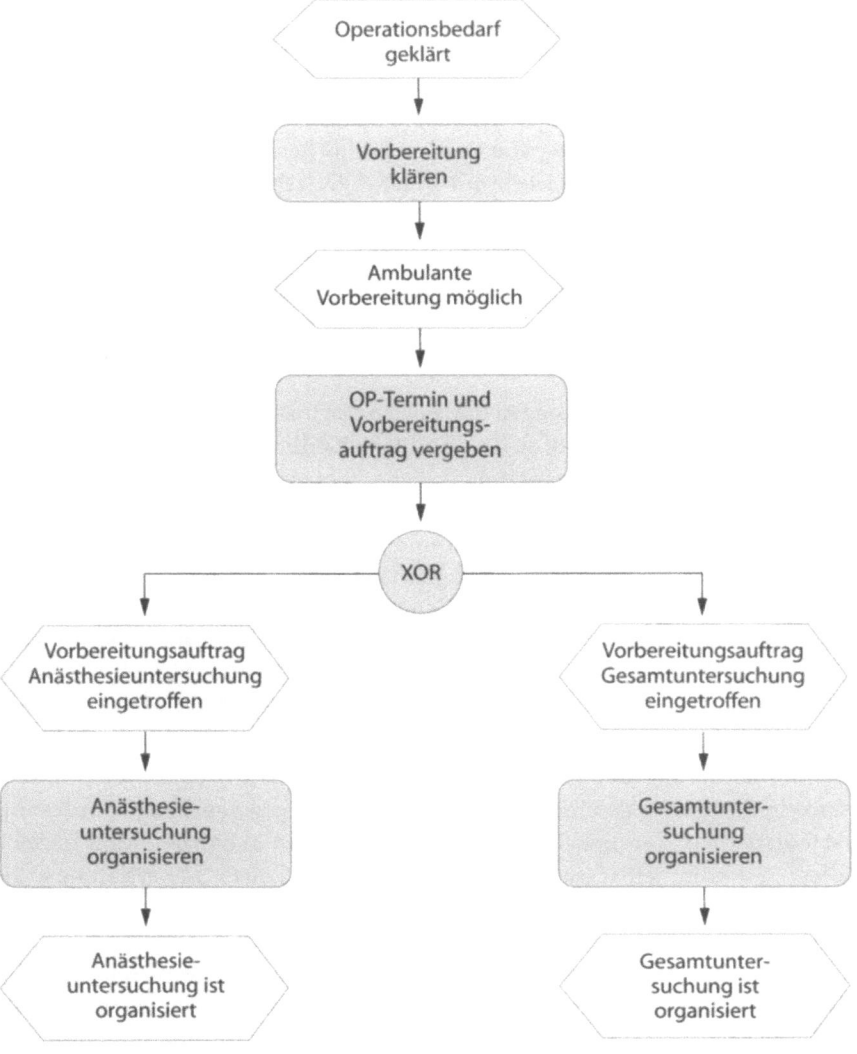

Ereignisses identifizierbar (Hübner et al. 1999). Eine Arzneimittelbestellung kann beispielsweise erst dann weggeschickt werden (Funktion), wenn der Arzt unterschrieben hat (Ereignis). Am Klinikum Osnabrück wurden im Rahmen eines Qualitätsprojektes zur ambulanten OP-Vorbereitung eine Prozessanalyse und Modellierung mittels EPKs durchgeführt (Abb. 22.3). Dabei dienten die EPKs als Kommunikationsinstrument zur Entwicklung von Sollprozessen und als computergestützte Dokumentation (Semrau et al. 1999). Schwachstellen im Arbeitsablauf konnten identifiziert und eliminiert werden. Dies betraf die Koordination von Patienten zwischen Funktionsstellen, die Trennung von stationären und ambulanten Patienten und eine ausführlichere Aufklärung der Patienten. Eine Simulation von unterschiedlichen Szenarien mit jeweils verschiedenen Mengen an zur Verfügung stehenden Ressourcen und Untersuchungsarten führte zu einer für das Klinikum optimalen Konstellation.

EPKs sind über eine Nutzung im engeren Sinne einer Ablaufoptimierung hinaus auch zur Planung von EDV-Einsatz hilfreich. Einerseits lassen sich anhand von EPKs die Tätigkeitsbereiche markieren, die durch EDV unterstützt werden sollen. Anderseits kann man die Nutzung von Systemen, das heißt die typische Folge von Masken zur Erreichung eines Zieles, mit einer EPK sehr gut formulieren. Dies wurde bereits auf der Ebene der Referenzmodelle für eine Reihe von betriebswirtschaftlichen Anwendungen durchgeführt (Scheer 1998).

Zusammenfassung

Der optimale Einsatz von Werkzeugen der Pflegeinformatik setzt bestimmte Gegebenheiten voraus, die von Land zu Land unterschiedlich sein können. Auf der Ebene der Daten wird eine gemeinsame Sprache vorausgesetzt, damit eine Dokumentation nutzbar und auswertbar ist. Im deutschsprachigen Raum fehlten bislang eigene Entwicklungen, deshalb interessiert und engagiert man sich vorwiegend im Bereich der internationalen Klassifikationen, wie der ICNP und der ICIDH-2. Damit in der Pflege konsequent dokumentiert wird, bedarf es jedoch mehr als einer gemeinsamen sprachlichen Basis. So muss es ein Bewusstsein und eine Verpflichtung zur Planung und Dokumentation geben. Qualitätssicherungsmaßnahmen können hier Vorschub leisten, wie am Beispiel von KTQ und der Pflegeversicherung aufgezeigt wurde. Ein Bewusstsein für Dokumentation als Instrument zur Professionalisierung der Pflege wurde in Österreich mit dem Gesundheits- und Krankenpflegegesetz geschaffen. Ein weiterer wichtiger Aspekt zur Förderung einer systematischen, kontinuierlichen und vollständigen Dokumentation besteht darin, diese mit unmittelbar nachvollziehbaren Konsequenzen zu verknüpfen. So kann die Dokumentation des Pflegebedarfs oder des Pflegeaufwandes zur Personalbemessung herangezogen werden – wie die PPR, LEP, PLAISIR, RAI-RUG zeigen. Auf übergeordneter Ebene dienen gut dokumentierte Daten zur Entscheidungsfindung sowohl innerhalb einer Einrichtung beziehungsweise eines Einrichtungsverbundes (Kennzahlen) als auch in politischer Hinsicht (Gesundheitsstatistiken). Dies setzt jedoch voraus, dass ein standardisierter Datensatz (Nursing Minimal Data Set) definiert wurde, auf den sich alle Erhebungen beziehen können. Mit NURSING data wurde erstmals ein solches Konzept auf Machbarkeit hin geprüft.

Werkzeuge der Pflegeinformatik setzen nicht nur bestimmte Datenkonzepte voraus, sie verlangen auch eine Betrachtung ggf. eine Neugestaltung der Prozesse. Dies kann sowohl inhaltlich (klinische Leitlinien) wie formal-organisatorisch (Geschäftsprozessoptimierung) motiviert sein. Ereignis-Prozess-Ketten (EPKs) sind ein Ansatz, prozesshaftes Geschehen in Modellen abzubilden und zu simulieren. EPKs wurden in vielen Bereiches des Krankenhauses eingesetzt, z. B. Notfallaufnahme und Bestellwesen. Basierend auf EPKs gibt es ein Referenzmodell auch für das Krankenhaus.

Literatur

Abderhalden C (1999) Pflegediagnosen und Professionalisierung. Österreichische Krankenpflegezeitschrift 52(11): 26–29
Bartholomeyczik S, Hunstein D (2000) Erforderliche Pflege – zu den Grundlagen einer Personalbemessung. PfleGe 5(4): 105–109
Becker J, Vossen G (1996) Geschäftsprozessmodellierung und Workflow-Management: Eine Einführung. In: Vossen G, Becker J Geschäftsprozessmodellierung und Workflow-Management. Thomson Publishing, Bonn, S 17–26
Berthou A, Junger A (2000) NURSING data – Schlussbericht Stand der Arbeiten 1998–2000. Institut für Gesundheit und Ökonomie, Lausanne
BGH (1986) BGH VI ZR 215/84
Bricon-Souf N, Renard JM, Beuscart R (1999) Dynamic workflow model for complex activity in intensive care unit. International Journal of Medical Informatics 53(2-3): 143–150
Brosziewski A, Brügger U (2001) Zur Wissenschaftlichkeit von Messinstrumenten im Gesundheitswesen: Am Beispiel der Methode LEP. Pflege 14(1): 59–66
CHORUS Schlussbericht März (1997) www.hospvd.ch/public/ise/de/bucher/chorus
Dadam P, Reichert M (2000) Towards a New Dimension in Clinical Information Processing. In: Hasman A, Blobel B, Dudeck J, Engelbrecht R, Gell G, Prokosch HU Medical InfoBahn for Europe – Proceedings of MIE2000 and GMDS2000. IOS Press, Amsterdam, pp 295–301
Dörre F, Kunath H, Hinz M, Edelmann-Noack A, Urban M (1998) Standardisierung und Klassifkation der Beriffe in der Pflege – das Vorgehen der Deutsprachigen ICNP-Nutzergruppe. In: Greiser E, Wischnewsky M (Hrsg.) Methoden der Medizinischen Informatik, Biometrie und Epidemiologie in der modernen Informationsgesellschaft – 43. Jahrestagung der GMDS. MMV Medien & Medizin Verlag, München, S 115–117
Fischer W (1995) Leistungserfassung und Patientenkategorisierung in der Pflege. 2. Auflage ZIM, Wolfertswil (www.fischer-zim.ch)
Fischer W (2001) Das deutsche G-DRG-Projekt und die Pflege. Vortrag auf dem Kontaktstudientag 2001 der Pflegestudiengänge an der Fachhochschule Osnabrück (www.fischer-zim.ch/artikel)
Garms-Homolova V, Gilgen R (1999) RAI 2.0 Resident Assessment Instrument. Huber, Göttingen
Gemeinsame Grundsätze und Maßstäbe (1999) Gemeinsame Grundsätze und Maßstäbe zur Qualität und Qualitätssicherung einschl. des Verfahrens zur Durchführung von Qualitätsprüfungen nach ß 80 SGB XI in vollstationären Pflegeeinrichtungen vom 7. 3. 1999

Gennrich R (2000) Ergebnisse der wissenschaftlichen Begleitung des Verfahrens PLAISIR. PfleGe 5(4): 101-104

Hammer M, Champy J (1993) Reengineering the corporation. Harper Collins, New York

Hayer H (1999) Pflegediagnosen – Begriffe, Klassifizierungen, Bedeutungen und kritische Auseinandersetzungen. Österreichische Krankenpflegezeitschrift 52(3): 28-33

Hinz M, Dörre F, Edelmann-Noack A, Urban M, Kunath H (1998) Anforderungen an die ICNP für den EDV-gestützten Praxiseinsatz. Vortrag auf der Freiburger Fachtagung „Die Internationale Klassifikation pflegerischer Praxis (ICNP) als Instrument für die Pflege" am 5./6.3. 1998. Öffentlich zugänglich unter: www.health-informatics.de/icnp/icnp_freiburg

Höhmann U (1999) Pflegediagnosen: Instrumente zur Professionalisierung der Pflege. Pflege & Gesellschaft 4(1): 8-12

Hübner U, Kammeyer G, Picker A, Wiese A, Sander W (1999) Business-Process Re-engineering: The Modeling and Assessment of Drug Ordering Processes in a Hospital. In: Bryant J (ed.) Current Perspectives in Healthcare Computing 1999. BCS HIC, Guildford, pp 123-131

Krallmann H (1996) Systemanalyse im Unternehmen. Oldenbourg Verlag, München

Krause A, Zimmermann H (1999) International Classification of Nursing Practice (ICNP) – Einbindung in die edv-gestützte Pflegedokumentation der Medizinischen Hochschule Hannover (MHH). Vortrag auf der 2. Internationalen Fachtagung für „Pflegediagnosen und die ICNP Beta-Version" in Freiburg/Breisgau 1999

KTQ Manual (2000) KTQ Manual Version 3.0 einschl. KTQ Katalog für den Einsatz in der Pilotphase. Deutsche Krankenhausverlagsgesellschaft mbH, Düsseldorf

Kürzl E (1998) International Classification for Nursing Practice – Entwicklung einer eigenen Pflegefachsprache? Österreichische Krankenpflegezeitschrift 51(8+9): 10-11

Maeder C, Bruegger U, Bamert U (1999) LEP – Beschreibung der Methode LEP; Anwendungsbereich Gesundheits- und Krankenpflege für Erwachsene und Kinder im Spital. 3. Auflage, St. Gallen, Zürich. Öffentlich erhältlich unter: www.lep.ch

Maeder C (2000) Brauchbare Artefakte. Statistiksoftware für das Pflegemanagement im Spital als das Produkt ethnographischer Arbeit. Schweizerische Zeitschrift für Soziologie 26(3): 685-703

Scheer AW (1998) ARIS – Vom Geschäftsprozess zum Anwendungssystem. Springer-Verlag, Berlin

Schulze W, Böhm M (1996) Klassifikation von Vorgangsverwaltungssystemen. In: Vossen G, Becker J Geschäftsprozessmodellierung und Workflow-Management. Thomson Publishing, Bonn, S 279-293

Semrau M, Seyfert W, Kruse HJ, Weigel O (1999) Prozessdesign für ambulante OP-Vorbereitung. Krankenhausumschau 68(11): 848-856

Stefan H, Allmer F (2000) Praxis der Pflegediagnosen. 2. Erw. Aufl. Springer-Verlag, Wien

Stefanelli M, Dazzi L, Fassino C, Lanzola G, Quaglini S (1998) Building patient workflow management systems by integrating medical and organizational knowledge. Medinfo 1998;9 Pt 1:28-32

Van Maanen H (1999) Pflegediagnosen Internationale Klassifikationen für die Pflege. Österreichische Krankenpflegezeitschrift 52(3): 20-27

Vom Endt HJ, Fasse M, Kirchhof RR, Walter M (1999) Pflegesätze leistungsgerecht kalkulieren. Altenheim 10/1999: 40-45

Vossbein R (1998) Datenschutz im Krankenhaus – mehr als ein lästiges Übel? ManagementKrankenhaus 3/98: 1;28-29 und 4/98: 21-22

Wittig O, Bauer S (1997) Pflegediagnosen in der Deutschen Krankenpflege? Die Schwester Der Pfleger 36(12): 1029-1034

Zapp W, Funke M, Schnieder S (2000) Interne Budgetierung auf der Grundlage der Pflegeversicherung. Krankenhausdurcke-Verlag, Wanne-Eickel

23 Gesetzliche Rahmenbedingungen

Einleitung

Wie schon in Kapitel 14 erläutert wurde, sind die drei tragenden Säulen des Datenschutzes und der Datensicherheit die *Vertraulichkeit*, die *Integrität* und die *Verfügbarkeit*. Daraus leiten sich die Risiken ab, die insbesondere durch den Einsatz von Informationstechnik drohen. Blobel u. Pommerening (1997) fassen sie zusammen als:
- die Gefährdung der Patienten durch fehlerhafte Prozeduren oder unrichtige sowie unvollständige Daten
- die mangelnde Nachvollziehbarkeit der Verantwortung von Maßnahmen
- die Bedrohung der Vertraulichkeit, insbesondere die Verletzung der Schweigepflicht und des Datenschutzes, sowie
- die mangelnde Verfügbarkeit von Daten oder des Informationssystems

Nicht immer ist es der kriminelle Einbrecher oder Hacker, von dem eine Bedrohung ausgeht. Nicht immer muss vorsätzlich gehandelt werden, manchmal reicht fahrlässiges Handeln aus, um eine Bedrohung darzustellen. Blobel und Pommerening (1997) teilen potenzielle Angreifer in vier Klassen (Abb. 23.1) ein.

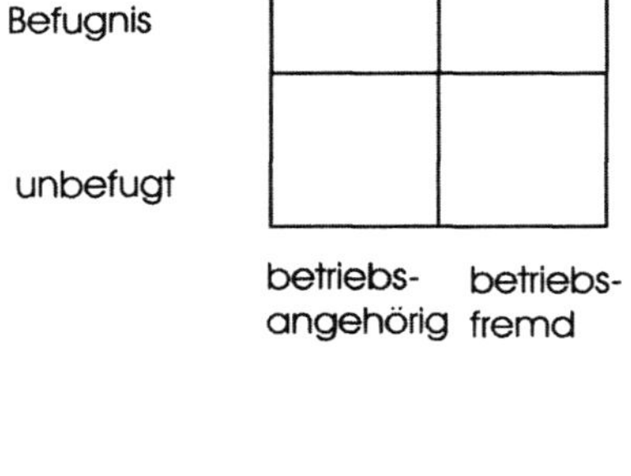

Abb. 23.1. Vierfelderschema der potenziellen Personen, von denen eine Bedrohung ausgehen kann

Rahmenbedingungen zur Wahrung der Privatsphäre

Unter Vertraulichkeit wird die Wahrung der Privatsphäre verstanden. Sie ist Gegenstand der Ärztlichen Schweigepflicht gemäß Paragraph 203 Abs. 1 Nr. 1 des Strafgesetzbuches in Deutschland. Mit diesem Paragraphen wird jedoch nur ein Aspekt von Vertraulichkeit im Gesundheitswesen angesprochen und nicht im besonderen Maße auf die Nutzung moderner Technologien eingegangen. Hier setzt das Bundesdatenschutzgesetz (BDSG 1990) in Deutschland an. Es regelt die Erhebung, Verarbeitung und Nutzung personenbezogener Daten von öffentlichen Stellen des Bundes und von nicht-öffentlichen Stellen. Auf der Ebene der Bundesländer gibt es entsprechende Landesdatenschutzgesetze mit Geltungsbereich für das jeweilige Land und seine Kommunen. Der Datenschutz in Krankenhäusern und in anderen Einrichtungen des Gesundheitswesen, die sich in öffentlicher Trägerschaft befinden, wird daher durch Landesgesetz geregelt. Datenschutz in kirchlichen Einrichtungen unterliegt den kirchlichen Datenschutzgesetzen. Im weiteren soll jedoch nicht auf diese Spezialgesetze eingegangen werden, sondern es sollen allgemeine Prinzipien aufgezeigt werden, die sich auch im BDSG darstellen.

Gegenstand des BDSG sind personenbezogene Daten. Damit umfasst es sowohl Patienten- wie Mitarbeiterdaten in einer Einrichtung des Gesundheitswesens und geht über die Ärztliche Schweigepflicht hinaus. Grundsätzlich gilt, dass personenbezogene Daten nur verarbeitet und genutzt werden dürfen, wenn dies rechtlich erlaubt ist oder wenn der Betroffene seine *Einwilligung* erteilt. In jedem Fall besitzt der Betroffene ein Recht auf *Auskunft* über die Art und Menge der über ihn erhobenen Daten. Alle personenbezogenen Daten unterliegen dem *Datengeheimnis*. So wird in dem entsprechenden Paragraphen des BDSG formuliert, dass personenbezogene Daten nicht unbefugt verarbeitet und genutzt werden dürfen. Personen, die in der Datenverarbeitung beschäftigt sind, müssen auf das Datengeheimnis verpflichtet werden. Es sei denn sie sind im Rahmen ihrer Tätigkeit in einer öffentlichen Stelle ohnehin zur Wahrung von Vertraulichkeit verpflichtet worden. Im BDSG kommt klar die *Zweckgebundenheit* der Datenerhebung und der Datenübermittlung zum Ausdruck. Somit unterliegt die Art und Menge der erhobenen und übermittelten Daten einer Einschränkung. Der Forderung nach *Integrität* der Daten wird das Gesetz insofern gerecht, als es eine Erhebung in der Regel direkt beim Betroffenen vorsieht und zur Berichtigung unrichtiger Daten verpflichtet. Dies kann zu einem Vermerk, zu einer Löschung oder Sperrung dieser Daten führen.

Schon Mitte der neunziger Jahre formulierte die Europäische Union eine Richtlinie zum Datenschutz (EU Datenschutzrichtlinie 1995), auf die die nationalen Gesetze in den Mitgliedstaaten hin angepasst werden müssen. Für Deutschland bedeutet das eine Novellierung des BDSG und der anderen Datenschutzgesetze, für Österreich eine Novellierung des Datenschutzgesetzes (DSG) und der datenschutzrechtlichen Sonderbestimmungen. Dies hat keine Abkehr von den bisherigen Gesetzen zufolge, sondern setzt neue Akzente. Die EU-Richtlinie bezieht sich ausdrücklich auf folgende Aspekte:

- Der Datenschutz in öffentlichen und nicht-öffentlichen (privatwirtschaftlichen) Stellen muss vereinheitlicht werden.
- Die personenbezogenen Daten sind nach Treu und Glauben zu verarbeiten, und zwar nur für einen eindeutigen und rechtmäßigen Zweck.
- Die betroffene Person muss ihre Einwilligung zur Verarbeitung geben, es sei denn die Verarbeitung ist aus anderen Gründen rechtmäßig.
- Daten einer besonderen Kategorie (zum Beispiel religiöse Überzeugungen, Gesundheitszustand, Sexualleben) dürfen nicht erhoben werden, es sei denn es liegen besondere Umstände vor (zum Beispiel Einwilligung, Gesundheitsversorgung).
- Die Erhebung der Daten erfolgt bei der betroffenen Person.
- Die betroffene Person besitzt ein Auskunftsrecht.
- Die betroffene Person besitzt ein Widerspruchsrecht.
- Daten dürfen nur auf Weisung des Verantwortlichen verarbeitet werden.
- Technische und organisatorische Maßnahmen zur Sicherheit der Verarbeitung müssen getroffen werden.
- Es ist eine unabhängige Kontrollstelle für den Schutz von Personen hinsichtlich der Verarbeitung ihrer Daten einzurichten.
- Es besteht eine Meldepflicht an eine Datenschutzkontrollstelle, wenn personenbezogene Daten verarbeitet werden sollen.
- Die Mitwirkung von Verbänden an der Erarbeitung von Verhaltensregeln soll gefördert werden.

Aus den Prinzipien der Datenschutzgesetze leiten sich folgende Regelungen für Krankenhäuser und andere Einrichtungen des Gesundheitswesens ab:

Auch in einem Krankenhaus gilt die Bindung der Erhebung, Verarbeitung und Nutzung personenbezogener Daten an eine konkrete Aufgabe. Aus diesem Grund dürfen sie nicht beliebig abteilungsübergreifend offenbart werden. Über Stammdaten eines Patienten hinausgehende Informationen sind der behandelnden Abteilung zugänglich, nach Freigabe auch nach- bzw. mitbehandelnden Stellen (Wellbrock u. Wehrmann 1998). Auch die Verwaltung ist in ihrer Nutzung der Patientendaten an einen Verarbeitungszweck gebunden, zum Beispiel die Übermittlung der Daten an den Kostenträger gemäß Paragraph 301 SGB V. In Paragraph 301 sind die entsprechenden Daten genau aufgelistet. Diese und nur diese darf die Verwaltung einsehen und nutzen.

Dass es im Krankenhaus eine Reihe von Schwachstellen geben kann, zeigen die Tätigkeitsberichte der Landesbeauftragten für Datenschutz (LfD). Einige Beispiele sind dem 16. und 17. Tätigkeitsbericht des LfD in Baden-Württemberg (16. u. 17. TB LfD BW 1998) entnommen. So werden unzureichende Konzepte und ihre Umsetzung zur Vergabe von Zugriffsrechten in einem Krankenhausinformationssystem bemängelt, ebenso eine fehlende Konzeption zur Löschung von Daten und fehlende Löschfunktionen. Gelangen Patientendaten durch *Outsourcing* von Dienstleistungen, zum Beispiel der Mikroverfilmung oder des Schreibens von Arztbriefen, in die Hände einer Fremdfirma oder bekommen Mitarbeiter einer Fremdfirma, zum Beispiel des Systemlieferanten, durch *Fernwartung* Zugang zu

Tabelle 23.1.
Zehn Gebote des Datenschutzes. (In Anlehnung an Vossbein 1998)

	§ 9 BDSG	Praktische Maßnahmen
1	Zugangskontrolle	Organisatorische, bauliche Maßnahmen
2	Datenträgerkontrolle	Bestandsverzeichnis, zielgerichteter Zugriff, Aufbewahrungsort und -dauer, Empfangsberechtigter
3	Speicherkontrolle	Benutzeridentifikation, Geräteindentifikation, Protokollierung
4	Benutzerkontrolle	Nicht umgehbare Identifikation des Benutzers, nur selektive Anschlüsse an öffentliche Netze
5	Zugriffskontrolle	Differenzierung der Zugriffsmöglichkeiten, Benutzerberechtigungsprofile
6	Übermittlungskontrolle	Dokumentation der Hard- und Software, Protokollierung der Übertragung
7	Eingabekontrolle	Protokollierung, Auswertung des Protokolls
8	Auftragskontrolle	Eindeutige Vertragsgestaltung, sorgfältige Auswahl von Auftragnehmer/Auftraggeber, Schriftlichkeit von Weisungen
9	Transportkontrolle	Verschlüsselung der Daten, verschließbare Transportbehälter, schriftliche Empfangslegitimation
10	Organisationskontrolle	

dem Krankenhausinformationssystem, so ist besondere Sorgfalt vonnöten. Es wurde auch bemängelt, wenn Software keine automatische *Abmeldung* bei Unterbrechungen aufwies. Dies ist ein Aspekt, der insbesondere die Pflege betrifft, wenn sie am klinischen Arbeitsplatz plant, dokumentiert oder in Auftrag gibt und dabei unterbrochen wird.

Kommunizieren Dienstleister im Gesundheitswesen über Institutionsgrenzen hinweg, kann es auch zu einer Verletzung des Datenschutzes kommen, wie an einigen typischen Beispielen aufgeführt wird (16. TB LfD BW 1998). Ansatzpunkte für eine Kritik sind die Zweckgebundenheit und die Menge der Daten. So wurde angemahnt, dass der Arztbrief in einem Fall bei der Entlassung einer Vielzahl anderer Ärzte zugeschickt wurde, von denen jedoch nur ein geringer Teil ein berechtigtes Interesse an dem Inhalt hatte. Im Rahmen der Pflegeversicherung ist eine Weiterleitung von Behandlungsdaten eines Patienten von der Krankenkasse an die Pflegeversicherung nicht zulässig, so der zuständige Landesbeauftragte für Datenschutz (16. TB LfD BW 1998). Schließlich benötigt der *Medizinische Dienst* und nicht die Pflegekasse selbst diese Daten. Er erstellt ein Gutachten und leitet es an die Pflegekasse weiter. Der Medizinische Dienst benötigt hierbei auch nur die Daten, die für eine Begutachtung der Pflegebedürftigkeit nötig sind, nicht jedoch die gesamte Krankengeschichte.

Die hier aufgeführten Beispiele verdeutlichen Aspekte des Datenschutzes, insbesondere die mangelnde Beachtung der Vertraulichkeit von Daten. Es sei darauf hingewiesen, dass die Einhaltung der Vertraulichkeit und die Verfügbarkeit von Daten, gerade auch in Notfällen, miteinander konkurrierende Prinzipien darstellen können. Beide müssen daher im Sinne des Datenschutzes und der Datensicherheit angemessene Berücksichtigung finden.

Damit Datenschutz nicht allein eine Forderung bleibt, erläutert das BDSG in einer präzisen Form, welche technischen und organisatorischen Maßnahmen zu ergreifen sind. Tabelle 23.1 stellt diese, manchmal als *Zehn Gebote des Datenschutzes* bezeichneten Maßnahmen, zusammen.

Als Schlüsselperson zur Realisierung des BDSG gilt der Datenschutzbeauftragte, dessen Aufgaben im BDSG niedergelegt sind. Seine wesentliche Aufgabe besteht in der Überwachung der „ordnungsgemäßen" Anwendung der Datenverarbeitungsprogramme, mit deren Hilfe personenbezogene Daten verarbeitet werden sollen". Über entsprechende Vorhaben ist er zu unterrichten. Ferner

- ist er tätig in der Unterweisung von Mitarbeitern in Sachen Datenschutz (Ein Beispiel aus dem Krankenhausbereich findet sich bei Haaz 2000.),
- berät er bei der Auswahl von Mitarbeitern mit Zugang zu personenbezogenen Daten und
- überwacht er die Führung von relevanten Registern, zum Beispiel die Liste der zugriffsberechtigten Personen.

Den Datenschutzgesetzen zufolge hat jedes Krankenhaus einen Datenschutzbeauftragten (DSB) zu bestellen. Am Beispiel der Patientenaufnahme schildert Haaz (2000) eine Datenschutzrevision durch einen DSB anhand des Aufnahmevorgangs, des Aufnahmeplatzes und der Verwaltung der Patientendaten. Typischerweise ist der Datenschutzbeauftragte keine IT-Fachkraft, sondern eine Person mit inhaltlichem Bezug zu den jeweiligen Daten. Fragen der IT-Sicherheit aus Sicht der Technik sind Aufgabe des IT-Sicherheitsbeauftragten (Blobel u. Pommerening 1997), der typischerweise Mitarbeiter der EDV-Abteilung ist.

Rahmenbedingungen zur Gewährleistung von Integrität und Authentizität

Szenarien für die Anwendung von Telekommunikation im Gesundheitswesen rufen nicht nur nach Maßnahmen zur Sicherung der Vertraulichkeit, sondern erfordern auch Methoden, um die Integrität und Authentizität von Daten sicherzustellen. Man möchte nämlich wissen, ob während der Übermittlung Daten verändert wurden (Integrität) und ob die Person, welche die Daten sendet auch diejenige ist, die sie angibt zu sein (Authentizität). Dies ist besonders in offenen Netzwerken wie dem Internet erforderlich, das zunehmend für die Kommunikation von Dienstleistern im Gesundheitswesen genutzt wird. Vertraulichkeit, Integrität und Authentizität sind Gegenstand von kryptographischen Methoden: symmetrische Verschlüsselung zur Sicherung der Vertraulichkeit und digitale Signaturen, um die Authentizität und Integrität von Daten zu überprüfen.

Digitale Signaturen haben in den letzten Jahren die Aufmerksamkeit der Öffentlichkeit erreicht. In der Bundesrepublik Deutschland wurde 1997 das Signaturgesetz (IuKDG 1997) erlassen. Auf europäischer Ebene hat die Europäische Kommission im Rahmen des „Dynamischen Aktionsplans für die Informationsgesellschaft" eine Direktive zur digitalen Signatur im elektronischen Geschäftsprozess herausgegeben (EU Direktive Digitale Signatur 2000).

Keine dieser Initiativen zielt explizit auf das Gesundheitswesen ab, aber sie regeln einen Bereich der für die tägliche Routine von Berufen im Gesundheitswesen ein große Bedeutung hat. Anwendungen wie das elektronische Bestellwesen (Hübner et al. 1999), die Archivierung der medizinischen und pflegerischen Dokumentation, der Zugang zu Patienteninformationen und sichere Informationsübermittlung, sowie das elektronische Rezept (Brill, Hornang u. Faroukh 1997) erfordern die Nutzung digitaler Signaturen. Dies gilt in besonderem Maße, wenn der gesamte Arbeitsablauf allein auf digitalen Medien aufbauen soll und keine Medienbrüche auftreten dürfen. Solche Forderungen sind zweifellos nicht neu und beziehen sich keineswegs allein auf Deutschland (Klein 1996).

Digitale Signaturen basieren auf einer aus der Kryptologie bekannten Methode, die asymmetrische Schlüssel einsetzt. Dabei ist ein Schlüssel eine Sequenz von Bits. Die Technik nennt sich asymmetrisch, weil sie mit einem ungleichen Schlüsselpaar arbeitet; einem Schlüssel zum Unterschreiben oder Verschlüsseln und dem anderen zum Entschlüsseln. Der Unterschriftsschlüssel wird geheim gehalten (secret oder private key), zum Beispiel auf einer persönlichen Chipkarte, der andere Schlüssel wird veröffentlicht („public key"), zum Beispiel in einem frei zugänglichen Verzeichnis. Das Prinzip der asymmetrischen Verschlüsselung besteht darin, dass der geheime Schlüssel nur zur Signierung (aber nicht zum Entschlüsseln) genutzt werden kann, während der öffentliche Schlüssel nur die Entschlüsselung oder Verifizierung der Unterschrift ermöglicht. Diese Verifikation beinhaltet auch gleichzeitig eine Überprüfung auf Verletzung der Daten seit der Unterzeichnung (Prüfung auf Integrität). Technische und rechtliche Aspekte von digitalen Signaturen finden sich bei Bitzer u. Brisch (1999), Hübner (2000) und Sembritzki et al. (2000).

Digitale Signaturen werden häufig unter Verwendung von Chipkarten umgesetzt, da hier der geheime Schlüssel sicher gespeichert ist und die Unterschrift mittels eines Algorithmus durch den Kryptoprozessor der Chipkarte generiert wird. Auf dieser Chipkarte befinden sich ebenfalls ein oder mehrere Zertifikate zur Ausweisung der Person, der die Chipkarte gehört. Solche Zertifikate können zum Beispiel berufsbezogene Informationen enthalten wie Zugehörigkeit zu einem Berufstand, Zusatzausbildungen und Berechtigungen. Die Zertifikate erstellt ein sogenanntes Trustcenter oder auch Zertifizierungsstelle genannt. Diese Stelle lässt die Angaben, die auf der Chipkarte eingetragen werden sollen, überprüfen und signiert diese. Damit ist die Identität des Kartenbesitzers sichergestellt.

Chipkarten dieser Art finden Einsatz als Berufsausweis (Health Professional Card – HPC), Zugangsberechtigung zu Rechnernetzen (zum Beispiel Verbund aller Gesundheitsdienstleister in einer Region), Zugangsberechtigung zu Daten (zum Beispiel klinische Daten auf einer Patientendatenkarte) oder aber als Zugangsberechtigung für Räume und Gebäude. In Deutschland wurde die Konzeption einer Health Professional Card von der Bundesärztekammer in Auftrag gegeben und von der GMD in Darmstadt erarbeitet (Struif 1999). Seit dem Jahr 2000 laufen erste Pilotversuche zur Anwendung im ärztlichen Bereich. Eine Übertragung der HPC, so wie sie derzeit für den ärztlichen Bereich existiert, auf die Pflege ist denkbar und technisch möglich. Schließlich handelt es sich bei dem Konzept um eine allgemeine Health Professional Card.

Beweiskraft von elektronischen Dokumenten

Der Einsatz elektronischer Medien zur Dokumentation und die digitale Archivierung finden nur in dem Maße praktischen Anklang wie den Einrichtungen plausibel gemacht werden kann, dass ihnen durch eine solche Vorgehensweise kein Schaden entsteht. Schaden und Nachteile können daher rühren, dass die Beweiskraft einer elektronisch archivierten Akte niedriger ist als die eines Papierdokumentes. Nach der deutschen Zivilprozessordnung (§ 416 ZPO) hat ein Beweismittel erst dann Urkundencharakter, wenn es eine verkörperte Gedankenäußerung darstellt, deren Aussteller erkennbar ist. Vollständigkeit und Richtigkeit sind eng an die Unterschrift gebunden. Aufgrund dieser Tatsache sind digitale Dokumente bislang keine Urkunden, an deren Erklärungsinhalt der Richter gebunden ist. Sie unterliegen damit der freien Beweiswürdigung durch den Richter (Geis 1997; Streckel 2000) im Falle einer rechtlichen Auseinandersetzung zwischen Einrichtung und Patient. Die Beweiskraft eines digitalen Dokumentes kann jedoch deutlich gesteigert werden, indem sich die Einrichtung an die Grundsätze ordnungsgemäßer Archivierung hält (Geis 1995). Diese beinhalten Regeln zum sachgerechten Umgang mit dem Erzeugen, Indizieren, Speichern und Darstellen von digitalen Dokumenten. Somit wird die Fälschungssicherheit gesteigert. Einen weiteren Mechanismus, der die Fälschungssicherheit gewährleistet, stellt die digitale Unterschrift dar (Geis 1997).

Zusammenfassung

Dadurch dass zunehmend elektronische Verfahren zur Sammlung, Verarbeitung und Weiterleitung von Daten eingesetzt werden, gewinnen Datenschutz und Datensicherheit an Bedeutung. Die Rede ist hier von personenbezogenen Daten, also von Daten, die der Privatsphäre eines Menschen angehören und die damit ein hohes Maß an vertraulicher Behandlung verlangen. Im Gesundheitswesen sind diese Daten Angaben über die Patienten und die Mitarbeiter. Die EU-Datenschutzrichtlinie ist die Richtschnur für Datenschutz in Europa und verpflichtet zu den Prinzipien der Einwilligung und der Zweckgebundenheit, dem Auskunfts- und

Widerspruchsrecht und technisch-organisatorischen Anforderungen. Eine wichtige Rolle zur Umsetzung der Datenschutzgesetze spielt eine unabhängige Kontrollstelle, in Deutschland der Datenschutzbeauftragte. Daneben wird die Ernennung eines IT-Sicherheitsbeauftragten in einer Institution empfohlen. Diese Person ist für die technische Umsetzung des Datenschutzes und der Datensicherheit verantwortlich.

Vertraulichkeit im Umgang mit den Daten ist eine Forderung; die nach der Integrität und Authentizität eine andere. Wird Vertraulichkeit unter anderem durch Verschlüsselung erreicht, werden Integrität und Authentizität durch digitale Signaturen gewährleistet. Die digitale Signatur ist Bestandteil der Health Professional Card, des Berufsausweises für Gesundheitsberufe, der zunächst für die Ärzte verfügbar ist. Digitale Signaturen, die den konventionellen Unterschriften gleichgesetzt sind, spielen eine wichtige Rolle bei der Durchsetzung vollelektronischer Patientenakten und letztlich bei der Umsetzung eines digitalen Informationsflusses. Sie sind um so wichtiger je weniger Medienbrüche innerhalb der Institution und über Institutsgrenzen hinweg passieren sollen.

Eine rein elektronische Dokumentation in Medizin und Pflege trug bislang das Risiko der freien Beweiswürdigung durch den Richter im Falle einer rechtlichen Auseinandersetzung mit dem Patienten. Eine ordnungsgemäße Archivierung der digitalen Akten und der Einsatz digitaler Signaturen können dazu beitragen, eine größere Rechtssicherheit für die dokumentierende Einrichtung zu schaffen.

Literatur

BDSG (1990) Bundesdatenschutzgesetz vom 20. 12. 1990, BGBl 1 S 2954, zuletzt geändert durch Art. 2, Abs. 5 des Begleitgesetzes zum Telekommunikationsgesetz (BegleitG) vom 17.12. 1997 (BGBl I S 3108)
Bitzer F, Brisch KM (1999) Digitale Signatur. Springer-Verlag, Berlin
Blobel B, Pommerening K (1997) Datenschutz und Datensicherheit in Informationssystemen des Gesundheitswesens. f&w 2: 133–138
Brill CW, Hornang B, Farroukh H (1997) Der elektronische Ausweis für Gesundheitsberufe. PZ 142(9): 33–39
EU Datenschutzrichtlinie (1995) Richtlinie 95/46/EG des Europäischen Parlaments und des Rates vom 24. 10. 1995 zum Schutz natürlicher Personen bei der Verarbeitung personenbezogener Daten und zum freien Datenverkehr. Amtsblatt L281 23. 11. 1995, S 31
EU Richtlinie Digitale Signatur (2000) Richtlinie 1999/93/EG des Europäischen Parlaments und des Rates vom 13. 12. 1999 über gemeinschaftliche Rahmenbedingungen für digitale Signaturen. Amtsblatt L13 19. 1. 2000
Geis I (1995) Das digitale Dokument. AWV-Arbeitsgemeinschaft für wirtschaftliche Verwaltung e. V. Selbstverlag
Geis I (1997) Die digitale Signatur. NJW 45: 3000–3004
Gemeinsame Grundsätze und Maßstäbe (1999) Gemeinsame Grundsätze und Maßstäbe zur Qualität und Qualitätssicherung einschl. des Verfahrens zur Durchführung von Qualitätsprüfungen nach ß 80 SGB XI in vollstationären Pflegeeinrichtungen vom 7. 3. 1999

Haaz H (2000) Tätigkeitsfeld Datenschutzbeauftragter – Organisatorische Merkmale, rechtliche Aspekte und konkrete Lösungsansätze. Datakontext-Fachverlag, Frechen

Hübner U, Kammeyer G, Picker A, Wiese A, Sander W (1999) Business-Process Re-engineering: The Modeling and Assessment of Drug Ordering Processes in a Hospital. In: Bryant J (ed.) Current Perspectives in Healthcare Computing 1999. BCS HIC, Guildford, pp 123–131

Hübner U (2000) Using Digital Signatures in Healthcare: The European perspective with examples from Germany. In: Bryant J (ed.) Current Perspectives in Healthcare Computing 2000. BCS HIC, Guildford, pp 135–141

IuKDG (1997) Informations- und Kommunikationsdienstegesetz in der Fassung vom 8. 1997. Öffentlich zugänglich unter: www.iid.de./rahmen/iukdgbt.html

Klein G (1996) Trusted Health Information Systems: A project within the DG XIII/INFOSEC programme on Electronic Signatures and Trusted Third Parties. In: Barber B, Treacher A, Louwerse K Towards Security in Medical Telematics. IOS Press, Amsterdam, pp 238–244

Sembritzki J, Goetz Ch et al. (2000) Kryptographische Verfahren im Gesundheits- und Sozialwesen in Deutschland. PR-Internet 6/2000 Pflegeinformatik 121–136

Streckel S (2000) Rechtliche Anforderungen an eine EDV-gestützte Dokumentation. Die Schwester/ Der Pfleger 39(1): 60–64

Struif B (1999) Health Professional Card Specification – Physician. Version 1.0 Pre-Final-Draft Juli 1999. Öffentlich zugänglich unter: www.hcp-protokoll.de/arztausw/arztausw.htm

Vossbein R (1998) Datenschutz im Krankenhaus – mehr als ein lästiges Übel? Management&Krankenhaus 3/98: 1;28–29 und 4/98: 21–22

Wellbrock R, Wehrmann R (1998) Der Hessische Datenschutzbeauftragte: Rechtsfragen der Kommunikation innerhalb des Krankenhauses. Zugänglich über: http://www.hessen.de/hdsb/aktuell/f04tm14.htm

16.Tätigkeitsbericht des Landesbeauftragten für Datenschutz des Landes Baden-Württemberg zugänglich über: http://mz98.imsd.uni-mainz.de/AGDatenschutz/LfDTexte/BaWue16_KrHaus.htm

17.Tätigkeitsbericht des Landesbeauftragten für Datenschutz des Landes Baden-Württemberg zugänglich über: http://mz98.imsd.uni-mainz.de/AGDatenschutz/LfDTexte/BaWue17_Ulm.htm

24 Anwendungen

Einleitung

Pflegesoftware im Kontext

Pflege ist im Wesentlichen in den drei großen Bereichen Patientenversorgung (patientennaher Bereich), Administration und Management (patientenferner Bereich) und in der Aus- und Weiterbildung tätig. Alle drei Bereiche können – in unterschiedlichem Ausmaß – durch Automatisation unterstützt werden. Software für die Pflege bildet daher sowohl klinische, wie betriebswirtschaftliche als auch pädagogische Inhalte und Verfahren ab.

Software für die Pflege oder auch Pflegeinformationssysteme sind im Krankenhaus Bestandteil eines Krankenhausinformationssystems (KIS), in Heimen eines Heiminformationssystems, in der ambulanten Pflege zunächst eigenständige Systeme. Dies sagt noch nichts über die informationstechnische Architektur der Pflegesoftware, sondern bringt zum Ausdruck, dass pflegerelevante Daten und Methoden in größeren Institutionen immer in ein umfassenderes Informationssystem eingebunden sind (vgl. Kapitel 5 und 7). Praktisch findet man in Deutschland vorwiegend so genannte stand-alone Systeme für die Pflege, die per Schnittstelle in eine Informationstechnologie-Landschaft einer Einrichtung eingebunden werden müssen. Über eine solche Schnittstelle gelangen beispielsweise Patientenstammdaten in die Pflegedokumentationssoftware oder Mitarbeiternamen in das Dienstplanprogramm. Neben der eingangs zitierten Software von Spezialherstellern gibt es Bestrebungen, Software für Stationen in größere (klinische) Modulpakete zu integrieren und zusammen mit Patientenmanagement-, Abrechnungs- und Materialwirtschaftsmodulen anzubieten.

Systematische Einführung der Software

Informationstechnisch betrachtet ist Pflegesoftware wie jede andere Software zu konzipieren, zu implementieren und testen, zu integrieren, zu schulen und zu warten. Dies geht auch aus der „Checkliste für die Projektierung eines DV-gestützten Pflegeinformationssystems" (ADS et al. 1996) hervor. Hier beschriebene organisatorische, finanzielle, infrastrukturelle, DV-mäßige und rechtliche Voraussetzungen gelten für Systeme im und außerhalb des Gesundheitswesens. Das gleiche trifft auf allgemeine Anforderungen an die Software und die Geräte zu. Es gilt jedoch darüber hinaus, pflegespezifische Aspekte zu berücksichtigen. Dazu zählen diejenigen Ziele, die in einem Projekt benannt und mit Hilfe der Software umgesetzt werden sollen. In der Checkliste werden folgende möglichen Ziele erwähnt:

1. Pflegerische Versorgung gemäß eines angestrebten Qualitätsniveaus durchführen, zum Beispiel durch Nutzung eines aktuelleren/besseren Informationsstandes und Nutzung von hinterlegten Pflegestandards.
2. Krankenhausaufenthalt optimieren, zum Beispiel durch verbesserte Ablaufplanung und optimierten Ressourceneinsatz.
3. Rechtliche Dokumentationspflichten zu erfüllen.
4. Kontinuität der pflegerischen Versorgung optimieren, zum Beispiel durch geeignete Kommunikationsstrukturen innerhalb einer Einrichtung oder zwischen dem ambulanten und dem stationären Sektor.
5. Zeit zu gewinnen für die Patientenversorgung.
6. Erhöhung der Arbeitszufriedenheit und Motivation der pflegerischen Mitarbeiter.
7. Informationsstand des Patienten verbessern.

Die Autoren der Checkliste erwähnen ausdrücklich pflegerische Voraussetzungen, die erfüllt sein müssen, damit eine Software erfolgreich zum Einsatz kommt. Diese sind die Entwicklung einer Pflegekonzeption, Klarheit über die wünschenswerte Pflegedokumentation, Klarheit über den Einführungszeitpunkt, Definition von Pflegestandards/Standardpflegeplänen und die Verwendung einer einheitlichen Terminologie. Diese zunächst theoretisch geforderten gedanklichen Vorarbeiten, haben sich – wie später in diesem Kapitel gezeigt wird – auch in der Praxis bewahrheitet.

Die zitierte Checkliste (ADS et al. 1996) benennt mögliche Ziele aus Sicht des Fachkonzeptes, also aus dem Blickwinkel des Fachexperten. Eine zusätzliche Perspektive bietet die Betrachtung aus Sicht des DV-Konzeptes, denn bestimmte Ziele lassen sich nur mit komplexen informationstechnischen Konzepten umsetzen, andere Ziele dagegen mit relativ einfachen Mitteln realisieren. Tabelle 24.1 verdeutlicht den Zusammenhang von Zielen und den eingesetzten Mitteln.

Wie Tabelle 24.1 zeigt, ist schon beim Einsatz eines Texteditors die Lesbarkeit von Pflegedokumenten gewährleistet, aber erst wenn Daten nach unterschiedlichen Sichten dargestellt und wenn quantitative Analysen erstellt werden sollen, ist ein Datenbankmanagementsystem vonnöten. Geht man noch einen Schritt weiter und möchte aus den vorliegenden Problemen Maßnahmen ableiten, so geschieht das idealerweise in einem wissensbasierten System (vgl. Kapitel 6).

Im folgenden werden beispielhafte Lösungen für Applikationen in der Patientenversorgung, betriebliche Anwendungen und Programme zur Unterstützung der Aus- und Weiterbildung genannt. Anhand der vorgestellten Software sollen allgemeine Prinzipien erläutert und illustriert werden. Dabei kommt es nicht darauf an, alle Optionen eines Programmes darzustellen oder Systeme miteinander zu vergleichen.

Tabelle 24.1.
Gegenüberstellung von Zielen und dazugehörigen DV-Konzepten

Ziel	DV-Konzept
Lesbarkeit der Dokumentation erhöhen	Texteditor und Freitext
Berichte erstellen und formatieren	Textverarbeitung und Freitext
Dokumentation zu einem Patienten nach Problemen, Chronologie oder nach anderen Gesichtspunkten darstellen	Einfache Reports auf Basis eines Datenbankmanagementsystems (DBMS) inkl. Abfragesprache
Pflegestandards und Standardpflegepläne im Baukastenprinzip aufbauen	Strukturierte, codierte Daten in einer Datenbank
Quantitative Auswertungen der Dokumentation nach multiplen Gesichtspunkten, zum Beispiel Maßnahmen, med. Diagnosen, Pflegebedürftigkeit, Alter	Selektion der Daten auf Basis – eines DBMS inkl. Abfragesprache und – von strukturierten, codierten Daten, – von statistischen Funktionen, ggf. Export in eine umfangreiche Statistiksoftware
Verwaltung von Texten, Bildern, Audiosequenzen zu einem Patienten	Multimedia Datenbank beziehungsweise Dokumentenmanagementsystem
Verknüpfung von Problemen/Diagnosen mit Maßnahmen, ggf. Vorschlag von Maßnahmen aus der Kenntnis von Problemen unter Berücksichtigung von Wechselwirkungen und Kontraindikationen	Wissen in Regeln formuliert, Wissensbasiertes System

Anwendungen in der Patientenversorgung

PIK – Abbildung des Pflegeprozesses

Zu den Wegbereitern des computergestützten Pflegeprozesses zählt das Länderprojekt PIK (Bayern, Niedersachsen, Sachsen) unter der Federführung des Bayrischen Staatsministeriums für Arbeit und Sozialordnung, Familie, Frauen und Gesundheit. Vorrangiges Ziel des Projektes ist die Konzeption, Erstellung und Weiterentwicklung einer Software zur Abbildung des Pflegeprozesses nach Fiechter und Meier (1981). Dabei geht man von einem ganzheitlichen Arbeitsprozess in der Pflege aus, der im Sinne des *Konzeptes der vollständigen Tätigkeit* von Hacker zu interpretieren ist (Büssing 1997). Der Pflegeprozess ist ein Regelkreis bestehend aus Anamnese, Problem/Diagnose, Ziel, Maßnahmen und Evaluation, dessen Einstiegspunkt klassischerweise die Anamnese bildet. Demzufolge wurden in dem Pflegeprozess-Modul in PIK folgende Kategorien im Pflegeplan aufgenommen:

- Ressourcen/Defizite
- Aktuelle Probleme
- Mögliche Probleme
- Ziele
- Maßnahmen

Die Anamnese wird durch ein separates Dokumentationsblatt repräsentiert.

PIK geht weitgehend von strukturierten Daten für die einzelnen Kategorien des Pflegeplanes aus, die in einer relationalen Datenbank organisiert sind. Innerhalb des Projektes wurden deshalb Pflegestammdaten entwickelt, die PIK-weit als einheitliche Sprache dienen können. Die Pflegestammdaten stehen in einem Basiskatalog in Form von Attributen und den dazu gehörigen Attributwerten und sind den Kategorien des Pflegeplans zugeordnet (Abb. 24.1). Attribute selbst sind Themen zugeordnet, beispielsweise den ATLs.

So formulierte Ressourcen/Defizite, aktuelle Probleme, mögliche Probleme, Ziele und Maßnahmen können zu Pflegestandards zusammengefasst werden, zum Beispiel einem Pflegestandard zur Pneumonieprophylaxe oder zur Insulingabe. Eine Serie von Pflegestandards kann ihrerseits einen Standardpflegeplan bilden, zum Beispiel einen Standardpflegeplan zu Diabetes mellitus.

Bei der Pflegeplanung können aus einem derartigen Baukasten Einträge ausoder abgewählt werden, es können aber an dieser Stelle niemals freitextliche Eingaben erfolgen. Deshalb ist es zwingend erforderlich, dass eine Einrichtung entweder den in PIK vorgegebenen Basiskatalog übernimmt, ergänzt oder einen neuen Basiskatalog entwickelt. Dies ist grundsätzlich möglich, setzt aber ein ent-

Abb. 24.1.
Attribute und Attributwerte der Kategorie Probleme. (Mit freundlicher Genehmigung der Länderprojektgruppe PIK)

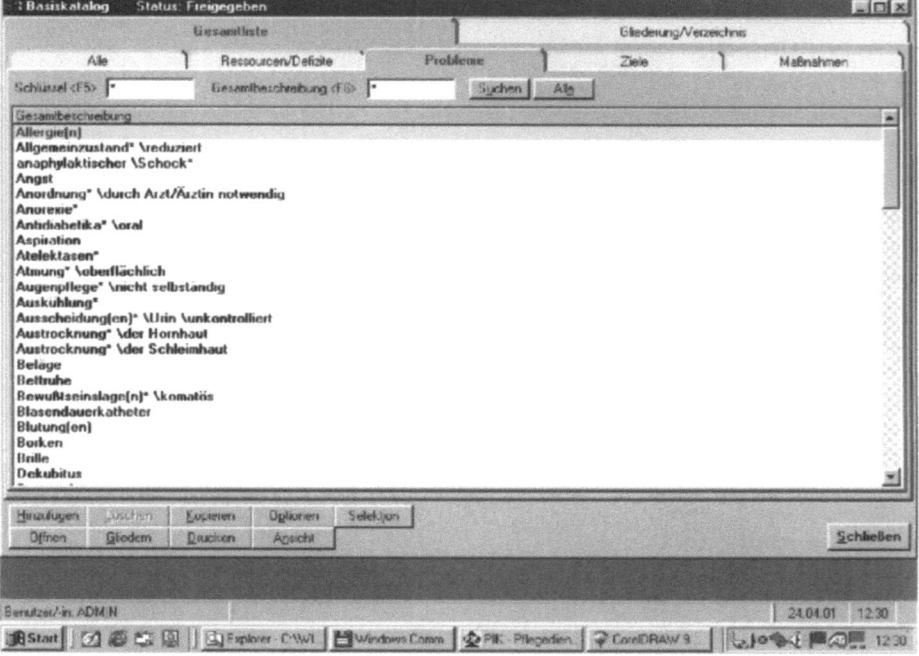

sprechendes Konzept beziehungsweise Gliederungsschema (Schulz 1999) und die nötigen Ressourcen voraus. In der Installation an der Universitätsklinik in Heidelberg wurde der vom Deutschen Herzzentrum München erstellte Basiskatalog teilweise übernommen und psychiatriespezifisch angepasst (Ammenwerth et al. 2000), im Zentralkrankenhaus in Augsburg wurden neue Einträge generiert (Zoch 1999).

Der Pflegeplan mit den 5 Kategorien bildet das zentrale Dokument des Pflegeprozesses (Abb. 24.2). Von ihm leitet sich die Maßnahmenplanung und -dokumentation und die Zielplanung und Zielüberwachung (Evaluation) ab. Beide Funktionen sind so strukturiert, dass der Liste der Maßnahmen beziehungsweise der Ziele eine Zeitachse gegenüber steht, in der diese geplant und dokumentiert werden können. Die Dokumentation kann freitextlich kommentiert werden. Ebenso wird der Pflegebericht in natürlichsprachlicher Form niedergeschrieben.

PIK erlaubt bestimmte Sichten auf die Daten, zum Beispiel auf alle überfälligen Maßnahmen. Statistiken sind in bestimmtem Ausmaß möglich. Neben dem Modul Pflegeprozess bietet PIK ein Modul zum Patientenmanagement und zur Materialbestellung (Stationsorganisation) und eine allgemeine Benutzerverwaltung.

An eine erfolgreiche Implementation von Software für den Pflegeprozess sind nicht-technische und technische Voraussetzungen geknüpft. Dies zeigte sich

Abb. 24.2.
Pflegeplan/Pflegestandard Pneumonieprophylaxe. (Mit freundlicher Genehmigung der Länderprojektgruppe PIK)

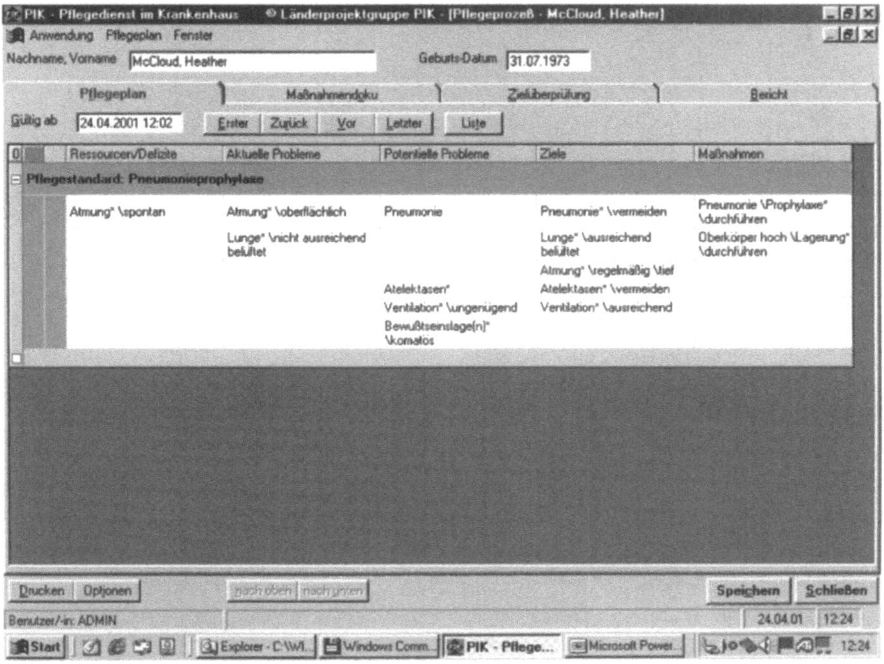

auch in der klinischen Implementation von PIK. Da PIK keine funktionalen Pflegeformen unterstützt (Wolfrum et al. 1997), sollte die Einrichtung die Bezugspflege möglichst umgesetzt haben. In der praktischen Umsetzung von PIK erwies es sich als unabdingbar, dass sich die Pflegekräfte im Vorfeld mit dem Pflegeprozess auseinander gesetzt hatten. Ebenso zeigte die Erfahrung, dass nicht alle pflegerischen Aspekte mit einer standardisierten Sprache (Basiskatalog) ausgedrückt werden können, wie man im Sächsischen Krankenhaus für Psychiatrie und Neurologie in Arnsdorf erkannte (Schulz 1999). Dies sollte dem Pflegepersonal bewusst sein.

Technische Voraussetzung für eine erfolgreiche Implementation ist eine entsprechende Ausstattung mit Arbeitsplatzrechnern auf den Stationen und eine Vernetzung der Rechner. Eine Schnittstelle zu einer zentralen Krankenhaussoftware, wie sie im Deutschen Herzzentrum München realisiert wurde, ist gleichfalls sinnvoll (Hertrich-Jacámo 1999).

Der klinische Arbeitsplatz

Eine funktionale Erweiterung der Pflegeprozesssoftware stellt der klinische Arbeitsplatz dar, der zusätzlich die „Kurve", Angaben zur Medikation und weitere medizinische Daten berücksichtigt. Ein klinischer Arbeitsplatz kann in unterschiedlicher Ausprägung auftreten, von einer Minimalvariante bis hin zu einem klinischen Informationssystem.

NANCY – der klinische Arbeitsplatz für die Pflege

Die Pflegesoftware NANCY basiert auf einer elektronischen Patientenakte, in der pflegerische und medizinische Daten in einer Datenbank organisiert sind.

Das Herzstück eines Informationssystems sind die darin enthaltenen Daten. Für ein Pflegeinformationssystem bedeutet das, dass pflegerische Daten in einem oder mehreren Katalogen hinterlegt sind. Dies wurde schon am Beispiel PIK gezeigt. Im Fall NANCY übernahm nun eine Universitätsklinik, nämlich die Medizinische Hochschule Hannover (MHH), die Entwicklung einer geeigneten Pflegefachsprache, die Erstellung von Pflegeleitlinien und leitliniengestützten Pflegeplänen. Dies geschah einige Jahre vor der Entwicklung der ICNP, so dass diese Inhalte zunächst MHH-spezifisch formuliert wurden (Krause u. Zimmermann 1999). Diese Arbeiten erwiesen sich jedoch als sehr nützlich, da sie eine inhaltliche Basis für die spätere Formulierung in ICNP-Terminologie darstellt.

Eine Pflegeleitlinie ist eine Beschreibung einer pflegerischen Maßnahme, die durch bestimmte Indikationen oder Ereignisse begründet ist. Dabei können sowohl Pflegeprobleme, Ressourcen oder medizinische Diagnosen eine Indikation sein. Eine Pflegeleitlinie wird anhand wichtiger Kenngrößen beschrieben wie Anweisungen zu Material, Patient, Raum, Personal und Angehörige in der Vor- und Nachbereitungsphase. Die Pflegeleitlinien der MHH berücksichtigen sowohl den Beitrag der ärztlichen wie pflegerischen Leitung. Beispiele für Pflegeleitlinien des Leistungsbereichs Atmen sind die Leistungsgruppen:

- Absaugen
- Pneumonieprophylaxe
- Sekretlockerung
- Inhalation

Dabei kann dann noch differenziert werden nach oralem/nasalem Absaugen oder Absaugen per Trachealkanüle.

Da die Pflegeleitlinien auf einer sehr feingranulierten Ebene erfasst sind, somit Einzelleistungen darstellen, werden sie zu Leistungspaketen zusammengefasst. So umfasst der Leistungsblock OP-Nachsorge die Leistungspakete „Essen und Trinken", „Überwachung", „Atemtherapie" und „Mobilisation". Auf der Ebene der Überwachung finden sich dann die einzelnen Pflegeleitlinien wie „Pulsmessen" oder „auskultatorische Blutdruckmessung". Diese Fakten wurden dann in die ICNP-Terminologie übersetzt, wobei die ICNP-Codes und Achsenausprägungen im Hintergrund bleiben. Es gibt lediglich ein eindeutiges Mapping der Inhalte, so dass eine Auswertung nach standardisierten Begriffen erfolgen kann.

Diese inhaltlichen Arbeiten ermöglichen erst einen sinnvollen praktischen Einsatz der Software NANCY an der MHH. Eine Pflegeplanung in NANCY (Abb. 24.3) erfolgt zunächst in der Beschreibung des Status eines Patienten anhand von Ereignissen und Zuständen (Kühnel et al. 2000). Diese sind nach dem Modell von Nancy Roper organisiert.

Abb. 24.3.
Statusmaske in NANCY. (Mit freundlicher Genehmigung der Fa. Hinz, Berlin, und der MHH)

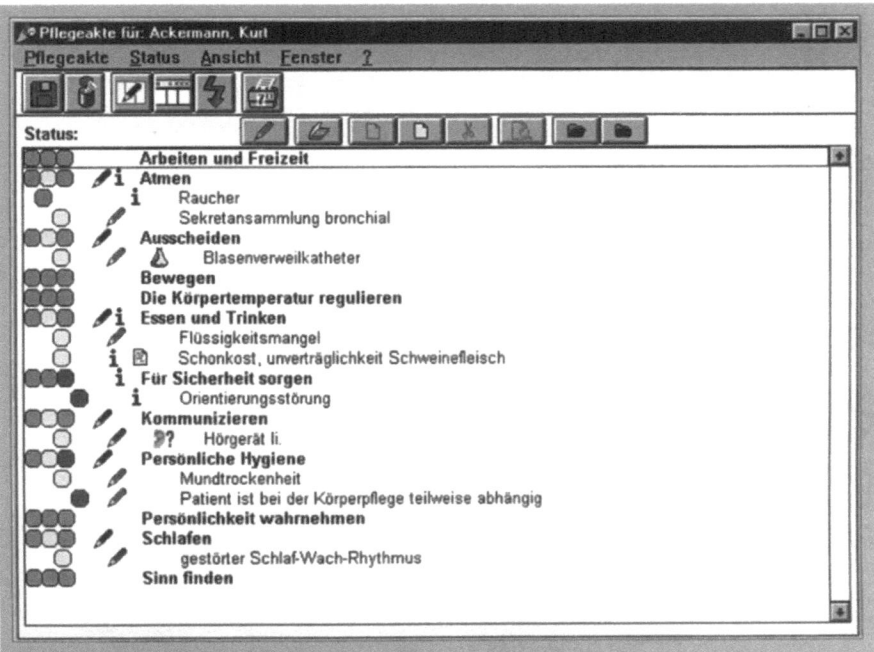

Anhand der Zustände werden per Datenfilter geeignete Ziele und Maßnahmen vorgeschlagen, aus denen die aktuellen Angaben ausgewählt werden. Eine kalendarische Übersicht zeigt den Status der jeweils geplanten Leistungen an. Dieser wird zusammen mit der Pflegeplanung und neuen Anordnungen in einem aktuellen Übergabebericht zusammengefasst (Abb. 24.4).

Die MHH ist mit ihren Arbeiten die erste europäische Klinik, die eine derart detaillierte Pflegeplanung elektronisch anhand der ICNP durchführt. Nach der Einführung auf Pilotstationen werden nunmehr systematisch weitere Stationen auf eine elektronische Pflegedokumentation umgestellt.

Neben der reinen Dokumentation erlaubt das Programm NANCY die Anbindung an die Leistungsstelle Labor, so dass die Befunde automatisch an die elektronische Patientenakte weitergeleitet werden. In der elektronischen Akte befinden sich neben den pflegerischen Datensätzen ebenso die medizinischen. Dazu gehören Anordnungen jeglicher Art einschließlich der Medikation. Anordnungen, die die Pflege betreffen, werden automatisch in die Pflegedokumentation übernommen. Die medizinische Verlaufsdokumentation ermöglicht darüber hinaus eine halbautomatische Arztbriefschreibung.

Aus der Pflege kommend hat sich NANCY in Richtung eines klinischen Arbeitsplatzes entwickelt, der Teil eines klinischen Informationssystems sein kann.

Abb. 24.4.
Darstellung der Pflegedokumentation über mehrere Tage. (Mit freundlicher Genehmigung der Fa. Hinz, Berlin, und der MHH)

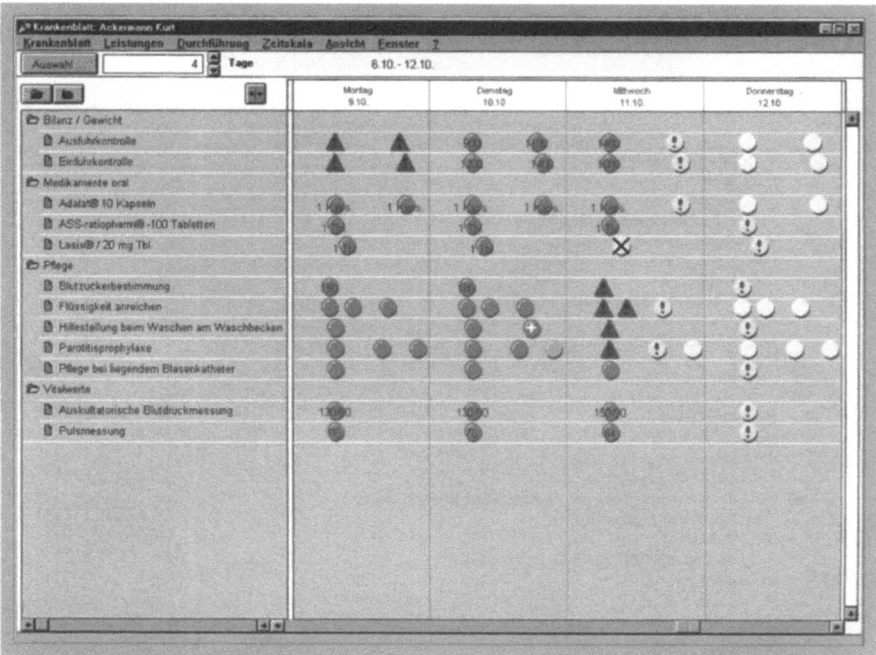

Auf dem Weg zu einem klinischen Informationssystem

Unter einem klinischen Informationssystem sei der Teil eines Krankenhausinformationssystems verstanden, der primär klinische Informationen beinhaltet (Hannan 1991). Diese können sowohl medizinische wie pflegerische Daten sein, die sich direkt auf einen Patienten beziehen. Diese werden auch unter dem Begriff elektronische Patientenakte (EPA) zusammengefasst. Es kann sich aber auch um allgemeine klinische Daten ohne direkten Bezug zu einem Patienten handeln, wie wissenschaftliche Datenbanken, Kataloge, Diskussionsbeiträge zu Internetforen und andere.

Moderne klinische Informationssysteme berücksichtigen pflegerische Informationen im Zusammenhang mit der elektronischen Patientenakte – sei es über die Pflegebedürftigkeitseinschätzung nach der PPR oder über eine patientenzentrierte Dokumentation. Einen Ansatz letzterer Art verfolgt beispielsweise OpenMed (Wilbert et al. 1997), das von seiner Architektur her eine Vielfalt verschiedener Anwendungslogiken bedienen kann und für diese gemeinsame Dienste bereitstellt, wie Dokumentenmanagement oder den Zugriff auf verteilte Datenbanken. Eine der Anwendungslogiken ist der klinische Arbeitsplatz, der in seiner allgemeinen und pflegerischen Funktionalität zu großen Teilen von einem Anwenderkrankenhaus (Jakobi 1998) mitgestaltet wurde. Drehscheibe der Anwendung ist eine Sicht auf

Abb. 24.5.
Stationsübersicht mit Terminerinnerung und Kommunikationsfenster. (Mit freundlicher Genehmigung der Fa. GWI)

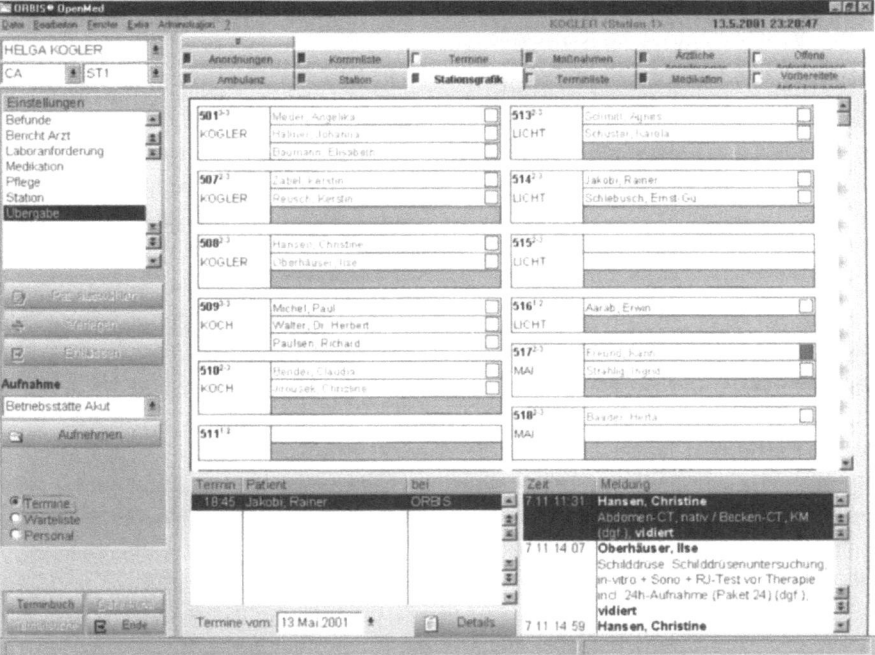

alle Patienten einer organisatorischen Einheit, zum Beispiel einer Station. Hierüber gelangt man unter anderem zu den Stammdaten, der Kurve, Medikamente, Diagnostik und der Pflegedokumentation. Dabei steht weniger die Dokumentation selbst im Mittelpunkt als vielmehr die Kommunikation innerhalb einer Station und hin zu den Funktionsbereichen. So wird auf offene Verordnungen und auf anstehende oder überfällige Termine hingewiesen. Der elektronische Nachrichtenaustausch mit der Funktionsdiagnostik soll die Flut der Telefonate eindämmen. Von dem Arbeitsplatz aus gelangt man direkt in die Dokumentation auf Basis verschiedener Skalen und in den Arzt- und Pflegebericht.

Eine auf Kommunikation optimierte Gestaltung des klinischen Arbeitsplatzes weist eine deutliche Nähe zu Modulen auf, die unter dem Namen Stationskommunikation firmieren und eindeutig zum Management eines einzelnen Patienten und einer organisatorischen Einheit gehören (Abb. 24.5).

Dokumentation in der Langzeitpflege
Häufig stehen Dokumentationssysteme im Vordergrund der Betrachtungen, die in Akutkrankenhäusern Einsatz finden. Dabei spielen Pflegeplanung und -dokumentation gerade bei Patienten oder Klienten, die entweder in einer Einrichtung oder zu Hause langzeitig gepflegt werden, eine äußerst wichtige Rolle. Marktgängig Software für Altenheime berücksichtigt häufig schon Planungs- und Dokumentationsfunktionalität.

In Kapitel 22 wurde bereits darauf hingewiesen, dass eine Dokumentation anhand eines Schemas von Merkmalen wie in PLAISIR oder RAI nur sinnvoll auf elektronischem Weg durchgeführt werden kann, da nur in einem solchen Fall eine Auswertung möglich ist. Zur Anwendung des RAI gibt es mittlerweile auch deutschsprachige Software (Günther 1999). Sie wurde aus dem Amerikanischen übernommen und dient speziell der Qualitätssicherung in Altenheimen.

Eine besondere Herausforderung an die Dokumentation stellt der Einsatz in der ambulanten Pflege dar. In Deutschland fordern die gesetzlichen Bestimmungen (§ 302 SGB V und § 105 SGB XI) eine Abrechnung auf Datenträgern und liefern damit der mobilen Leistungs- und Zeiterfassung Vorschub. Diese kann mit unterschiedlichsten am Markt verfügbaren Techniken umgesetzt werden, von der Krankenversichertenkarte für die Zeiterfassung, über intelligente Chipkarten, mobile Geräte einschließlich Tourenplanung, Barcodelesegeräten, bis hin zu notepads mit entsprechender Software (Feldbrügge 1998; Ristok 1999; Kreidenweis 2000).

Homecare
Neben der auf Datenbankmanagementsystemen basierenden Dokumentation gibt es über moderne Kommunikationstechniken weitere Ansätze, Informations- und Kommunikationstechnologie in der Pflege einzusetzen. Ein Ansatz, der über digitale Netze in Echtzeit Bilddaten oder elektrische Signale übermittelt, wird mit Homecare bezeichnet. Er spricht das Szenario pflegebedürftiger oder alter Menschen an, die in ihrer häuslichen Umgebung entweder alleine leben oder durch

Angehörige gepflegt werden. Über elektronische Medien wird im Homecare-Ansatz bildlicher und sprachlicher Kontakt mit den Klienten zu Hause aufgebaut, gegebenenfalls werden sogar physiologische Parameter wie Blutdruck, Blutzucker oder Gewicht übertragen. Die Daten laufen in einer zentralen Leitstelle zusammen, die mit Pflegekräften oder Sozialarbeitern besetzt ist und die für den Klienten unterschiedliche Dienste auf elektronischem Weg erbringt.

Ein solcher Ansatz wurde in den von der EU geförderten Projekten APPSN (Erkert 1994), TeleCommunity und CANS (www.empirica.de) verfolgt. In Zusammenarbeit mit dem Frankfurter Verband für Alten- und Behindertenhilfe e. V. und der Wohnungsbaugesellschaft Nassauische Heimstätten wurden in einem Frankfurter Stadtteil 15 Haushalte mit einem Fernsehgerät mit Videokamera und Mikrophon ausgerüstet. In einer Zentrale gab es das Gegenstück zu dem häuslichen Videophon. Durch eine spezielle Spiegeleinrichtung wurde gewährleistet, dass die Person in der Zentrale tatsächlich Blickkontakt mit dem Kommunikationspartner halten konnte und nicht lediglich eine Kamera anschaute. Zusätzlich konnten Dokumentendaten über eine eigene Kamera übermittelt werden. Der Zentrale standen persönliche und medizinische Daten der Klienten in einer Datenbank zur Verfügung. Kontakte konnten sowohl von zu Hause sowie – bei Einverständnis – von der Zentrale aufgebaut werden. In erster Linie diente dieser Ansatz zur aktiven Altenbetreuung (Gesprächsdienst), darüber hinaus wurden aber auch ein Informations-, Sprechstunden-, Therapie- und Notrufdienst angeboten. Auch für pflegende Angehörige konnte über einen kurzzeitigen Krankenfernbetreuungsdienst Entlastung geschaffen werden. Die neue Form der Kommunikation wurde von den teilnehmenden Klienten positiv aufgenommen. Dieser mit Haus-Tele-Dienst bezeichnete Service wurde weiterentwickelt in Richtung virtuelles Altenheim und in dem Projekt TESS erprobt. Zur Bildkommunikation werden ISDN-basierte Systeme eingesetzt, die die Bildinformationen auf einem Fernsehmonitor ausgeben (Erkert u. Salomon 1998; www.empirica.de).

Homecare ist ein technologischer Ansatz, der unterschiedlichste Meinungen provoziert (Soliman 1998). Konsens ist jedoch, dass eine digitale Kommunikation nicht die menschliche ersetzen soll, sondern vielmehr eine neue Form von Zwischenmenschlichkeit darstellt.

Betriebliche Anwendungen

Betriebswirtschaftliche Daten aus der Patientenversorgung
Früher trennte man Anwendungen in der Patientenversorgung von denen der Administration. Dies ist berechtigt, da erstere sich auf ein Individuum beziehen, letztere auf organisatorische Einheiten, wie Stationen, Abteilungen, Krankenhäuser, Klinikverbünde, integrierte Versorgungsstrukturen. Eine getrennte Betrachtung, so wie sie auch hier formal durchgeführt wird, lässt jedoch gerne die Interaktion von Patientenversorgung und dem Krankenhausbetrieb außer Acht. Wie in Kapitel 5 schon verdeutlicht wurde, sollen schließlich die Daten aus der Patienten-

versorgung Nebenprodukt für das Management einer Einrichtung sein. Dies kann im Sinne von Rohdaten für die Abrechnung erfolgen oder im Sinne von aggregierten Daten für Controlling- und andere Managementzwecke (vgl. Kapitel 22).

Gerade eine Prozessorientierung unterstreicht diese Forderung. Aus der Sicht der Leistungsprozesse eines Krankenhauses betrachtet man nämlich nicht mehr isoliert pflegerische oder medizinische Maßnahmen, sondern den Behandlungsprozess. Man spricht hier auch von patientenbezogener Primärleistung, die aus einem Bündel von Maßnahmen besteht, denen wiederum Ressourcen zugeteilt sind (Feinen 1999). Zunächst fasst man dabei die klinischen Maßnahmen zusammen, so wie dies auch schon im Zusammenhang mit dem klinischen Arbeitsplatz und dem klinischen Informationssystem diskutiert wurde. Aus betriebswirtschaftlicher Sicht ordnet man zusätzlich einer Behandlungsepisode verschiedene Behandlungsaufträge und Kostenträger-Aufträge zu und bildet so das Gesamtgeschehen ab. Damit werden der Leistung die Kosten und Erlöse zugeteilt (Abb. 24.6).

Die Steuerung des Prozessgeschehens erfolgt über die klinische Notwendigkeit von Behandlungen, die als Behandlungsmuster definiert sind und über eine entsprechende Diagnose oder einen Zustand eines Patienten ausgelöst werden. Solche Behandlungsmuster können aus hauseigenen Erfahrungen zusammengestellt

Abb. 24.6.
Laboranforderung auf der Basis eines leitliniengestützten Behandlungsprozesses. (Mit freundlicher Genehmigung der Fa. Laufenberg)

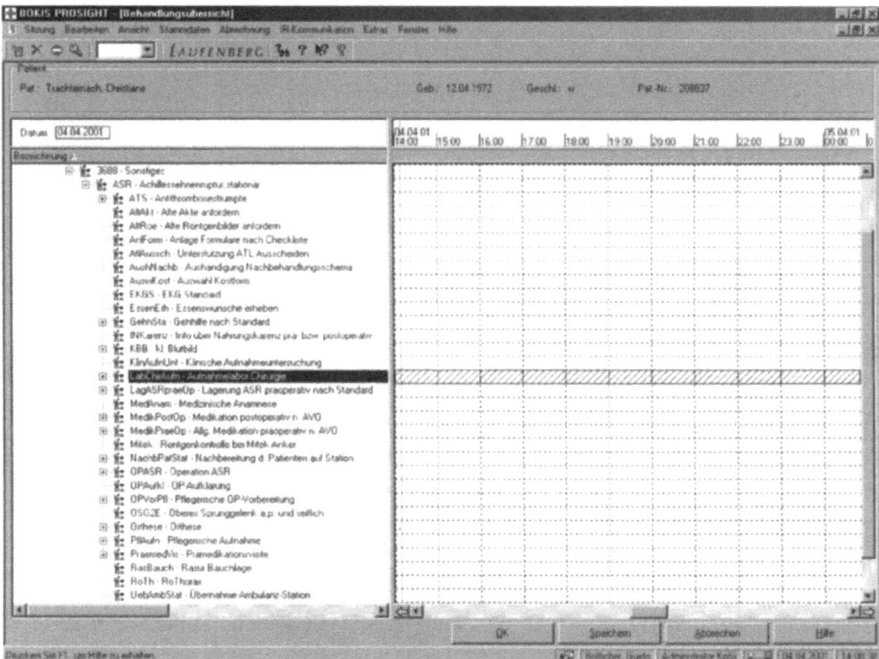

werden oder sich aus Leitlinien (zum Beispiel AWMF Leitlinien) und der evidenzbasierten Medizin beziehungsweise Praxis ergeben (Feinen 1999).

Vorgaben dieser Art benötigen eine entsprechende Systemarchitektur. So wurde beispielsweise in einem Fall die aus dem Bereich der computergestützten Fertigung bekannte CIM-OSA Architektur auf den Krankenhausbereich übertragen (Szczurko 1997) und auf dieser Basis Komponenten eines entsprechenden Krankenhausinformationssystems entwickelt.

Zentraler Aspekt ist die Dimension der Geschäftsprozessmodellierung. Diese erfolgt sowohl in einem Grobkonzept wie in einer detaillierten Beschreibung der spezifischen Prozesse eines individuellen Krankenhauses. Die Prozesse werden in einer weiteren Dimension anhand der Organisationsstruktur, der Ressourcen, der betroffenen Informationen und der Tätigkeiten beschrieben.

Ein solches Vorgehen zielt auf eine stärkere Standardisierung und Planbarkeit der klinischen Abläufe ab. Neben dem Effekt für den Patienten im Sinne eines angestrebten höheren Qualitätsniveaus ergibt sich hieraus eine Chance zur Ausschöpfung von Rationalisierungsreserven in einer Einrichtung.

Integrierte Dienstplanung

Eine der wichtigsten Managementaufgaben in der Pflege besteht in der Mitarbeiterplanung und -führung. Dass hier ein IT-basierter Ansatz Vorteile bringen kann, wurde schon früh erkannt und führte zu einer schnelleren Umsetzung als bei anderen Anwendungen. So nutzen bereits im Jahr 1994 nach einer Studie (Höhmann u. Schulz 1995), an der 104 hessische Krankenhäuser teilnahmen, 13,5 % aller befragten Häuser Dienstplansoftware im Regelbetrieb. Weitere 7 % befanden sich im Testbetrieb und weitere 33 % planten für die nahe Zukunft eine derartige Investition. Als (erhoffte) Effekte wurden von Häusern mit und ohne Dienstplansoftware genannt:
- Zeitersparnis
- vereinfachte Abrechnung
- Analysen und Datenzugriffe
- Übersichtlichkeit
- effektives Personalmanagement
- Standardisierung
- mehr Gerechtigkeit
- arbeitsrechtliche Sicherheit
- Flexibilität

Eine vereinfachte Abrechnung wurde am häufigsten als Vorteil von Häusern mit Dienstplansoftware genannt, am zweihäufigsten die Zeitersparnis gefolgt von den Analysemöglichkeiten. Häuser ohne Dienstplansoftware unterschätzten die Vereinfachung der Abrechung, die Analysemöglichkeiten, die Chancen zu einem effektiveren Personalmanagement, zu mehr Gerechtigkeit und schließlich die arbeitsrechtliche Informationsbasis eines solchen Systems.

Auch eine andere Studie (Häber et al. 2000) bestätigt den Effekt der Zeitersparnis. Mitarbeiter zweier Stationen gaben für eine konventionelle Erstplanung

5 Stunden, für eine rechnergestützte Planung zwischen 1 und 4 Stunden an. Die Änderung der ersten Version dauerte laut Angaben für die elektronische Variante 10 Minuten, für die konventionelle Variante zwischen 1 und 3 Stunden.

Moderne Dienstplansoftware berücksichtigt bei der automatischen Erstellung eines Vorschlags eine Fülle von Regeln, die nach ihrer Wichtigkeit priorisiert sind. Zu den Muss-Regeln gehören gesetzliche Bestimmungen und Angaben zur Minimalbesetzung unter Beachtung der Mitarbeiterqualifikation. Ferner werden arbeitsvertraglich festgelegte Dienste eines Mitarbeiters, Mitarbeiterteams und die Vermeidung ungünstiger Dienstrhythmen in die Planung einbezogen. Die Urlaubsplanung und andere Mitarbeiterwünsche werden berücksichtigt. Häufig orientiert sich die automatische Dienstplangenerierung an Rahmendienstplänen. Diese und andere Vorgaben und Regeln ermöglichen aus der sehr großen Zahl von möglichen Kombinationen aus Mitarbeitern, Diensten und Tagen die erlaubten und sinnvollen herauszufinden (Abb. 24.7).

In Übereinstimmung mit der Nachfrage an Dienstplansoftware gibt es ein entsprechend vielfältiges Angebot auf dem deutschsprachigen Markt. So existiert eine Reihe von Produkten, die auf die Dienstplanung spezialisiert sind. Der Trend geht in Richtung einer Integration mit anderer Funktionalität. An erster Stelle ist hier die Verzahnung mit der Zeiterfassung zu nennen: aus dem Dienstplan sind die

Abb. 24.7.
Dienstplan für die Mitarbeiter einer Station. (Mit freundlicher Genehmigung der Fa. Klages & Partner Osnabrück)

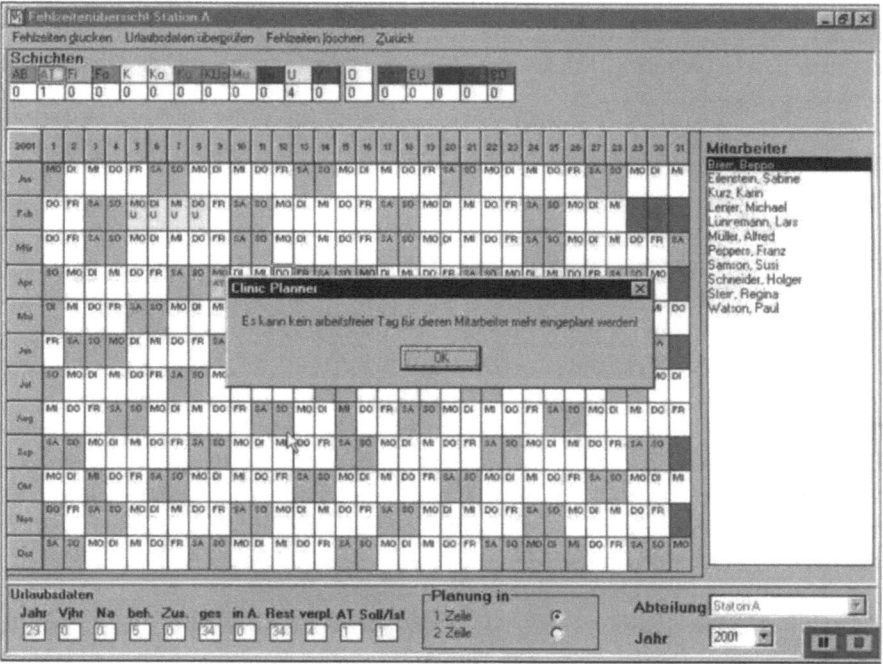

Sollzeiten zu entnehmen, aus der Zeiterfassung die Istzeiten. Über einen solchen Datenaustausch sind innerhalb der Dienstplansoftware Mitarbeiterkonten führbar, die eine Übersicht über die Mehr- und Minderarbeit geben. Darüber ist auch ein Lohnausgleich bei Spezialdiensten berechenbar. Diese Aufgabe kann die Dienstplansoftware selbst vornehmen oder sie kann die benötigten Rohdaten an die Lohnbuchhalten zur Verrechnung liefern. Eine weitere wünschenswerte Verzahnung ist die mit dem System für das Personalwesen, so dass die wichtigsten Stammdaten einer Person wie Name, Qualifikation, Arbeitsvertrag automatisch übernommen werden können. Wie das Beispiel Personalwesen zeigt, ist es vorteilhaft, auf bereits elektronisch erfasste Daten zurückzugreifen, statt diese erneut in der Dienstplansoftware einzugeben. Dazu gehört auch die organisatorische Struktur der Einrichtung und die Anzahl der Betten pro Einheit. Dies ist allerdings oft nicht möglich.

Können nicht nur die Dienste von bereits ausgebildeten Mitarbeitern verplant werden, sondern auch die der Pflegeschüler und -schülerinnen und darüber hinaus auch deren schulische Verpflichtungen, gibt es entweder eine integrierte Funktionalität innerhalb des Dienstplans oder eine Schnittstelle zu einem System für Krankenpflegeschulen. Marktgängige Systeme berücksichtigen häufig diese Anforderungen.

Wie eng verbunden die Dienstplanung mit anderen Aufgaben und anderen Datenbeständen idealerweise sein sollte, wurde bereits gezeigt. Mit der realistischen Verfügbarkeit einer elektronischen Pflegedokumentation ergibt sich eine weitere bislang vernachlässigte Option. Wird nämlich die Pflegedokumentation in Form der dort abgelegten Pflegeprobleme/Pflegediagnosen, Maßnahmen oder Pflegebedürftigkeitskennzahlen (zum Beispiel PPR) zur Personalbemessung herangezogen, besteht die Chance, Dienstplanung näher an der aktuellen Faktenlage zu gestalten. So könnte kurzfristig bei einem Überschreiten des sonst üblichen Pflegebedarfsmittelwertes einer Station der Plan um Dienste neuer vorübergehender Mitarbeitern ergänzt werden. Auch eine Berücksichtigung von längerfristigen Daten auf der Basis von Jahresstatistiken über den Pflegebedarf, die Auslastung und das Tätigkeitsprofil einer Einheit sind möglich. Ganz zu schweigen davon, dass diese Istdaten mit den Plandaten einer Einheit im Sinne des Controllings verglichen und daraus Managemententscheidungen getroffen werden können. Eine solche Option zur Verknüpfung von Pflegedokumentation und Dienstplan wurde von einigen Herstellern erkannt. Gibt es keine elektronische Pflegedokumentation, können alternativ Daten über die Anzahl der Patienten, ggf. die PPR aus dem Patientenmanagement übernommen werden.

Abbildung 24.8 fasst die komplexe Interaktion zwischen rechnerunterstütztem Dienstplan und anderen Funktionen und Datenbeständen zusammen.

Abb. 24.8.
Interaktion zwischen Dienstplanprogramm und anderen Modulen

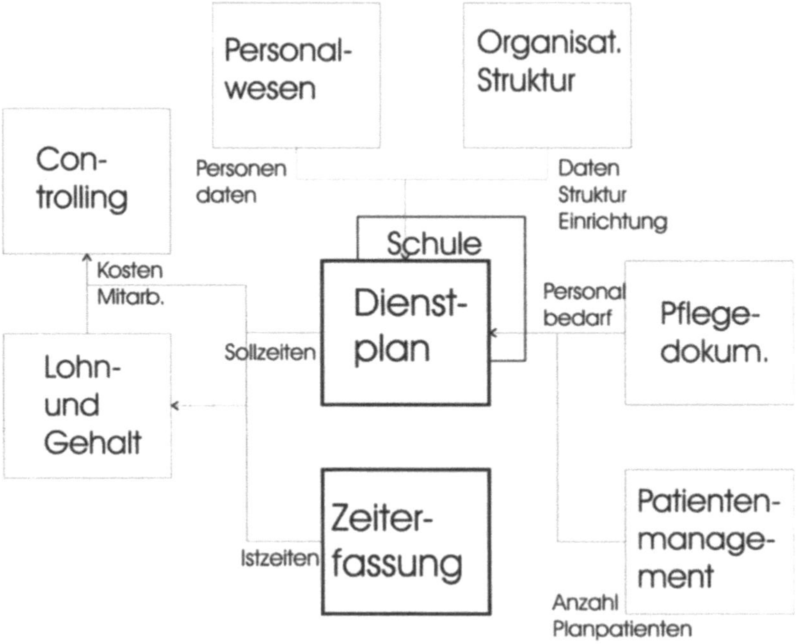

Logistik

Moderne Konzepte der Materialwirtschaft und des Einkaufs im Krankenhaus beeinflussen auch die Arbeit der Pflege. Dies betrifft in erster Linie Arzneimittel und Medikalprodukte. Gerade kleine und mittlere Krankenhäuser unterhalten oft keine eigene Krankenhausapotheke und damit auch kein Arzneimittellager mehr. Den Apothekendienst hat dann eine krankenhausversorgende externe Apotheke oder eine Apotheke eines anderen Krankenhauses übernommen. In ähnlicher Art wird in Krankenhäusern auch die Versorgung mit Medikalprodukten im Outsourcingverfahren betrieben. Die Konsequenz sind Minimallager auf den Stationen, in den Ambulanzen und im Funktionsbereich, die just-in-time beliefert werden. Um eine Bestellung möglichst reibungslos abzuwickeln, bieten moderne Logistikdienstleister eine rechnergestützte Bestellung an. Medikamente und Medikalprodukte können aus elektronischen Katalogen ausgewählt oder per Barcodelesestift eingelesen werden. Die Bestellungen werden per Internet oder ISDN übertragen und in der dortigen Geschäftssoftware verbucht. Lösungen dieser Art gibt es für krankenhausversorgende Apotheken und Logistikdienstleister (www.sanicare.de, www.impress.com) und für Gemeinschaftsapotheken (www.card.de) in Verbindung mit SAP R/3 als Geschäftssoftware oder als stand-alone System (Wada 1998).

Eine konsequente Weiterentwicklung der elektronischen Bestellung ist die Lagerung der Produkte in spezifischen Schränken, so genannten Modulsystemen, mit Schubfächern für ein definiertes Sortiment (Marktübersicht bei Giehoff 2000). Barcodeetiketten bezeichnen den Inhalt eines Schubfaches. Eine Wirtschaftlichkeitsanalyse für ein solches Modulsystem im Universitätsklinikum Heidelberg (Bauder et al. 1995) ergab eine Steigerung des Lagerfüllungsgrades um 150 %. Durch die kompakte Lagerung überwiegend am Arbeitsplatz entfielen Wege für das Pflegepersonal. Scannt ein Versorgungsassistent die Barcodes ein, besteht die Aufgabe der Pflege lediglich darin, den Bestellbedarf durch Etikettenwechsel bekannt zu geben.

Anwendungen in der Aus- und Weiterbildung

Grundsätzlich kann jede digitale Information, insbesondere können – so definiert – alle Inhalte des www als für die Aus- und Weiterbildung geeignet gelten. Dies leitet sich aus dem Konzept des lebenslangen Lernens ab. Im Folgenden sollen jedoch nur die Anwendungen und Materialien Berücksichtigung finden, die im direkten Zusammenhang mit Aus- und Weiterbildung stehen. Sie finden Einsatz in

- dem virtuellen Klassenzimmer
- der virtuellen Bibliothek und
- der virtuellen Lernumgebung.

Virtuelles Klassenzimmer

Das virtuelle Klassenzimmer umfasst Courseware, also digitales Lehr- und Lernmaterial, das entweder über CD-ROMs oder per Internet beziehungsweise anderen Netzen distribuiert wird. Ein virtuelles Klassenzimmer kann aber auch über Tele-Learning im engeren Sinn umgesetzt werden, das heißt über eine per Videokonferenz übertragene reale Lehrveranstaltung. Im Gegensatz zur reinen Videoübertragung können hier Teilnehmer interaktiv in das Geschehen eingreifen. Das virtuelle Klassenzimmer mittels Courseware ist der klassische Ansatz für Anwendungen in der Aus- und Weiterbildung. Hier gibt es auch die meisten Ansätze, was die Pflege betrifft. So hat Lauterbach (2000) 15 Anwendungen beziehungsweise Anwendungspakete ausfindig machen können, die entweder

- ein Lexikon (Pflegelexikon, Pschyrembel, Dr.med. Spoleanskis Lehr- und Wörterbuch der Medizin) oder
- ein Atlas (Sobotta – Atlas der Anatomie des Menschen, Der Mensch – Glasklar, Durchblick Mensch) oder
- ein Verzeichnis (Sozialinfo 2.0) oder
- ein Ratgeber (Data Beckers Medizinratgeber, Ratgeber Krebs) oder
- eine Lerneinheit zu einem spezifischen Thema (Thrombose und Thromboseprophylaxe, Anästhesieverfahren, Geschlossene endotracheale Absaugung, Hygiene, Basale Stimulation, Zum Umgang mit dem Sterben)

waren. Zusätzlich stellte Lauterbach (2000) ein Programm zur Wissensüberprüfung vor, das einen Katalog aus 2500 Multiple-Choice-Fragen zur Kranken- und Kinderkrankenpflege enthält.

Die Übersicht zeigte, dass die meisten Angebote an der Schnittstelle Medizin/Pflege existieren und dass Material ausschließlich für die Pflege in der Minderzahl ist. Die Breite der abgedeckten Inhalte zeigt aber auch, dass nicht nur klassische multimediale Inhalte (Lexika, anatomische Atlanten, technische Verfahren) abgebildet werden, sondern auch Außenseiterthemen wie der Tod.

Basierend auf dem medizinischen Lernprogramm CASUS der Ludwig-Maximilians-Universität und der Heinrich-Heine-Universität Düsseldorf wurde ein pflegeproblemorientiertes multimediales Programm (CASUS CURAE) geschaffen (Dittler u. Fischer 2001). Es beruht auf einer Fallbibliothek und einem Falleditor zur Erstellung neuer Fälle. Zur Lösung des Falles werden Fragen gestellt. Die Anworten werden dann auf ihre Richtigkeit bewertet. Die Expertenmeinung kann zu jedem Fall eingeholt werden. CASUS CURAE enthält ein Modul zur Speziellen Pflege bei tracheotomierten Patienten und verfolgt das Ziel, fallorientierte und fächerübergreifende Pflegekompetenz aufzubauen.

In der Pflegeinformatik selbst gibt es zwei Ansätze:
- Im Rahmen des von der EU geförderten Projektes NIGHTINGALE (Mantas 1998) wurde ein Curriculum für das Fach Pflegeinformatik entwickelt und die

Abb. 24.9.
Pflegeinformatik Modul in Lernen 2000 – Login-Bildschirm

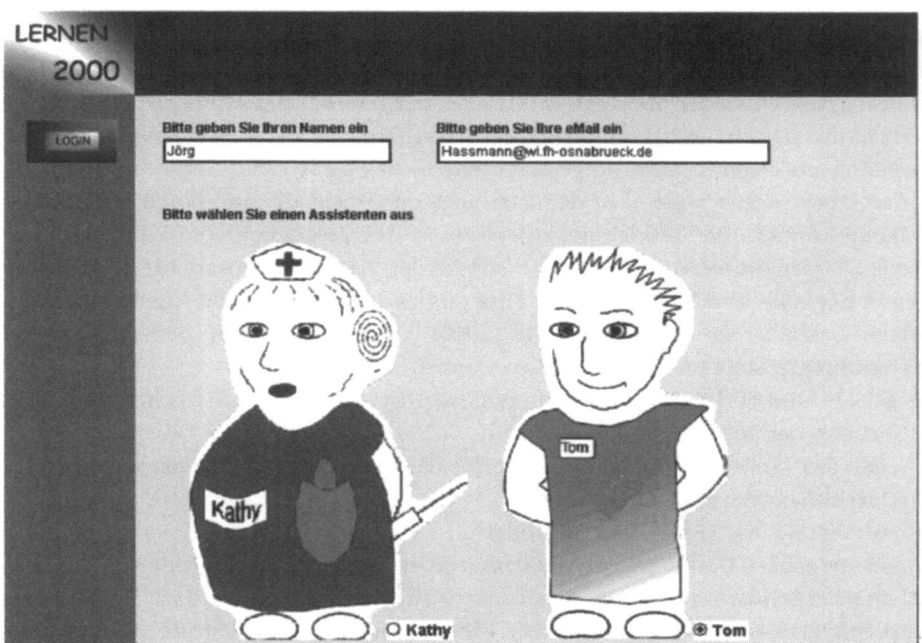

Inhalte in einer Power-Point Präsentation auf CD-ROM in mehreren europäischen Sprachen, unter anderem auch in Deutsch, veröffentlicht (www.nightingale.dn.uoa.gr).
- Ein weiterer Kurs in Pflegeinformatik wurde im Zusammenhang mit dem Projekt Lernen 2000 an der Fachhochschule Osnabrück (Hübner et al. 2001) zusammengestellt. Er wurde speziell zur Wissenspräsentation für die Fernstudienphasen des berufsbegleitenden Studiengangs Pflege- und Gesundheitsmanagement erarbeitet. Technische Grundlage ist ein marktgängiges Autorenwerkzeug mit einer eigenen Programmiersprache, auf dessen Basis Graphiken, teils animiert und interaktiv erstellt wurden. Diese werden ergänzt um Simulationen und Screencams, das heißt Bildschirmfilme von Maskenfolgen einer Software. Die Präsentationen werden durch einen Hintergrundssprecher erläutert; teilweise ist Musik untermalt. Die einzelnen Kapitel sind in einen eigens entwickelten Navigationsrahmen eingebettet, über den der Benutzer nicht nur blättern und sich orientieren kann, sondern auch E-Mails verschicken, FAQs einsehen und sich Notizen machen kann. Abbildung 24.9 zeigt die Maske, über die sich der Benutzer per Name und E-Mail dem System bekannt gibt.

Virtuelle Bibliothek

Mittlerweile kann man über telnet oder spezielle Applikationen auf die Hochschul- und Universitätsbibliotheken zugreifen und dort nach Büchern und Zeitschriften recherchieren. Sucht man nach englischsprachigen Zeitschriftenartikeln nutzt man CINAHL, für deutschsprachige Artikel steht Carelit zur Verfügung. Die Carelit Datenbank enthält 56000 Eintragungen über Veröffentlichungen aus mehr als 157 Fachzeitschriften aus dem Umfeld Pflege. Carelit wird auf CD-ROM distribuiert oder ist online zugänglich. Digitale Kopien von Zeitschriftenartikeln sind über den Dokumentenlieferungsdienst subito (www.subito-doc.de), einer
Initiative des deutschen Bundesministeriums für Bildung und Forschung (bmb+f), erhältlich.

Virtuelle Lernumgebung

Man spricht von einer virtuellen Lernumgebung, wenn eine Informations- und Kommunikationsplattform existiert, die Lernende und Lehrende unterstützt, miteinander zu kommunizieren und Lehr- beziehungsweise Lernmaterialien zu verwalten. Auch Prüfungen lassen sich hierüber elektronisch abwickeln.
In der Pflege gibt es mit QuePNet, einem internetbasierten Informationssystem für Pflegeschulen (Rennen-Allhoff 2000), einen Ansatz zur Unterstützung von Lehrenden im Sinne eines Informationsaustausches. QuePNet bietet zwei Basisfunktionalitäten, zum Einen die Übermittlung von Material zur Veröffentlichung und zum Anderen die Informationssuche. Eingereichtes Material wird in Zusammenarbeit mit den Autoren und Autorinnen redaktionell bearbeitet und dann zur Veröffentlichung freigegeben. Auch Termine können in QuePNet publiziert werden. QuePNet richtet sich in erster Linie an die Pflegeschulen in Nordrhein-Westfalen und hatte mit Stand Mitte 2000 zum Zeitpunkt einer ersten Evaluation 221 ange-

meldete Nutzer mit durchschnittlich 3670 Abfragen pro Woche. Laut einer Befragung waren die meisten Nutzer mit der Struktur von QuePNet „sehr gut" oder „gut" zurechtgekommen, was einen Hinweis auf die grundsätzliche Tauglichkeit gibt. Ein solches Netz lebt mit der Anzahl und Vielfalt der Beiträge, die in den laufenden Jahren weiter steigen soll.

Zusammenfassung

Die Konzepte für Daten und Prozesse finden ihren Niederschlag in der praktischen Anwendung von rechnergestützten Lösungen in der Pflege. Man unterteilt patientenorientierte, betriebliche und pädagogische Anwendungen. Zur Unterstützung der Arbeit mit dem Patienten und Klienten gibt es im deutschsprachigen Raum eine Reihe von Systemen zur Pflegedokumentation einschließlich des Pflegeprozesses und klinische Arbeitsplatzsysteme, die ihrerseits wieder in ein klinisches Informationssystem eingebettet sein können. Eine spezielle Art der Unterstützung liefern Homecare-Systeme, die in Pilotversuchen im Einsatz sind. Daten aus der Patientenversorgung sollten betrieblichen Anwendungen zur Verfügung stehen. Eine prozessorientierte Sichtweise unterstützt eine solche Forderung. Auch hierfür gibt es Anwendungsbeispiele aus der Praxis. Eine zentrale Rolle bei den Managementaufgaben in der Pflege spielt der Dienstplan, der mit anderen Modulen, insbesondere der Zeiterfassung, Lohn- und Gehaltsabrechnung, dem Personalwesen und der Patientendokumentation integriert sein sollte. Dienstplansysteme, auch in integrierter Form, sind schon seit einiger Zeit im Einsatz. Eine für die Pflege neue Art von betrieblichen Anwendungen stellt das Controlling dar. In der Aus- und Weiterbildung stehen rechnergestützte Anwendungen für virtuelle Klassenzimmer, Bibliotheken und Lernumgebungen zur Verfügung.

Auch wenn die genannten Systeme zur Zeit noch nicht flächendeckend zum Einsatz kommen, so demonstrieren sie doch die Machbarkeit und Durchsetzbarkeit und geben die Gelegenheit zur Evaluation und wissenschaftlichen Begleitforschung.

Literatur

Ammenwerth E, Eichstädter R, Haux R, Kochenburger L (1999) Betrieb von Informationssystemen. In: Hacker W, Scheuch K, Kunath H, Haux R (Hrsg) Computer in der Krankenpflege. Roderer Verlag, Regensburg, S 192-195

Ammenwerth E, Eichstädter R, Haux R, Pohl U (2000) Praktische Erfahrungen mit rechnergestützter Pflegedokumentation. PR-Internet 12/2000 Pflegeinformatik 219-225

Bauder H, Merdes G, Niederführ W (1995) Untersuchung zur Wirtschaftlichkeit des Modulsystems. Klinikum der Universität Heidelberg (Dezernat IV – Wirtschaft/Versorgung)

Büssing A (1997) Neue Entwicklungen in der Krankenpflege. Reorganisation von der funktionalen zur ganzheitlichen Pflege. In: Büssing A (Hrsg) Von der funktionalen zur ganzheitlichen Pflege. Verlag für Angewandte Psychologie, Göttingen, S 16-48

Dittler MT, Fischer MRG (2001) CASUS CURAE: Ein (pflege-) problemorientiertes multimediales Lernsystem für die Aus- und Weiterbildungin der Pflege. In: Dreiner U, Grünewald M, Meurer PF (Hrsg) Multimedia in der Pflege. Schlütersche, Hannover, S 73–78

Erkert T (1994) Pflege per Bildschirm? Häusliche Pflege 6/94: 330–335

Erkert T, Salomon J (1998) Seniorinnen und Senioren in der Wissensgesellschaft. Kleine Verlag, Bielefeld

Feldbrügge R (1998) Last oder Entlastung? Mobile Datenerfassung in ambulanten Pflegediensten. Häusliche Pflege 1/98 50–56

Feinen R (1999) Patientenbezogene Organisation von Behandlungsprozessen. In: Eichhorn S, Schmidt-Rettig B (Hrsg) Profitcenter und Prozessorientierung. Kohlhammer, Stuttgart, S 188–199

Giehoff C (2000) Vergleichende Marktübersicht über modulare Schranksysteme zur Lagerung von Arzneimitteln und Medikalprodukten auf Stationen im Krankenhaus und zur semiautomatischen Bestellung der Produkte. Diplomarbeit Fachhochschule Osnabrück Fachbereich Wirtschaft

Grohmann U (1999) Das Schulungskonzept und seine Bewertung. In: Hacker W, Scheuch K, Kunath H, Haux R (Hrsg) Computer in der Krankenpflege. Roderer Verlag, Regensburg, S 207–224

Günther H (1999) ProRAI: Qualitätssicherung in der Altenpflege. PR-Internet 9/1999 Pflegeinformatik 195–196

Häber A, Eichstädter R, Haux R (2000) Rechnerunterstützte Dienstplanung in der Pflege. PR-Internet 7/2000 Pflegeinformatik 148–156

Hannan T (1991) Medical Informatics: an Australian perspective. Australian and New Zealand Journal of Medicine 21(3): 363–378

Hertrich-Jacmo L (1999) Praxisbeispiel: Deutsches Herzzentrum München. In: Hacker W, Scheuch K, Kunath H, Haux R (Hrsg) Computer in der Krankenpflege. Roderer Verlag, Regensburg, S 202–206

Höhmann U, Schulz B (1995) EDV in der Krankenpflege: Pflegespezifische Anforderungen an Dienstplanprogramme. Pflege 8(4): 293–300

Hübner U, Hassmann J, Bloom-Schinnerl M (2001) Multimedia Courseware for Nursing Informatics – Strategies and Implementation. Patel, Rogers R, Haux R (eds) Medinfo 2001. IOS Press, Amsterdam, p 1085

Jakobi R (1998) Welche Anforderungen müssen Hard- und Software erfüllen? Pflegezeitschrift 4/98: 291–296

Krause A, Zimmermann H (1999) International Classification of Nursing Practice (ICNP) – Einbindung in die edv-gestützte Pflegedokumentation der Medizinischen Hochschule Hannover (MHH). Vortrag auf der 2. Internationalen Fachtagung für „Pflegediagnosen und die ICNP Beta-Version" in Freiburg/Breisgau 1999

Kreidenweis H (2000) Mini-Computer für unterwegs. Häusliche Pflege 11/2000 38–41

Kühnel C, Krause A, Laux H, Zimmermann H (1999) Einführung eines EDV-gestützten Pflegesystems. PR-Internet 2/2000 Pflegeinformatik 30–35

Lauterbach A (2000) Pflege digital. Software auf CD-ROM. PR-Internet 6/2000 Pflegeinformatik 109–120 und PR-Internet 7/2000 Pflegeinformatik 137–147

Mantas J (1998) Developing curriculum in nursing informatics in Europe. International Journal of Medical Informatics 50: 123–132

Rennen-Allhoff B (2000) QuePNet – ein Internetbasiertes Informationssystem für Pflegeschulen. PR-Internet 11/2000 Pflegeinformatik 206–211

Ristok B (1999) Einsatz mit Strategie. Häusliche Pflege 3/99 50–53

Schulz B (1999) Praxisbeispiel: Sächsisches Krankenhaus für Neurologie und Psychiatrie Arnsdorf. In: Hacker W, Scheuch K, Kunath H, Haux R (Hrsg) Computer in der Krankenpflege. Roderer Verlag, Regensburg, S 200–202

Soliman T (1998) Virtuelle Altenarbeit. Kontraste vom 19. 2. 1998 Manuskript 1. www.konstraste.de/9803/manuskripte/txt1.html.

Szczurko P (1997) Hospital Information System Engineering Using the PROMISE Architecture. In: Dudeck J, Blobel B, Lordieck W, Bürkle T (Hrsg) New Technologies in Hospital Information Systems. IOS, Amsterdam, p 48–53

Warda F (1998) Apotheken- und Materialbestellung online. In: J. Heuser, A. Lüthy (Hrsg) Internet und Intranet@Krankenhaus. Baumann Fachzeitschriften Verlag, Kulmbach

Wilbert R, Illes S, Gyenes L (1997) ORBIS OpenMed Project: Technical Fundamentals. In: Dudeck J, Blobel B, Lordieck W, Bürkle T (eds) New Technologies in Hospital Information Systems. IOS, Amsterdam, pp 128–135

Wolfrum R, Schneider B, Herbig B (1997) Informations- und Kommunikationssysteme im Krankenhaus und neue Formen der Arbeitsorganisation in der Pflege. In: Büssing A (Hrsg) Von der funktionalen zur ganzheitlichen Pflege. Verlag für Angewandte Psychologie, Göttingen, S 135–161

Zoch C (1999) Praxisbeispiel: Zentralklinikum Augsburg. In: Hacker W, Scheuch K, Kunath H, Haux R. (Hrsg) Computer in der Krankenpflege. Roderer Verlag, Regensburg, S 195–200

25 Forschung und Lehre

Forschung und Entwicklung

Einleitung

Pflegeinformatik in der Forschung besitzt immer einen ausgeprägten Anwendungsbezug; schließlich ist die Pflegeinformatik wie die Medizinische Informatik und die Wirtschaftsinformatik angewandte Informatik in einer bestimmten Wissensdomäne. Themen der Pflegeinformatikforschung lassen sich anhand einer ersten Achse, „Anwendungsgebiet" genannt, klassifizieren und den Bereichen Patientenversorgung, betriebliche Anwendung und Aus- und Weiterbildung zuordnen, wie dies schon teilweise im Kapitel 24 durchgeführt wurde.

Als angewandte Forschung ist die Pflegeinformatik aber auch eng verbunden mit der Entwicklung. Dies manifestiert sich an der Möglichkeit, Forschungsthemen dem Software-Entwicklungsprozess zuzuordnen. Eine solche Zuordnung erfolgt auf einer zweiten Achse, die „Phasen des Softwareengineerings" genannt wird. Abbildung 25.1 erläutert die Phasen des Software-Entwicklungsprozesses anhand des Wasserfallmodells.

Die Zuordnung von Forschungsthemen gilt nicht nur für die Eigenentwicklung von Pflegesoftware, sondern auch für die Auswahl und den Einsatz von Standardsoftware.

In den Phasen der Spezifikation der Benutzerbedürfnisse und der Analyse werden das Umfeld in seinem derzeitigen Zustand und die Anforderungen in natürlichsprachlicher und formaler Hinsicht beschrieben. Bezogen auf Design und Implementation führen diese Anforderungen im Falle einer Eigenentwicklung zur Formulierung der Softwarearchitektur und zur Entwicklung eines Prototypen. Wird marktgängige Software eingesetzt und diese zum Forschungsgegenstand gemacht, entfällt der Aspekt „Design und Implementation". Sowohl eigene wie fremde Software muss in eine reale Umgebung integriert werden und dies sowohl in technischer wie in organisatorischer Hinsicht. So kann man eine Integration über standardisierte Schnittstellen (z. B. HL7) der Phase „Integration" zuordnen, aber auch das Schulungskonzept und seine Umsetzung. Ist Software einmal pro-

Abb. 25.1.
Wasserfallmodell der Software-Entwicklung

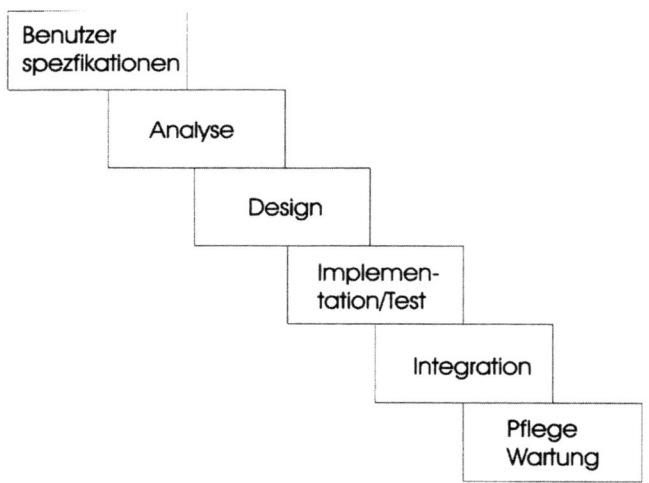

duktiv im Einsatz, muss sie gewartet und gepflegt, das heisst verbessert werden. Systematisch verbessert werden kann eine Software, wenn Erfahrungen aus der Praxis vorliegen, wenn man weiß, welche Auswirkung die Software in Hinblick auf die Arbeitsabläufe, Akzeptanz und Kosten hatte und ob die Software wirklich nützlich ist (Tabelle 25.1).

In der Anwendung einer Software kristallisieren sich schließlich bestimmte multidisziplinäre Themen aus der Grundlagenforschung, wie Terminologie (Kapitel 22), Formen der Wissensrepräsentation, Patientenklassifikationssysteme (Kapitel 22) und andere. Entlang einer dritten Achse, „Beitrag zur Grundlagenforschung" genannt, können die Themen der Pflegeinformatik klassifiziert, die

Tabelle 25.1.
Zuordnung von Forschungsthemen zu einzelnen Entwicklungsphasen

Entwicklungsphase	Forschungsthema
Spezifikation der Benutzerbedürfnisse und Analyse	Geschäftsprozessanalysen (einschl. IST-Zustand) Methoden des Requirement Engineering (einschl. Modellierung)
Design und Implementation	Entwicklung von Architekturen und Prototypen
Integration	Erprobung und Weiterentwicklung von Standardschnittstellen Ermittlung des Schulungsbedarfs Entwicklung eines Schulungskonzeptes
Wartung und Pflege	Studien zur Auswirkung von Informationstechnologie (einschl. wissenschaftlicher Erfahrungsberichte) Softwareergonomische Studien

Abb. 25.2.
Klassifikationsraum der Themen in der Pflegeinformatik

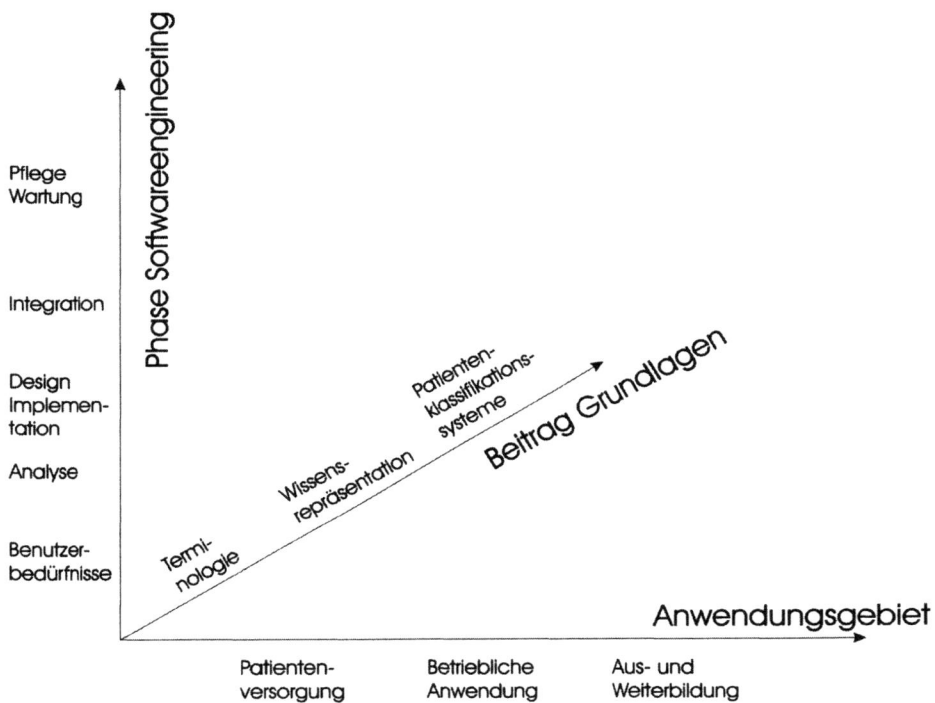

einen Bezug zu den Grundlagen besitzen. Abbildung 25.2 stellt den Klassifikationsraum dar, in dem sich die Forschungs- und Entwicklungsthemen einordnen lassen (für eine Übersicht der wichtigsten deutschsprachigen Forschungsarbeiten siehe Anhang G).

Im nachfolgenden werden die Forschungsprojekte dargestellt, die einen Bezug zu den Phasen des Softwareengineerings besitzen und bisher nicht erwähnt wurden. Sie beziehen sich auf Anwendungen unterschiedlicher Art: in erster Linie auf Software zur Unterstützung des Pflegeprozesses und auf betriebswirtschaftliche Software für die Pflege.

Spezifikation der Benutzerbedürfnisse und Analyse
In diesen frühen Phasen wird ein zukünftiges System aus der Sicht der Fachexperten beschrieben ohne auf technische Details einzugehen. In Forschungsprojekten ist man bemüht, ein Anforderungsprofil methodengeleitet und systematisch zu erheben und das in nachvollziehbarer objektiver Art und Weise.

Geschäftsprozessanalysen
Im Rahmen des vom Land Niedersachsen geförderten Forschungsschwerpunktes „Patienten- und klientenorientierte Konzepte zur Systematisierung der Pflege"

an der Fachhochschule Osnabrück befasst sich das Teilprojekt „Geschäftsprozessmodellierung im Krankenhaus – ein Kommunikationsinstrument bei der Optimierung von Leistungsprozessen" mit einer Beschreibung der IST-Prozesse, der Entwicklung und Simulation von Sollprozessen in der zentralen Notaufnahme (Seyfert u. Semrau 2000) eines großen städtischen Krankenhauses unter besonderer Berücksichtigung pflegerischer Tätigkeiten. Dabei geht es in erster Linie um eine organisatorische Konzeption dieser Abteilung entweder als Zentralaufnahme oder als Notaufnahme. Mit Hilfe von Ereignis-Prozess-Ketten und einer Simulation der Abläufe werden die verschiedenen Konzepte einander gegenübergestellt und bewertet. Die gewonnenen Ergebnisse können zur Gestaltung des Informationsflusses und möglicher IT-Werkzeuge genutzt werden.

Eine Geschäftsprozessanalyse im Rahmen der Spezifikation der Anforderungen wurde im ELCH-Projekt zur Entwicklung eines elektronischen Bestellsystems für Arzneimittel und Medikalprodukten an der Fachhochschule Osnabrück durchgeführt (Hübner et al. 1999). Die Bedürfnisse wurden dabei sowohl aus Sicht der Endanwender, nämlich in erster Linie der Pflegekräfte auf Station, wie aus Sicht der Organisation, nämlich Verwaltung und Pflegedienstleitung, erhoben. In einem Kreiskrankenhaus (KKH Diepholz), dem zukünftigen Pilotanwender, wurden exemplarisch die Bestellprozesse in 6 Stationen, dem OP und dem Intensivbereich erhoben und in Ereignis-Prozess-Ketten modelliert. Über einen Zeitraum von 10 Wochen wurden dann für 145 Normalbestellungen Bearbeitungszeiten je Prozess und Liegezeiten ermittelt. Es zeigte sich, dass die Gesamtdurchlaufzeit von papier- und faxbasierten Bestellungen im Durchschnitt 19 Stunden 21 Minuten betrug. Diese lange Dauer ist zu großen Teilen auf die Liegezeiten zurückzuführen. So dauerte es allein 12 Stunden 35 Minuten, bis die Bestellungen vom Hol- und Bringedienst zur Weitergabe an die Apotheke gelangten. Aber auch im klinischen Bereich ruhten die Bestellungen im Mittel 3 Stunden 37 Minuten, bis sie vom Arzt unterzeichnet und weitergeleitet wurden. Diese Ergebnisse sprachen für die Einführung eines elektronischen Bestellwesens.

Requirements Engineering

In Kapitel 12 wurde bereits auf die Bedeutung und die Ansätze in der Spezifikation der Benutzeranforderungen eingegangen. Mittlerweile hat sich auf dieser Basis ein neuer Forschungszweig entwickelt: das *Requirements Engineering (RE)*. Man versteht darunter allgemein eine Vorgehensweise, wie aus informellen, unscharfen und subjektiven Aussagen formale Spezifikationen werden, die von allen Beteiligten verstanden und befürwortet werden (Bubenko 1993). Geschäftsprozessanalyse kann, aber muss nicht Bestandteil von RE sein.

Um die Benutzerbedürfnisse für ein elektronisches Bestellwesens (ELCH-Projekt) sinnvoll zu erfassen und zu modellieren, wählte man aus der Fülle der Modelle, die von verschiedenen objektorientierten Software-Entwicklungsverfahren vorgeschlagen wurden, diejenigen aus, die einem interessierten Laien allgemeinverständlich sind und die eine hohe Anschaulichkeit besitzen. Dabei wurden sowohl struktur- wie dynamikabbildende Modelle zur Verwendung vorgeschlagen (ver-

Abb. 25.3.
Die 10 Schritte des CAP10-Vorgangsmodells zur Erfassung und Modellierung der Benutzeranforderungen

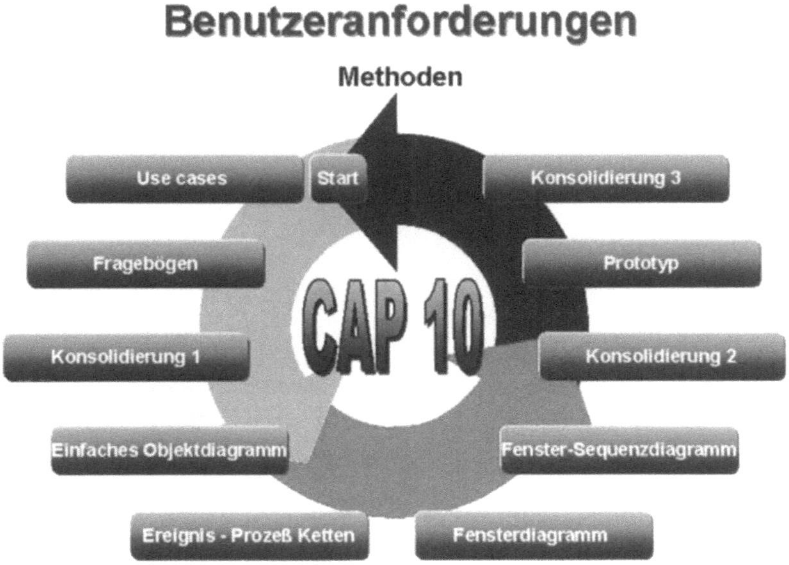

öffentlicht in Hübner et al. 2000a) und in einem Sollkonzept verarbeitet (Picker u. Wiese 1998). Das Sollkonzept wurde zunächst in Form eines Softwareprototypen, dann in Form einer kommerziellen Software umgesetzt (Hübner 2001). Die vorgeschlagenen Modellarten einschließlich des Softwareprototypen bilden die Grundlage eines Vorgangsmodells zur systematischen Erfassung der Benutzerbedürfnisse in 10 Schritten (CAP10). Dabei steht CAP10 für Capturing User Requirements in 10 steps, wobei die einzelnen Schritte je nach Bedarf mehrfach durchlaufen werden können (Hübner et al. 2000b). Beispielmodelle unterstützen die Kommunikation mit dem Endanwender und fordern ihn auf, gezielte Detailangaben zu machen, die weit über eine reine User-Interface-Beschreibung gehen (Abb. 25.3).

Design und Implementation

Nachdem in den frühen Phasen des Software-Entwicklungsprozesses die Anforderungen spezifiziert wurden und das Umfeld beschrieben wurde, können diese in ein DV-Konzept einfließen und umgesetzt werden. Typischerweise erfolgt in Forschungsprojekten nur die Entwicklung von Architekturen und Prototypen, nicht aber von marktreifer Software. Dabei werden häufig neueste Techniken erprobt.

Entwicklung von Architekturen und Prototypen

Unter einer Software-Architektur versteht man einen Bauplan aus einzelnen miteinander verknüpften, modulären Teilsystemen und ihren Schnittstellen, die in ihrem Zusammenspiel die gewünschte Funktionalität des Gesamtsystems realisieren. Soll eine Software entwickelt werden, muss ein solcher allgemein gehaltener Bauplan erstellt werden.

Im ELCH-Projekt zur Entwicklung eines elektronischen Bestellwesens wurde eine Architektur vorgeschlagen (Abb. 25.4), die folgende Forderungen berücksichtigt (Tabelle 25.2).

Abb. 25.4.
ELCH-Architektur

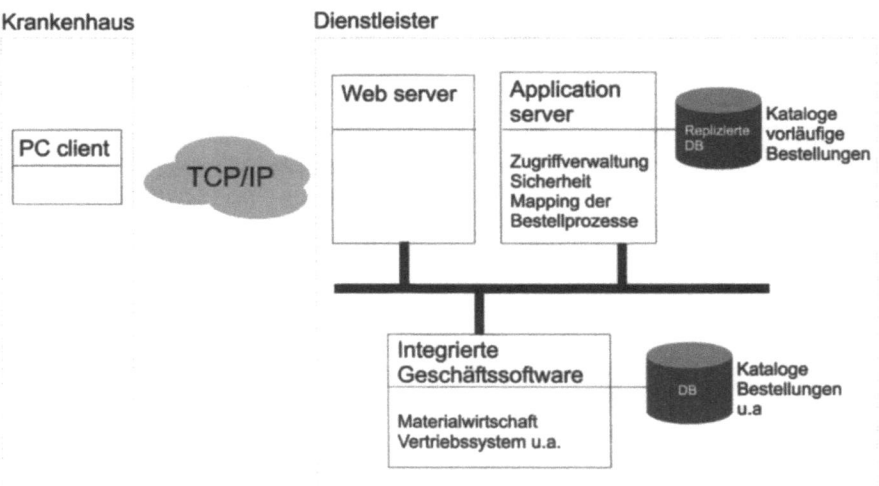

Tabelle 25.2.
Forderungen, die die ELCH Systemarchitektur berücksichtigt

1	Die Bestellsoftware soll auf die integrierte Geschäftssoftware der Dienstleisterapotheke zugreifen und die Bestellungen buchen.
2	Dieser Zugriff soll über ein Zwischensystem erfolgen, damit die bestellenden Pflegekräfte nicht direkt in der Geschäftssoftware arbeiten und nicht jeder Eintrag eines Bestellpostens eine eigene Bestellung auslöst.
3	Es soll keine Software auf den Krankenhausrechnern permanent installiert werden. Vielmehr soll sie bei Bedarf geladen werden und über einen handelsüblichen Browser angezeigt werden.
4	Die Bestellkataloge sollen zentral verwaltet und gewartet werden.
5	Das Zugriffsberechtigungskonzept soll zentral verwaltet und gewartet werden, dieses soll jedoch außerhalb der integrierten Geschäftssoftware erfolgen.
6	Unterschriften sollen per Chipkarte als digitale Signaturen erzeugt werden.
7	Controllingrelevante Daten, wie Bestell- und Lieferstatistiken nach Kostenstellen und Kostenarten, sollen auf Abruf in einem üblichen Tabellenkalkulationsformat von der Internetseite der Dienstleisterapotheke für die Pflegedienstleitung und die Verwaltung erhältlich sein.

Tabelle 25.3.
Leistungsumfang von Elbflorence. (Nach Urban 1999)

Auswahl pflegerelevanter Aufgaben am klinischen Arbeitsplatz	Mobiles Terminal
Stationsadministration	Information zum Patienten
Kommunikation mit den Funktions- und Leistungsstellen, Apotheke, Küche	Anzeigen und Ändern der Stationsbelegung
Zugriff auf alle Patientendaten und den Kardex	Erfassung und Anzeige der Vitaldaten der Kurve
Unterstützung aller Phasen des Pflegeprozesses	Pflegeanamnese
Setzen von Reitern zur Planung und Kommunikation	Aufgabenlisten patienten-, zeit- und ereignisbezogen
	Dokumentation der durchgeführten Pflegemaßnahmen
	Setzen von Reitern zur Planung und Kommunikation

Diese Architektur wurde zunächst partiell in zwei Prototypen umgesetzt und in einem kommerziellen System außerhalb des Forschungsprojektes realisiert (www.sanicare.de).

In dem Verbundprojekt „Unterstützung des Pflegeprozesses durch Informations- und Kommunikationstechnologien" wurde eine Architektur und ein Prototyp für eine Pflegesoftware zur Unterstützung des patientennahen Bereiches entwickelt (Urban 1999; Urban et al. 1999). Das System mit dem Namen Elbflorence basiert auf der Forderung nach einer mobilen Datenverarbeitung, die ergänzt werden soll durch stationäre Funktionalität. Tabelle 25.3 zeigt den mobilen und stationären Leistungsumfang des Prototypen.

Ein Schwerpunkt von Elbflorence besteht in der konsequenten Einbindung von mobilen Geräten hinsichtlich des Datenaustausches mit stationären Computern, der im Hintergrund abgewickelt wird, und einer fehlertoleranten Datenübertragung per Funkstrecke. Es findet keine Datenspeicherung auf den mobilen Geräten statt.

Der Prototyp Elbflorence wurde am Deutschen Herzzentrum in München erprobt.

Integration

Nachdem die Software fertiggestellt ist, muss sie in das Umfeld integriert werden. Bisherige Projekte haben die technische Integration nicht zum Forschungsgegenstand gemacht. Aber es gibt eine Reihe von Untersuchungen zur organisatorischen Integration, sprich zur Schulung der Mitarbeiter.

Ermittlung des Schulungsbedarfs

Bevor eine Schulung konzipiert wird, sollte der Schulungsbedarf ermittelt werden. Dieser richtet sich nicht allein an der Zahl der zu schulenden Personen aus, sondern in ebenso starkem Maße anhand der Vorerfahrungen mit Computerarbeit. Da die Vorerfahrungen der jüngeren Generation von Mitarbeitern kontinuierlich zunehmen, ist es insbesondere wichtig, den aktuellen Bedarf zu ermitteln und das Schulungskonzept dahingehend zu gestalten. Ebenso wichtig ist, den Erwartungen der zu Schulenden entgegenzukommen. Dazu muss man die Erwartungen messen. Standardisierte Messverfahren wurden in diesem Zusammenhang bislang nicht eingesetzt, aber es gibt Befragungen anhand von ad hoc Fragebögen.

Während der Einführung eines Kommunikationsprogrammes in einem städtischen Krankenhaus (Bachmann 2000) wurden 78 Personen aus unterschiedlichen Arbeitsbereichen und Abteilungen zu Vorkenntnissen und Schulung befragt. Zwar arbeitete der Untersuchung zufolge die Mehrzahl der Personen am Arbeitsplatz mit einem Computer, nicht aber zu Hause. Diese Aussagen spiegeln sich auch in der Einschätzung der Kenntnisse typischer Bürokommunikationsprogramme wider. Die Kenntnisse in Word wurden im Mittel mit „ausreichend" (4) und in Excel mit „mangelhaft" (5) auf einer Schulnotenskala eingestuft. Auf die Frage nach den Wünschen äusserte die Mehrzahl das Anliegen, „nach Bedarf" geschult zu werden, am besten „vormittags". Nach der Anzahl der bisherigen Schulungen befragt, gaben die Befragten im Mittel die Note „mangelhaft". Auch die Qualität der Schulung wurde negativ eingestuft: im Mittel mit „mangelhaft" (hausintern) und „ungenügend" (extern). Es mag verwundern, dass trotzdem die Mitarbeiter durchschnittlich in „befriedigendem" Ausmaß mit dem PC am Arbeitsplatz zurecht kamen. Das lag vermutlich daran, dass sie sich viele Dinge selbst erarbeiten mussten: 70 % mussten sich „viel" oder „relativ viel" in Eigeninitiative aneignen.

Entwicklung eines Schulungskonzeptes

Ein Schulungskonzept berücksichtigt immer sowohl die Inhalte wie die Vorgehensweisen bzw. Lehr- und Lernmethoden. Wie in dem Verbundprojekt „Unterstützung des Pflegeprozesses durch Informations- und Kommunikationstechnologien" dargelegt (Grohmann 1999), soll die Schulung die Phasen des Lernprozesses unterstützen. Aus Sicht des Lehrenden umfassen sie die sechs Schritte:

- Motivieren
- Formulieren der Fragestellung (Ziel)
- Organisieren der Arbeitsschritte unter Nutzung von Materialien
- Organisation und Hilfestellung bei Schwierigkeiten geben
- Lehrinhalte zusammenfassen
- Lernfortschritt kontrollieren und Schulung evaluieren

Dies gilt für verschiedene Veranstaltungstypen, die umgesetzt werden können. So kann man über den Einsatz von Lehrgesprächen bzw. Lehrvorträgen nachdenken oder über Demonstrationen und Übungen oder über Workshops. Insbesondere für das Demonstrieren und Üben von Computerprogrammen gilt die Vierphasenmethode nach Lehnert (1997):

Vorbereiten – Vormachen – Nachmachen – Üben

Welcher Veranstaltungstyp eingesetzt wird, hängt vom Inhalt ab. So können Schulungsinhalte in *Grundlagen- und Orientierungswissen, Handhabungswissen* und *Wissen zur Bewältigung von Problemsituationen* aufgegliedert werden. Dabei bietet es sich an, Grundlagen- und Orientierungswissen in Lehrgesprächen und -vorträgen oder in Workshops zu vermitteln, während Handhabungswissen und Wissen zur Problemlösung in Demonstrationen und Übungen dargeboten und eingeübt werden. Die angestrebten Lernziele sind skalierbar und können von reinem *Informiertsein*, über das *Können* im Sinne von Wissen, wie man sich kundig macht, bis hin zum routinierten *Beherrschen* von Aufgaben variieren.

In dem Verbundprojekt sah man die Notwendigkeit, nicht nur die Pflegedokumentationssoftware zu schulen, sondern Wissen über die Grundlagen der EDV, des Datenschutzes und der Arbeitsplatzergonomie zu vermitteln. Darüber hinaus bestand Bedarf an einer spezifischen Weiterbildung im Pflegewissen, insbesondere im Pflegeprozess, in Pflegestandards, Klassifikationen und rechtlichen Aspekten der Pflegedokumentation.

Es wird empfohlen, neben der Schulung zum Zeitpunkt der Ersteinführung Auffrischungskurse und Einstiegskurse für neue Mitarbeiter anzubieten und so zu einem kontinuierlichen Schulungsprozess zu kommen.

Wartung und Pflege

Ein produktives System, das heisst ein System, das in der täglichen Praxis eingesetzt wird, bietet vielfältige Chancen zur interdisziplinären Forschung. So können die Folgen aus Sicht der Arbeitswissenschaft, der Informatik, der Betriebswirtschaft und der Pflegewissenschaft beschrieben werden.

Studien zur Auswirkung von Informationstechnologie
Arbeitswissenschaftliche Untersuchungen

Im Rahmen des Verbundprojektes „Unterstützung des Pflegeprozesses durch Informations- und Kommunikationstechnologien" wurde eine ausführliche Studie zu den Auswirkungen des EDV-Einsatzes auf die Pflegenden vom Institut für Allgemeine Psychologie und Methoden der Psychologie an der TU Dresden durchgeführt. Dem Untersuchungsdesign zufolge wurden Messungen zum Zeitpunkt vor, während und nach der Einführung (Routinebetrieb) eines Pflegedokumentationsprogrammes durchgeführt.

In einer ersten Untersuchung (Böger u. Ishig 1999) wurde die *Arbeitssituation* durch die Pflegenden auf zwei Stationen zu den Zeitpunkten während (n = 14) und nach Einführung (n = 12) eingeschätzt. Es kam ein selbstentwickelter Fragebogen zum Einsatz. Dabei wurden folgende Anforderungsdimensionen über eine Reihe von Einzelfragen erfasst:
- Ähnlichkeit/Entsprechung mit herkömmlichem Verfahren
- Lern- und Umstellungsaufwand
- Anforderungen durch parallele Nutzung von Papier und Rechner zur Dokumentation
- Unterstützung des Dokumentationsvorganges

- Arbeitsorganisation und Arbeitsinhalte
- Arbeitsbedingungen

In der Einführungsphase wurden erwartungsgemäß die meisten Aspekte der Anforderungsdimensionen in Richtung einer Verschlechterung eingeschätzt. Dies gilt inbesondere für den Lern- und Umstellungsaufwand, die parallele Nutzung von Papier und Rechner, den Schreibaufwand, eine (fehlende) Vereinfachung, (mangelnder) Abbau von Behinderungen bei der Dokumentation und den zeitlichen Handlungsspielraum. Erstaunlicherweise wurden aber schon in der Einführungsphase die Dokumentationsqualität, die Lesbarkeit und die Vereinheitlichung der Fachsprache als verbessert beurteilt. Im Routinebetrieb (2. Messpunkt) verringerte sich die Anzahl der als nachteilig empfundenen Auswirkungen. Der persönlich erlebte Nutzen insgesamt wurde zwar im Routinebetrieb größer eingeschätzt als in der Einführung, wurde aber weiterhin als „gering" (auf einer 5-stufigen Skala) empfunden.

Ferner wurde in derselben Untersuchung die *psychische Arbeitsbeanspruchung* mittels des BHD-Fragebogens nach Hacker und Reinhold vor und während der EDV-Einführung gemessen. Sowohl „vorher" wie „während" befand sich die Beanspruchung der Pflegepersonen in einem neutralen Bereich. Es kam also nicht zu bedeutsamen Veränderungen. Ebenso wies die *Arbeitszufriedenheit* – gemessen mit der Itemliste nach Hacker und Iwanowa zu den Zeitpunkten vor, während und nach der EDV-Einführung – keine Veränderung auf. Auch die geäußerten *Körperbeschwerden* standen in keinem Zusammenhang zu den drei Zeitpunkten, sodass auch hier kein Einfluss der EDV nachweisbar war.

In einer zweiten Untersuchung (Dzuck u. Kießling 1999) wurde auf drei Stationen vor (n=28), während (n=20) und nach der Einführung (n=20) ein *Tätigkeitsprofil* erstellt. Dabei wurde der prozentuale zeitliche Anteil jeder Tätigkeit an der Gesamtzeit gemessen. Es zeigte sich, dass die Zeiten für Pflegeanamnese und Pflegeplanung/Dokumentation zwischen den Stationen erheblich schwankten. In der Einführungsphase wurde jedoch auf allen Stationen ein Zeitanstieg in diesen Tätigkeiten verzeichnet, der jedoch im Routinebetrieb wieder abfiel. *Physiologische Parameter* zur Messung der Beanspruchung wiesen keine Veränderung zwischen den 3 Zeitpunkten auf, die auf die Arbeit mit einem rechnergestützten Dokumentationsprogramm zurückzuführen wären. Das gleiche galt für das *subjektive Befinden* und die *Anzahl der Beschwerden*.

Die Interpretation der Ergebnisse in Richtung kausaler Aussagen ist jedoch problematisch, da ein Vorher-Nachher-Design nicht den Einfluss anderer Faktoren, die zeitgleich mit der EDV eintreten, ausschließt. Insbesondere müsste der Planungsbedarf beziehungsweise die Pflegebedürftigkeit der Patienten und die Anzahl der Patienten auf den untersuchten Stationen kontrolliert werden.

Systemevaluation

Systemevaluationen und arbeitswissenschaftliche Analysen behandeln häufig ähnliche Fragestellungen, wenn es um den Einsatz von Rechnern als Arbeitsinstrument geht. Systemevaluationen fokussieren jedoch primär Eigenschaften des Systems, während sich die Arbeitswissenschaft in erster Linie für die Tätigkeiten des Nutzers und seine Befindlichkeit interessiert. Dass die Unterscheidung nicht einfach ist, zeigen die im Folgenden dargestellten Untersuchungen.

Im Rahmen eines umfangreichen europäischen Projekts zur Entwicklung einer Gesamtarchitektur für ein Krankenhausinformationssystem (RICHE) wurde der Prototyp eines Pflegeinformationssystems (Florence) geschaffen. Er wurde in das Krankenhausinformationssystem der Universitätsklinik Gießen integriert und zusammen mit den klinischen Funktionen des KIS evaluiert (Bürkle et al. 1999). Dabei wurden jedoch die klinischen KIS-Funktionen stärker evaluiert, da der Pflegeprototyp nur zur Hälfte der Zeit genutzt wurde. Zunächst wurde in der Studie die Frage nach dem Einfluss von rechnergestützten Funktionen auf den prozentualen Anteil spezifischer Tätigkeiten von Pflegekräften gestellt. Hierzu nutzte man die Technik von work samples und teilte die Tätigkeiten in allgemeine Pflege, spezifische Pflege, administrative Tätigkeiten und sonstiges ein. Ferner untersuchte man die Frage nach der allgemeinen Einstellung und Motivation gegenüber Informationstechnologie, den Erwartungen bezüglich des spezifischen Nutzens, der Erlernbarkeit und des Potentials zu organisatorischen Veränderungen. Auf zwei Stationen der Allgemeinen Medizin wurden Erhebungen vor und nach Einführung der Software durchgeführt. Es zeigte sich kein bedeutsamer Unterschied in dem jeweiligen Zeitanteil von allgemeiner/spezifischer Pflege und Administration vor der Einführung im Vergleich zu nachher. Die Untersuchung der Erwartungen mittels eines Fragebogens ergab ein differenziertes Bild. So äußerten mehr als 45 % der Befragten vor EDV-Einführung eine positive Haltung zu der jeweils gestellten Frage. Zum Teil war der Prozentsatz der positiven Äußerungen deutlich höher, z. B. 70 % was eine erwartete Arbeitserleichterung betraf. Ein Großteil dieser Einstellungen änderte sich nicht nach Softwareeinführung. Es kam zu keinen Einbrüchen hinsichtlich der Motivation und der allgemeinen Einstellung gegenüber der Stationssoftware. Ganz im Gegenteil stiegen diese sogar leicht, aber nicht signifikant an. Was eine Zeitersparnis und eine Arbeitserleichterung durch EDV anbelangt, gab es eine leichte Tendenz zu einer stärker neutralen Haltung. Erstaunlicherweise wurden Funktionalitäten, in die hohe Erwartungen gelegt wurden, nach Bereitstellung als wenig nützlich eingestuft. Dazu gehörte auch ein elektronisches Lernprogramm und ein medizinisches Wörterbuch. Dagegen wurden administrative Funktionen wie Etiketten ausdrucken und Rückmeldung der Laborbefunde den hohen Erwartungen gerecht.

Der administrative Nutzen einer klinischen (einschließlich pflegerischen) Software darf nicht unterschätzt werden. So wurde eine Dokumentation der Tätigkeiten auf Intensivstation nach TISS (Bürkle et al. 1997) genutzt, um den Erhalt von Intensivstationen gegenüber dem Medizinischen Dienst der Krankenkassen (MDK) zu rechtfertigen.

In einer Begleitstudie zur Einführung von PIK (Ammenwerth et al. 1999; Ammenwerth et al. 2000) in der Psychiatrie der Universitätsklinik Heidelberg wurden die elektronischen Pflegedokumente von 30 zufällig ausgewählten Patienten mit den papierbasierten Pflegedokumenten ebenfalls von 30 Patienten verglichen.

Anhand einer Checkliste verglichen zwei Pflegeexpertinnen die Inhalte der insgesamt 60 Dokumentationen. Es zeigte sich, dass die Qualität der elektronischen Dokumentation höher war als die der papierbasierten. So waren die mit PIK erstellten Pläne den papierbasierten Plänen hinsichtlich der dokumentierten Anzahl der Probleme, Ziele und Maßnahmen überlegen. Bei der rechnergestützten Bearbeitung ergaben sich in fast 80 % aller Fälle vollständige Pflegepläne, verglichen mit nur 50 % bei papierbasiertem Vorgehen. In der Gruppe der handschriftlichen Dokumente waren nur 14,3 % vollständig lesbar. Naturgemäß waren alle rechnergestützten Dokumente gut lesbar. Die Zeit zur Pflegeplanung sank durch den Einsatz von Rechnerunterstützung, allerdings stieg die Zeit zur Maßnahmendokumentation und zum Verfassen von Berichten. Diese Zeitwerte wurden auch durch die Ergebnisse einer Befragung von 11 Pflegekräften gestützt. So befand die Mehrheit, dass der Einsatz von PIK sich für eine Pflegeplanung lohne. Der Einsatz im Zusammenhang mit den Maßnahmen wurde unentschieden bewertet (bimodale Verteilung mit den Gipfeln auf „stimme eher nicht zu" und „stimme eher zu"). Obwohl das Schreiben von Berichten mit PIK länger dauerte, stimmte die Mehrheit der Befragten der Aussage, dass „PIK sich für die Berichtschreibung lohne" „eher" zu.

Differenzielle Betrachtung der Auswirkungen
Subjektive Beurteilungen der Auswirkungen und des Nutzens einer rechnergestützten Anwendung werden jedoch auch in Abhängigkeit von moderierenden Variablen getroffen. Solche Merkmale können das Geschlecht, das Alter, die Position innerhalb der Einrichtung, Vorerfahrungen mit EDV und andere sein.

In einer Studie an drei deutschen Krankenhäusern (Backs u. Lenz 2000) wurden insgesamt 217 Personen zu den Erwartungen und Auswirkungen des Einsatzes von EDV in einer anonymen Fragebogenaktion befragt. Von den Mitarbeitern, in deren Umfeld EDV bereits eingeführt wurde (n=63) berichtete die Mehrzahl, dass der Arbeitsumfang gleich blieb. 92 % hatten bis zu 7 Stunden Schulung, wobei die häufigste Nennung bei 5 bis 7 Stunden lag. Die Erwartungen der bislang noch nicht mit EDV konfrontierten (n=154) Mitarbeiter lagen deutlich höher. Die Mehrzahl wünschte sich über 10 Stunden Einführung. Auf die Frage, ob EDV viel mehr eingesetzt werden müsste, antwortete die Mehrzahl aller Befragten mit „unentschieden". Dies galt sowohl für Männer wie für Frauen. Hier wurde allerdings keine differenzielle Betrachtung nach Vorerfahrung gemacht. Der Einfluss des Alters wurde mit der Frage nach der Verzichtbarkeit von Informationstechnologie untersucht. Sowohl die Altersklasse unter 35 als die Klasse über 35 befand mehrheitlich, dass EDV unverzichtbar sei. In dem zentralen Wert „stimmte" die jüngere Altersklasse der Aussage nach Verzichtbarkeit „nicht zu", während die ältere Alterklasse „unentschieden" war. Es gibt anscheinend eine leichte Tendenz dafür, dass jüngere Mitarbieter EDV für unverzichtbarer halten.

Die Befragung differenzierte jedoch nicht nach Einsatzgebiet der EDV: Pflegedokumentation, Stationskommunikation, Dienstplanung und andere Bereiche wurden hier gemeinsam betrachtet.

Softwareergonomische Studien

Softwareergonomie befasst sich mit der gezielten Gestaltung, Prüfung und Bewertungen von Softwareprodukten hinsichtlich deren Anpassung an den Menschen und an die zu bewältigenden Arbeitsaufgaben. Aus Resultaten der Prüfungen können wiederum neue Gestaltungsvorschläge erwachsen. Damit stehen softwareergonomische Studien sowohl am Anfang wie am Ende des Softwareentwicklungsprozesses.

Die TU Dresden führte im Rahmen des Verbundprojektes „Unterstützung des Pflegeprozesses durch Informations- und Kommunikationstechnologien" eine Studie zur Evaluation der Ergonomie des Pflegeprogrammes PIK durch (Grohmann u. Böger 1997). Es wurde ein zweidimensionales Verfahren des methodengeleiteten Expertenurteils (EVADIS II) angewendet. Die erste Dimension umfasst dabei aufgaben-, organisatorische und softwareergonomische Kriterien. Die zweite Dimension berücksichtig die Komponenten in Form der Ein-/Ausgabe- und der Dialog- und Werkzeugschnittstelle. Diese zweidimensionale Matrix (Tabelle 25.4) diente der Einordnung von Prüffragen, die eigens für diese Untersuchung erstellt wurden. Dazu gehörten die Pflegeplanung mit den Teilaufgaben „Auswahl Patient", „Plan erstellen, ändern, fortschreiben, drucken" und die Maßnahmendokumentation mit den Teilaufgaben „Maßnahmen planen, dokumentieren, darstellen, löschen und drucken".

Ingesamt wurde PIK anhand von 75 solcher Prüffragen von einem Experten mit Kenntnissen in der Softwaretechnik, Softwareergonomie und in der zu testenden Software und ihres Aufgabengebietes beantwortet. Pro Frage liegt eine natürlichsprachliche Expertenantwort vor. In der vorliegenden Studie wurden vorwiegend die negativen Aspekte schriftlich fixiert. Das erleichtert dem Entwickler die Verbesserung des Programmes; es kann allerdings der Eindruck entstehen, dass die Software keine positiven Merkmale besitzt.

Tabelle 25.4.
Dimensionsmatrix zur Einordnung der Prüfaufgaben

Kriterien	Komponenten		
	Ein-/Ausgabeschnittstelle	Dialogschnittstelle	Werkzeugschnittstelle
Nützlichkeit			
Komfort			
Erlernbarkeit			
Fehlerrobustheit			
Selbstbeschreibungsfähigkeit			
Erwartungskonformität			
Übersichtlichkeit			
Individualisierbarkeit			
Steuerbarkeit			
Verfügbarkeit			

Zusammenfassung

Anhand von Beispielen wurden Forschungsansätze und Ergebnisse im deutschsprachigen Raum aufgezeigt. Diese wurden in einem theoretischen Rahmen, nämlich dem Softwareentwicklungsprozess, vorgestellt und diskutiert. Jedes der Projekte wurde dabei einer Phase der Softwareentwicklung zugeordnet.

Lehre

Pflegeinformatik ist in der Regel kein Fach der pflegerischen Erstausbildung an Krankenpflegeschulen oder Altenpflegeschulen. Das Fach gehört erst in der akademischen Zweitausbildung zum Fächerkanon beziehungsweise findet in Weiterbildungsmaßnahmen Berücksichtigung.

So gibt es mit Stand 2000 in Deutschland 34 pflegerelevante Diplomstudiengänge an Fachhochschulen und 6 Studiengänge an Universitäten. Jedes Jahr kommen weitere grundständige Studiengänge hinzu. Nicht mitgezählt wurden Kontakt- und Weiterbildungsstudiengänge an den Hochschulen und Diplomstudiengänge mit Bezug zum Gesundheitswesen allgemein. Zu den pflegerelevanten Studiengängen zählen die „Pflegewissenschaft", das „Pflegemanagement" und die „Pflegepädagogik", die entweder als eigenständiger Diplomstudiengang firmiert oder in die Lehramtsausbildung integriert ist. Diese Studiengänge sind üblicherweise in den Fachbereichen „Pflege", „Sozialwesen" oder „Gesundheitswesen" beheimatet und nur in Ausnahmen an einer medizinischen Fakultät oder in einem wirtschaftswissenschaftlichen Fachbereich.

Die meisten dieser Studiengänge bieten in irgendeiner Form Pflegeinformatik an, auch wenn dieses Fach nicht immer so genannt wird. Gelegentlich finden sich die Bezeichnungen „EDV" allgemein, „EDV in der Pflege" oder „Informatik im Gesundheitswesen". Dementsprechend schwanken auch die Inhalte von Angeboten in der Bürokommunikation (Office Produkte) bis hin zu Lehrveranstaltungen mit pflegespezifischen Themen wie Klassifikationen, Pflegedokumentations- und Pflegemanagementsoftware. Welche Ausprägung eine Lehrveranstaltung annimmt, hängt von der Anzahl der Stunden pro Woche, der Durchführung durch einen hauptamtlichen Lehrenden oder durch einen Lehrbeauftragten und der Zugehörigkeit zum Grund- oder Hauptstudium ab. Gelegentlich wird „Pflegeinformatik" auch mit „Statistik" kombiniert. Und nicht jede Vorlesung oder Übung in „Pflegeinformatik" ist eine für alle Studierenden verpflichtende Veranstaltung, manchmal ist „Pflegeinformatik" auch ein Wahlfach. So gesehen besteht eine große Bandbreite mit einem Bedarf an Harmonisierung der Curricula. Dabei kann man sich auf international (siehe Kapitel 20) und europaweit (NIGHTINGALE Projekt, Mantas 1998) diskutierte Ansätze stützen. Auch die GMDS Arbeitsgruppe „Informationsverarbeitung in der Pflege" befasst sich mit curricularen Fragen.

Pflegeinformatik muss nicht zwangsläufig als Fach eines akademischen Studienganges betrachtet werden. Da es in der Pflegepraxis einen großen Bedarf an

Weiterbildung gibt, bestehen hier auch zahlreiche Möglichkeiten, Pflegeinformatik zu thematisieren. Das WE'G in Aarau bietet entsprechende Module an.

In Anlehnung an das Konzept der European Summer School in Nursing Informatics (ESSONI) fand in den Jahren 1998 und 1999 eine Deutsche Sommerschule für Pflegeinformatik statt (Bürkle u. Schrader 1999). Themen wie Pflegeklassifikationen, Ausbildung in Pflegeinformatik und Pflegeinformationssysteme wurden behandelt.

Zusammenfassung

Das BMFT-Verbundprojekt „Unterstützung des Pflegeprozesses durch Informations- und Kommunikationstechnologien war bislang das größte Forschungsprojekt seiner Art zum Thema „Pflegeinformatik" in Deutschland. Neben diesem gibt es eine Reihe von Einzelprojekten und Teilprojekten zu angewandten Forschungs- und Entwicklungsfragen der Pflegeinformatik, wie z. B. die Pflegeprojekte an der Universitätsklinik Gießen. Auch im Rahmen des vom Land Niedersachsen geförderten Forschungsschwerpunktes „Patienten- und klientenorientierte Konzepte zur Systematisierung der Pflege" werden Aspekte der Informationsverarbeitung thematisiert. Allen diesen Projekten ist gemeinsam, dass sie eine wissenschaftliche Methodik einsetzen, um die Planung, Entwicklung und Einführung von Pflegesoftware zu begleiten.

Die Ergebnisse dieser Arbeiten wurden zusammengestellt und entlang ihres Beitrags zu den einzelnen Phasen des Softwareentwicklungsprozesses diskutiert. Insbesondere in den Phasen der Spezifikation der Benutzeranforderungen und Analyse einerseits und der Wartung und Pflege andererseits gibt es eine Reihe von Arbeiten aus betriebswirtschaftlicher, informationstechnischer, psychologischer und arbeitswissenschaftlicher Sicht.

So zeigte sich ein Potenzial zur Verbesserung der Geschäftsprozesse im Krankenhaus unter Verwendung entsprechender Systeme. Dies konnte punktuell für das Bestellwesen von Stationen und für die zentrale Notaufname gezeigt werden. Der Forderung nach Einbeziehung der Pflege zu einem frühen Zeitpunkt des Softwareengineerings wurde in Form eines Vorgangsmodells Rechnung getragen. Hierzu wurden geeignete Modelle vorgeschlagen und erprobt. Es konnte gezeigt werden, wie der Schulungsbedarf bei Einführung eines neuen Systems systematisch erhoben werden kann und wie ein wissenschaftlich fundiertes Schulungskonzept gestaltet sein muss. Welche Implikationen sich aus innovativen Systemen für die Pflegepraxis ergeben, kann sicherlich noch nicht abschließend beantwortet werden. Für eine elektronische Pflegedokumentation gibt es aber Hinweise, dass eine erhöhte Lesbarkeit, der vollständigere Pflegeplan und eine vereinheitlichte Terminologie schon direkt bei der Einführung als positiv empfunden werden. Umstritten ist der Effekt auf die Zeit – Einsparungen konnten nur partiell nachgewiesen werden. Mit einem steigenden Einsatz von unterschiedlichsten Systemen für die Pflege steigt auch die Chance, den direkten und indirekten Nutzen empirisch zu ermitteln und diesen in ein Verhältnis zu den Kosten zu setzen (Trill 1999). Moderne Software für die Pflege muss sich neuster Technik bedienen; hierfür bedarf es der Entwicklung entsprechender Architekturen und deren prototypischer Umsetzung. Beispiele aus den Bereichen mobile Datenerfassung und Internettransaktionen wurden vorgestellt.

In der Lehre gibt es eine Fülle von verschiedenen Ansätzen, um Veranstaltungen in Pflegeinformatik im Rahmen einer akademischen Ausbildung zu realisieren. Eine Harmonisierung der Curricula ist vor diesem Hintergrund wünschenswert.

Literatur

Ammenwerth E, Eichstädter R, Haux R, Pohl U, Rebel S, Schendera C, Ziegler S (1999) Systematische Evaluation von Pflegedokumentationssystemen – Studienprotokoll und Ergebnisse. Bericht Nr. 2/99 der Abteilung Medizinische Informatik, Universität Heidelberg

Ammenwerth E, Eichstädter R, Haux R, Pohl U (2000) Praktische Erfahrungen mit rechnergestützter Pflegedokumentation. PR-Internet 12/2000 Pflegeinformatik 219–225

Bachmann A (2000) Einführung eines EDV-Kommunikationsprogrammes im Klinikum St. Marien. PR-Internet 11/2000 Pflegeinformatik 189–205

Backs S, Lenz R (2000) Erwartungen an EDV-Einsatz und Auswirkungen von EDV-Systemen in der Pflege. PR-Internet 8-9/2000 Pflegeinformatik 157–178

Böger S, Ishig A (1999) Auswirkungen des EDV-Einsatzes auf die Arbeits- und Beanspruchungssituation der Krankenpflege aus der Sicht der Pflegenden. In: Hacker W, Scheuch K, Kunath H, Haux R (Hrsg) Computer in der Krankenpflege. Roderer Verlag, Regensburg, S 239–258

Bubenko J (1993) Extending the scope of information modelling. SISU, Stockholm

Bürkle Th, Schrader U (1999) How can we improve informatics education for German nurses? In: Kokol P, Zupan B, Stare J, Premik M, Engelbrecht R (eds) Bridges of Knowledge – Proceedings of MIE1999. IOS Press, Amsterdam, pp 944–946

Bürkle T, Michel A, Horch W, Dudeck J, Schleifenbaum L (1997) Does TISS pave a way towards the nurses care documentation? In: Medical Informatics Europe'97. IOS Press, Amsterdam, pp 152–156

Bürkle Th, Kuch R, Prokosch HU, Dudeck J (1999) Stepwise evaluation of information systems in an university hospital. Methods of Information in Medicine 38(1): 9–15

Dzuck M, Kießling H (1999) Auswirkungen des EDV-Einsatzes auf die Psychophysische Beanspruchung und Belastung der Pflegenden. In: Hacker W, Scheuch K, Kunath H, Haux R (Hrsg) Computer in der Krankenpflege. Roderer Verlag, Regensburg, S 258–271

Grohmann U, Böger S (1997) Studie zur softwareergonomischen Evaluation eines Pflegedokumentationsprogrammes. TU Dresden Institut f. Allg. Psychologie und Methoden der Psychologie Forschungsberichte Band 45

Grohmann U (1999) Das Schulungskonzept und seine Bewertung. In: Hacker W, Scheuch K, Kunath H, Haux R (Hrsg) Computer in der Krankenpflege. Roderer Verlag, Regensburg, S 207–224

Hübner U, Kammeyer G, Picker A, Wiese A, Sander W (1999) Business-Process Re-engineering: The Modeling and Assessment of Drug Ordering Processes in a Hospital. In: Bryant J (ed) Current Perspectives in Healthcare Computing 1999. BCS HIC, Guildford, pp 123–131

Hübner U, Kammeyer G, Seete H, Sander W, Mönter J (2000a) Modellierung der Benutzeranforderungen am Beispiel eines elektronischen Bestellwesens zwischen Krankenhaus und Apotheke: ein interdisziplinärer Ansatz. PR-Internet 01/2000, Pflegeinformatik 1–20

Hübner U, Klein F, Hofstetter J, Kammeyer G, Seete H (2000b) Building a Web-based Drug Ordering System for Hospitals: from Requirements Engineering to Prototyping. In: Hasman A, Blobel B, Dudeck J, Engelbrecht R, Gell G, Prokosch HU (eds) Medical InfoBahn for Europe – Proceedings of MIE2000 and GMDS2000. IOS Press, Amsterdam, pp 62–67

Hübner U (2001) E-procurement in der Krankenhauspraxis – Arzneimittel per Internet. Management&Krankenhaus 4/2001: 28

Lehnert U (1997) Der EDV-Trainer. EDV-Lehrveranstaltungen planen – EDV-Handhabungswissen vermitteln. 4. Auflage. Oldenbourg, München

Mantas J (1998) Developing curriculum in nursing informatics in Europe. International Journal of Medical Informatics 50: 123–132

Picker A, Wiese A (1998) Modell-gestützte Entwicklung eines Soll-Konzeptes für ein Benutzerinterface eines elektronischen, Internet-basierten Bestellwesens für ein Krankenhaus unter Berücksichtigung der Benutzer- und Sicherheitsanforderungen. Diplomarbeit Fachhochschule Osnabrück Fachbereich Wirtschaft

Pohl U, Eichstädter R, Spies-Holusa R, Ammenwerth E, Haux R (2000) Einsatz von standardisierten Pflegeplänen in rechnerbasierten Pflegedokumentationssystemen. In: Hasman A, Blobel B, Dudeck J, Engelbrecht R, Gell G, Prokosch HU (eds) Medical InfoBahn for Europe – Proceedings of MIE2000 and GMDS2000. IOS Press, Amsterdam, pp 941–945

Seyfert W, Semrau M (2000) Teilprojekt 5: Geschäftsprozessmodellierung im Krankenhaus – ein Kommunikationsinstrument bei der Optimierung von Leistungsprozessen. Zwischenbericht des Forschungsschwerpunktes „Patienten- und klientenorientierte Konzepte zur Systematisierung der Pflege". Fachhochschule Osnabrück, Fachbereich Wirtschaft

Trill R (1999) Kosten-Nutzen-Überlegungen beim Einsatz von EDV-Systemen für Pflegeplanung und -dokumentation. PR-Internet 4/1999 Informatik 92–96

Urban M (1999) Elbflorence: Beispielhafte Realisierung eines Kurvenblattes aus mobilen und stationären Computern. In: Hacker W, Scheuch K, Kunath H, Haux R (Hrsg) Computer in der Krankenpflege. Roderer Verlag, Regensburg, S 112–115

Urban M, Kunath H, Edelmann-Noack A, Hinz M (1999) Ein klinischer Arbeitsplatz für die Pflege. PR-Internet 6/1999 Pflegeinformatik 153–159

Service-Teil

A: Die Ausschreibung

*Von Jo Ann Klein mit Dank für Unterstützung an:
Victor Casamento, Don Taber und Terry Walsh.*

Die vorbereitenden Überlegungen zum Erwerb beziehungsweise zur Installation eines Informationssystems finden ihren Höhepunkt in der Ausschreibung. Der Zweck einer jeden Ausschreibung besteht darin, die Ergebnisse der Planungsphase schriftlich zu fixieren und Empfehlungen (1) zum Wechsel des vorhandenen Informationssystems, (2) zur Anschaffung eines neuen Informationssystems oder (3) zur Einbindung eines empfohlenen Systems in ein vorhandenes größeres System auszusprechen. Die in der Ausschreibung vorgeschlagenen Systeme und Komponenten sollen beim Lösen der organisatorischen und institutionellen Probleme helfen, für die das System entworfen wurde. Die Ausschreibung ist die Methode der Wahl für ein jedes Unternehmen, welches einen Systementwicklungsauftrag vergeben will. Hier werden seine Ziele, die funktionalen Erfordernisse, die Budgetgrenzen und alle verfügbaren Hilfsmittel gegenüber dem Management des Hauses als auch gegenüber den kommerziellen Systemanbietern formuliert. In Deutschland sind Ausschreibungen verpflichtend, wenn es sich um eine öffentlich-rechtliche Institution handelt.

Das Auswahl- und Planungskomitee sollte dem Ausschreibungstext zugestimmt haben, bevor dieser an die potenziellen Systemlieferanten mit der Bitte um ein Angebot weitergeleitet wird. EDV-Anbieter betrachten die Ausschreibung als ein Standarddokument, in welchem die Systemaufgaben und die konzeptionellen Erfordernisse benannt werden. Ob ein Anbieter den Anforderungen gerecht werden kann, wird auf Basis der Ausschreibung beurteilt werden.

Natürlich unterscheiden sich die Systemanforderungen in Abhängigkeit von der jeweiligen Institution; gleichwohl sollten alle Ausschreibungstexte die nachfolgenden Punkte berücksichtigen:

- Hintergrundinformationen über die Organisation sollten mitgeliefert werden. Hierunter fallen Aufgaben, Ziele und Erfolgskriterien des Unternehmens.
- Identifikation des Systemplanungsausschusses, der für die Installation und Wartung der Anlage verantwortlich zeichnet.
- Finanzlage der Organisation und die Art der beabsichtigten Systemfinanzierung.

- Kosten-Nutzen-Analyse zur Durchführbarkeit des Projekts.
- Benennung der institutionellen Probleme, die mit Hilfe des Systems gelöst werden sollen.
- Klare Definition des Projektspektrums.
- Falls zutreffend: Beschreibung des vorhandenen Systems.
- Benennen Sie den Rahmen und das Modell, auf dem das in Betracht gezogene System beruht.
- Identifizieren Sie die allgemeinen Systemanforderungen.
- Definieren Sie die Systemarchitektur, wie sie in der Planungsphase entwickelt wurde.
- Benennen Sie spezielle Hard- und Softwareanforderungen.
- Verweisen Sie auf Richtlinien zur Bearbeitung der Ausschreibung und auf den Zeitplan.
- Benennen Sie Kriterien für die Bewertung der Angebote.
- Nennen Sie die Kriterien, die bei Ortsterminen zu beachten sind.

Logbuch

Alle Aktivitäten und Tätigkeiten des Systemplanungskomitees sollten in wöchentlichen Berichten festgehalten werden. Ein solcher Katalog stellt ein wichtiges Werkzeug im Prozess des Projektmanagements dar. Auf dieser Basis kann der Ausschussvorsitzende die Arbeit einzelner Personen als auch der gesamten Gruppe hinsichtlich der Planziele des Komitees validieren. Das Erstellen eines Logbuchs ist zwar kein formeller Bestandteil des Ausschreibungsdokuments, ist aber gleichwohl in der Vorbereitungsphase sehr hilfreich und erleichtert das Bewerten des Ausschreibungstextes. Welche Punkte die Ausschreibung im Detail berücksichtigen sollte, wird nachfolgend aufgelistet:

Hintergrundinformationen

- Einleitung
  - Aufgaben, Entwicklungsziele und Leitbild des Unternehmens
  - Geschäftsplan und Geschäftsabläufe des Unternehmens
  - Kriterien, die für den Geschäftserfolg des Unternehmens unabdingbar sind
  - Unternehmensbilanz (im deutschsprachigen Raum nicht üblich.
  - Soziodemographische Angaben zum Personenkreis, der von der Systemeinführung tangiert wird
- Ökonomischer Hintergrund (im deutschsprachigen Raum nicht üblich.
  - Haushaltsplan des Unternehmens
  - Angaben zur Finanzierungsart des Unternehmens
  - Angaben zur Finanzierungsart des Projektes
  - Kosten-Nutzen-Rechnung zum Beurteilen der Durchführbarkeit des Projekts
- Problembeschreibung
  - Hierunter fallen alle Aufgaben und Ziele, die das Entwickeln eines Systems notwendig machen

- Zu benennen sind alle Unternehmensprobleme, die das System berücksichtigen muss
- Projektumfang
  - Welches sind die organisatorischen Rahmenbedingungen, unter denen das System entwickelt wird
- Beschreibung des vorhandenen Systems
  Falls zutreffend: Beschreibung des vorhandenen Systems
  - Funktionsdiagramm, welches die Systemprozesse sichtbar macht
  - Organigramm, welches die Systemanwendung hinsichtlich der Benutzerstruktur auf hierarchischer Basis nachvollziehbar macht.
  - Datenflussdiagramm mit den Kategorien Eingabe, Verarbeitung und Ausgabe
  Falls das System im Netzwerk betrieben wird: Vernetzungsplan, welcher die örtliche Distanz zwischen den Arbeitsplätzen erkennen lässt.
- Rahmengerüst und Modell
  Das System sollte auf Basis eines etablierten Modells entwickelt werden. Hierzu zählen Kommunikations- und Informationsmodelle, die hinreichend erforscht und validiert wurden. Diese Modelle bilden das Rahmengerüst, innerhalb dessen das System entwickelt wird.
  Die Beziehung des geplanten Systems zu Modell und Rahmengerüst sollte hergestellt werden.
- Systemplanungsausschuss
  Dem Ausschuss werden die Informationsbedürfnisse des Unternehmens zugetragen.
  Der Ausschuss sollte Repräsentanten aller Unternehmensebenen, Abgeordnete des von der Systemeinführung betroffenen Personenkreises und Drittmittelgeber umfassen.
  Dem Ausschuss muss ein Systemadministrator angehören, der Kenntnisse in Systemplanung und Projektdesign besitzt.
- Empfohlene Hardware
  - Hardwareempfehlungen müssen das vorhandene Budget, existente und gewünschte Systemprozesse, Softwareerfordernisse und die bauliche Struktur des Unternehmens berücksichtigen.
  - Das Gesamtsystem sollte nach seiner Installation einen minimalen Lebenszyklus von zumindest fünf Jahren erwarten lassen.
  - Vor- und Nachteile der empfohlenen Hardware müssen benannt werden.
- Empfohlene Software
  - Softwareempfehlungen müssen sich im Rahmen des verfügbaren Budgets bewegen, vorhandene und erwünschte Systemprozesse, Hardwareempfehlungen und die bauliche Struktur des Unternehmens berücksichtigen.
  - Vor- und Nachteile der empfohlenen Softwareprodukte müssen genannt werden
  - Regelungen hinsichtlich des Zugangs zum Quellcode sollten Bestandteil der Ausschreibungsbedingungen sein; damit werden einerseits Fragen des geistigen Eigentums geklärt und andererseits wird die Option eröffnet, das Sys-

tem bei Bedarf durch einen hauseigenen Programmierer anpassen oder erweitern zu können.
- Zielvorgaben für das neue System
  - Nennen Sie klar und deutlich die Aufgaben, die das neue System mit Bezug auf das Unternehmen, seine Mitarbeiter und die Patienten erfüllen soll; die Aufgabenbeschreibung konkretisiert die Systemanforderungen des Unternehmens, die dieses zum Erfüllen seiner Geschäftspläne und -ziele benötigt.
- Kosten-Nutzen-Analyse
  - Sie macht die Durchführbarkeit des Projektes transparent.
  - Sie beinhaltet die Kosten des Systemerwerbs, der Systeminstallation und alle Aufwendungen zur Personalschulung.
  - Die Kosten-Nutzen-Analyse muss einen Zeitraum von zumindest fünf Jahren abdecken.
  - Nennen Sie die Analyseergebnisse; die Detailanalyse sollte dem Appendix der Ausschreibung beigefügt werden.

Beispiel: Ausschreibungsinstruktionen und Zeitplan

Allgemeine Vorgaben. Nur wenn die in dieser Ausschreibung gemachten Vorgaben eingehalten werden, kann ihr Angebot in die engere Wahl kommen.

Abgabe des Angebots. Alle Angebote müssen bis zum {Zeit- und Datumsangabe} bei {Name des Unternehmens} eingegangen sein. Nach dem festgesetzten Datum eingehende Angebote müssen nicht berücksichtigt werden. Das {Name des Unternehmens} behält sich das Recht vor, alle Angebote abzulehnen. Das {Name des Unternehmens} kann Anbieter unberücksichtigt lassen, die den im Ausschreibungstext spezifizierten Vorgaben nicht nachkommen. Das {Name des Unternehmens} besitzt das Recht, weitere Anbieter zu einem späteren Zeitpunkt um ein Angebot zu bitten.

Unterbreiten Sie Ihr Angebot in 12-facher Ausfertigung. Bitte fügen Sie ein vollständiges Anwenderhandbuch und die technische Dokumentation bei. Richten Sie Ihr Schreiben an:

Name des Unternehmens
Ansprechpartner
Anschrift
Telephon/Fax/E-mail

Wir erkennen an, dass die geistigen Eigentumsrechte an der Dokumentation bei Ihnen liegen. Zum Schutz Ihrer Materialien unterzeichnen wir auf Ihren Wunsch eine Vertraulichkeitserklärung.

A: Die Ausschreibung

Fragen. Fragen zur Ausschreibung richten Sie bitte an:

Name des Unternehmens
Ansprechpartner
Anschrift
Telephon/Fax/E-mail

Fragen zur Ausschreibung und Antworten hierauf werden – sofern sie von allgemeinem Interesse sind – allen Systemanbietern in einer Zusammenfassung zugesandt, die an dieser Ausschreibung teilnehmen. Die Identität des nachfragenden Unternehmens wird nicht preisgegeben.

Ergänzungen des Ausschreibungstextes. Sollte die Ausschreibung abgeändert oder erweitert werden müssen, so wird allen Ausschreibungsteilnehmern ein schriftlicher Nachtrag zugesandt. Ist ein Nachtrag erforderlich, so kann das Fälligkeitsdatum der Angebote verschoben werden. Dies liegt im Ermessen des {Name des Unternehmens}.

Bewertungsverfahren. Nachfolgend genannte Punkte werden bei der Bewertung der Angebote berücksichtigt:
- In welchem Maß kann der Anbieter die Systemanforderungen des {Name des Unternehmens} erfüllen?
- Wie befriedigend ist die Kosten-Nutzen-Relation des vorgeschlagenen Systems?
- Wie hoch ist der Arbeitsaufwand des Anbieters?
- Kann der Anbieter den vorgegebenen Implementationszeitplan einhalten?
- Welche Erfahrung und Reputation besitzt der Anbieter?
- In welcher Qualität werden Schulungen und Kundendienstleistungen angeboten?
- In welchem Maß geht der Anbieter auf das Ausschreibungsverfahren ein?

Die Anbieter, die den in der Ausschreibung formulierten Bedingungen möglichst nahe kommen, erhalten die Gelegenheit zur Produktpräsentation in der {Datum} Kalenderwoche. Bei dieser Gelegenheit wird im Rahmen der formalen Produktpräsentation geprüft, inwieweit das angebotene Produkt tatsächlich den Ausschreibungsbedingungen genügt.

Ortsbesichtigungen. Nach der hausinternen Präsentation werden zwei Kandidaten ausgewählt. Ein Ortstermin bei einem Ihrer Referenzkunden muss für die Kalenderwoche {Datum – gewöhnlich ein bis zwei Wochen nach der Präsentation} eingeplant werden. Die zu besichtigende Einrichtung sollte der unsrigen möglichst ähnlich sein und mit {Art / Bezeichnung des Systems} arbeiten. Die zu besichtigende Institution sollte ein erfahrener Anwender Ihres Systems sein und Systemeigenschaften demonstrieren können, die den alltäglichen Einsatz und Nutzen des Produkts erkennen lassen.

Absichtserklärung. Anbieter, die diese Ausschreibung erhalten, müssen ihre Absicht zur Angebotsabgabe schriftlich unterbreiten. Das Schreiben ist zu richten an {Name des Unternehmens} und muss das geplante Erstellungsdatum {Datum, Uhrzeit} des Angebots benennen. In Ihrer Absichtserklärung nennen Sie bitte eine Kontaktperson in Ihrem Unternehmen, die für die Erstellung des Angebots an unsere Institution verantwortlich zeichnet.

Verwendung von Angebot und Dokumentation. Alle überlassenen Materialien gehen in den Besitz von {Name des Unternehmens} über. Auf Wunsch werden Handbuch und technische Dokumentation jedoch zurückgesandt. Sollten Sie vertraulich zu behandelnde oder schutzwürdige Informationen zusammen mit dem Angebot unterbreiten, so verweisen Sie bitte schriftlich auf Einschränkungen im Gebrauch und in der Weitergabe dieser Materialien. Alle Angebote werden vom Systemplanungsausschuss des {Name des Unternehmens} evaluiert. Nach unserem Ermessen können externe Experten herangezogen werden.

Struktur des Angebots: Allgemeine Informationen

Angebotsform und Inhalt. Ihre Antwort auf die Ausschreibung muss in der nachfolgend spezifizierten Form erfolgen. Welche Informationen Ihr Angebot enthalten soll, entnehmen Sie bitte der folgenden Auflistung:

I. Einleitung

A. Anschreiben. Erstellen Sie Ihr Anschreiben auf Firmenpapier und stellen Sie Ihr Unternehmen vor. Nennen Sie die von Ihnen beauftragten Personen, mit denen das Systemplanungskomitee des {Name des Unternehmens} in Kontakt treten wird.

B. Zusammenfassung des Angebots. Ihr Anschreiben sollte eine knappe Zusammenfassung Ihrer Vorschläge für das {Name des Unternehmens} enthalten.

II. Informationen über den Anbieter

A. Firmenhintergrund. Beschreiben Sie in Kürze die Firmengeschichte Ihres Hauses, den Geschäftsbereich Informationssysteme, die Entwicklung Ihrer Produktlinie und das Spektrum der angebotenen Dienstleistungen.

B. Ökonomischer Hintergrund. Bitte beschreiben Sie die Finanzstruktur und die Finanzkraft Ihres Unternehmens und legen die Eigentumsverhältnisse offen. Fügen Sie Ihrem Angebot die beiden letzten Jahresberichte und Bilanzen bei.

C. Organisation. Bitte beschreiben Sie die Organisationsstruktur Ihres Unternehmens. Fügen Sie Organigramme aller einschlägigen Abteilungen und ihrer Funktionen bei. Nennen Sie die Zahl der Mitarbeiter in diesen Abteilungen.

III. Systembeschreibung: Überblick

A. Systemsynopse. Beschreiben Sie zusammenfassend die von Ihnen angebotenen Systeme und Produktlinien. Nennen Sie die Anwendungen, die auf diesen Produktlinien laufen. Welche Methoden für Updates und Systemerweiterungen nach der Erstinstallation kommen zum Einsatz, insbesondere in {Name des Unternehmens}?

B. Aktuelle Entwicklungsarbeiten. Beschreiben Sie die Bemühungen Ihres Hauses, Systemfunktionen zu ändern beziehungsweise zu verbessern. Falls erforderlich, so benennen Sie die Auswirkungen dieser Bemühungen in Ihrem Angebot. Innerhalb welches Zeitrahmens werden noch in der Entwicklung befindliche Produkte verfügbar sein?

C. Hardware und Software. Nennen Sie Ihre Hard- und Softwareprodukte, die sich gegenwärtig im Einsatz befinden. Unterscheiden Sie zwischen installierten Produkten und Produkten in der Testphase.

IV. Systembeschreibung: Software

A. Vorgeschlagene Anwendung. Beschreiben Sie detailliert das vorgeschlagene System.

B. Anwendungssoftware. Beschreiben Sie die Programmierumgebung, welche Ihre Anwendung unterstützt und spezifizieren Sie deren Eigenschaften:
1. Kann das System vor Ort modifiziert werden?
2. Welches Design besitzt die Anwenderschnittstelle?
3. Welche Programmiersprachen werden verwendet?

C. Datenbankarchitektur. Beschreiben Sie die Datenbank, die der Anwendung zugrunde liegt:
1. Welche Architektur weist die Datenbank auf?
2. Welche Datenbanksoftware ist erforderlich?
3. Wie und mit welchem Aufwand lassen sich Datenelemente in die Datenbank einfügen?
4. Welchen Beschränkungen im Gebrauch unterliegen diese Datenelemente?
5. Welche Berichte (z. B. Datenselektionen) sind nach Eingabe sofort und in welcher Form verfügbar?

D. Betriebssystem. Beschreiben Sie das Leistungsspektrum der Systemsoftware.
1. Welche Kommunikationsprotokolle werden eingesetzt?
2. Welche Schnittstellen sind vorhanden?
3. Wie ist die Dateiverwaltung aufgebaut?
4. Welche Hardwarekomponenten werden vom empfohlenen System unterstützt?
5. Was muss bei regulären Systemstillständen getan werden?

6. Nennen Sie alle notwendigen Maßnahmen zur Daten- und Dateisicherung bei einem potenziellen Systemfehler während
   a) eines Online-Updates
   b) eines Updates im Stapellaufverfahren (Batch-Modus)
7. Spezifizieren Sie den geschätzten Zeitbedarf für die Wiederinbetriebnahme nach Systemausfällen auf der Basis von Statistiken, die Ihrem Angebot beizufügen sind.

E. Systemsicherheit. Bitte beantworten Sie die folgenden Fragen zur Systemsicherheit:
1. Wie ist der Zugang zu den grundlegenden Anwendungsfunktionen und Datenbanken geregelt?
2. Gibt es einen gestuften Zugang zu den Funktionen je nach Berechtigung?
3. Wie ist der Zugang zu spezifischen Funktionen in Abhängigkeit von der Lokalisation des Arbeitsplatzes geregelt?
4. Welche Werkzeuge erlauben den Zugang zu Dateien und zur Datenbank?
5. Kann ein unberechtigter Systemzugriff nachverfolgt werden?

F. Andere Softwareeigenschaften. Beschreiben Sie weitere Eigenschaften Ihrer Software, insbesondere:
1. Wie sehen Entwurf und Konzept der Anwenderschnittstelle aus?
2. Wie wird die Korrektheit der Dateneingabe kontrolliert?
3. Lassen sich die einzelnen Arbeitsschritte zurückverfolgen?
4. Wie werden Arbeitsplatz- beziehungsweise Abteilungsdrucker angesprochen?
5. Kann während der Arbeit mit einem Programm schnell zu einem anderen Programm gewechselt werden (hot-key Funktionen)?
6. Welche Anforderungen existieren für den Batch-Betrieb?
7. Sind Nachrichten- und E-Mail-Funktionen vorhanden?

G. Eigentumsverhältnisse an den Programmen. Nennen Sie die Vereinbarungen, die Sie normalerweise in einem Standardvertrag hinsichtlich der Besitzverhältnisse an den Programmen treffen. Welche Vereinbarungen gelten für Programme, die an Kundenwünsche angepasst wurden? Welche Beschränkungen gibt es für den Kunden, die Software zu ändern?

H. Hilfen bei der Umstellung/Neuinstallation und Test der Funktionalität
1. Beschreiben Sie die Maßnahmen, die bei der Systeminstallation durchgeführt werden.
2. Beschreiben Sie die Maßnahmen zum Systemtest nach Programmmodifikation.
3. Nennen Sie den Zeitraum, in dem Softwareänderungen ohne Zusatzkosten möglich sind.
4. Nennen Sie alle Systemfunktionen, die nicht geändert werden können.
5. Welche Hilfen bieten Sie den Anwenderabteilungen während der Systeminstallation und während der Testläufe?
6. Welche Akzeptanzkriterien schlagen Sie vor?

I. Schnittstellen
1. Nennen Sie die Kommunikationsprotokolle, mit denen Sie bereits gearbeitet haben und spezifizieren Sie, welche Protokolle mit der aktuellen Softwareversion eingesetzt werden können.
2. Beschreiben Sie die wahrscheinlich notwendigen Änderungen, damit Ihre Software in die im Angebot genannten Systeme eingebunden werden kann.
3. Andere Anwendungsmodule werden wahrscheinlich mit {Name des Systems} kommunizieren müssen. Nennen Sie die vorhandenen Schnittstellen und skizzieren Sie Ihre allgemeine Schnittstellenstrategie.
4. Beschreiben Sie Ihre Erfahrungen mit der Vernetzung von PCs und der Möglichkeit für computergestütztes kooperatives Arbeiten, da das angebotene System höchstwahrscheinlich mit {Name des Systems} kommunizieren wird.
5. Beschreiben Sie Ihre Erfahrungen bei der Schnittstellenkommunikation in komplexen EDV-Umgebungen.

V. Systembeschreibung: Hardware

A. Empfohlene Konfiguration
1. Beschreiben Sie die von Ihnen empfohlene Hardwarekonfiguration auf Basis der bereitgestellten Informationen hinsichtlich des zugrundeliegenden Modells und der Rahmenbedingungen, der Aufbau- und Ablauforganisation, des Datenflussdiagramms, des Gebäude- und Lageplans, der baulichen Struktur der Organisation und der empfohlenen Systemlokalisation.
2. Fügen Sie eine Konfigurationstabelle bei, welche die empfohlene Hardwarekonfiguration im Überblick darstellt.

B. Zentraleinheit und Peripherie. Beantworten Sie die folgenden Fragen auf der Basis Ihrer Software und der empfohlenen Systemkonfiguration und nennen Sie die ungefähren Antwortzeiten des Systems.
1. Prozessorbeschreibung
2. Plattenkapazität
3. Bandlaufwerke
4. Optische Speicher

C. Geräte zur Datenein- und Datenausgabe. Nennen Sie die ungefähre Zahl der mit dem System zu installierenden Datenein- und Datenausgabegeräte und spezifizieren Sie, welche besonderen Anforderungen an proprietäre Geräte zu stellen sind.
1. Bildschirme
2. Barcodelesegeräte
3. Barcodedrucker
4. Drucker
5. Scanner

D. Erweiterbarkeit. Beschreiben Sie die Erweiterbarkeit des vorgeschlagenen Systems und nennen Sie die verfügbaren Systemerweiterungen. Stellen Sie die nachfolgend genannten technischen Informationen für die empfohlene Konfiguration und für ein erweitertes System zur Verfügung.
1. Maximale Zahl der an die empfohlene Konfiguration anschließbaren Geräte
2. Maximale Speichererweiterung
3. Anzahl der Systeme mit diesen Erweiterungseigenschaften

E. Zuverlässigkeit/Betriebssicherheit. Spezifizieren Sie die Hardwarezuverlässigkeit aller Geräte der empfohlenen Konfiguration und berücksichtigen bitte die folgenden Informationswünsche:
1. Durchschnittliche Betriebszeit zwischen zwei Systemfehlern
2. Zeitplan für präventive Wartungsintervalle
3. Zahl und Art redundanter vorhandener Geräte zur Gewährleistung von Hochverfügbarkeit
4. Möglichkeiten der Fehlerferndiagnose

F. Anwenderschnittstellen. Beschreiben Sie die Hardwarekonfiguration unter dem Gesichtspunkt des leichten Gebrauchs bei der Routinearbeit und berücksichtigen Sie bitte die folgenden Informationswünsche:
1. Anschluss von Lichtgriffeln
2. Unterstützung von Strichkodegeräten
3. Maus
4. Spracheingabe
5. Texteditoren

VI. Unterstützung und Hilfen von seiten des Anbieters

A. Software und Hardware
1. Wo befinden sich die Niederlassungen und Außenbüros aller beteiligten Lieferanten?
2. Beschreiben Sie die Garantiebedingungen zu Soft- und Hardware inklusive der Gewährleistungszeiten und aller Dienstleistungen.

B. Hilfen bei der Inbetriebnahme. Konkretisieren Sie die Hilfeleistungen, die im Rahmen der Implementation angeboten werden. Ihre Unterstützung sollte sich – allerdings nicht ausschließlich – auf die nachfolgend genannten Produkte und Dienste erstrecken:
1. Notwendige Modifikationen, wie spezifiziert durch {Name des Unternehmens}.
2. Unterstützende Maßnahmen bei den Testläufen.
3. Implementationsbeschreibung mit Hilfe eines aktuellen Inbetriebnahmeplans, der von Ihrem Unternehmen für ein {Art des Systems} entwickelt wurde, das eingesetzt wird für {tatsächliche Personen beziehungsweise Fallzahl pro Monat und Art der Systemleistung}.

4. Unterstützungsleistungen bei der Implementation
   a) Hilfen bei der Änderung von Anwendungen.
   b) Hilfen bei der Anwendungsinstallation.
   c) Unterstützung vor Ort in der Endphase der Implementation.
   d) Hilfe beim Projektmanagement vor Ort.

Nennen Sie alle Kosten, die mit diesen Implementationsdiensten verbunden sind, in der dieser Ausschreibung beigelegten Kostenübersicht.

C. Schulungen und Kundendienst

1. Beschreiben Sie das Schulungsprogramm, welches Sie für das empfohlene System bereitstellen.
2. Konkretisieren Sie den Schulungsanteil, der vom Personal des Anbieters übernommen wird.
3. Listen Sie alle Schulungskurse auf, die Ihr Unternehmen anbietet.
4. Konkretisieren Sie den Umfang aller hausinternen Schulungsmaßnahmen.
5. Beschreiben Sie alle weiteren optionalen Leistungen für den Kunden.

Nennen Sie alle Kosten für Schulungsleistungen in der Kostenübersicht dieser Ausschreibung.

D. Dokumentation. Beschreiben Sie den Inhalt der mitgelieferten Dokumentation und beziffern Sie die Zahl der mitgelieferten Exemplare. Die vollständige Dokumentation der Anwendungssoftware muss bei der Inbetriebnahme verfügbar sein und sollte die nachfolgend genannten Materialien einschließen:
1. Handbuch für den Anwender.
2. Übungshandbücher.
3. Handbuch für den Systemadministrator.
4. Flussdiagramme der Systemfunktionen.
5. Programmbeschreibungen.
6. Dateibeschreibungen.
7. Quellcode.

E. Kontinuierliche Unterstützungsfunktionen. Die nachfolgend genannten Hilfen werden benötigt:
1. Software: Telefonberatung und Problemlösung sollte an sieben Tagen pro Woche rund um die Uhr möglich sein.
2. Hardware: Telefonberatung und Problemlösung sollten an sieben Tagen pro Woche rund um die Uhr möglich sein.
3. Systemerweiterungen und Systemverbesserungen
   a) Neue Systemversionen sollten online verteilt werden oder können auf geeigneten Medien geliefert werden.
   b) Das System sollte Kodeverbesserungen automatisch übernehmen.
4. Systemleistung: Der Anbieter wird regelmäßig die Systemleistung prüfen und entscheiden, ob das System noch akzeptable Leistungsparameter aufweist.

5. **Anwendergruppen:** Der Anbieter sollte Anwendergruppen einrichten oder bereits eingerichtet haben, die sich zu einem regelmäßigen Erfahrungsaustausch treffen.
6. **Beratung:** Der Anbieter sollte über Systemanalytiker verfügen, die das Personal des {Name des Unternehmens} bezüglich Änderungen und Erweiterungen beraten, die zukünftige IT-Erfordernisse abdecken können.

Beziffern Sie die Kosten aller Schulungsleistungen in der Kostenübersicht dieser Ausschreibung.

F. Projektpersonal. Benennen Sie alle Mitarbeiter, die dem Projekt zugeordnet sind. Das {Name des Unternehmens} besitzt das Recht, ein oder mehrere Mitglieder des Projektteams abzulehnen. Fügen Sie einen entsprechenden Passus in Ihre Unterstützungsvereinbarungen ein, der eine solche Ablehnung möglich macht.

G. Erfahrung und Referenzen. Bitte geben Sie uns folgende Informationen:
1. Benennen Sie von {Name des Unternehmens} geforderte Anwendungseigenschaften, die zumindest in einem ähnlich strukturierten Einsatzfeld installiert wurden und hinsichtlich der Zielgruppe und der Installation denjenigen von {Name des Unnehmens} entsprechen.
2. Nennen Sie vergleichbare Einrichtungen, die Ihr Haus mit einem System versorgt hat.
3. Nennen Sie auch das Datum der Systeminbetriebnahme und eine Kontaktperson innerhalb der Organisationen.
4. Nennen Sie die Gesamtzahl aller Organisationen, die das empfohlene System nutzen.
5. Benennen Sie mindestens drei Referenzinstallationen, die wir kontaktieren können.
6. Listen Sie die installierten Programme auf und nennen Sie das Implementationsstadium.
7. Nennen Sie uns Ansprechpartner in den EDV-Abteilungen dieser Organisationen.

H. Dienstleistungen für den Notfall/Katastrophenfall. Bitte geben Sie uns folgende Informationen:
1. Welche Hilfen werden dem Kunden im Notfall geboten?
2. Spezifizieren Sie den Zeitbedarf für Ersatzlieferungen.
3. Welche Hilfen durch externe DV-Zentren sind möglich?

VII. Anforderungen an Gebäude und Räumlichkeiten

Beschreiben Sie alle wichtigen Anforderungen an Gebäude und Räumlichkeiten, die für die empfohlene Konfiguration bedeutsam sind.

VIII. Zeitrahmen der Implementation

A. Stellen Sie uns eine Zeittafel für den Implementationsablauf zur Verfügung.
B. In welcher Reihenfolge werden die Anwendungsprogramme installiert?
C. Schätzen Sie die benötigte Installationszeit für jedes Anwendungsprogramm und beziffern Sie Ihre jeweilige Hilfeleistung auf Tagesbasis.

IX. Standardvertrag

Stellen Sie uns ein Exemplar Ihres Standardvertrags zur Verfügung.

X. Kosten

A. Spezifizieren Sie alle Kosten anhand der Kostenübersicht im Ausschreibungsanhang.
B. Alle einmaligen Kosten (Lizenzgebühren) müssen einen Zeitraum von mindestens fünf Jahren abdecken.
C. Welche Auswirkungen auf Ihre Preisgestaltung hat es, wenn unser Mutterhaus das System auch in seinen anderen Tochterhäusern einsetzen möchte?

XI. Beantwortung des Fragebogens zur Systemleistung

Der letzte Abschnitt der Ausschreibung fragt nach den Leistungen des {Name des Systems}. Dieser Abschnitt gliedert sich in verschiedene Leistungskategorien. Hier werden vom {Name des Unternehmens} die Einzelanforderungen aufgelistet. Beantworten Sie die Fragen wie folgt:
A. Kreuzen Sie an, ob Ihr System einer Einzelanforderung entspricht oder nicht:
   1. Antworten Sie mit „Ja", wenn die aktuelle Systemversion der Anforderung entspricht.
   2. Antworten Sie mit „Optional", wenn die Software angepasst werden kann.
   3. Antworten Sie mit „Nein", wenn die Software nicht angepasst werden kann.
B. Beantworten Sie jede Fragenkategorie.
C. Wenn Sie mit „Optional" antworten, so geben Sie den geschätzten Zeit- und Kostenaufwand in der Zeittafel an.
D. Wo nötig, erläutern Sie bitte, wie das System eine geforderte Leistung erbringt. Wenn in der Ausschreibung nach einem Anbieterkommentar hinsichtlich einer besonderen Leistungseigenschaft gefragt wird, so antworten Sie bitte detailliert.
E. Ihre Antworten auf die Leistungsanforderungen müssen der vorgegebenen Form folgen. Wenn auf eine Frage ausführlich geantwortet werden muss, so verwenden Sie ein Einlegeblatt im Anschluss an den entsprechenden Abschnitt.
F. Ein Angestellter Ihres Hauses muss eine Erklärung unterzeichnen, die in etwa den nachfolgend wiedergegebenen Inhalt hat. Benutzen Sie Ihr Firmenpapier.

Anbietererklärung

Ihre Antworten auf die Fragen zur Systemleistung werden zum Bestandteil des Kaufvertrags.

Die Angaben in diesem Angebot sind korrekt. Sie beruhen auf den Eigenschaften unseres Systems:

Version   Anwendung

Unterschrift   Datum

Titel/Funktion

Zusammenstellung der Kosten

Einmalige Kosten

Leistung/Artikel	Menge	Kosten
Softwaremodule		
Hardware (spezifizieren)		
Netzwerkausrüstung (spezifizieren)		
Verbrauchsmaterialien		
Schulungen		
Dokumentation		
Transport		
Installation/Konversion		
Schnittstellen		
Reisekosten und Unterkunft		
Änderungen auf Wunsch		
Andere (spezifizieren)		

Monatliche Kosten

Leistung/Artikel	Menge	Kosten
Hardwarewartung		
Softwarepflege		
Kommunikation		
Verbrauchsmaterialien		
Andere (spezifizieren)		

Anmerkung. Benutzen Sie diese Kategorien für Ihr Angebot. Sollten mehrere Kostenfaktoren innerhalb einer Kategorie zusammengefasst sein, so schlüsseln Sie die Einzelkosten bitte auf.

Fragebogen zur Systemleistung

Lfd. Nr.	Leistungsanforderung	Ja	Nein	Optional
1.1	Patientenaufnahmemodul mit elektronischer Krankenakte für die Aufnahmeanamnese und die klinische Erstuntersuchung, für jeden Patientenkontakt; Qualitätssicherungsfragebogen mit der Möglichkeit für individuelle Fallnotizen.			
1.2	Patientenaufnahmemodul mit Standardfragebogen und anpassbaren Fragebögen; mit der Möglichkeit der quantitativen Auswertung aller Aufnahmefragen.			
1.3	Patientenaufnahmemodul mit der Fähigkeit, alle Fragen in Dokumentationsdaten zu überführen, die wiederum für Berichtszwecke abrufbar sein müssen.			
1.4	Patientenaufnahmemodul mit Notizzettelfunktion (mehrsprachig).			
1.5	Patientenaufnahmemodul mit Speicherung der kompletten Befundung als Teil der Krankenakte.			
2.1	Terminplanmodul für jeden Patientenkontakt und für die Pflegekraft mit der Möglichkeit, Nachrichten, Termine und Aufgaben zu hinterlegen.			
2.2	Terminplanmodul mit der Fähigkeit, Termininformationen an andere Pflegemitarbeiter des Hauses weiterzuleiten.			
2.3	Terminplanmodul mit der Fähigkeit, Termine in einer Rangreihe anzuordnen.			
2.4	Terminplanmodul mit der Fähigkeit, Aufzeichnungen oder Ereignisse mit einer Terminplankategorie zu verknüpfen.			
2.5	Terminplanmodul mit der Fähigkeit, die Einträge nach Fall abzurufen.			
2.6	Terminplanmodul mit der Fähigkeit, die Einträge nach Pflegekraft sortiert abzurufen.			
2.7	Terminplanmodul mit Eintragsfähigkeit nach Tag, Woche oder Monat.			

Fragebogen zur Systemleistung

Lfd. Nr.	Leistungsanforderung	Ja	Nein	Optional
2.8	Terminplanmodul mit der Fähigkeit, Einträge nach Eingabebildschirm abzurufen.			
2.9	Terminplanmodul mit der Fähigkeit, nach Untersuchungsberichten zu suchen.			
2.10	Terminplanmodul mit der Fähigkeit, gleichlautende Mehrfacheinträge in einem Arbeitsgang einzutragen (bei Wochenberichten über einen Zeitraum von sechs Wochen).			
3.1	Möglichkeit für individuelle Einstellungen pro Patient hinsichtlich einer anpassbaren Kodierung für Nachrichten, Termine und Erledigungen.			
3.2	Möglichkeit für individuelle Einstellungen pro Patient hinsichtlich der Fähigkeit, Terminplaninformationen an andere Pflegekräfte weiterzuleiten und Informatinsauszüge in das System des Mutterhauses einzuspielen.			
4.1	Einstellungen pro Geschäftspartner für ein eigenes Verzeichnis der einweisenden Institutionen			
5.1	Rechnungsmodul muss flexibel und umfassend sein.			
5.2	Rechnungsmodul muss die vollständige Kontoführung erlauben oder mit dem Rechnernetz des Mutterhauses kommunizieren können.			
5.3	Rechnungsmodul muss den Zeitrahmen für das Berichtswesen kontrollieren können.			
5.4	Rechnungsmodul muss Gebührenordnungen, Tarif- und Pflegesatzlisten im Zugriff haben.			
5.5	Rechnungsmodul muss Zeitzettel erzeugen können, auf denen die Benutzerzeiten und die Aktivitäten pro Nutzer festgehalten werden.			
5.6	Rechnungsmodul muss Rechnungen unter Berücksichtigung prozentualer Einsparungen erstellen können.			

Lfd. Nr.	Leistungsanforderung	Ja	Nein	Optional
5.7	Rechnungsmodul muss auf Basis von Ratenzahlungen abrechnen können.			
5.8	Rechnungsmodul muss die folgenden Abrechnungsarten gestatten: Leistungen pro Stunde, pro Leistung, Sondertarife.			
5.9	Rechnungsmodul muss Rechnungen an besondere Gegebenheiten anpassen können.			
5.10	Rechnungsmodul muss Daten in das Hauptbuch exportieren können oder Datenauszüge zur Abrechnung an das Mutterhaus weiterleiten.			
6.1	Pflegeplanmodul muss allgemeine Pflegepläne erzeugen, speichern und an individuelle Bedürfnisse anpassen können.			
6.2	Pflegeplanmodul muss Autorisierungsfunktionen für die Vorzertifizierung bereitstellen (wichtig für managed-care-Verträge).			
6.3	Pflegeplanmodul muss neue Pflegepläne generieren können.			
6.4	Pflegeplanmodul muss Informationen zur potenziellen Kostenersparnis erstellen (Behandlungsarten, Anzahl der Behandlungen, Datum der Behandlungen, Behandlungskosten).			
6.5	Pflegeplanmodul muss Behandlungskosten vergleichen und einander gegenüberstellen können, um aktuelle Kostenberichte zu ermöglichen.			
6.6	Pflegeplanmodul muss Rechnungen unter Berücksichtigung prozentualer Einsparungen erstellen können.			
7.1	Dokumentenmanagementmodul muss aus dem Fall abgeleitete Standardbriefe für Verlegungen und Versicherungen erzeugen können.			

Lfd. Nr.	Leistungsanforderung	Ja	Nein	Optional
7.2	Dokumentenmanagementmodul muss Fallinformationen direkt in das Dokument einbinden können.			
7.3	Dokumentenmanagementmodul muss alle Dokumente an den Drucker senden können.			
7.4	Dokumentenmanagementmodul muss das Datum und den Namen jedes erzeugten Dokumentes verwalten und in einem eigenen Dokumentenverzeichnis vorrätighalten können.			
7.5	Dokumentenmanagementmodul muss alle Formatierungsoptionen unter Word oder einem anderen Textverarbeitungsprogramm besitzen, das im Netzwerk lauffähig ist.			
7.6	Dokumentenmanagementmodul muss Multimediadateien in eine Krankenakte importieren können (d.h.: Abbildungen, Audiodaten).			
7.7	Dokumentenmanagementmodul muss innerhalb seiner Programmumgebung Multimediadateien abspielen können.			
8.1	Berichtsmodul muss Berichte anhand von Notizen erstellen können.			
8.2	Berichtsmodul muss Berichte anhand der Einträge im Terminplan erzeugen können.			
8.3	Berichtsmodul muss Finanzberichte erzeugen können.			
8.4	Berichtsmodul muss zusammenfassende Fallbeschreibungen erzeugen können.			
8.5	Berichtsmodul muss an den Einzelfall angepasste Berichte erzeugen können.			
8.6	Berichtsmodul muss Ergebnisberichte auf Basis von Daten erstellen können, die in eine vorkonfigurierte Schablone eingegeben wurden.			

Folgende Anhänge sind beizufügen:
- Erklärung über die allgemeine Aufgabensetzung der Organisation
- Erklärung über die von der Organisation verfolgten Ziele
- Auflistung der kritischen Erfolgsfaktoren

Arbeitsblatt zur Planung und Organisation des Projekts

Aufgabe/Ziel	Verantwortliche Person(en)	Fertigstellungsdatum
I. Einschätzende Beurteilung		
Ortsbesichtigung		
Bewertung der schriftlichen Dokumentation		
Evaluation des vorhandenen EDV-Systems: 1. Alter 2. Verfügbarkeit 3. Grad der Abschreibung 4. Bedarf an Upgrades (inklusive von Hard- und Software)		
Grobe Bedarfs- und Kostenschätzung: 1. Mitarbeiter 2. Zeit 3. Räumlichkeiten 4. Geräte		
Zu erbringende Leistungen: a. Bedarfsanalyse		
II. Planung		
Auswahl des Entwicklungsteams: 1. Projektmanager 2. Vertretung der Pflege 3. Ärztlicher Mitarbeiter 4. Informatiker (Fachrichtung Gesundheitswesen) 5. Andere aufzunehmende Mitglieder		
Arbeitstreffen des Teams zur Diskussion von: Organisationsstruktur, Zuständigkeiten, Aufgabenverteilung und Planung		
Zeitplan für die Arbeitstreffen des Teams		
Definition des Abnahmeprozesses erledigter Aufgaben		
Projektdefiniton		
Problemdefinitionen		
Definition der strategischen und operativen Ziele		
Einschätzung des Arbeitsspektrums		
Bestimmen der noch benötigten Informationen		
Zu erbringende Leistungen: 1. Schriftlich vorgelegte Skizzen des Projektes, der Ziele und des Umfangs 2. Fertigstellungstermine für die Einzelaufgaben		
Definition spezifischer Zuständigkeiten für die Mitglieder des Projektteams		

Arbeitsblatt zur Planung und Organisation des Projekts

Aufgabe/Ziel	Verantwortliche Person(en)	Fertigstellungsdatum
III. Systemanalyse		
Spezifikation der Benutzeranforderungen: 1. Eingaben 2. Ausgaben 3. Edits		
Identifikation des Systemnutzens		
Zu erbringende Leistungen: 1. Modell und Rahmengerüst 2. Diagramm der Arbeitsabläufe 3. Datenflussplan 4. Gebäudeplan 5. Architektur unter Berücksichtigung der räumlichen Verhältnisse 6. Empfohlene Systemtopologie		
Schriftliche Programmspezifikation: 1. Mitarbeiter 2. Zeitrahmen 3. Kosten und Budget 4. Räumlichkeiten und Geräteausstattung 5. Datenverarbeitung und Datenausgabe 6. Hinweise zur Bedienung 7. Benutzerschnittstelle 8. Validierungsplan für das System		
IV. Konzept zur Implementation		
Entwurf für die Dateneingabe		
Vorläufige Prozeduren in dem System		
Entwurf für die Datenausgabe		
Entwurf der Systemsteuerung		
Anwenderdokumentation		
Funktionsbaumdiagramm		
Zu erbringende Leistungen: 1. Definition der Datenelemente 2. Festlegung der Bildschirmmasken 3. Definition der Dateistrukturen 4. Auswahl von Dateistrukturen und Programmiersprachen		

Aufgabe/Ziel	Verantwortliche Person(en)	Fertigstellungs-datum
V. Entwicklungsphase		
Formulierung des Ausschreibungstextes		
Bewertung der Angebote		
Aushandeln eines Vertrages		
Entwicklung der Daten für den Systemtest		
Planung des Zeitpunktes für den Systemtest		
Durchführung eines kompletten Arbeitsdurchgangs mit Hilfe des Systems		
Zu erbringende Leistungen: 1. Ausschreibung 2. Vertrag 3. Plan zum Systemtest 4. Ausgefüllte Bewertungsbögen für den Systemtest		

Vorgehen beim Ortstermin

Fragen und Beobachtungen	D Datum	N N/A	Kommentare
Allgemeine Beobachtungen			
1. Beobachten Sie die automatisierten und die manuellen Arbeitsprozesse. Prüfen Sie, warum und ob die manuellen Arbeitsschritte nötig sind.			
2. Beobachten Sie das Spektrum der Transaktionen. In welchem Ausmaß werden welche Eingaben gemacht? Und zwar mit Hilfe von: Lichtgriffel _____ Tastatur _____ Maus _____ Trackball _____ Gleitpunkt _____ Trackpunkt _____ Barcodeleser _____ Berührungsempfindlicher Monitor _____ Mobiles Endgerät _____ Spracheingabe _____			
3. Bewerten Sie das System anhand der Angaben der derzeitigen Benutzer (siehe hierzu: Fragebogen zur Nutzenbestimmung/Anwenderprofil).			
4. Fragen Sie nach dem Zeitraum des Betriebs der Datenbank. Welche Informationen werden in der Datenbank abgelegt?			
5. Fragen Sie nach den Personen in der Abteilung, die als Mitglieder des Projektteams an der Systemauswahl und Implementation teilnahmen.			
6. Fragen Sie nach den Details der Implementationsstrategie und den organisatorischen Strukturen.			
7. Wie wählte die Einrichtung den Systemlieferanten aus? Welche Auswahlgründe waren maßgebend?			
8. Welche Ziele verfolgten die Einrichtung und ihre Abteilungen mit der Systeminstallation? Konnten diese Ziele erreicht werden?			
9. Erkundigen Sie sich nach der Expertise der Mitarbeiter des Systemlieferanten. Zählten zum Projektteam Angehörige der Gesundheitsberufe?			
10. Fragen Sie nach aktuellen und geplanten Computerprojekten in dem betroffenen Anwendungsgebiet. Sollen neue EDV-Produkte über Schnittstellen angesprochen oder in das vorhandene System integriert werden?			

Fragen und Beobachtungen	D Datum	N N/A	Kommentare
11. Prüfen Sie alle Arten der vom System erzeugten Berichte, Dokumente und Formulare. Wie flexibel ist deren Entwurf und Inhalt? Wie leicht lassen sich Änderungen realisieren? Welche zusätzlichen Berichtsmöglichkeiten sähe die Einrichtung gerne umgesetzt?			
12. Prüfen Sie genau die Qualität der Bildschirmdarstellung, der Inhalte, des Layouts und der Tiefe und Breite der verfügbaren Informationen. Prüfen Sie auch die Benutzerfreundlichkeit.			
13. Welche Zeit benötigt das System für den Bildschirmmaskenwechsel? Wie lange dauert es, bis neue Daten eingegeben werden können?			
14. Auf welcher Hardware läuft das System? Wie hoch ist die mittlere Ausfallzeit? Geplant – ungeplant?			
15. Wieviele Computerarbeitsplätze sind an das System angeschlossen?			
16. Besitzt das System Hilfefunktionen und Assistenten für die grundlegende Benutzung des Systems oder für Systemberichte?			
17. Unterhält der Systemlieferant aktive Anwendergruppen? Wie beurteilen die Anwendergruppen die Bereitschaft des Systemproduzenten, auf Änderungswünsche einzugehen?			
Pflegeinformationssysteme			
1. Beobachten Sie den Anwender bei seiner Arbeit mit: a) Pflegeplan b) Pflegearbeitsblatt c) Anamnesebogen d) Entlassungsplan für den individuellen Patienten e) Qualitätssicherungsformular f) Pflegeverlaufsdokumentation			
2. Erlaubt die Verlaufsplanung das Verwenden unterschiedlicher Methoden (z. B.: ABC, SOAP, Ausnahmeregeln)?			
3. Ist der Pflegeplan flexibel genug, um den Einsatz verschiedener Methoden zu erlauben (z. B.: diagnoseorientiert, problemorientiert usw.)?			
4. Beobachten Sie die nachfolgend genannten Systemleistungen: a) Verlaufsdokumentation der Endbenutzer b) Aktualisierung / Neufassung des Pflegeplans c) Eingabe von Pflegemaßnahmen d) Bestätigung pflegerischer und ärztlicher Anordnungen e) Eingabe / Aktualisierung der Patientenbeurteilung			

Fragen und Beobachtungen	D Datum	N N/A	Kommentare
5. Werden ärztliche Anweisungen in das System übernommen und sind sie ohne Dopplungen verfügbar in: a) Pflegeplan? b) Pflegearbeitsblatt? c) Beurteilungsbericht? d) Entlassungsbericht?			
6. Sehen Sie sich vom System generierte Forschungs- und Qualitätssicherungsberichte an.			
7. Sprechen Sie mit der Pflegedienstleitung und verschaffen sich Einblick in die administrativen Funktionen des Systems.			
Personalwesen			
1. Existiert ein Personalplanungsmodul im vorhandenen System?			
Dienst- und Einsatzplanmodul			
1. Existiert ein Dienst- und Einsatzplanmodul im vorhandenen System?			
Falls ein solches Modul existiert:			
2. Werden die vom Personal bevorzugten Dienstzeiten berücksichtigt?			
3. Achten Sie auf den Zeitrahmen für langfristige Planungen?			
4. Prüfen Sie, ob Personalplanungsmodul und Einsatzplanmodul über eine Schnittstelle interagieren können?			
Schnittstellen			
Allgemeine Beobachtungen:			
1. Mit welchen Systemen außerhalb des Hausnetzes kann das Abteilungssystem kommunizieren?			
2. In welchem Maß werden über Schnittstellen erreichbare Systeme angesprochen?			

Fragebogen zum Erstellen eines Anwenderprofils

Legen Sie den Fragebogen allen Anwendern vor, die Sie zum Thema „Systemanforderungen" befragen.

Name: _____
Dienstliche Funktion: _____
Tätigkeitsbeschreibung: _____

1. Besitzen Sie einen eigenen Computer? ❏ Ja ❏ Nein
   Falls ja, spezifizieren Sie das Modell: _____
2. Haben Sie Anwendungen unter DOS genutzt? ❏ Ja ❏ Nein
3. Haben Sie Anwendungen unter Windows genutzt? ❏ Ja ❏ Nein
4. Kennen Sie sich mit Netzwerken und Netzwerkanwendungen aus?
   ❏ Ja ❏ Nein
5. Nutzen Sie E-Mail-Funktionen? ❏ Ja ❏ Nein
6. Welche Eingabe- und Steuermedien haben Sie benutzt (Maus, Trackball, Gleitpunkt, Trackpunkt)? _____
7. Für welche Aufgaben haben Sie einen Computer am Arbeitsplatz genutzt?
   _____
8. Für welche Aufgaben haben Sie Ihren Computer zu Hause genutzt?
   _____
9. Welche der nachfolgend genannten Softwareanwendungen benutzen Sie? Bitte geben Sie die Nutzungsfrequenz pro Tag, den Einsatzzweck und den Markennamen der Software an (z. B.: Textverarbeitung, 3-mal/Tag, Word200x):

Anwendung	Häufigkeit/Tag	Grund	Name der Software
Textverarbeitung			
Datenbankmanagement			
Tabellenkalkulation			
Internet			
Präsentationsgraphik			
Andere (spezifizieren)			

10. Wie stufen Sie Ihre Fähigkeiten im Umgang mit Softwareanwendungen ein?
    Anfänger ❏ Durchschnitt ❏ Überdurchschnittlich ❏ Fortgeschritten ❏
11. Wie sicher fühlen Sie sich bei der Arbeit mit EDV-Basisanwendungen?
    unwohl ❏ unsicher ❏ mittelmäßig ❏ zufrieden ❏
12. Was würde Ihnen helfen, Ihre Unsicherheiten beim EDV-Einsatz zu überwinden?
    _____
13. Was gefällt Ihnen am gegenwärtig installierten System am besten?
    _____
14. Was gefällt Ihnen am gegenwärtig installierten System am wenigsten?
    _____

15. Halten Sie das gegenwärtig installierte System hinsichtlich Konzept und inhaltlicher Funktionen für flexibel?

16. Wenn Sie das System an Ihre persönlichen Wünsche anpassen könnten, was würden Sie ändern beziehungsweise hinzufügen?

17. Welche Bildschirmmasken können Sie empfehlen?

18. Haben Sie Änderungswünsche hinsichtlich der Gestaltung von Bildschirmmasken?

19. Haben Sie Änderungswünsche hinsichtlich der Tiefe und Breite der verfügbaren Informationen?

20. Wie kann die Arbeit mit den vorhandenen Bildschirmmasken verbessert werden?

- Modell, auf dem das System beruht
- Graphik der Arbeitsschritte und Arbeitsprozesse
- Datenflussdiagramm
- Gebäudeplan
- Orts- und Lageplan der Einrichtung
- Vorgeschlagene Systemtopologie
- Liste empfohlener Hardware
- Liste empfohlener Software
- Detaillierte Kosten-Nutzen-Analyse

Danksagung. Die Autorin dankt für Hilfen beim Erstellen des Ausschreibungsbeispiels: Victor Casamento, M.S., R.N.; Don Taber, B.S.N., R.N.; Terry Walsh, M.S., R.N.

Literatur

Ball M, Hannah K, Newbold S, Douglas J (1995) Nursing informatics: Where caring and technology meet, 2nd edn. Springer-Verlag, New York

Ball M, Simborg D, Albrigh J, Douglas J (1995) Healthcare information management information systems, 2nd edn. Springer-Verlag, New York

Casper M (1993) A non-traditional request for proposals. Healthcare Informatics January: 22, 24

Mills M, Romano C, Heller B (1966) Information management in nursing and health care. Springhouse, Pa., Springhouse

Nelson R, Anton B (1996) A format for surveying computer-related learning needs in health care settings. Computers in Nursing 14(3):150–155

Saba V, McCormick K (1996) Essentials of computers for nurses, 2nd edn. McGraw-Hill, New York

Staggers N, Repko (1996) Strategies for successful clinical information system selection. Computers in Nursing 14(3):146–147

Ward W (1994) Health care budgeting & financial management for non-financial managers. Auburn House, Westport, Conn

B: Adressen von Berufs- und Fachverbänden

Internationale Berufs- und Fachverbände

American Nurses Association
Council on Nursing Services
and Informatics
600 Maryland Avenue
Suite 100 West, SW
Washington, DC 20024–2571, USA
T: 001 202 651–7000
www.ana.org

IEEE Computer Society
1730 Massachusetts Avenue, NW
Washington, DC 20036, USA
T: 001 202 371–0101
www.iccad.com/ieee.html

American Medical Informatics
Association (AMIA)
Nursing Informatics Working Group
4915 St. Elmo's Avenue, Suite 302
Bethesda, MD 20814, USA
T: 001 301 657–1291
www.amia2.amia.org

International Medical Informatics
Association (IMIA)
Nursing Informatics Special Interest
Group
Ulla Gerdin, RN, Chair
Swedish Institute for Health
Services Development (SPRI)
Box 70487
Stockholm, Schweden
T: 0046 8 702 4600
www.imia.org

Canadian Organization for the
Advancement of Computers in Health
(COACH)
16460 Afield Road
Edmonton, Alberta
Suite 1200
TSP 4P4 Canada
T: 001 403 489–4553

National Institute of Nursing Research
31 Center Drive, Room 5B09
MSC 2178
Bethesda, MD 20892–2178, USA
http://www.nih.gov/ninr/

International Council fo Nurses
3, Place Jean Marteau
1201 Genève, Schweiz
T: 0041 (0) 22908 01 00
F: 0041 (0) 22908 01 01
icn@icn.ch

Nationale Berufs- und Fachverbände

ADS – Arbeitsgemeinschaft
Deutscher Schwesternverbände
und Pflegeorganisationen e. V.
Geschäftsstelle
Reinhäuser Landstr. 26
37083 Göttingen, Deutschland
Tel. 0049 (0) 551 50750 0
Fax 0049 (0) 551 50750 42
www.ADS-Pflege.de
Ads-Pflege@t-online.de

DBfK – Deutscher Berufsverband
für Pflegeberufe e. V.
Hauptstr. 392
65760 Eschborn, Deutschland
Tel. 0049 (0) 6173 650 86
Fax. 0049 (0) 6173 640913
www.dbfk.de
dbfk@dbfk.de

BA
Bundesgeschäftsstelle
Sadowastr. 60,
42115 Wuppertal, Deutschland
Tel. 0049 (0) 202 3703943
Fax. 0049 (0) 202 3703944

DBVA – Deutscher Berufsverband
für Altenpflege e. V.
Sonnenwall 15
47051 Duisburg, Deutschland
Tel. 0049 (0) 203 299427

BALK – Bundesausschuss
leitender Krankenpflegepersonen
Postfach 1446
65004 Wiesbaden, Deutschland
Tel 0049 (0) 611 59 79 40

DGF – Deutsche Gesellschaft
für Fachkrankenpflege e. V.
Hermann-Simon-Str. 7
33334 Gütersloh, Deutschland
Tel. 0049 (0) 5241 53 2203
Fax: 0049 (0) 5241 53 2205

BDH – Bundesverband für
Rehabilitation und
Interessensvertretung Behinderter
Eifelstraße 7
53115 Bonn, Deutschland
Tel. 0049 (0) 228 96984-0
Fax. 0049 (0) 228 96984-99
www.bdh-ev.de
Info@bdh.de

DKG – Deutsche
Krankenhausgesellschaft
Tersteegnstr. 9
40474 Düsseldorf, Deutschland
Tel. 0049 (0) 211 454730
Fax 0049 (0) 211 4547363
www.dkgev.de/
DKG.mail@dkgev.de

BFLK – Berufsfachvereinigung
Leitender Krankenpflegekräfte
in der Psychiatrie
Meckerstr. 15
52353 Düren, Deutschland
Tel. 0049 (0) 2421 402275
Fax 0049 (0) 2421 402277

DPV – Deutscher Pflegeverband e. V.
Mittelstraße 1
56564 Neuwied, Deutschland
www.dpv-online.de
deutscher_pflegeverband_dpv@
t-online.de

BKK – Berufsverband für Kinderkrankenschwestern und Kinderkrankenpfleger e. V.
Janusz-Korczak-Allee 12
30173 Hannover, Deutschland

DVP – Deutscher Verein
für Pflegeforschung
Bingertstr. 47
47057 Duisburg, Deutschland
Tel. 0049 (0) 203 356793

BKKÖ – Berufsverband
für Kinderkrankenpflege Österreich
Bastiengasse 22/14
1180 Wien, Österreich
Telefon (01) 470 22 33
Fax (01) 479 64 00
www.kinderkrankenpflege.at
office@kinderkrankenpflege.at

GMDS Deutsche Gesellschaft
für Medizinische Informatik, Biometrie
und Epidemiologie e. V.
Schedestrasse 9
53113 Bonn, Deutschland
Telefon : 0049 (0) 228-24 222 24
Telefax : 0049 (0) 228-36 826 47
www.gmds.de
gmds@dgn.de

GI – Gesellschaft für Informatik e. V.
Wissenschaftszentrum
Ahrstraße 45
53175 Bonn, Deutschland
Tel. 0049(0)228/302-145
Fax 0049(0)228/302-167
www.gi-ev.de
gs@gi-ev.de

Verband der Schwesternschaften
vom Deutschen Roten Kreuz e. V.
Friedrich-Ebert-Allee 71
53113 Bonn, Deutschland
Tel. 0049 (0) 228 400700

Österreichischer
Krankenpflegeverband
Mollgasse 3a
1180 Wien, Österreich
Tel. 0043 (0) 47863870

VPU – Verein der Pflegedirektorinnen
und Pflegedirektoren von Universitätskliniken in Deutschland c/o
Frau Ricarda Klein – Pflegedirektorin
Universitätsklinikum Hamburg
Eppendorf
Martinistraße 52
20246 Hamburg, Deutschland
Tel. 0049 (0) 40 42803 3850
Fax. 0049 (0) 40 42803 6881
www.vpu-online.de
r.klein@plexus.uke.uni-hamburg.de

SBK ASI – Schweizerischer
Berufsverband für die Krankenpflege
Choisystraße 1
3001 Bern, Schweiz
Tel. 0041 (0) 31 3883636
Fax 0041 (0) 31 3883635
www.sbk-asi.ch
sbk-asi@bluewin.ch

C: Ausgewählte Quellen zu Themen der Pflege und des Gesundheitswesens

Englischsprachige Quellen

American Journal of Nursing
555 West 57th Street
New York, NY 10019-2925
T: 001 212-582-8820

American Journal of Public Health
1015 15th Street, NW
Washington, DC 20005-2605
T: 001 202-789-5600

Computers in Nursing
University of Southern Maine
96 Falmouth Street
Portland, ME 04103-4899
T: 001 207-780-4568

Harvard Public Health Review
116 Huntington Avenue
Boston, MA 02115-592
T: 001 617-351-0150

Journal for Healthcare Quality
5700 Old Orchard Road, 1st Floor
Skokie, IL 60077-1036
T: 001 708-966-9392

Journal of Child and Adolescent
Psychiatric Nursing
1211 Locust Street
Philadelphia, PA 19107-5409
T: 001 215-545-7222

Journal of Community Health Nursing
10 Industrial Avenue
Mahwah, NJ 07430-2205
T: 001 201-236-9500

Journal of Nursing Education
6900 Grove Road
Thorofare, NJ 08086-9447
T: 001 609-848-1000

Journal of Nurse-Midwifery
655 Avenue of the Americas
New York, NY 10010-5017
T: 001 212-633-3876

Journal of Psychosocial Nursing
and Mental Health
6900 Grove Road
Thorofare, NJ 08086-9447
T: 001 609-848-1000

Journal of Continuing Education
in Nursing
6900 Grove Road
Thorofare, NJ 08086-9447
T: 001 609-848-1000

Journal of Gerontological Nursing
6900 Grove Road
Thorofare, NJ 08086-9447
T: 001 609-848-1000

Journal of Health, Politics, Policy
and Law
P. O. Box 9066
Durham, NC 27708-0660
T: 001 919-687-3636

Journal of Hospital Marketing
10 Alice Street
Binghamton, NY 13904-1503
T: 001 510-524-6144

Journal of Perinatal and Neonatal
Nursing
200 Orchard Ridge Drive, Suite 2000
Gaithersburg, MD 20878-1978
T: 001 301-417-7500

Journal of Nursing Care Quality
200 Orchard Ridge Drive, Suite 2000
Gaithersburg, MD 20878-1978
T: 001 301-417-7500

Journal of the New York State Nurses
Association
2113 Western Avenue
Guilderland, NY 12084-9559
T: 001 518-456-5371

Journal of School Nursing
92 South Highland Avenue
Ossining, NY 10562-5615
T: 001 914-762-6498

Journal of Trauma Nursing
1211 Locust Street
Philadelphia, PA 19107-5409
T: 001 215-545-7222

Journal on Quality Improvement
One Renaissance Boulevard
Villa Park, IL 60181-4294
T: 001 708-916-5453

Deutschsprachige Quellen

Altenpflegerin & Altenpfleger (DVBA)
Sonnenwall 15
47051 Duisburg, Deutschland
Tel. 0049 (0) 203-299427
Fax 0049 (0) 203-27468

Altenheim
Vincentz-Verlag
Postfach 62 47
30062 Hannover, Deutschland
Tel. 0049 (0) 511/9910000
Fax 0049 (0) 511-99098-29
neumann@vincentz.de

Altenpflege
Vincentz-Verlag
Postfach 62 47
30062 Hannover, Deutschland
Tel. 0049 (0) 511/9910000
Fax 0049 (0) 511-99098-29
Jenrich@vincentz.de

Brennpunkt Gesundheit
Zarrentiner Weg 17
23909 Ratzeburg, Deutschland
Tel. 0049 (0) 4541/898984
Fax 0049 (0) 4541/898985
brennpunkt@gewerkschaft-pflege.de

Care Konkret
Vincentz-Verlag
Postfach 62 47
30062 Hannover, Deutschland
Tel. 0049 (0) 511/9910000
Fax 0049 (0) 511-99098-29
neumann@vincentz.de

Das Krankenhaus
Tersteegenstraße 9
40474 Düsseldorf, Deutschland
Tel. 0049 (0) 211/4547-3150
Fax 0049 (0) 211/4547-361
dkg.mail@dkgev.de

Deutsche Hebammenzeitschrift
E. Staude-Verlag
Postfach 51 06 60
30636 Hannover, Deutschland
Tel. 0049 (0) 511-6510-03/-93
Fax 0049 (0) 511-651788
Elwin.Staude.Verlag@t-online.de

Die Diakonieschwester
CZV-Verlag
Glockenstraße 8
14163 Be5rlin, Deutschland
Tel. 0049 (0) 30-8099700
Fax 0049 (0) 30-8022452
Ev.Diakonieverein@t-online.de

Die Schwester – Der Pfleger
Bibliomed-Verlag GmbH
Postfach 1150
34201 Melsungen, Deutschland
Tel. 0049 (0) 5661/7344-0
Fax 0049 (0) 5661-8360
Markus.Boucsein@bibliomed.de

European Journal of Geriatrics
Vincentz-Verlag
Postfach 62 47
30062 Hannover, Deutschland
Tel. 0049 (0) 511/9910000
Fax 0049 (0) 511-99098-29
goepel@vincentz.de

Forum Sozialstation
Luisenstraße 56
53129 Bonn, Deutschland
Tel. 0049 (0) 228-264628
Fax 0049 (0) 228-264629
forum.sozialstation@t-online.de

f & w führen und wirtschaften
im Krankenhaus
Bibliomed-Verlag GmbH
Postfach 1150
34201 Melsungen, Deutschland
Tel. 0049 (0) 5661/7344-0
Fax 0049 (0) 5661-8360
Uta.Meurer@bibliomed.de

Geriatrie Journal
Vincentz-Verlag
Postfach 62 47,
30062 Hannover, Deutschland
Tel. 0049 (0) 511/9910000
Fax 0049 (0) 511-99098-29
goepel@vincentz.de

Gesundheit und Gesellschaft
KomPart Verlagsgesellschaft mbH
Postfach 200652
531360 Bonn, Deutschland
Tel. 0049 (0) 228/84900-10
Fax 0049 (0) 228/84900-20
w.mahlau@kompart.de

Häusliche Pflege
Vincentz-Verlag
Postfach 62 47
30062 Hannover, Deutschland
Tel. 0049 (0) 511/9910000
Fax 0049 (0) 511-99098-29
neumann@vincentz.de

Heilberufe
c/o Springer-Verlag
Verlag Urban Vogel
Heidelberger Platz 3
14197 Berlin, Deutschland
Tel. 0049 (0) 30/82787-384
Fax 0049 (0) 30/82787-392
heilberufe@t-online.de

Hochschulforum Pflege
Universität Witten/Herdecke
Institut für Pflegewissenschaft
Stockumer Straße 12
58453 Witten, Deutschland
Tel. 0049 (0) 2302-669-383
Fax 0049 (0) 02302-669-318
Hochschulforum-Pflege@uni-wh.de

Intensiv
Georg-Thieme-Verlag
Rüdigerstraße 14
70469 Stuttgart, Stuttgart
Tel. 0049 (0) 711/8931-0
Fax 0049 (0) 711/8931-422
manfred.marggraf@thieme.de

Kinderkrankenschwester
Lutherstraße 53-55
47805 Krefeld, Deutschland
Tel. 0049 (0) 2151/500081
Fax 0049 (0) 2151/500567
kinderkrankenschwester@t-online.de

Krankenhaustechnik
ecomed-Verlagsges. AG und KoKG
Justus-von-Liebig-Straße 1
86899 Landsberg/Lech, Deutschland
Tel. 0049 (0) 8191/125 0
Fax 0049 (0) 8191/125 492
h.floder@ecomed.de

Krankenhausumschau
Heiligenberger Straße 30
10318 Berlin, Deutschland
Tel. 0049 (0) 30-5081348
redaktion@baumann-fachzeitschrift.de

Krankenpflege
SBK Choisystraße 1
Postfach 81 24
3001 Bern, Schweiz
Tel. 0041 (0) 31/3883637
Fax 0041 (0) 31/3883635
redaktion.sbk@bluewin.ch

Krankenpflege Journal
Med-In-Form Verlagsgesellschaft
89257 Illertissen, Deutschland
Tel. 0049 (0) 7303-910030
Fax 0049 (0) 7303-5299
med-in-form@t-online.de

Management und Krankenhaus
GIT-Verlag
Rößler Straße 90
64289 Darmstadt, Deutschland
Tel. 0049 (0) 6151-8090-0
Fax 0049 (0) 6151-8090-183
m.nazarenus@gitverlag.com

Österreichische
Krankenpflegezeitschrift
Mollgasse 3a
A-1180 Wien
Tel. 0043 (0)1 4782710
Fax 0043 (0)1 47827109
vegkr@magnet.at oder oegkv@nextra.at

OP-Journal
Georg-Thieme-Verlag
Rüdigerstraße 14
70469 Stuttgart, Deutschland
Tel. 0049 (0) 711-8931-0
Fax 0049 (0) 711-8931-422
Petra.Bareis@Thieme.de

Pflege
Verlag Hans Huber AG
Länggass-Straße 76
3000 Bern 9, Schweiz
Tel. 0041 (0)31 300-4500
Fax 0041 (0)31-3004590
verlag@hanshuber.com

Pflegemagazin
Weg zum Poethen 48
59313 Herdecke, Deutschland
Tel. 0049 (0) 2330/8163
Fax 0049 (0) 2330/8163
Jfalk@t-online.de

Pflegezeitschrift
Verlag W. Kohlhammer GmbH
Postfach
70549 Stuttgart, Deutschland
Tel. 0049 (0) 711-7863-235
Fax 0049 (0) 711-7863-436
pflegezeitschrift@kohlhammer.de

Pflege & Gesellschaft
DV Pflegewissenschaft
Bürgerstraße 47
47057 Duisburg, Deutschland
Tel. 0049 (0) 203-35 67 93
Fax 0049 (0) 203-3634710
info@dv-pflegewissenschaft.de

Pflege- & Krankenhausrecht PKR
Bibliomed-Verlag GmbH
Postfach 1150
34201 Melsungen, Deutschland
Tel. 0049 (0) 5661/7344-0
Fax 0049 (0) 5661-8360
info@bibliomed.de

Pflege aktuell
Hauptstraße 392
65760 Eschborn, Deutschland
Tel. 0049 (0) 6173-604500
Fax 0049 (0) 6173-604599
dbfk@dbfk.de

Pflege intern
Verlag Irmgard Vollmer
Postfach 12 04 71
53046 Bonn, Deutschland
Tel. 0049 (0) 2 28-23 90 48 / 49
Fax: 0049 (0) 2 28-23 99 98
redaktionsbuero.vollmer@t-online.de

Pflegen ambulant
Bibliomed-Verlag GmbH
Postfach 1150
34201 Melsungen, Deutschland
Tel. 0049 (0) 5661/7344-0
Fax 0049 (0) 5661-8360
monika.gaier@bibliomed.de

Praxis Aktuell
CW Haarfeld GmbH
Postfach 10 15 62
45015 Essen, Deutschland
Tel. 0049 (0) 201/72095-0
Fax 0049 (0) 201/72095-88

PR-Internet für die Pflege
HpS-Medienverlag Hanspeter Stettler
Usterstraße 25
8617Mönchaltdorf, Schweiz
Tel. 0041 (0) 1 9480220
Fax 0041 (0) 948 0277
redaktion@hps.ch

Psychiatrische Pflege Heute
Georg-Thieme-Verlag
 Rüdigerstraße 14
70469 Stuttgart, Deutschland
Tel. 0049 (0) 711/8931-0
Fax 0049 (0) 711/8931-422
manfred.marggraf@thieme.de

Public Health Forum
c/o Medizinische Hochschule Hannover
Abt. Epidemiologie, Sozialmedizin und Gesundheitssystemforschung OE 5411
30623 Hannover, Deutschland
Tel. 0049 (0) 511-532-4452
Fax 0049 (0) 511-532-534

Zeitschrift für Gerontologie und Geriatrie
Dr. D. Steinkopff-Verlag
Postfach 100462
64204 Darmstadt, Deutschland
Tel. 0049 (0) 6151/82899-0
Fax 0049 (0) 6151/8299-40
tschech.stk@springer.de

Zeitschrift für Gerontopsychologie & -psychiatrie
Verlag Hans Huber AG
Länggass-Straße 76
3000 Bern 9 , Schweiz
Tel. 0041 (0)31 300-4500
Fax 0041 (0)31-3004590
verlag@hanshuber.com

Zeitschrift für Wundheilung
DGfW e. V.
Erlenbachstraße 19
89155 Erbach, Deutschland
Tel. 0049 (0) 7305/932255
Fax 0049 (0) 7305-932256
dgfw@dgfw.de

D: Datenbanken für Pflegekräfte

Amerikanische und internationale Datenbanken für Pflegekräfte[1]

AgeLine

1978-fortlaufend

AgeLine wurde von der Vereinigung amerikanischer Rentner (American Association of Retired Persons) eingerichtet. Die Datenbank bietet Literaturverweise und Originalzusammenfassungen von Materialien, die sich auf den Bereich Alter und mittleres Alter aus interdisziplinärer Perspektive konzentrieren. Abgedeckt werden die nachfolgend genannten Bereiche: Psychologie, Ökonomie, Soziologie, Gerontologie, Politik, Industrie, Gesundheit und Gesundheitsdienste und Verbraucherthemen. Die Dokumente aus den Bereichen Gesundheitswesen und Politik machen ungefähr 50 Prozent der Datenbank aus. (OVID, Dialog)

AIDSLINE

1980-fortlaufend

AIDSLINE (Aids Information Online) wird von der U. S. National Library of Medicine (U. S.-Nationalbibliothek für Medizin) aufgelegt und ist eine bibliographische Sammlung mit Schwerpunkten auf Forschung, klinischen Fragen und politischen Themen, soweit sie für AIDS (acquired immune deficiency syndrome) relevant sind. Die Datenbank beinhaltet Aufsätze aus mehr als 3.000 weltweit verbreiteten Journalen, Regierungsberichte, Nachrichten, technische Artikel, Arbeitsberichte, Monographien, Sonderpublikationen, Dissertationen, Bücher und audiovisuelle

---

[1] *Danksagung:* Beim Erstellen dieser Übersicht haben folgende Mitarbeiter der medizinischen Bibliothek der Universität von Calgary, Alberta, Kanada geholfen: John Cole, Leiter der Medizinbibliothek; Lorraine Toews, Leiterin der Abteilung für öffentliche Dienste; Denise Genereux, Bibliotheksassistentin.

Materialien. Die Informationen in AIDSLINE stammen aus den nachfolgend genannten Quellen: MEDLINE, CancerLit, Gesundheitsministerien, CATLINE, AVLINE, Arbeitspapiere von internationalen Aids-Konferenzen, Symposien zu Aids-Tier-Modellen, und relevante Zusammenfassungen der Jahresversammlungen der Amerikanischen Gesellschaft für Mikrobiologie (American Society of Microbiology). (OVID, Dialog, MEDLARS)

Alcohol and Alcohol Problems Science Database

1972-fortlaufend

Die wissenschaftliche Datenbank zum Thema Alkohol und Alkoholprobleme (ETOH) beinhaltet mehr als 92.000 bibliographische Verweise mit Zusammenfassungen von themenrelevanten wissenschaftlichen Dokumenten aus US-amerikanischen und internationalen Quellen. Die Datenbank wird von dem U. S. Forschungsinstitut für Gesundheit und dem U. S.-amerikanischen Institut zur Bekämpfung des Alkoholmissbrauchs (U. S. National Institutes of Health; National Institute on Alcohol Abuse and Alcoholism) gemeinsam aufgelegt. ETOH beschäftigt sich mit allen Aspekten der Alkoholismusforschung. Die abgedeckten Themenbereiche sind: Psychologie, Psychiatrie, Physiologie, Biochemie, Epidemiologie, Soziologie, Tierstudien, Behandlung und Prävention, Entwöhnungsprogramme für Arbeitnehmer, Alkohol am Steuer und politische Maßnahmen. (OVID)

Allied and Alternative Medicine

1985-fortlaufend

Diese Datenbank beschäftigt sich mit Fragen der Homöopathie und Alternativmedizin. Die Deskriptoren zur Suche der archivierten Dokumente basieren auf dem Suchthesaurus MeSH (Medical Subject Headings). Von Interesse sind die Inhalte der Datenbank für alle Personen, die mehr über Alternativen zur konventionellen Medizin wissen möchten, also beispielsweise für: Ärzte, Pflegekräfte, Heilberufe, Psychotherapeuten, Mitarbeiter in Gesundheitsbibliotheken, spezialisierte Ausbildungseinrichtungen, Selbsthilfegruppen, Mitarbeiter in der pharmazeutischen Industrie, aber auch Physio- und Ergotherapeuten mit konventioneller Arbeitsweise. Ungefähr 350 biomedizinische Zeitschriften werden regelmäßig verschlagwortet. Weitere relevante Aufsätze stammen aus anderen Journalen. Die Datenbank umfasst Quellen aus dem angloamerikanischen und aus dem europäischen Sprachraum; Zeitungen und Bücher werden gleichfalls indexiert. (Dialog)

BioethicsLine

1976-fortlaufend

Die Datenbank wird gemeinsam vom Kennedy Institut für ethische Fragen und von der U. S.-amerikanischen Nationalbibliothek für Medizin (Kennedy Institute of Ethics; U.S. National Library of Medicine) aufgelegt. BioethicsLine beinhaltet mehr als 47.000 englischsprachige Dokumente zur Bioethik. Die Einträge stammen aus folgenden Disziplinen: Medizin, Pflege, Biologie, Philosophie, Religion, Jura, Psychologie. Weiterhin finden sich ausgewählte Dokumente aus der Populärliteratur. Die Datenbank stützt sich auf folgende Quellen: Zeitschriften und Zeitungsartikel, Monographien, Gerichtsentscheidungen, Gesetze und Erlasse und audiovisuelle Materialien. Annähernd 100 Primärquellen und 40 Register und Datenbanken werden regelmäßig ausgewertet. (OVID, MEDLARS)

BIOSIS Previews®
1969-fortlaufend

BIOSIS Previews, von BIOSIS aufgelegt, ist die weltweit ausführlichste Datenbank für die Biowissenschaften. Die Datenbank deckt Original- und Übersichtsarbeiten in den Bereichen Biologie und Biomedizin ab. Die Inhalte umfassen traditionelle Bereiche der Biologie wie Botanik, Zoologie und Mikrobiologie, aber auch verwandte Bereiche wie Pflanzen- und Tierkunde, Landwirtschaft, Pharmakologie und Ökologie. Hinzu kommen interdisziplinäre Themenbereiche wie Biochemie, Biophysik und Bioengineering. Bald 7.000 Periodika werden regelmäßig ausgewertet. Darüber hinaus finden sich in der Datenbank Inhaltsangaben, Bücher (ab 1992 fortlaufend sogar einschlägige Software) und Konferenzberichte. Inhaltlich zusammengefasst werden die folgenden Materialien: Anmerkungen und Leserbriefe, technische Berichte, Besprechungen, US-amerikanische Patente von 1986 bis 1989, übersetzte Zeitschriftenartikel, Konferenzberichte ab 1980 fortlaufend, Bibliographien, terminologische und taxonomische Schlüsselbegriffe. (OVID, Dialog)

CancerLit
1983 fortlaufend

Die Datenbank wird vom US-amerikanischen Krebsforschungszentrum (U.S. National Cancer Institute) aufgelegt. CancerLit stellt eine bedeutende Quelle für bibliographische Informationen dar und behandelt alle Aspekte der Krebstherapie inklusive experimenteller und klinischer Behandlungsverfahren. Die weiteren thematischen Schwerpunkte sind: chemische, virale und andere krebserzeugende Stoffe; Mechanismen der Krebsentstehung; Biochemie, Immunologie und Physiologie der Krebserkrankung; Studien zur Mutagenität und zu Wachstumsfaktoren. Zum Teil stammen die Informationen in CancerLit aus der MEDLINE-Datenbank. Ungefähr 200 Schlüsselzeitschriften liefern einen hohen Prozentsatz der mehr als 750.000 Datenbankdokumente. Weiterhin werden folgende Materialien herangezogen: Regierungsamtliche Veröffentlichungen, Kongressberichte, Doktorarbeiten und ausgewählte Monographien. (OVID, Dialog, MEDLARS)

CA Search / CA Condensates (Chemiedatenbank)

Die Chemiedatenbanken CA Search (CHEM) und CA Condensates (CHEB) werden vom Literaturdienst für die Chemie (Chemical Abstracts Service) aufgelegt. Die Datenbanken bieten einen umfassenden und internationalen Überblick über alle Gebiete der Chemie. Zusätzlich zu den üblichen Suchkriterien kann Literatur zu chemischen Themen mit Hilfe eines eigenen Registers und mit Hilfe von Patentnummern gesucht werden. Der große Umfang der beiden Datenbanken macht sie nicht nur zu einem bedeutenden Hilfsmittel für Chemiker in Forschung und Labor. Auch Berufstätige und Studenten der Life Sciences profitieren von den Chemiedatenbanken. (OVID, Dialog)

Cumulative Index to Nursing and Allied Health Literature (CINAHL)

1982-fortlaufend

Das kumulative Register für Pflegeliteratur und Literatur aus den nichtärztlichen Heilberufen (CINAHL) wird von der CINAHL Information Systems aufgelegt. Die umfangreiche Datenbank berücksichtigt englischsprachige Fachzeitschriften für Pflege und pflegeverwandte Bereiche. CINAHL präsentiert Materialien aus mehr als 950 Zeitschriften. Es werden die nachfolgend genannten Themen abgedeckt: Kardiopulmonäre Technologie, Notfallmaßnahmen, Gesundheitserziehung, Medizin- und Labortechnik, medizinische Assistenz, medizinische Dokumentation, Behandlung von Berufskrankheiten, physikalische Therapie, Radiologietechnik, Atemtherapie, Sozialwissenschaften, Chirurgie und Themen für die Arzthelferin. Weiterhin werden berücksichtigt: Bücher zum Gesundheitswesen, Dissertationen zu Pflegethemen, ausgewählte Kongressberichte, Normen für die Berufspraxis und Ausbildungssoftware. Zeitschriften für die Bereiche Biomedizin, Psychologie, Management und Ausbildung werden selektiv ausgewertet. Die Datenbank besitzt zur Zeit mehr als 250.000 Einträge. (OVID)

Drug Information Full Text

Aktuelle Ausgabe

Die Pharmaziedatenbank wird von der amerikanischen Vereinigung der Apotheker im Gesundheitswesen (American Society of Health-System Pharmacists) aufgelegt. Sie enthält den vollständigen Text der bewertenden Monographien aus der AHFS-Medikamentendatenbank und das Handbuch injizierbarer Medikamente. Buchstäblich jedes in den USA erhältliche pharmazeutische Präparat ist in der Pharmaziedatenbank registriert. Auch frei verkäufliche Medikamente sowie in der Erprobung befindliche Präparate und Infusionslösungen sind gelistet. Zu den Medikamenten werden die folgenden Angaben gemacht: Wirkstoffkonzentration, Anwendung, chemische Stabilität, pH-Wert, Einnahmevorschriften, Verträglichkeit, chemische Zusammensetzung, Pharmakologie, Wechselwirkungen und Toxizität. Nutzer der Datenbank werden darauf hingewiesen, dass Entscheidungen hinsichtlich einer medikamentösen Therapie in die Verantwortlichkeit des Arztes fallen und dass die Datenbank ausschließlich Informationszwecken dient. Um die Wirkungsweise, das Einsatzgebiet und die Nebenwirkungen eines Medikaments zu verstehen, sollte die vollständige Beschreibung des Präparats gelesen werden. (OVID, Dialog)

Educational Resources Information Centre (ERIC)
1966-fortlaufend

Die Informationsdatenbank für Ausbildungsfragen (ERIC) wird vom U.S.-amerikanischen Bildungsministerium aufgelegt. Als nationale Literaturdatenbank werden mehr als 775 einschlägige Periodika indexiert. ERIC ist die bedeutendste Referenzquelle für Materialien zum Thema Ausbildung. Die Datenbank wendet sich an Lehrer, Verwaltungsbeamte und alle anderen Mitarbeiter in Bildungsberufen. ERIC kombiniert Informationen aus zwei gedruckt vorliegenden Quellen: Ressourcen für die Ausbildung (Resources in Education / RIE) und das aktuelle Zeitschriftenverzeichnis für Ausbildungsthemen (Current Index to Journals in Education / CIJE). In der Datenbank finden sich zur Zeit mehr als 879.000 Einträge. (OVID, Dialog)

EMBASE
1974-fortlaufend

Die Excerpta Medica Datenbank (EMBASE) wird vom Elsevier-Wissenschaftsverlag aufgelegt. Als eine der großen biomedizinischen und pharmazeutischen Datenbanken indexiert sie mehr als 3.500 internationale Periodika zu folgenden Themengebieten: Medikamentenforschung, Pharmakologie, Pharmazie, Toxikologie, klinische und experimentelle Humanmedizin, Gesundheitspolitik und Gesundheitsmanagement, Public Health, Berufskrankheiten, Umweltmedizin, Drogenabhängigkeit und Missbrauch, Psychiatrie, Gerichtsmedizin und biomedizinische Technik. Selektiv werden die folgenden Themen abgedeckt: Pflege, Zahnheilkunde, Veterinärmedizin, Psychologie und Homöopathie. Aufgrund ihrer Aktualität und Verzeichnistiefe zählt EMBASE zu den meistgenutzten biomedizinischen und pharmazeutischen Datenbanken. Regelmäßige und zahlreiche Neueinträge machen die aktuellsten medizinischen und pharmakologischen Entwicklungen zugänglich. Die Datenbank verfügt zur Zeit über mehr als 6 Millionen Einträge. Mehr als 375.000 Zitate und Zusammenfassungen kommen jährlich hinzu. Auch die EMBASE-Psychiatrie- und die EMBASE-Medikamenten- und Pharmakologie-Datenbank lassen sich über Ovid Technologies, Inc. aufrufen. (OVID, Dialog)

HealthSTAR
1975-fortlaufend

HealthSTAR liefert Verweise auf die veröffentlichte Literatur zu folgenden Themen: Gesundheitsdienste, Technologie, Verwaltung und Forschung. Die Datenbank konzentriert sich auf klinische und nicht-klinische Aspekte der Gesundheitsversorgung. Es finden sich folgende Themen: Bewertung des Therapieerfolgs; Wirksamkeit von Maßnahmen, Programmen, Produkten und Dienstleistungen; Verwaltung und Planung von Gesundheitseinrichtungen, Dienstleistungen und Personal; Krankenversicherung; Gesundheitspolitik; Gesundheitsforschung; Gesundheitsökonomie und Finanzmangement; Gesetze und Vorschriften; Personalverwaltung; Qualitätssicherung; Lizensierung und Zulassung. HealthSTAR wird von der medizinischen Nationalbibliothek der USA (U. S. National Library of Medicine) und der amerikanischen Krankenhausgesellschaft (American Hospital Association) gemeinsam aufgelegt. Die Datenbank umfasst Zitate und Zusammenfassungen von Zeitschriftenartikeln, Monographien, technischen Berichten, Kongressveröffentlichungen, Buchkapiteln, Regierungsdokumenten und Zeitungsartikeln ab 1975 fortlaufend. Die Verweise sind nach den Themenrubriken des Suchregisters der amerikanischen medizinischen Nationalbibliothek indexiert, so dass Kompatibilität mit den anderen Datenbanken der Nationalbibliothek besteht. Die Informationen in HealthSTAR stammen aus den folgenden Quellen: MEDLINE, CATLINE, Hospital Literature Index und ausgewählte Zeitschriften. Weitere Einträge, die nur für diese Datenbank erstellt wurden, erscheinen nicht in anderen Datenbanken der medizinischen Nationalbibliothek. HealthSTAR ersetzt die Vorläuferdatenbank Health Planning and Administration (HEALTH). (OVID, HealthSTAR)

International Pharmaceutical Abstracts

1970-fortlaufend

Die Pharmaziedatenbank IPAB wird von der U. S.-amerikanischen Vereinigung der Apotheker im Gesundheitswesen (American Society of Health-System Pharmacists) aufgelegt. Sie gestattet einen Einblick in die weltweite Entwicklung der Pharmakologie und wertet die gesundheitsbezogene Literatur aus. Die umfangreichen bibliographischen Verweise sind für folgende Berufsgruppen interessant: Wissenschaftler, Bibliothekare und Medizinberufe. Folgende Inhalte werden berücksichtigt: Medikamentöse Therapie, Toxizität, angewandte Pharmazie, Gesetzgebung, Technologie, Anwendung, Biopharmazie, Informationsverarbeitung, Ausbildung, Ökonomie und Ethik, soweit sie die pharmazeutische Wissenschaft und Praxis betrifft. Die Datenbank verfügt zur Zeit über mehr als 246.000 Einträge. (OVID, Dialog)

Life Sciences Collection

1982-fortlaufend

Die Datenbank beinhaltet bibliographische Zitate aus der aktuellen weltweiten Forschungsliteratur zu folgenden Themen: Biologie, Medizin, Biochemie, Biotechnologie, Ökologie, Mikrobiologie und einige Aspekte aus Agrarwissenschaften und Veterinärmedizin. Sie wird von Cambridge Scientific Abstracts aufgelegt und berücksichtigt mehr als 20 Abstract-Journale. Zu mehr als 90 Prozent der Dokumente finden sich informative Zusammenfassungen. Die entsprechenden Abstract-Journale sind:

Animal Behaviour Abstracts	Verhaltensbiologie
Biochemistry Abstracts	Biochemie
Biotechnology Research Abstracts	Biotechnologische Forschung
Calcified Tissue Abstracts	Knochengewebe
Chemoreception Abstracts	Chemorezeption
Ecology Abstracts	Ökologie
Entomology Abstracts	Insektenkunde
Genetics Abstracts	Genetik
Virology and AIDS Abstracts	Virologie und AIDS
Human Genome Abstracts	Humanes Genom
Immunology Abstracts	Immunologie
Marine Biotechnology Abstracts	Meeresbiologie
Microbiology Abstracts	Mikrobiologie
CSA Neurosciences Abstracts	Neurowissenschaften
Oncology Abstracts	Onkologie
Toxicology Abstracts	Toxikologie

MEDLINE

1966-fortlaufend

MEDLINE wird von der amerikanischen Nationalbibliothek für Medizin (U. S. National Library of Medicine) aufgelegt. Die Datenbank gilt als die führende Quelle bibliographischer Zitate aus der biomedizinischen Literatur. MEDLINE erschließt Informationen aus dem Index Medicus, dem Index für Dental Literature und International Nursing. Weiterhin werden andere Quellen zu den Themengebieten Kommunikationsstörungen, Bevölkerungsbiologie und Reproduktionsbiologie berücksichtigt. Es sind mehr als 8,5 Millionen Einträge aus mehr als 3.600 Zeitschriften indexiert. (OVID, Dialog, MEDLARS)

Mental Health Abstracts

1967-fortlaufend

Die Datenbank erschließt Informationen zum Generalthema geistige Gesundheit. 1.200 Zeitschriften aus 41 Ländern und in 21 Sprachen bilden die Grundlage der Datenbank. Indexiert werden weiterhin: Bücher, Monographien, technische Berichte, Konferenzberichte und Symposien. Selbst Literatur aus dem Fernen Osten und Nonprint-Medien werden berücksichtigt. Eine der Datenbank entsprechende gedruckte Veröffentlichung existiert nicht. Es gibt jedoch Publikationen, die einige der Online-Dokumente enthalten. Hierzu gehören: Psychopharmacology Abstracts und nur ein einziges Mal aufgelegte Publikationen wie: Abstracts of the Standard Edition of Freud, Abstracts of the Psychoanalytic Study of the Child,

Woman and Mental Health, Bibliography on Racism. Die Mental Health Abstracts erschließen ungefähr 1.500 Primärquellen internationaler Herkunft. Hierunter fallen Zeitschriften, technische Berichte, Monographien, Dissertationen, Konferenzberichte, Berichte von Stipendiaten und ungedruckte Materialien. Eine gedruckte Entsprechung zur Datenbank existiert nicht. (Dialog)

Occupational Safety and Health (NIOSH)
1973-fortlaufend

Die Datenbank zur Sicherheit und Gesundheit im Beruf wird von dem Clearinghouse for Occupational Safety and Health, einer Abteilung des entsprechenden Nationalinstituts (National Institute for Occupational Safety and Health) aufgelegt. NIOSH indexiert mehr als 400 Zeitschriften und mehr als 70.000 Monographien und technische Berichte. Die Datenbank berücksichtigt alle Aspekte beruflicher Sicherheit und Gesundheit und beinhaltet auch Themen wie Toxikologie, Sicherheit am Arbeitsplatz und gesundheitsgefährdende Stoffe. Die regelmäßig ausgewerteten Quellen der Datenbank umfassen ungefähr 159 englischsprachige Technikjournale, die die Mehrzahl der Einträge liefern. Diese Quellen werden ergänzt um Zusammenfassungen aller NIOSH-Publikationen und um ausgewählte Aufsätze aus anderen Zeitschriften, die zu Fragen beruflicher Sicherheit und Gesundheit Stellung nehmen. Eine gedruckte Entsprechung zur NIOSH-Datenbank gibt es nicht. (Dialog)

POPLINE (POPulation information onLINE)
1970-fortlaufend

Die Datenbank POPLINE deckt die folgenden Themengebiete ab: Bevölkerungsfragen, Familienplanung und zugehörige Gesundheitsaspekte einschließlich von Fragen zu Techniken und Programmen der Familienplanung, Fertilität, Bevölkerungspolitik. Ergänzend berücksichtigt POPLINE entwicklungspolitische Fragen wie Demographie, AIDS und andere sexuell übertragbare Krankheiten, Erkrankungen von Mutter und Kind, Vermittlung primärer Gesundheitserziehung, ökologisch verträgliche Bevölkerungspolitik. Die Datenbank wird im Rahmen des Population Information Program an der Johns Hopkins School of Public Health aufgelegt. Finanziert wird POPLINE vorrangig von der U.S.-amerikanischen Agentur für internationale Entwicklung (United States Agency of International Development). Ausgewertet werden hauptsächlich englischsprachige Titel mit internationaler Perspektive; gelistet sind Publikationen ab 1970 bis heute. Ausgewählte Zitate datieren bis in das Jahr 1886. (MEDLARS)

PsycINFO

1967-fortlaufend

Die Datenbank PsycINFO wird von der amerikanischen psychologischen Gesellschaft (American Psychological Association) aufgelegt. Sie erschließt die berufsbezogene und die akademische Literatur zur Psychologie und verwandten Fächern. Es werden die folgenden Disziplinen abgedeckt: Medizin, Psychiatrie, Pflege, Soziologie, Ausbildung, Pharmakologie, Physiologie, Linguistik und andere. PsycINFO erfasst die einschlägige Weltliteratur, beinhaltet Referenzen und Zusammenfassungen aus mehr als 1.300 Zeitschriften in mehr als 20 Sprachen und zitiert englischsprachige Buchkapitel und Bücher. Weitere, in der Datenbank auffindbare Informationen stammen aus folgenden Quellen: Empirische Studien, Falluntersuchungen, Erhebungen / Umfragen, Bibliographien, Literaturbesprechungen, Interviews, Konferenzberichte und Dissertationen. Die Datenbank besitzt zur Zeit mehr als 1 Million Einträge. Jährlich kommen mehr als 57.000 Zitate hinzu. PsycINFO ist die weltweit umfangreichste Quelle für bibliographische Angaben zu psychologischer und verhaltenswissenschaftlicher Literatur. PsycINFO's Datenbankverzweigungen PsycLIT und ClinPSYC sind ebenfalls über OVID zugänglich. (OVID, Dialog)

Social SciSearch

1972-fortlaufend

Bei der Datenbank SocialSciSearch handelt es sich um ein internationales und multidisziplinäres Register für die Literatur der Sozial- und Verhaltenswissenschaften. Aufgelegt wird sie vom Institut für wissenschaftliche Information (Institute for Scientific Information / ISI®). Die Datenbank beinhaltet alle Dokumente, die im Zitatenindex für die Sozialwissenschaften (Social Sciences Citation Index) gelistet sind. Indexiert werden alle wichtigen Kategorien (Aufsätze, Kongressberichte, Leserbriefe, Leitartikel, Korrekturnotizen usw.) aus den mehr als 1.500 weltweit wichtigsten Zeitschriften für die Sozialwissenschaften. Weitere Artikel, die für die Sozialwissenschaften bedeutsam sind, werden aus mehr als 2.400 Journalen ausgewählt, deren Schwerpunkte in den Naturwissenschaften, der Physik und der Biomedizin liegen. Es existiert eine Entsprechung in gedruckter Form: der Social Sciences Citation Index. (Dialog)

Sociological Abstracts

1963-fortlaufend

Die Soziologiedatenbank ist die führende Online-Quelle für Forscher, Lehrkräfte und Studenten der Soziologie und verwandter Fächer. Drei Subdatenbanken sind der übergeordneten SOCA-Datenbank zugeordnet. Die erste Subdatenbank erschließt Zitate und Zusammenfassungen aus mehr als 2.000 Zeitschriften, die in den Sociological Abstracts indexiert sind. Hinzu kommen wichtige Dissertationen und Zusammenfassungen von Konferenzberichten. Die zweite Subdatenbank erschließt Verweise auf Buchkritiken aus der internationalen Übersicht der Publikationen zur Soziologie (International Review of Publications in Sociology). Die dritte Subdatenbank beinhaltet Zitate und Zusammenfassungen aus den Abstracts zur Sozialpolitik und Entwicklungspolitik (Social Planning / Policy & Development Abstracts). SOCA berücksichtigt die nachfolgend genannten Themen: Aktions- und Handlungsforschung, Gerontologie, Projektarbeit, Gemeindeverwaltung, Bevölkerungswissenschaften, Familien- und Frauenstudien, Medien, Politikwissenschaften, Sozialgesetzgebung und Soziologie. Die Subdatenbanken von SOCA sind unter „sociofile" zugänglich, einer Datei, die über Ovid bezogen werden kann. (OVID, Dialog)

Deutsche Datenbanken für Pflegekräfte

Carelit

50er Jahre – fortlaufend

CareLit macht 56.000 Fachartikel zu Kranken- und Altenpflege sowie Krankenhaus- und Heimmanagement gezielt zugänglich. Die Artikel stammen zu 97 Prozent aus Fachzeitschriften, deren Anzahl bereits auf 157 angewachsen ist;. Managementliteratur wurde bis in die 60er Jahre, Pflegeliteratur bis in die 50er Jahre zurückgehend bibliographiert. Die restlichen 3 Prozent fallen auf allgemeine Berichte, Kongressberichte, Firmenpublikationen, Verbandsnachrichten, Examensarbeiten, Broschüren, etc.

Die Literaturerschließung durch die Datenbank LISK erfolgt in Form von Datensätzen, ein Datensatz (Dokument) repräsentiert eine Veröffentlichung. Jeder Datensatz beinhaltet neben den bibliographischen Angaben wie Autor, Titel, Erscheinungsdatum etc., Informationen zum Sachverhalt der jeweiligen Veröffentlichung. Diese Informationen sind in den Feldern Abstract, Schlagwort und Notation gespeichert.

Der im Lieferumfang enthaltene, auf die 54.000 Datensätze abgestimmte Print-Thesaurus, stellt mit seinen über 3.000 Stichworten die Querverbindungen zwischen den Themen her und ermöglicht so von Beginn an eine gezielte Suche.

DIMDI

1969 – fortlaufend

Das Deutsche Institut für Medizinische Dokumentation und Information (DIMDI) wurde 1969 gegründet und ist eine nachgeordnete Behörde des Bundesministeriums für Gesundheit (BMG). Zu seinen Aufgaben gehört es, der fachlich interessierten Öffentlichkeit aktuelle Informationen aus dem gesamten Gebiet der Biowissenschaften einfach und schnell zugänglich zu machen. Ausgehend von den Schwerpunkten Gesundheitswesen und Medizin hat DIMDI sein Informationsangebot – auch durch Kooperationen mit anderen Instituten – stetig erweitert und bietet heute ein umfassendes Spektrum von Datenbanken aus dem gesamten Bereich der biowissenschaftlichen Disziplinen und den Sozialwissenschaften an. Über verschiedene Zugänge, u. a. auch über einen www-Browser oder Telnet-Zugriff, ermöglicht DIMDI den Zugriff auf ca. 100 Datenbanken mit insgesamt 80 Millionen Informationseinheiten. (Auszug aus www.dimdi.de)

Anschrift
Waisenhausgasse 36–38a
D-50676 Köln
Tel. 0049 (0) 221 4724-1
Fax. 0049 (0) 221 411429
http://www.dimdi.de
E-mail: helpdesk@dimi.de

Über DIMDI verfügbare Datenbanken
- Aidsline
- Bioethicsline
- Cancerlit
- Euroethics
- GEROLIT
- Healthstar
- Kluwer
- MEDIKAT
- MEDLINE
- Oldmedline
- PSYNDEX
- Russmed Articles
- SOMED
- SPOLIT
- TOXLINE
- ZEBET

Hersteller von DIMDI-Datenbanken
- ABDATA Pharma-Daten-Service, D-Eschborn/Ts.
  ABDA-Datenbanken
- American Psychological Association (APA), Washington, USA
  PSYCINFO
- American Society of Health-System Pharmacists (ASHP), Bethesda, USA
  IPA
- Bibliotheksverbund Bayern (BVB), D-München
  BVB Verbunddatenbank
- BioCommerce Data Ltd, UK
  BIOCOMMERCE ABSTRACTS AND DIRECTORY

- BIOSIS Previews, Philadelphia, USA
  BIOSIS PREVIEWS, TOXBIO
- The British Library, UK
  AMED
- Bundesinstitut für Arzneimittel und Medizinprodukte (BfArM), D-Berlin
  AMIS-Öffentlicher Teil
- Bundesinstitut für gesundheitl. Verbraucherschutz und Veterinärmedizin (BgVV), D-Berlin
  AMIS-Öffentlicher Teil, BGI-PRESSEDIENSTE, CIVS, LEBENSMITTEL-MONITORING, ZEBET
- Bundesministerium für Gesundheit, D-Bonn
  BMG-PRESSEMITTEILUNGEN
- CAB International, UK-Wallingford
  CAB ABSTRACTS, CAB ABSTRACTS Subfiles, CAB HEALTH
- CAS Chemical Abstracts Service, Columbus, USA
  TOXCAS
- Deutsches Bibliotheksinstitut (DBI), D-Berlin
  Zeitschriftendatenbank
- Deutsches Institut für Normung e. V. (DIN), D-Berlin
  DITR
- Deutsche Zentralbibliothek für Medizin (ZBMed), D-Köln
  MEDIKAT, MEDIZET
- Deutsches Zentrum für Altersfragen e. V. (DZA), D-Berlin
  GEROLIT
- Derwent, UK-London
  DERWENT DRUG FILE, DERWENT BIOTECHNOLOGY ABSTRACTS
- ecomed Verlagsgesellschaft, D-Landsberg
  SIGEDA
- ECRI, Plymouth Meeting, USA
  HDA, HDS, IHTA
- Elsevier Science B. V., NL-Amsterdam
  EMBASE, EMBASE ALERT, Elsevier BIOBASE, BIOTECHNOBASE, SEDBASE
- Fachinformationszentrum Technik e. V., Dokumentation Medizinische Technik, D-Frankfurt/Main
  MEDITEC
- Food and Agriculture Organization of the United Nations
  AGRIS, ASFA
- Fraunhofer Institut für Verfahrenstechnik und Verpackung (IVV)), D-München
  PSTA
- Informations- und Dokumentationsstelle für Ethik in der Medizin (IDEM), D-Göttingen
  ETHMED, EUROETHICS
- Informationszentrum Sozialwissenschaften, D-Bonn
  FORIS, SOLIS

- Institute for Scientific Information (ISI), Philadelphia, USA, UK-Uxbridge
  ISTPB, ISTP/ISSHP, SCISEARCH, SCISEARCH Subfiles, SOCIAL SCISEARCH
- Institut für Gesundheitswissenschaften, Dokumentation Krankenhauswesen (IFG), TU-Berlin
  HECLINET
- International Food Information Service IFIS Publishing, UK-Shinfield
  FSTA
- Kennedy Institute of Ethics (KIE), Washington DC, USA
  BIOETHICSLINE
- Landesinstitut für den Öffentlichen Gesundheitsdienst NRW (lögd), D-Bielefeld
  SOMED
- National Cancer Institute (NCI), Bethesda, USA
  CANCERLIT, CCRIS
- National Institute for Occupational Safety and Health (NIOSH), Cincinnati, USA
  RTECS
- National Library of Medicine (NLM), Bethesda, USA
  AIDSLINE, CATLINE, CHEMID, CHEMLINE, HEALTHSTAR, HSDB, MEDLINE, OLDMEDLINE, SERLINE, TOXLINE
- Netherlands Institute for Scientific Information Services (NIWI), NL-Amsterdam
  BIOREP
- Paul-Ehrlich-Institut (PEI), D-Langen
  AMIS-Öffentlicher Teil
- Robert Koch Institut (RKI), D-Berlin
  BGI-PRESSEDIENSTE
- Sociological Abstracts, San Diego, USA
  SOCIOLOGICAL ABSTRACTS
- State Central Scientific Medical Library, NPO SOYUZMEDINFORM, Moscow, Russia
  RUSSMED ARTICLES, RUSSMED BOOKS
- Zentralbibliothek der Landbauwissenschaft (ZBL), D-Bonn
  AGROKAT
- Zentralstelle für Agrardokumentation und -information (ZADI), D-Bonn
  ELFIS
- Zentralstelle für Psychologische Information und Dokumentation (ZPID), D-Trier
  PSYNDEX, PSYNDEX ALERT, PSYNDEX-AV, PSYNDEX-trial, PSYTKOM

E: Ausbildungsmodell der Pflegeinformatik nach Riley und Saba

Computerwissen für PflegeschülerInnen[*]

Erste Stufe
- Überblick
- EDV-Komponenten
  - Hardware
  - Software
- Textverarbeitung
  - Erstellen eigener Texte mit EDV-Hilfe
- Literaturdatenbanken
  - Literatursuche mit EDV-Hilfe

Zweite Stufe
- Überblick über Informationssysteme
- Dokumentation der Patientenpflege
- Soziale / rechtliche / ethische Fragen
  - Elektronische Krankenakte
- Anwendungen im Rahmen der Ausbildung
  - Computerunterstützte Lehre / Unterricht
  - Interaktiver Videounterricht

---

[*] Aus: Saba V, McCormick K (1995) Essentials of computers for nurses. McGraw-Hill, New York, p 561. (Mit freundlicher Genehmigung)

Dritte Stufe
- Anwendung komplexer Softwareprogramme
- Einführung in die Pflegedokumentation
- Systeme zur Kontrolle und Verwaltung der Medikationen
- Monitoring physiologischer Parameter
- Dokumentation der Pflegeplanung
- Anweisung und Information von Patienten
- Bewertung des Erfolgs der Patienteninstruktionen

Vierte Stufe
- Koordination der Pflegeplandaten
- Datenbankanalysen
- Qualitätssicherungsprogramme
- Umgang mit EDV-Netzwerken
- Bewertung von Hardwareeigenschaften
- Bewertung von Softwareeigenschaften
- Sicherstellung ethischer Grundprinzipien

F: Empfohlenes Ausbildungsmodell der Pflegeinformatik an einer Hochschule

Erste Stufe
- Überblick
- EDV-Komponenten
- Hardware
- Software
- Textverarbeitung (z. B.: Microsoft Word, WordPerfect)
- Erstellen eigener Texte im APA-Format
  (von der American Psychological Association definiertes Format)
- Datenbanksoftware (z. B.: Microsoft Access, Paradox)
- Entwurf und Entwicklung einer Datenbank für das Gesundheitswesen
- Software für die Projektpräsentation (z. B.: Microsoft PowerPoint)
- Entwurf, Entwicklung und Präsentation von Software mit Bezug zur Pflegeinformatik
- Tabellenkalkulationsprogramme (z. B.: Microsoft Excel, Lotus 1–2–3)
- Entwicklung einer Tabellenkalkulation und ihre Integration in ein edv-gestützt erzeugtes Arbeitspapier oder in eine Projektpräsentation
- Literaturdatenbanken
- Durchführung von Literatursuchen mit Hilfe von CD-ROM-Software (z. B.: CINAHL)
- Literatursuche im Internet
- E-mail-Kommunikation und Teilnahme an Diskussionsforen
- Jeder Student erhält seine eigene e-mail-Adresse
- Einsatz von Foren für Diskussionen in der Klasse und für das Bearbeiten von Aufgaben

Zweite Stufe
- Organisationstheorie
  - Projektmanagement: Einführung in Projektmanagement-Software (z. B.: Microsoft Project)
  - Finanzmanagement im Gesundheitswesen: z. B.: Kosten-Nutzen-Rechnung, Erstellen eines Haushaltsplans mit Hilfe von Tabellenkalkulationsprogrammen
  - Ge- und Verbrauch von Ressourcen, insbesondere Geldmitteln
  - Grundlagen der Organisationstheorie: z. B.: Analytisches Denken, Konfliktbewältigungsstrategien,
  - Theorie des Wandels, Mangement des Wandels
- Überblick über die Pflegeinformatik
  - Pflegeinformationsmodelle: Anwendung der Modelle auf computerisierte Systeme
  - Einführung in Pflege- und Gesundheitsinformationssysteme
    - Kommunikationsnetzwerke
    - Datenerfassung und Datenübermittlung
    - Entscheidungsfindung
    - Patientenklassifikation / Personalplanung
    - Qualitätssicherung
- Elektronische Krankenakte
  - Einführung in Klassifikationssysteme und Taxonomien
  - Managed Care
  - Soziale, rechtliche und ethische Fragen
- Anwendungen im Rahmen der Ausbildung
  - Computerunterstützter Unterricht: Analyse und / oder Entwicklung von Lehr- und Lernprogrammen
  - Interaktiver Videounterricht

Dritte Stufe
- Telekommunikation im Gesundheitswesen
  - Politische Entwicklungen zur Telemedizin
  - Telematik-Anwendungen in der Pflege (Telecare)
- Die weiterentwickelte elektronische Krankenakte
  - Anforderungen an die Krankenakte
  - Systemdesign und Anwendungsentwicklungen
- Integration der Pflegedokumentation
  - Klinische Entwicklungen (Pflegeplandokumentation)
  - Patientenaufklärung
  - Analyse der Pflegeergebnisse
- Entwurf eines Ausschreibungstextes als Ergebnis einer Fallstudie

- Anwendung komplexer Softwareprogramme
- Entwurf von Entscheidungsfindungssoftware
  (d.h.: konkrete Programmentwicklung zum Lösen eines Pflegeproblems
- Entwicklung von Software für das Internet
  (d.h.: Erzeugen von Webseiten mit Pflege- und Gesundheitsinhalten)
- Integration von Software zur Entwicklung eines Systems, das den Anforderungen einer Organisation genügt
- Wöchentliche praktische Anwendung auf konkrete Fälle,
  d.h.: Sammeln von Erfahrungen in Praktika

Vierte Stufe
Sie sollte im Rahmen eines betreuten Praktikums realisiert werden, in dem ein System für den Alltagsgebrauch entwickelt oder modifiziert wird.
- Systemanalyse: Komplette Lebenszyklusanalyse eines Programmpakets inklusive Zusammenfassung, Hintergrundinformation, Informationsarchitektur, Datenmodelle, Strukturtabellen, Pro-grammdesign, Datenbankkonzept, Maskenentwurf, Schulungsempfehlungen, Inbetriebnahme und Evaluation
- Umfasst die Evaluation der Hardware
- Umfasst die Evaluation der Software
- Umfasst den Einsatz von CASE-Werkzeugen
  (Computer Assisted Systems Engineering) in der Systemanalyse

G: Übersicht der wissenschaftlichen Arbeiten im deutschsprachigen Raum

Tabelle G 1.
Auflistung der Arbeiten mit Bezug zu Grundlagenthemen und zu Anwendungsthemen klassifiziert nach den Achsen Anwendungsgebiet, Phasen der Software-Entwicklung und Grundlagen

Studie	Thema	Anwendungsgebiet			Phasen des SE			Grundlagen			
		PV	BA	AW	BAA	DI	I	PW	T	WR	PKS
Fischer 1995	Übersicht										x
CHORUS 1997	PLAISIR										x
Dörre et al. 1998, Hinz et al. 1998	ICNP								x		
Garms-Homolova u. Gilgen 1999	RAI								x		
Vom Endt et al. 1999	PERSYS										x
Gennrich 2000	PLAISIR										x
Zapp et al. 2000	Osnabrücker Modell										x
Maeder et al. 1999 Maeder 2000 Brosziewski u. Brügger 2001	LEP										x
Bürkle et al. 1997	TISS	x				x					
Grohmann U u. Böger S 1997	PIK	x						x			
Szczurko 1997	PROMISE	x	x			x					
Wilbert et al. 1997	OpenMed	x	x			x					
Wolfrum et al. 1997	PIK	x				x					
Erkert 1994 u. Erkert u. Salomon 1998	Homecare	x				x					
Ammenwerth et al. 1999 u. Ammenwerth et al. 2000	PIK	x						x			

Tabelle G 1.
Fortsetzung

Studie	Thema	Anwendungsgebiet			Phasen des SE			Grundlagen			
		PV	BA	AW	BAA	DI	I	PW	T	WR	PKS
Böger S u. Ishig A 1999	PIK	x						x			
Bürkle et al. 1999	WING	x						x			
Dzuck M u. Kießling H 1999	PIK	x						x			
Grohmann U 1999	PIK	x					x				
Krause u. Zimmermann 1999, Kühnel et al. 1999	ICNP	x								x	
Urban 1999 und Urban et al. 1999	Elbflorence	x				x					
Semrau u. Seyfert 1999	Amb OP	x			x						
Bachmann 2000		x				x					
Dadam u. Reichert 2000	workflow	x	x			x					
Seyfert u. Semrau 2000	Zent. Notaufn.	x			x						
Bauder et al. 1995	Modulsyst.		x					x			
Höhmann u. Schulz 1995	Dienstplan		x					x			
Hübner et al. 1999	ELCH	x	x								
Hübner et al. 2000b	ELCH	x	x								
Häber et al. 2000	Dienstplan		x					x			
Rennen-Allhoff 2000	QuePNet			x				x			
Dittler et al. 2001	Casus Curae			x	x						
Hübner et al. 2001	Lernen2000			x	x						

PV Patientenversorgung, *BA* betriebliche Anwendungen, *AW* Aus- und Weiterbildung, *BAA* Spezifikation der Benutzeranforderungen und Analyse, *DI* Design und Implementation, *I* Integration, *PW* Pflege und Wartung, *T* Terminologie, *WR* Wissensrepräsentation, *PKS* Patientenklassifikationssysteme

Literatur

Ammenwerth E, Eichstädter R, Haux R, Pohl U, Rebel S, Schendera C, Ziegler S (1999) Systematische Evaluation von Pflegedokumentationssystemen – Studienprotokoll und Ergebnisse. Bericht Nr. 2/99 der Abteilung Medizinische Informatik, Universität Heidelberg

Ammenwerth E, Eichstädter R, Haux R, Pohl U (2000) Praktische Erfahrungen mit rechnergestützter Pflegedokumentation. PR-Internet 12/2000 Pflegeinformatik 219-225

Bachmann A (2000) Einführung eines EDV-Kommunikationsprogrammes im Klinikum St. Marien. PR-Internet 11/2000 Pflegeinformatik 189-205

Bauder H, Merdes G, Niederführ W (1995) Untersuchung zur Wirtschaftlichkeit des Modulsystems. Klinikum der Universität Heidelberg (Dezernat IV – Wirtschaft/Versorgung)

Böger S, Ishig A (1999) Auswirkungen des EDV-Einsatzes auf die Arbeits- und Beanspruchungssituation der Krankenpflege aus der Sicht der Pflegenden. In: Hacker W, Scheuch K, Kunath H, Haux R (Hrsg) Computer in der Krankenpflege. Roderer Verlag, Regensburg, S 239-258

Brosziewski A, Brügger U (2001) Zur Wissenschaftlichkeit von Messinstrumenten im Gesundheitswesen: Am Beispiel der Methode LEP. Pflege 14 (1): 59-66

Bürkle T, Michel A, Horch W, Dudeck J, Schleifenbaum L (1997) Does TISS pave a way towards the nurses care documentation? In: Medical Informatics Europe'97. IOS Press, Amsterdam, pp 152-156

Bürkle T, Kuch R, Prokosch HU, Dudeck J (1999) Stepwise evaluation of information systems in an university hospital. Methods of Information in Medicine 38 (1): 9-15

CHORUS Schlussbericht März (1997) www.hospvd.ch/public/ise/de/bucher/chorus

Dadam P, Reichert M (2000) Towards a New Dimension in Clinical Information Processing. In: Hasman A, Blobel B, Dudeck J, Engelbrecht R, Gell G, Prokosch HU: Medical InfoBahn for Europe – Proceedings of MIE2000 and GMDS2000. IOS Press, Amsterdam, pp 295-301

Dittler MT, Fischer MRG (2001) CASUS CURAE: Ein (pflege-) problemorientiertes multimediales Lernsystem für die Aus- und Weiterbildung in der Pflege. In: Dreiner U, Grünewald M, Meurer PF (Hrsg) Multimedia in der Pflege. Schlütersche, Hannover, S 73-78

Dörre F, Kunath H, Hinz M, Edelmann-Noack A, Urban M (1998) Standardisierung und Klassifikation der Beriffe in der Pflege – das Vorgehen der Deutsprachigen ICNP-Nutzergruppe. In: Greiser E, Wischnewsky M (Hrsg) Methoden der Medizinischen Informatik, Biometrie und Epidemiologie in der modernen Informationsgesellschaft – 43. Jahrestagung der GMDS. MMV Medien & Medizin Verlag, München, S 115-117

Dzuck M, Kießling H (1999) Auswirkungen des EDV-Einsatzes auf die Psychophysische Beanspruchung und Belastung der Pflegenden. In: Hacker W, Scheuch K, Kunath H, Haux R (Hrsg) Computer in der Krankenpflege. Roderer Verlag, Regensburg, S 258-271

Erkert T (1994) Pflege per Bildschirm? Häusliche Pflege 6/94: 330-335

Erkert T, Salomon J (1998) Seniorinnen und Senioren in der Wissensgesellschaft. Kleine Verlag, Bielefeld

Fischer W (1995) Leistungserfassung und Patientenkategorisierung in der Pflege. 2. Auflage ZIM, Wolfertswil (www.fischer-zim.ch)

Garms-Homolova V, Gilgen R (1999) RAI 2.0 Resident Assessment Instrument. Huber, Göttingen

Gennrich R (2000) Ergebnisse der wissenschaftlichen Begleitung des Verfahrens PLAISIR. PfleGe 5 (4): 101-104

Grohmann U, Böger S (1997) Studie zur softwareergonomischen Evaluation eines Pflegedokumentationsprogrammes. TU Dresden Institut f. Allg. Psychologie und Methoden der Psychologie Forschungsberichte Band 45

Grohmann U (1999) Das Schulungskonzept und seine Bewertung. In: Hacker W, Scheuch K, Kunath H, Haux R (Hrsg) Computer in der Krankenpflege. Roderer Verlag, Regensburg, S 207-224

Häber A, Eichstädter R, Haux R (2000) Rechnerunterstützte Dienstplanung in der Pflege. PR-Internet 7/2000 Pflegeinformatik 148-156

Hinz M, Dörre F, Edelmann-Noack A, Urban M, Kunath H (1998) Anforderungen an die ICNP für den EDV-gestützten Praxiseinsatz. Vortrag auf der Freiburger Fachtagung „Die Internationale Klassifikation pflegerischer Praxis (ICNP) als Instrument für die Pflege" am 5./6.3. 1998. Öffentlich zugänglich unter: www.health-informatics.de/icnp/icnp_freiburg

Höhmann U, Schulz B (1995) EDV in der Krankenpflege: Pflegespezifische Anforderungen an Dienstplanprogramme. Pflege 8(4): 293-300

Hübner U, Kammeyer G, Picker A, Wiese A, Sander W (1999) Business-Process Re-engineering: The Modeling and Assessment of Drug Ordering Processes in a Hospital. In: Bryant J (ed.) Current Perspectives in Healthcare Computing 1999. BCS HIC, Guildford, pp 123-131

Hübner U, Kammeyer G, Seete H, Sander W, Mönter J (2000a) Modellierung der Benutzeranforderungen am Beispiel eines elektronischen Bestellwesens zwischen Krankenhaus und Apotheke: ein interdisziplinärer Ansatz. PR-Internet 01/2000, Pflegeinformatik 1-20

Hübner U, Klein F, Hofstetter J, Kammeyer G, Seete H (2000b) Building a Web-based Drug Ordering System for Hospitals: from Requirements Engineering to Prototyping. In: Hasman A, Blobel B, Dudeck J, Engelbrecht R, Gell G, Prokosch HU (eds) Medical InfoBahn for Europe - Proceedings of MIE2000 and GMDS2000. IOS Press, Amsterdam, pp 62-67

Hübner U, Hassmann J, Bloom-Schinnerl M (2001a) Multimedia Courseware for Nursing Informatics - Strategies and Implementation. Medinfo 2001 London (angenommen)

Hübner U (2001b) E-procurement in der Krankenhauspraxis - Arzneimittel per Internet. Management & Krankenhaus 4/2001: 28

Kühnel C, Krause A, Laux H, Zimmermann H (1999) Einführung eines EDV-gestützten Pflegesystems. PR-Internet 2/2000 Pflegeinformatik 30-35

Krause A, Zimmermann H (1999) International Classification of Nursing Practice (ICNP) - Einbindung in die edv-gestützte Pflegedokumentation der Medizinischen Hochschule Hannover (MHH). Vortrag auf der 2. Internationalen Fachtagung für „Pflegediagnosen und die ICNP Beta-Version" in Freiburg/Breisgau 1999

Maeder C, Bruegger U, Bamert U (1999) LEP - Beschreibung der Methode LEP; Anwendungsbereich Gesundheits- und Krankenpflege für Erwachsene und Kinder im Spital. 3. Auflage, St. Gallen, Zürich. Öffentlich erhältlich unter: www.lep.ch

Maeder C (2000) Brauchbare Artefakte. Statistiksoftware für das Pflegemanagement im Spital als das Produkt ethnographischer Arbeit. Schweizerische Zeitschrift für Soziologie 26 (3): 685-703

Rennen-Allhoff B (2000) QuePNet - ein Internetbasiertes Informationssystem für Pflegeschulen. PR-Internet 11/2000 Pflegeinformatik 206-211

Szczurko P (1997) Hospital Information System Engineering Using the PROMISE Architecture. In: Dudeck J, Blobel B, Lordieck W, Bürkle T (Hrsg) New Technologies in Hospital Information Systems. IOS, Amsterdam, p 48-53

Semrau M, Seyfert W, Kruse HJ, Weigel O (1999) Prozessdesign für ambulante OP-Vorbereitung. Krankenhausumschau 68 (11): 848-856

Seyfert W, Semrau M (2000) Teilprojekt 5: Geschäftsprozessmodellierung im Krankenhaus - ein Kommunikationsinstrument bei der Optimierung von Leistungsprozessen. Zwischenbericht des Forschungsschwerpunktes „Patienten- und klientenorientierte Konzepte zur Systematisierung der Pflege". Fachhochschule Osnabrück, Fachbereich Wirtschaft

Urban M (1999) Elbflorence: Beispielhafte Realisierung eines Kurvenblattes aus mobilen und stationären Computern. In: Hacker W, Scheuch K, Kunath H, Haux R (Hrsg) Computer in der Krankenpflege. Roderer Verlag, Regensburg, S 112-115

Urban M, Kunath H, Edelmann-Noack A, Hinz M (1999) Ein klinischer Arbeitsplatz für die Pflege. PR-Internet 6/1999 Pflegeinformatik 153-159

Vom Endt HJ, Fasse M, Kirchhof RR, Walter M (1999) Pflegesätze leistungsgerecht kalkulieren. Altenheim 10/1999: 40-45

Wilbert R, Illes S, Gyenes L (1997) ORBIS OpenMed Project: Technical Fundamentals. In: Dudeck J, Blobel B, Lordieck W, Bürkle T (Hrsg) New Technologies in Hospital Information Systems. IOS, Amsterdam, p 128-135

Wolfrum R, Schneider B, Herbig B (1997) Informations- und Kommunikationssysteme im Krankenhaus und neue Formen der Arbeitsorganisation in der Pflege. In: Büssing A (Hrsg) Von der funktionalen zur ganzheitlichen Pflege. Verlag für Angewandte Psychologie, Göttingen, S 135-161

Zapp W, Funke M, Schnieder S (2000) Interne Budgetierung auf der Grundlage der Pflegeversicherung. Krankenhausdurcke-Verlag, Wanne-Eickel

Glossar

ACENDIO: Association for Common European Nursing Diagnoses, Interventions and Outcomes – Europäischer Verein zur Förderung einer standardisierten Terminologie für Pflegediagnosen, Pflegemaßnahmen und Pflegeresultate.

Akustikkoppler: Modemart zur Datenkommunikation über das Standard-Telefonnetz.

A/D: Analog-Digital-Wandler.

Analog: Analoge Daten stellen physikalische Sachverhalte oder Vorgänge, z. B. elektrische Spannung, in Werten mit beliebig vielen Zwischenwerten dar, d. h. der Wertebereich ist unendlich.

ANSI: American National Standards Institute (Amerikanische Normengesellschaft).

Applikation/Anwendung: Computerprogramm, das zum Lösen eines speziellen Problems oder zum Abarbeiten einer speziellen Aufgabe geschrieben wurde.

Arbeitsspeicher: Internes Gedächtnis des Rechners. Setzt sich zusammen aus ROM und RAM.

Architektur: Die Wissenschaft von Entwurf und Bau von Gebäuden. Bauten und andere großflächige Strukturen: z. B. die Architektur des amerikanischen Südwestens aus ungebrannten, luftgetrockneten Ziegeln. Stil und Methode von Entwurf und Konstruktion: z. B. Byzantinische Architektur. Gesetzmäßige Ordnung von Teilen eines Ganzen: Struktur: z. B.: die Architektur der Bundesbehörden, die Grundstruktur eines umfangreichen Romans, Computerarchitektur.

Arithmetische logische Einheit (Arithmetic Logic Unit/ALU): Teil der zentralen Recheneinheit (CPU) eines Computers. Übernimmt die arithmetischen Operationen.

ASCII: American Standard Code of Information Interchange (Amerikanischer Normkode für EDV-Systeme zum Austausch von Textdaten).

Glossar

Assembler: Eine maschinennahe Programmiersprache. Die Programmbefehle entsprechen gewöhnlich im Verhältnis eins.zu.eins den Maschineninstruktionen. Assemblerprogramme belegen nur geringen Platz im Arbeitsspeicher und kommen deshalb mit kurzen Durchlaufzeiten aus.

Ausgabegerät: Geräte, die Informationen vom Rechner an den Benutzer weiterleiten (Monitor, Drucker, Lautsprecher usw.).

Backup: Duplikat einer Datei oder eines Programms. Backups werden auf externen Speichern wie Bändern (DAT oder DLT u. ä.) abgelegt und können im Notfall das Original ersetzen.

BASIC: Beginner's All-Purpose Symbolic Instruction Code. Früher verbreitete Computersprache für Ausbildungszwecke, die leicht zu erlernen und anzuwenden ist, erfährt heute durch Visual Basic (VBA) eine Wiederbelebung.

Batch-Verarbeitung/Stapelverarbeitung: Art der Datenverarbeitung, bei der jedes Programm sequenziell abgearbeitet oder abgebrochen wird. Zwischen Programm und Anwender ist keine interaktive Kommunikation möglich.

Baud: Einheit zum Messen der Übertragungsgeschwindigkeit von Daten; entspricht Bits pro Sekunde bei serieller Datenübertragung.

Betriebssystem: Software zur Verwaltung aller Ressourcen eines Rechner, d. h. des Prozessors, des Speichers, der Peripherie, des Netzwerks.

Binäres Zahlensystem: Nur aus den Ziffern 0 und 1 bestehendes Zahlensystem – bildet die „Grundsprache" eines jeden Computers.

Bit: Stelle, an der eine binäre Ziffer, d. h. 0 oder 1, steht.

Browser: Computerprogramm zum „Blättern", d. h. zur Suche und Darstellung von Daten in einem bestimmten Format, z. B. von HTML-formatierten Daten im Internet.

Bug: Programm- oder Gerätefehler.

Business Continuity Planning (BCP): Übergeordneter Begriff, der sowohl Katastrophenschutz- und Notfallpläne als auch Vorkehrungen zur Wiederaufnahme des Geschäftsbetriebs umfasst.

Byte: Acht Bit werden zu einem Byte zusammengefasst und repräsentieren einen Buchstaben, ein Symbol oder eine Zahl.

C: Höhere, strukturierte Programmiersprache.

C++: Höhere, objektorientierte Programmiersprache.

CAD/CAM: Abkürzung für Computer-Assistiertes-Design/Computer-Assistierte-Manufaktur bzw. Produktion.

CAI: Computer-Assistierte-Instruktion bzw. Unterricht.

CAL: Computer-Assistiertes-Lernen.

CASE: Computer Assisted Systems Engineering: Computergestützt arbeitende Programmentwicklungsmethode.

CD-ROM: Compact Disc Read Only Memory: Eine CD ist rund, flach und silbern glänzend. Sie speichert 600 MB an Daten und mehr (Text, Bilder, Video und Ton).

CEN: Comité Européen de Normalisation. Europäisches Komitee für Normung innerhalb von CEN befasst sich Tc251 mit der Standardisierung in der Gesundheitsinformatik.

Chip: Integrierter Schaltkreis mit Millionen von Transistoren und anderen elektronischen Komponenten auf einer Siliziumscheibe. Die Kantenlänge eines Chips beträgt Bruchteile eines Zentimeters.

Client/Server: Client-Server-Architektur: Computer im Netzwerk erfüllen je nach ihren besonderen Fähigkeiten spezielle Aufgaben. So kann ein Computer beispielsweise Dateien verarbeiten, ein anderer verwaltet eine Datenbank.

COBOL: Common Business-Oriented Language: Problemorientierte Programmiersprache für kaufmännische Anwendungen, heute nicht mehr für Neuentwicklungen genutzt.

Cold-site: Alternative Örtlichkeit ohne EDV-Ausstattung, jedoch mit Klimaanlage und erhöhtem Bodenniveau. Geräte und Kommunikationsmittel müssen installiert werden, um die wichtigsten Unternehmensaufgaben auch im Notfall erfüllen zu können. Cold-sites variieren hinsichtlich ihrer Kommunikationsausstattung, Notstromversorgung oder Ortsveränderlichkeit.

Compiler: Übersetzungsprogramm, das in einer höheren Programmiersprache formulierte Anweisungen in binäre Instruktionen (Objektkode) zur Ausführung durch den Prozessor umsetzt. Jede höhere Programmiersprache benötigt einen Compiler oder Interpreter.

Computer: Elektronisches Gerät zur Eingabe, Verarbeitung und Ausgabe von Daten.

Computer literacy: Computerlesefähigkeit/Computerbildung: Der Begriff bezeichnet Expertise und Wissen über Arbeitsmöglichkeiten und Arbeitsgrenzen von Rechnern.

Control key: Kontrolltaste: Taste, die einen hinterlegten Befehl ausführt, wenn sie gleichzeitig mit anderen Tasten betätigt wird.

Control unit: Steuerwerk: Bestandteil der CPU, der die Abfolge aller Rechenoperationen kontrolliert und koordiniert.

CPU – Central Processing Unit: Zentraleinheit: Interne Schaltkreise des Rechners, die die Befehle und Aufgaben ausführen und kontrollieren. Die CPU besteht aus Arbeitsspeicher, Rechenwerk und Kontrolleinheit.

Critical needs: Kritische Verfahrens- und Gerätemasse: Alle Verfahren und EDV-technischen Geräte, die unabdingbar auch im Notfall funktionieren müssen, wenn die Basisbetriebsbereitschaft einer Einrichtung oder EDV-Abteilung gewährleistet sein soll.

Critical Success Factor: kritische Erfolgsfaktoren eines Unternehmens.

CRT: Cathode-Ray Tube: Kathodenstrahlröhre im Fernsehgerät oder Videomonitor.

Cursor: Zeiger: Leuchtmarke auf dem Bildschirm. Ihre Position zeigt an, an welcher Stelle die nächste Eingabe erscheinen wird.

Datenbank: Eine organisierte und logisch strukturierte Sammlung von Daten.

Datenflussdiagramm: Graphische Darstellung einer Abfolge der Daten.

DB: Datenbank.

DBMS: Database Management System: Datenbankmanagementsystem.

DCE: Distributed Computing Environment: Umgebung verteilter Systeme.

Decision Support System: Entscheidungsfindungssystem: Programm, das die Pflegekraft beim Bestimmen der wahrscheinlichsten Diagnose oder bei der Wahl der besten Behandlung unterstützt.

Diagnostic Imaging: Diagnostisches bildgebendes Verfahren, z. B. Computertertomographie.

Digital: Digitale Daten stellen Sachverhalte oder Vorgänge in diskreten Werten dar, d. h. die Menge der Zwischenwerte ist endlich. Das Gegenteil sind analoge Daten.

Disaster Recovery: Wiederaufnahme des Betriebs nach einem Notfall: Planvolle Wiederaufnahme wesentlicher Funktionen eines Unternehmens nach einer Betriebsunterbrechung.

Diskette: Externes Datenspeichermedium mit magnetisierbarer Oberfläche. Die gespeicherten Daten werden durch magnetisierte bzw. nicht magnetisierte Partikel repräsentiert.

Dokumentation: Der Begriff bezieht sich auf die strukturierte Darstellung, Organisation und Kommunikation aufgezeichneter Informationen, mit deren Hilfe vorgenommene Variablenänderungen nachvollziehbar werden. Eine Dokumentation liefert einen unanfechtbaren Referenzrahmen für getroffene Entscheidungen.

Dokumentenmanagement: Art und Weise, Dokumente zu digitalisieren, zu verschlagworten, zu archivieren und anzuzeigen. Dokumentenmanagementsysteme finden Anwendung bei der Verwaltung von multimedialen Daten und nicht primär-digitalen Dokumenten. Häufig basieren Konzepte für die elektronische Patientenakte auf einem Dokumentenmanagementsystem.

DOS: Disk-Operating System: Betriebssystem.

DRGs: Diagnosis Related Groups: Diagnosebezogene Fallgruppen: Krankheitsfälle werden nach Diagnosen und Behandlungsmethoden zu Gruppen zusammengefasst, für die dann Pflege- und Behandlungskosten bestimmt werden.

EDI: Electronic Data Interchange: Internationaler Standard für den elektronischen Datenaustausch.

EDP: Electronic Data Processing: Elektronische Datenverarbeitung.

EIS: Executive Information System: Informationssystem für Führungskräfte.

E-Mail: Elektronische Post: Nachrichten und Mitteilungen, die über Computernetze zwischen den Benutzern verschickt werden und primär nur elektronisch vorliegen.

EPROM: Erasable Programmable Read-Only Memory: ROM-Art, dessen Inhalt mit Hilfe eines elektronischen Löschvorgangs geändert werden kann.

Expertensystem: Computerprogramm, das nach logischen Gesetzmäßigkeiten formuliertes Spezialwissen in einer Datenbank verwaltet. Ein solches Programm kann logische Entscheidungen treffen.

Festplatte: Magnetplattenspeicher. Die Datenspeicherung erfolgt auf Magnetscheiben in einem versiegelten Gehäuse. Ein Schreib-Lese-Kopf überträgt die Daten auf die Scheibe, ohne sie jedoch zu berühren.

FDDI: Fibre Distributed Data Interface: Datenkommunikation via Glasfasertechnik.

FIPS: Federal Information Processing Standard: US-Bundeseinheitlicher Standard zur Datenverarbeitung.

Firmware: Im ROM abgelegte und damit vom Anwender nicht veränderbare Basisoperationen des Rechners.

Floppy Disk: Diskette: Datenspeichermedium.

FORTRAN: Formula Translator: Formelübersetzer: Mathematisch ausgerichtete problemorientierte Programmiersprache, heute nicht mehr für Neuentwicklungen im Einsatz.

FTAM: File Transfer, Access and Management: Protokoll für Dateiübermittlung, Zugang und Verwaltung.

FTP: File Transfer Protocol: Dateiübertragungsprotokoll.

Groupware: Software zur Unterstützung von Gruppenarbeit; Groupware-Systeme bieten die Möglichkeit, gemeinsame Dokumente zu verwalten, Informationen in Datenbanken abzulegen, Informationssuche zu betreiben, Diskussionsgruppen einzurichten u. a.

GUI: Graphical User Interface: Graphische Benutzeroberfläche.

Hard Copy: Computerausdruck auf Papier.

HDLC: High-Level Data Link Control: Datenübertragungsprozedur im Duplexbetrieb. Gewährleistet eine schnelle, zuverlässige und kodeunabhängige Datenfernübertragung.

Head: Schreib-Lese-Kopf eines Gerätes zur Datenspeicherung (Diskettenlaufwerk, Harddisk).

Hintergrundspeicher: Alle Datenspeicher außer dem Arbeitsspeicher; der Festplattenspeicher zählt z. B. zum Hintergrundspeicher.

HIS: Hospital Information Systems: Krankenhausinformationssystem (vgl. Kapitel 5): Der Begriff beschreibt den umfassenden Computereinsatz im Krankenhaus; das System umfasst das Krankenhausmanagementsystem, das klinische Informationssystem, die elektronische Patientenakte und ein Kommunikationssystem.

HL7: Health Level Seven. Standardisierungsgremium und Standard für den Austausch von Nachrichten im Gesundheitswesen.

Höhere Programmiersprachen: Sind dem Menschen und seiner Ausdrucksweise möglichst gut angepasst. Versuche, in natürlicher Sprache zu programmieren, scheiterten bislang jedoch daran, dass natürliche Sprachen nicht rechnergerecht formalisiert werden können, Beispiele sind C, C++, Java, Visual Basic.

Home Health Care Classification (HHCC): Klassifikation von Pflegediagnosen und -maßnahmen für den Einsatz von Home Health Services, die von Home Health Agencies in den USA für Medicare-Patienten angeboten werden.

Hot-site: Alternative Räumlichkeiten mit EDV-Ausstattung und allen anderen Hilfsmitteln, um wesentliche Geschäftsaufgaben auch im Notfall wahrnehmen zu können. Hot-sites variieren hinsichtlich ihrer Ausstattung (wie: DV, Kommunikation usw.). Ort und Größe der Hot-sites entsprechen der benötigten Ausstattung.

HTML: Hypertext Markup Language; Seitenbeschreibungssprache für Hypertextdokumente, insbesondere im WWW genutzt; durch HTML-Steueranweisungen werden Textdokumente formatiert und Verweise auf andere Dokumente ermöglicht.

http: Hypertext Transmission Protocol: Protokoll zur Übertragung von Hypertextdokumenten im World Wide Web.

IC: Integrated Circuit: Integrierter Schaltkreis.

ICIDH-2: International Classification of Functioning, Disability and Health, WHO-Klassifikation zur Beschreibung von Gesundheit und gesundheitsrelevanten Zuständen; Einsatzgebiet Rehabilitation.

ICD-10: International Classification of Diseases – 10th Revision: WHO-Klassifikation der Krankheiten – zehnte Fassung – Krankenhausversion.

ICN: International Council of Nurses.

ICNP: International Classification of Nursing Practice – Internationale Klassifikation der Pflegepraxis, offizielle Klassifikation des ICN.

I/O (Input/Output): Eingabemedien wie die Tastatur übermitteln Informationen an den Rechner, Ausgabemedien wie Drucker oder Monitor stellen diese Informationen dem Anwender in nutzbarer Form zur Verfügung. Modems, Bandlaufwerke und Disketten arbeiten in beiden Richtungen, sind also I-/O-Geräte.

Input: Alle in den Rechner eingegebenen Daten.

Input device: Eingabegerät: Alle Geräte, die die Dateneingabe erlauben (z. B.: Tastatur, Lichtgriffel, berührungsempfindlicher Bildschirm).

Interface: Schnittstelle: Gerät oder Programm, das den Anschluss von Komponenten wie z. B. einem externen CD-Laufwerk an den Rechner erlaubt.

Internet: Weltweites Computernetz, das einzelne lokale Netze (LANs) verbindet und auf dem Protokoll TCP/IP beruht. Es verbindet Universitäten, Regierungsbehörden, Firmen und Einzelpersonen. Dienste im Internet sind E-Mail, FTP, Telnet, WWW und andere.

IMIA: International Medical Informatics Association: Internationale Gesellschaft der Medizininformatiker. Sie organisiert im Drei-Jahres-Turnus einen Kongress und besitzt zahlreiche Fachgruppen. Die IMIA setzt sich aus Abgeordneten der Mitgliedsländer zusammen. Die nationale Pflegefachgruppe entsendet ein Mitglied in die IMIA-Pflegefachgruppe (SIGN).

Interpreter: Übersetzungsprogramm, das den Quellcode aus einer Programmiersprache in eine maschinenlesbare Sprache transferiert.

ISDN: Integrated Services Digital Network: Netz für digitale Datenfernübertragung.

ISO: International Standards Organization: Internationale Normen-Kontroll-Institution.

IT: Informationstechnik.

IuKT: Informations- und Kommunikationstechnologie.

Java: Höhere objektorientierte Programmiersprache; wird vorwiegend für die Entwicklung Internet-basierter Software genutzt.

Just-in-Time: Begriff aus der Logistik; Lieferung zum Zeitpunkt der Fertigung, führt zu einer Verringerung der Lagerbestände bzw. zur Aufgabe eines Materiallagers.

K: Symbol für die Zahl 1.000. Im EDV-Bereich: 1.024. Beispiel: 16 K = 16.000 bytes; in Wirklichkeit: 16.384 bytes.

Katastrophenschutz: Alle Maßnahmen, die der Vorbeugung oder Entdeckung von Ereignissen dienen, die andernfalls zur Katastrophe führen.

KIS: Krankenhausinformationssystem; siehe HIS.

LAN: Abkürzung für Local Area Network: Lokales Netz beschränkt auf ein Grundstück, das von dem Eigentümer betrieben wird.

Leitlinie: Sequenziell aufgeschlüsselter oder sich verzweigender Plan, der Behandlungen und diagnostische Untersuchungen für eine spezifische Krankheit beschreibt.

LINUX: Open-Source UNIX-Betriebssystem für PC.

Load: Laden: Ein Programm wird von einem Datenträger in den Rechner geladen.

Loop: Schleife: Operationsanweisungen, die mehr als einmal ausgeführt werden.

Katastrophenschutz: Alle Maßnahmen, die der Vorbeugung oder Entdeckung von Ereignissen dienen, die andernfalls zur Katastrophe führen, z. B. zum teilweisen oder totalen Ausfall der Informationsverarbeitung in einer Institution.

Magnetband: Flexibles, auf einer Seite gleichmäßig mit magnetisierbaren Partikeln beschichtetes Material, das Signale für die nachfolgende Reproduktion speichern kann. Ein Magnetband dient dem Speichern von konventionellen Ton- und Bilddokumenten und von digitalen Daten aller Art.

Mailbox: E-Mail-Konto und Adresse, an die Nachrichten gesendet werden können.

Mainframe Computer: Großrechner: High-End-DV-Anlage mit peripheren Terminals. Kann große Datenmengen in Form der Stapelverarbeitung abarbeiten und besitzt die Fähigkeit zum Durchführen zeitnaher Operationen. Speichert gewaltige Datenmengen und macht sie wieder verfügbar.

Maschinensprache: Ohne weitere Hilfssprachen verstehen Computer nur die binäre Maschinensprache, also 0 und 1 bzw. „Strom an – Strom aus".

Maus: Eingabegerät, das sich auf einer glatten Oberfläche bewegen lässt und mit Hilfe der Bewegungsimpulse die Position des Cursors am Bildschirm steuert.

Medizinische Informatik: Wissenschaft von der Anwendung der Informatik in der Medizin.

Megabyte: Entspricht einer Million Bytes beziehungsweise acht Millionen Bits.

Memory: Speicher: Arbeitsspeicher in der Zentraleinheit eines Rechners. Hier werden Programme und Daten kurzzeitig gespeichert.

Metathesaurus: Kombination mehrerer, systematisch geordneter Wortlisten, Synonyme und entgegengesetzter Begriffe. Als Begriffsfinder hilft ein Metathesaurus beim Umgang mit Fachsprachen wie beispielsweise der der Pflege.

Microcomputer: Kleiner, relativ günstiger Arbeitsplatzrechner, synonym wird der Begriff Personal Computer (PC) verwendet.

Mikroprozessor: Anderer Begriff für die zentrale Recheneinheit (CPU) eines Computers.

MIPS: Millions of instructions per second: Millionen Instruktionen pro Sekunde: Beschreibt die Rechenleistung eines Computers.

MIS: Management Information System – Informationssystem für Führungskräfte.

Modem: Modulator/Demodulator: Ein Gerät, das digitale Computersignale in analoge Impulse umwandelt, die über eine herkömmliche Telefonleitung übertragen werden können.

Monitor: Rechnerbildschirm; verfügbar in unterschiedlichen Größen, z. B. 15, 17, 19 oder 21 Zoll (Bildschirmdiagonale) und unterschiedlicher Auflösung (zusammen mit Graphikkarte), z. B. 1280 x 1024 Bildpunkte. Monitore basieren entweder auf der konventionellen Kathodenstrahltechnik (CRT-Monitore) oder der Flüssigkristall-Technik (LCD-Monitore) mit Passiv- oder Aktivmatrix (TFT-Monitore).

MOS: Metal-oxide semiconductor: Metall-Oxid-Halbleiter: Elektronisches Schaltelement in Form kristalliner Festkörper.

NANDA: North American Nursing Diagnosis Association: Nordamerikanische Gesellschaft für Pflegediagnosen: Die Konferenzberichte der NANDA werden veröffentlicht und benennen die aktuell vereinbarten Pflegediagnosen und ihre Definitionen. NANDA unterstützt Forschungsvorhaben, die dem Bestimmen von Pflegediagnosen dienen.

Netzwerkarchitektur: Bauplan eines kompletten Netzes in einer Einrichtung, einschließlich der Netzwerktopologie, der Protokolle und der passiven und aktiven Komponenten.

Neuronale Netze: Auf ein Rechnersystem angewandtes Modell, das die Informationsverarbeitung des menschlichen Hirns nachahmt. Es benutzt eine große Anzahl von Neuronen, die alle zur gleichen Zeit an einem Problem arbeiten (Parallelverarbeitung). Auf der Basis sich wiederholender Muster werden Bahnen im Netzwerk der „Computerneurone" geschaffen, die parallel auf die Lösung eines Problems zuarbeiten. Neuronale Netze werden zur Entscheidungsfindung genutzt.

NFS: Network File System: Netzwerk-Dateisystem: Architektur der Verwaltung von Dateien im Netz.

NIC: Nursing Intervention Classification: Klassifikation der Pflegemaßnahmen.

NOC: Nursing Outcome Classification: Klassifikation der Pflegeresultate.

Node: Knoten: Bezeichnet einen Teil eines Netzwerks. Ein Knoten kann ein Verknüpfungspunkt im Netz sein, aber auch eine Verknüpfungsart innerhalb eines Netzwerks (z. B.: Knotenrechner oder Kommunikationsrechner).

Nursing Minimum Data Set (NMDS): Basisdokumentation: Übereinkunft hinsichtlich Art und Zahl der Daten, wie z. B. Patienten- und Pflegedaten, die für Verwaltungs- und politische Lenkungszwecke gesammelt werden müssen. Die von Werley et al. im Jahr 1985 vorgestellten Datenelemente beschreiben in etwa den minimalen Pflegedatensatz für die USA.

Nursing School: Bezeichnung für die Einrichtung, an der Pflegekräfte in Nordamerika ausgebildet werden. Nursing Schools behören zu einem College oder einer Universität.

Office Automation: Büroautomation: Beschreibt die Tatsache, dass typische Büroarbeiten heute durch Informationstechnologie unterstützt werden, z. B. durch Textverarbeitung, Tabellenkalkulation, Präsentationsgraphik, Dokumentenmanagement, Workflow und Groupware.

OCR: Optical Character Recognition: Optische Zeichenerkennung: Es handelt sich um das maschinelle Lesen genormter Schriften.

Off-site storage: Das Aufbewahren von Daten und Dokumenten außerhalb des üblichen Archivortes.

Omaha System: Entwickelt von der Visiting Nurses Association in Omaha zum Einsatz in der gemeindenahen Versorgung. Das System besitzt drei Komponenten: ein Schema zur Klassifikation von Problemen, ein am Pflegeergebnis orientiertes Schema und einen Maßnahmenkatalog.

Online: bedeutet elektronisch angeschlossen sein, z. B. Anschluss eines Druckers an einen Rechner; mehrere, untereinander verbundene Rechner; heute oft in der Bedeutung an das Internet angeschlossen sein.

OS: Operating System: Betriebssystem.

OSF: Open Standards Foundation: Vereinigung von EDV-Firmen zur Entwicklung offener Systeme.

OSI: Open Systems Interchange: Referenzmodell für die Kommunikation offener Systeme. Von der ISO herausgegebener technischer Standard für Protokolle.

Output: Aus dem Computerspeicher abgerufene und an ein Ausgabegerät weitergeleitete Daten.

Palmtop: Mobiles Endgerät von der Größe, dass es auf der Handfläche (Palm) liegen kann. Palmtops werden häufig als Organizer (Personal Digital Assistent) mit Addressbuch und Terminkalender verwendet.

Parallele Schnittstelle: Ein paralleler Port (Anschlussstelle eines Peripheriegeräts) sendet bzw. empfängt die acht Bit in jedem Byte gleichzeitig. Viele Arbeitsplatzrechner verwenden den Parallelausgang des Computers.

Patientenklassifikationssystem: Es dient zur Einstufung eines Patienten, z. B. hinsichtlich des Pflegebedarfs, und bildet darüber eine Grundlage für die Zuweisung von Ressourcen, z. B. Personal, Budget.

PC: Personal Computer.

Peripherie: Externe Komponenten eines Computersystems. z. B.: Scanner, Drucker.

Pflegediagnose: Klinisch fundiertes Urteil über tatsächliche oder potenzielle Gesundheitsprobleme und Lebensumstände. Die Pflegediagnose bildet die Grundlage für die Auswahl der Pflegemaßnahmen.

Pflegeinformatik: Fachdisziplin, die Erkenntnisse der Informatik, der Pflegepraxis und der Pflegewissenschaft auf die Pflege anwendet.

Pflegeinformationssystem: Der Begriff beschreibt den EDV-Einsatz für alle Zwecke der Pflege. Hierunter fallen Anwendungen in der Patientenversorgung, in der Aus- und Weiterbildung und betriebliche Anwendungen.

POSIX: Portable Operating System Interface for Computer Environments: Ortsveränderliche Betriebssystemschnittstelle für EDV-Umgebungen.

Printer: Drucker: Setzt die Datenausgabe in einen Computerausdruck um.

Programm: Begriffliche Kurzform für Computerprogramm. Regelwerk gespeicherter Computeranweisungen, das die Operationen innerhalb des Rechners steuert. Vgl.: Application program/Anwendungsprogramm.

Programmierbare Taste/Funktionstaste: Anderer Begriff für benutzerdefinierte Taste.

Programmiersprachen: Bezeichnen Grammatik und Syntax, die der Rechner versteht. Erst die Programmiersprachen ermöglichen die Kommunikation zwischen Anwender und Computer.

Proprietäre Software: Herstellereigene Software: Gegenteil von Open Source Software. Auch verwendet im Zusammenhang mit proprietärer Schnittstelle bzw. proprietärem Format, d. h. herstellerspezifischer nicht notwendiger Weise standardisierter Schnittstelle bzw. Format.

RAM: Random-Access-Memory: Lese-Schreib-Speicher/Arbeitsspeicher bzw. flüchtiger Speicher, dessen Inhalte gelöscht werden, wenn kein Strom mehr fließt.

RDBMS: Relational Database Management System: Relationales Datenbankmanagementsystem: Paket von Systemprogrammen, die den Verkehr mit dem Datenbanksystem überwachen und steuern.

Real-time: Echtzeit: Zeitnah sind Vorgänge in einem DV-System, die sehr kurz nach Ablauf der realen Vorgänge aufgenommen und abgespeichert wurden und einer Weiterbearbeitung zur Verfügung stehen.

Reset: Neustart: Befehl an den Rechner, das System – insbesondere das Betriebssystem – neu zu starten.

Risikoanalyse: Identifikation der Risikofaktoren in einem Unternehmen; Festlegung der Funktionen, die für den Geschäftsbetrieb unabdingbar sind; Definition der Kontrollmechanismen zur Risikoreduktion und Bewertung der Kosten solcher Kontrollen. Die Risikoanalyse untersucht auch die Wahrscheinlichkeit des Eintretens eines Ereignisses. Verwandte Begriffe: Risikoeinschätzung, Schadensbestimmung, Analyse der Verluste, Risikoidentifikation, Risikowahrscheinlichkeit.

Risikomanagement: Fachgebiet zur Analyse, Prävention, Reduktion, Ausschaltung von Risiken und dem Bereitstellen von Maßnahmen zur Minimierung von Schäden.

ROM: Read-Only Memory: Speicher, der nur gelesen werden kann.

RPG: Report Program Generator: Programm, das aus vorhandenen Informationen Berichte erzeugt.

SCAMC: Symposium on Computer Applications in Medical Care: Symposium zur Anwendung von Computern in der Gesundheitsversorgung.

Scroll: Rollfunktion: Verwendung von Rollbalken zum Blättern in einem Textfenster.

SDLC: Systems Development Life Cycle: Lebenszyklus eines entwickelten Systems.

Server: Zentraler Rechner in einer Client-/Server-Architektur, der allgemeine Dienste bereit stellt, z. B. Druckdienste, Mailing, Dateisicherung, Bereitstellung von Anwendungen, Bereitstellung einer Datenbank.

Software: Allgemeiner Begriff für eine Folge von Rechneranweisungen (Programmen), die die Operationsmöglichkeiten von Computern nutzen und die Arbeit der Anwendungsprogramme kontrollieren.

SNOMED: Systematized Nomenclature of Medicine: Systematisierte Nomenklatur medizinischer Begriffe.

Source Code: Quellcode: Programm in Form der symbolischen Programmiersprache, das noch nicht ablauffähig ist, sondern erst vom Compiler übersetzt werden muss. Erst nach der Übersetzung können die Instruktionen ausgeführt werden. Normalerweise übernimmt diese Aufgabe eine fest in den Rechner integrierte Kontroll- und Steuerlogik.

Stakeholder: Anteilseigner/Gesellschafter/Beteiligter: Individuen oder Organisationen, die ein (finanzielles) Interesse an einem Kapitalwert besitzen; dies kann eine Einrichtung, ein Computersystem oder eine Anwendungssoftware sein.

Standards: In Dokumenten festgeschriebene Übereinkünfte zu technischen Spezifikationen oder präzise Vorgaben, die durchgängig und regelhaft anzuwenden sind und so garantieren, dass Materialien, Produkte, Verfahren und Dienstleistungen einheitlich ihren Zweck erfüllen können.

Storage: Speicherung: Normalerweise längerfristige digitale Ablage von Daten auf Festplatte, Band oder optischem Speichermedium.

Support: Unterstützung von seiten eines Hard- oder Softwareproduzenten. Bezeichnet auch Produkte, die zueinander kompatibel sind.

System: Zusammenstellung von Einzelteilen oder Komponenten zu einer neuen Einheit, die durch das Zusammenwirken der Einzelteile mehr darstellt als nur die Summe der Einzelteile. So können DV-Systeme sehr komplexe Aufgaben erledigen.

TCP/IP: Transmission Control Protocol/Internet Protocol: Datenübertragungsprotokoll/Internetprotokoll: Protokoll zur Vernetzung unterschiedlichster Rechnersysteme.

Telematik: Bereich der Informatik, in dem Telekommunikation und die herkömmliche Informatik eng miteinander gekoppelt sind.

Terminal: Datenendgerät ohne eigene Intelligenz, d. h. ohne Prozessor, Arbeitsspeicher und Peripherie.

TQM: Total Quality Management: Umfassende Kontrollmechanismen zur Sicherung der Qualität eines Produkts oder kompletter Betriebsabläufe.

Turnkey System: Schlüsselfertiges System: Der Begriff beschreibt eine Hardware-Software-Kombination, die als unveränderliches „Paket" aufgestellt wird. Es gibt keine Modifikationen und Optionen; das Paket läuft nur als Ganzes. Ein Beispiel hierfür ist ein PC mit einem vorinstallierten Softwarepaket zum Erstellen von Pflegedienstplänen. Ein „Turnkey" ist das Gegenteil eines „maßgeschneiderten" Systems, das an die speziellen Bedürfnisse einer Pflegeabteilung angepasst wurde.

UNIX: Betriebssystem für Server und Workstations.

URL: Uniform Resource Locator: eindeutige Bezeichnung einer WWW-Seite. Sie setzt sich aus dem Protokoll (z. B. http), der Internet-Adresse des Rechners (www.fh-osnabrueck.de) und dem Dokumentnamen einschließlich Pfad zusammen.

VDT: Video Display Terminal: Videobildschirm oder Monitor.

Verteilte Datenverarbeitung: Einsatz von verteilten Rechnern zur Bearbeitung eines Problems.

Video Terminal: Videomonitor: Datensichtgerät, das nach dem Prinzip der Fernsehröhre (Kathodenstrahlröhre) funktioniert.

Warm-site: Alternatives DV-Zentrum für den Notfall, das mit der notwendigen EDV nur teilweise bestückt ist (im Vergleich zur voll ausgestatteten Hot-Site).

Workflow: Abbildung von Arbeitsabläufen; mittels eines Workflow-Management-Systems werden Arbeitsabläufe digital unterstützt; dies betrifft beispielsweise die automatisierte Weiterleitung von Nachrichten und Dokumenten.

Work Load Measurement System: System zum Messen des Pflegebedarfs bzw. des Pflegeaufwands. Es dient hauptsächlich als Grundlage zur Bemessung von Personal und anderer Ressourcen.

WWW: World Wide Web: Dienst im Internet. Es stellt ein weltweites Informationssystem auf der Basis von Hypertextdokumenten dar. Ursprünglich vom Europäischen Labor für Teilchenphysik CERN in Genf entwickelt.

XML: eXtensible Markup Language; stellt eine Ergänzung zu HTML dar; mit XML können eigene Sprachelemente definiert werden.

Stichwortverzeichnis

A

ACENDIO 307
ADT 60
Aktenarchiv 59
Altenheim, virtuelles 341
ambulante Pflege 73, 122, 130
American Hospital Association 32
American Medical Informatics Association 37, 289
AMIA 37, 289
Anforderungsanalyse 185-186, 356
Anwendergruppe 289, 293
Anwendungssoftware 14, 17-18, 30, 59, 250, 275
Apotheke 59, 65, 73, 75, 108, 240, 346, 356
ARIS 320
Aufnahme - Entlassung - Verlegung 74
Ausbildung 200, 207, 261, 266, 271-274, 276, 278, 280, 282, 284, 287, 289-291, 299, 367
Ausbildung, akademische 273, 276-277, 279-280
Ausbildung, Bachelor 287
Ausbildung, Master 287
Ausgabe 124, 234, 365
Ausschreibung 193, 196
Authentizität 325

B

Bandlaufwerk 16
Barcode 88, 175
Basisdokumentation 90-91, 155, 299
BDSG 322, 324, 328
Befundrückmeldung 59, 63, 74
Benutzerakzeptanz 259-260, 262, 264, 266
Berichtswesen 135, 137, 140, 142

Berufsverband 220, 249, 288-289, 291-292, 299
Bestellwesen 57, 59, 62, 66, 85
Betriebssystem 11, 17-18, 214
Bildtelefone 125, 127
Bit 12
Blendung 231
Browser 51
Bürokommunikation 144-145, 147, 155, 366
Business Process Redesign 262, 316
Byte 13

C

Case Management 150, 213, 286
CD-ROM 16, 158, 172, 279, 284, 347, 349
Chip 12
CINAHL 48
Client/Server 24, 87
Community Health Information Networks 126
Computergestütztes Lernen 6, 160
CPU 11, 15

D

Data Warehousing 81
Daten, personenbezogene 222-223
Daten, unstrukturierte 303
Datenbank 19, 48, 92, 155, 163-165, 173, 196, 334, 336, 349
Datenbank, relationale 19
Datenbanken 33
Datenmodell 74, 77, 190, 192
Datenschutz 209-210, 212, 214, 216, 218, 220, 222, 224, 286, 291, 321, 324
Datenschutzbeauftragter 325, 329

Datensicherheit 197, 209-212, 214-216, 218, 220, 222, 224-225, 275, 291, 321, 328
Diätküche 66, 108
DICOM 78
Dienstplan 298, 343, 345, 350
Digitale Signatur 325
Digitalkamera 88, 112
Distant Learning 127
Dokumentation 111-112, 114, 136, 177, 223, 250, 262, 285-286, 298, 335, 338, 340, 361, 363
DRG 313
Drucker 17, 22

E

E-Mail 44, 147, 217, 274, 279, 349
EDI 78
EDIFACT 78
Eingabe 11, 123, 216, 228, 234
Eingabe, Terminal 20
Entscheidungsfindungssystem 77, 89, 98-99, 108, 116-117
EPK 316
Ergonomie 227-228, 230, 232, 234, 365
Evaluation 238, 362

F

Facility Management 144, 247, 250
Festplatte 16
Finanzwesen 60, 143
Flimmern 230
Floppy 15
Fragebogen 240
FTP 48-49, 51, 217
Funktionsmodell 188, 192

G

gemeindenahe Versorgung 121, 126-127
Geschäftsprozess 315, 320, 355
Gesundheits- und Krankenpflegegesetz 307, 309
Gesundheitsakte 71, 73, 75, 126, 217, 285
Gesundheitsinformatik 4, 52, 96, 123, 283-284, 286, 288-290, 292, 294
Gesundheitsinformationssystem 72, 74, 79, 185, 221
Graphik 163, 179, 272
Graphische Benutzeroberfläche 17, 51, 298
GRASP 140-141
Groupware 133, 147

H

Health Professional Card 326, 329
HHCC 93, 95
HL7 78, 353
Home Health Care Classification 93, 279
Homecare 340
Hypermedia 163
Hypertext 49, 163

I

ICD 306
ICD-10 94
ICIDH-2 306
ICN 97, 286
ICNP 97, 164-165, 299, 304, 313, 320, 336, 434
IMIA 36, 75, 210, 291, 297
informatics nurse 273, 297
Informationsmanagement 137, 149, 151, 287, 293
integrierte Versorgung 75, 341
Integrität 210-211, 321-322, 325
Intensivstation 67, 75, 96, 363
International Classification of Nursing Practice 97, 286, 299
International Council of Nurses 97, 286
International Medical Informatics Association 36, 210
Internet 41, 78, 123, 126-127, 161, 167, 209, 216, 273-275, 279, 284, 346-347
Internet, Extranet 41, 52, 274
Internet, Intranet 52, 147
Internet, Provider 42
ISDN 25, 346
IT-Sicherheitsbeauftragter 325, 328

K

Kaufvertrag 198, 201-202
KIS 55, 331, 363
Klassifikation 94, 96-97, 164-165, 299
Kontrast 231
Körner-Report 97, 144
Körperhaltung 232
Krankenakte 80, 82, 108-109, 124, 196, 211, 215, 218-220, 223, 243, 262, 279, 283, 285
Krankenhausinformationssystem 31, 55, 75, 85, 136, 193, 201, 210, 215-216, 275, 279, 363
Krankenkasse 73
KTQ 308, 320

L

Laborsystem 55, 57, 59, 65, 75, 108, 338
LAN 21, 23
Lehrplan 280
LEP 310, 314, 320, 434
Lichtgriffel 13, 111, 124, 175
Literaturdatenbanken 172, 275

M

Managed Care 279
Management-Informationssysteme 133-134, 142-143, 155
Materialwirtschaft 60, 346
Maus 13, 17, 234
Medicus 140
Medizinische Informatik 4-5, 210, 291, 299, 353
Mensch-Maschine-Interaktion 242
Mensch-Maschine-Schnittstelle 234, 240
Modem 25, 41, 124
Monitor 17, 20, 48, 229-231, 234
Multimedia 157, 160, 287, 299

N

NANCY 298, 336
NANDA 93, 137, 307
National Health Service 82, 96
Netzwerk 21-24, 33, 41, 47, 75, 87, 126
Newsgroup 47
NHS 96
NIC 94-95, 307
NIGHTINGALE 348, 366
NOC 307
Nomenklatur 90, 137
Notfallplanung 247-248, 250, 252, 254, 256, 258
Notfallplanung, cold site 247, 254
Notfallplanung, hot site 247, 254
NURSING data 312, 319
Nursing Minimal Data Set 311
Nursing Minimum Data Set 92, 95

O

Omaha 93
Operationssaal 96
Optische Speicher 15
order entry 62
Ortstermin 197-198

P

Patientenaufklärung 6
Patientenklassifikation 139
Patientenmanagement 56, 59-60, 331, 335, 345
Patientenmonitoring 108
Patientenversorgung 4, 34, 55, 62, 197, 199, 227, 247, 284, 331, 333, 335, 337, 339, 341, 350, 353
Personalbemessung 139, 345
Personalwesen 135, 142, 149, 345, 350
Pflegeadministration 34, 331
Pflegeaufwand 141, 309, 311
Pflegebedarf 141, 155, 309, 345
Pflegediagnose 279, 299, 345
Pflegediagnosen 304, 307, 312, 319-320
Pflegedokumentation 177, 205, 286, 332, 338, 345, 350, 361
Pflegeheim 73
Pflegeinformatiker 273, 277, 287, 290, 292, 297
Pflegeinformationssystem 87, 259, 336
Pflegeintervention 304
Pflegemanagement 299, 366
Pflegepädagogik 299, 366
Pflegeplanung 116, 334, 337, 362, 364-365
Pflegeresultate 304
Pflegesystem 65
Pflegeversicherung 308, 310, 324
Pflegewissenschaft 299, 361, 366
PIK 298, 333, 363, 365
PLAISIR 310, 320, 340, 433
Plotter 17
Point-of-care 111
PPR 309, 314, 339, 345
PRN 140, 314
Prototyp 187, 298, 358, 363

Q

Qualitätsmanagement 118, 135

R

Radiologiesystem 56-57, 59, 65, 75, 108
RAI 311, 340
RAM 12, 14
Risiko 199, 248, 252
ROM 12, 14

S

Schulung 359, 364
Simulatoren 163
Softwareentwicklung 186, 188, 191, 203, 366
Spracheingabe 14, 88, 111
Statistik 272, 366
statistische Analyse 178
Systemberater 195, 199

T

Tabellenkalkulation 145, 272
Tastatur 13, 17, 20, 88, 145, 175, 231-232, 234
TCP/IP 298
Telecare 122-123, 125, 127, 131, 279
Telehealth 122, 285
Telemedizin 52, 78, 122-123, 125, 127, 273, 279, 285
TELENURSE 97, 305
Telnet 48-49
Terminal 89, 112, 359
Terminplanung 60, 65, 74, 121, 133
Test 237, 239, 257
Textverarbeitung 133, 144-145, 174, 272
Total Quality Management 135, 262
Touchscreen 13, 111
T. Q. M. 135
Tutorien 157, 163

U

UMLS 95, 286
Unified Medical Language System 95, 286
URL 51
Usability 237-238, 240, 242, 244
Usenet 47

V

Verfügbarkeit 210, 217, 247, 321, 325
Vertraulichkeit 210-211, 215, 218, 260, 286, 321-322, 324
Videokonferenzsysteme 127
virtuelle Klinik 78

W

WAN 23, 158
Wandel, Management 263, 265
Weiterbildung 199, 207, 224, 273, 287, 292, 331, 347, 349-350, 353, 361, 367
wissensbasierte Systeme 100
Workflow 133, 145, 314, 319-320
Workstations 20
World Wide Web 49, 123
WWW 49, 163, 225, 235, 347

Z

Zeiterfassung 344
Zugangsberechtigung 221

MIX
Papier aus verantwortungsvollen Quellen
Paper from responsible sources
FSC® C105338

If you have any concerns about our products,
you can contact us on
ProductSafety@springernature.com

In case Publisher is established outside the EU,
the EU authorized representative is:
**Springer Nature Customer Service Center GmbH
Europaplatz 3, 69115 Heidelberg, Germany**

Printed by Libri Plureos GmbH
in Hamburg, Germany